科学出版社"十三五"普通高等教育本科

供临床医学、预防、检验、管理、药学、中医、中西医结合等相关专业使用

诊断学概论

主　编　张燕燕

副主编　张艳超　牟青杰　田　昕
　　　　陈　晓　黄　琰　喻松仁

编　者　（按姓氏笔画排序）

文学明（湖北中医药大学）
田　昕（北京中医药大学）
朱　敏（成都中医药大学）
孙玉洁（湖北中医药大学）
牟青杰（潍坊医学院）
杨慧敏（湖北中医药大学）
肖　凌（湖北中医药大学）
汪　蕾（湖北中医药大学）
沈　昕（湖北中医药大学）
张艳超（河北北方医学院）
张燕燕（湖北中医药大学）
陈　晓（湖北中医药大学）
徐义勇（江西中医药大学）
高尚民（湖北中医药大学）
黄　琰（潍坊医学院）
喻松仁（江西中医药大学）

科学出版社

北　京

内 容 简 介

本书为科学出版社“十三五”普通高等教育本科规划教材之一，全书内容共分九大章。第一至四章主要介绍临床常见症状、病史采集、体格检查、病历书写和基本诊断方法，是本教材医学课程内容的基础。第五章是心电图检查，着重介绍心电图测量、常见心血管疾病心电图的诊断等。第六章为常规实验室的检查和诊断，如血液、免疫、病原体等检查，并增加了基因、染色体诊断。第七章为影像诊断，主要介绍了超声诊断、放射诊断及核素诊断的基本内容。第八章主要阐述介人性诊疗基本技术及常用的内镜检查技术。第九章为常用临床诊断技术。从基本病因、病理、主要临床表现和诊断等方面加以阐述，使学生更易理解；书中特别增加了临床医学最新进展；每章之后列有思考题或病例分析，注重提高学生理论联系实际、分析处理问题的综合能力，体现了非临床专业医学教材的内容特点。

本书可供临床医学、预防、检验、管理、卫生经济、药学、营销、高级护理、心理学、中医、中西医结合等相关专业本科生使用，也可作为成人教育教材，或供基层医务人员参考使用。

图书在版编目（CIP）数据

诊断学概论/张燕燕主编 . —北京：科学出版社，2015. 8

ISBN978-7-03-045428-7

Ⅰ. 诊… Ⅱ. 张… Ⅲ. 诊断学-概论 Ⅳ. R44

中国版本图书馆 CIP 数据核字（2015）第 190782 号

责任编辑：郭海燕 / 责任校对：胡小洁

责任印制：徐晓晨 / 封面设计：范璧合

科 学 出 版 社 出版

北京东黄城根北街 16 号

邮政编码：100717

http://www.sciencep.com

北京建宏印刷有限公司 印刷

科学出版社发行 各地新华书店经销

*

2015 年 8 月第 一 版 开本：787×1092 1/16

2022 年 7 月第四次印刷 印张：21 1/2

字数：607 000

定价：59.80 元

（如有印装质量问题，我社负责调换）

前　言

本书为科学出版社“十三五”普通高等教育本科规划教材之一。编写的指导思想是以人才培养为导向，以能力为本位，紧密围绕高等医药院校专业人才培养为目标，根据整体性、综合性原则对诊断学概论课程进行有机重组。在编写过程中，各位编写者参考医学本科相关教材和其他专著，渗人编者的部分理论和实践知识，基本涵盖了现代医学的主要知识点，引人模块化学习理论机制，将基础理论与临床学科的知识整合，增强了各学科交叉的自然过渡、相关知识的融会贯通；避免知识的重复及时间的浪费；坚持内容的思想性和科学性，力求体现知识的规范性、整体性、教材的精品意识和教材的整体优化；展现本课程医学教育特色和时代特色，反映医学科学新成果。

诊断学是运用医学基础理论、基础知识和基本技能对疾病进行诊断的一门学科，是由基础医学过渡到学习临床医学各学科而设立的一门课程。在现代医学中居重要地位，其内容丰富、领域宽广，涉及诸多学科。根据高等医药院校专业建设规划中关于加强医学相关的中医、中西医结合、基础、临床、理工科、管理学科及人文学科等专业建设和发展的基本原则，我们编写了《诊断学概论》。

本书共设九大章，其主要内容包括常见症状、问诊采集病史、体格检查等，可全面系统的掌握患者的症状。通过视诊、触诊、叩诊和听诊，仔细了解患者所存在的体征，并进行一些必要的实验室检查，如血液学检查、生物化学检查和病原学检查以及心电图、X 线和超声等辅助检查，来揭示或发现患者的整个临床表现。学习获取这些临床征象的方法，掌握收集这些临床资料的基本功。应用所学过的基础医学理论，阐明患者临床表现的病理生理学基础，并提出可能性的诊断。为学习临床医学各学科、临床见习与实习奠定基础。在编写内容安排过程中，保留原有基本内容情况下，我们对教材进行优化，使重点突出，更加简明；并增加了前沿较新的医学内容，如基因、染色体、核素诊断等，并对介人性诊疗基本技术进行了介绍。体现临床医学教材特色，本书将各疾病诊断、检测技术列为重点，并尽量简要阐明病因和发病机制，并于每章节后设置思考题或病例分析，使读者易于理解，注重提高学生理论联系实际、分析处理问题的综合能力。初稿完成后，经集体审稿、修改，最后由主编统一整理、定稿。

在本教材编写过程中，主要参考了国内高等医学院校有关教材及专著，并得到湖北中医药大学、成都中医药大学、北京中医药大学、潍坊医学院、河北北方医学院、江西中医药大学大力支持，均在此表示诚挚谢意！

全体编者均以高度认真负责的态度参与编写工作，但由于编写时间仓促和水平所限，难免在内容上有疏漏不足之处，恳请广大师生和同仁惠予指正，使本教材日臻完善。

编　者

2015 年 7 月

目　录

第一章　症状诊断

症状（symptom）是指患者主观感受到的不适或痛苦或异常或某些客观病态改变，如发热、头痛、乏力等。症状的表现有多种形式，有些症状只有主观感觉，如疼痛、眩晕等；有些既有主观感觉，又可通过客观检查发现，如发热、黄疸等；有些是主观感觉无异常，通过客观检查才发现，如肝脾大；还有些生命现象发生了数量变化（不足或超过），如肥胖、消瘦、多尿、少尿等。广义的症状也包括了一部分体征，如发热、呼吸困难等。体征是指医师或其他人客观检查或发现的改变。

症状是疾病诊断的重要线索和依据。同一疾病可有不同的症状，同一症状也可在不同的疾病中出现。在临床诊断疾病过程中，必须结合所有临床资料，进行综合分析，不可凭一个或几个症状而做出疾病的诊断。

症状学是研究症状的病因、发病机制、临床表现及其在疾病诊断中的作用。临床疾病的症状很多，本章仅阐述几种常见而重要的症状。

第一节　发　　热

人的体温受体温调节中枢调控，通过神经、体液因素使产热和散热过程呈动态平衡，使体温保持相对恒定。不同的测量方法结果有所不同。口测法（舌下）的温度一般为36.3～37.2℃，腋下温度比口腔约低0.2～0.5℃，肛门内温度比口腔约高0.2～0.5℃。正常体温在不同个体之间略有差异，且常受机体内、外因素的影响稍有波动。在24小时内下午体温较早晨稍高；老年人体温较青壮年偏低；妇女月经前及妊娠期间略高于正常；剧烈运动、劳动或进餐后体温也可略升高，但一般波动范围不超过1℃。当机体在致热源作用下或由于各种原因引起体温调节中枢的功能障碍时，体温升高超出正常范围，称为发热（fever）。

一、病　　因

（一）感染性发热

各种病原体，如细菌、病毒、支原体、立克次体、真菌、寄生虫等引起局部或全身感染，不论急性、亚急性或慢性均可引起发热。

（二）非感染性发热

1. 无菌性坏死物质的吸收　由于组织细胞坏死、组织蛋白分解及组织坏死产物的吸收所致的无菌性炎症，常可引起发热，亦称为吸收热。常见于：①机械性、物理性或化学性损害，如大手术后组织损伤、内出血、大血肿、大面积烧伤等；②因血管栓塞或血栓形成而引起的心肌、肺、脾等内脏梗死，肢体坏死等；③组织坏死与细胞破坏，如癌细胞、白血病、溶血反应等。

2. 抗原-抗体反应　如风湿热、药物热、结缔组织病等。

3. 内分泌与代谢疾病　如甲状腺功能亢进、重度脱水等。

4. 散热减少　如广泛性皮炎及慢性心力衰竭等引起的发热，一般为低热。

5. 体温调节中枢功能失常　有些致热因素不通过内源性致热源而直接损害体温调节中枢，使体温调定点上移后发出调节冲动，造成产热大于散热，体温升高，称为中枢性发热。常见于：①物理性：如中暑等；②化学性：如重度安眠药中毒等；③机械性：如脑出血、脑震荡、颅骨骨折等。高热无汗是这类发热的特点。

6. 自主神经功能紊乱 多为低热，常伴有自主神经功能紊乱的其他表现，属功能性发热范畴。如原发性低热、感染后低热、夏季低热、生理性低热等。

（三）发病机制

通常将能引起人体发热的物质称为致热源。

1. 致热源性发热 多数患者的发热是由于致热源所致，致热源包括外源性和内源性两大类。①外源性致热源：生物病原体及其产物、炎症渗出物、无菌性坏死组织、抗原抗体复合物等，统称为外源性致热源。多为大分子物质，不能通过血脑屏障直接作用于体温调节中枢，而是通过激活血液中的中性粒细胞、嗜酸粒细胞和单核-吞噬细胞系统，使其产生并释放内源性致热源，而引起发热。②内源性致热源：又称白细胞致热源，如白介素 IL-1、肿瘤坏死因子和干扰素等，可通过血-脑脊液屏障直接作用于体温调节中枢的体温调定点，使产热增多；另一方面可通过交感神经使皮肤血管及竖毛肌收缩排汗停止，散热减少。这一综合调节作用使产热大于散热，体温升高引起发热。

2. 非致热源性发热 见于：①体温调节中枢直接受损如颅脑外伤、出血、炎症等；②引起产热过多的疾病如癫痫持续状态、甲状腺功能亢进症等；③引起散热减少的疾病如广泛性皮肤病、心力衰竭等。

二、临床表现

（一）发热的分度

一般可分为：低热 37.3～38℃；中等度热 38.1～39℃；高热 39.1～41℃；超高热 41℃以上。

（二）热型

1. 稽留热型 体温维持在 39～40℃，达数天或数周，24 小时内体温波动范围不超过 1℃。多见于肺炎球菌性肺炎、伤寒高热期（图 1-1-1）。

2. 弛张热型 又称败血症热，体温常在 39℃以上，波动幅度大，24 小时内波动范围超过 2℃，但都在正常水平以上。常见于败血症、风湿热、重症肺结核及化脓性炎症等（图 1-1-2）。

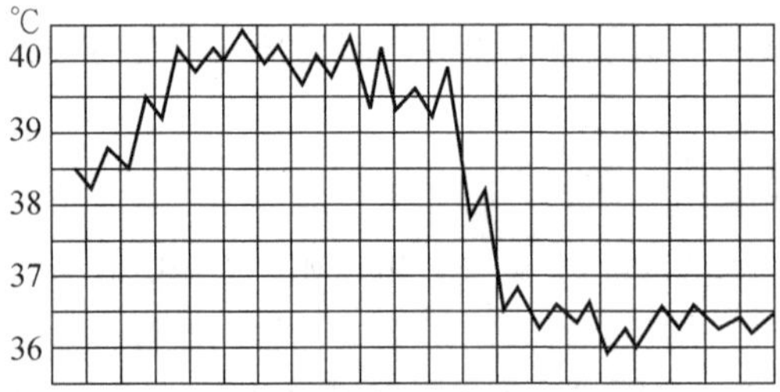

图 1-1-1 稽留热

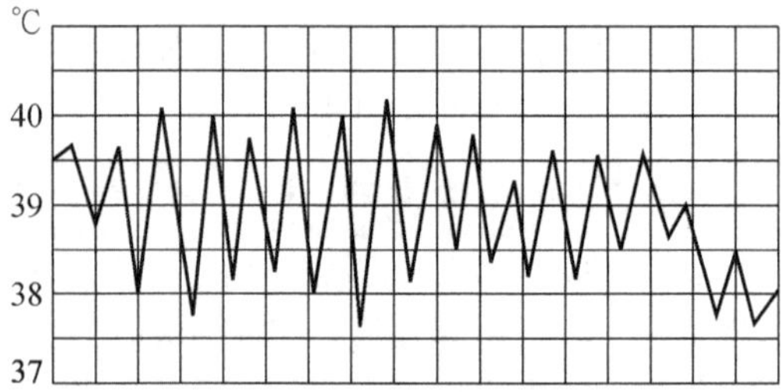

图 1-1-2 弛张热

3. 间歇热型 体温骤升达 39℃以上，持续数小时，又迅速降至正常。无热期（间歇期）可持续 1 天至数天，体温再次升高，如此高热期与无热期反复交替出现。常见于疟疾、急性肾盂肾炎等。

4. 回归热型 体温急骤上升至 39℃或以上，持续数天后又骤然下降至正常。高热期与无热期各持续若干天后规律性交替一次。可见于回归热、霍奇金病、周期热等。

5. 不规则热型 发热的体温曲线无一定规律，可见于结核病、风湿热、支气管肺炎、渗出性胸膜炎等（图 1-1-3）。

6. 波状热型 体温逐渐上升达 39℃ 或以上，数天后又逐渐下降至正常水平，持续数天后又逐渐上升，如此反复多次。常见于布氏杆菌病。

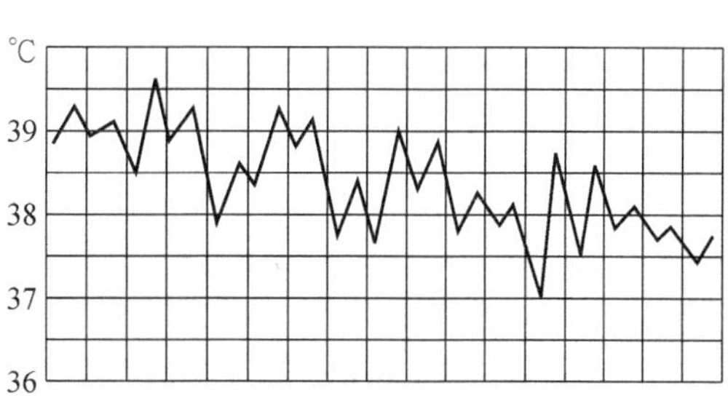

图 1-1-3 不规则热

（三）发热过程

发热的临床过程一般分为三个阶段：

1. 体温上升期 体温上升有两种方式，骤升型：体温在数小时内达高峰，常伴有寒战。见于疟疾、大叶性肺炎、输液或某些药物反应等；缓升型：体温逐渐上升在数日内达高峰，多不伴寒战。见于伤寒、结核病等所致的发热。

2. 高热期 是指体温上升达高峰之后保持一段时间，持续时间的长短可因病因不同而有差异。如疟疾可持续数小时，大叶性肺炎、流行性感冒可持续数天，伤寒则可持续数周。此期伴皮肤潮红并有灼热感、呼吸加快变深等。

3. 体温下降期 经治疗或机体的防御功能增高，病因消除，体温逐渐恢复至正常。体温下降有两种方式，骤降：是指体温于数小时内迅速降至正常，有时可略低于正常，可伴有大汗淋漓，常见于疟疾、大叶性肺炎及输液反应等；渐降：指体温在数天内逐渐降至正常，如伤寒，风湿热等。

三、伴随症状

1. 伴寒战 常见于大叶性肺炎、急性胆囊炎、急性肾盂肾炎、败血症、流行性脑脊髓膜炎、疟疾、钩端螺旋体病、药物热、急性溶血或输血反应等。

2. 伴咳嗽 可见于各种流感、肺炎、支气管炎、扁桃体炎、咽炎等。

3. 伴结膜充血 可见于麻疹、流行性出血热等。

4. 伴单纯疱疹 口唇单纯疱疹多出现于急性发热性疾病，常见于大叶肺炎、流行性脑脊髓膜炎、间日疟、流行性感冒等。

5. 伴淋巴结肿大 常见于传染性单核细胞增多症、风疹、淋巴结结核、局灶性化脓性感染、丝虫病、白血病、淋巴瘤、转移癌等。

6. 伴肝脾肿大 常见于病毒性肝炎、肝及胆道感染、传染性单核细胞增多症、布氏杆菌病、疟疾、结缔组织病、白血病、淋巴瘤、黑热病、急性血吸虫病等。

7. 伴出血 可见于重症感染及某些急性传染病，如流行性出血热、病毒性肝炎、斑疹伤寒、败血症等。也可见于某些血液病，如急性白血病、严重型再生障碍性贫血、恶性组织细胞病等。

8. 伴关节肿痛 常见于败血症、猩红热、布氏杆菌病、风湿热、结缔组织病、痛风等。

9. 伴皮疹 常见于麻疹、猩红热、风疹、水痘、斑疹伤寒、结缔组织病、药物热等。

10. 伴昏迷 先发热后昏迷者见于流行性乙型脑炎、斑疹伤寒、流行性脑脊髓膜炎、中毒性菌痢、中暑等；先昏迷后发热者见于脑出血、巴比妥类中毒等。

第二节 咳嗽与咳痰

咳嗽（cough）是人体的一种保护性反射动作。通过咳嗽反射能有效清除呼吸道内的分泌物或进入呼吸道内的异物，对机体有益。但长期、频繁、剧烈咳嗽则对机体产生不利影响，如呼吸道内感染扩散、呼吸道出血、自发性气胸等。

咳痰（expectoration）是通过咳嗽动作将呼吸道内分泌物排出口腔外的病态现象。正常支气管黏膜腺体和杯状细胞只分泌少量黏液，使呼吸道黏膜保持湿润。在病理状态下，呼吸道黏膜充血、水肿、分泌物增多，与吸入的尘埃、病原微生物、组织破坏产物，一起混合成痰。

一、病　　因

1. 呼吸道疾病 从鼻咽部到小支气管整个呼吸道黏膜受到刺激时，均可引起咳嗽。见于呼吸道炎症、吸入刺激性气体、异物、出血、肿瘤、结核病、过敏等刺激，而呼吸道感染是引起咳嗽、咳痰最常见的原因。

2. 胸膜疾病 胸膜炎或胸膜受到刺激时，均可引起咳嗽。

3. 心血管疾病 左心衰竭所致的肺淤血、肺水肿时，因肺泡及支气管内有浆液性或血性液体，引起咳嗽。肺栓塞时也可出现咳嗽咯血。

4. 中枢神经因素 大脑皮质可影响咳嗽，表现为随意性咳嗽或抑制咳嗽反射。脑炎、脑膜炎时也可引起咳嗽。

5. 其他因素所致慢性咳嗽 如服用血管紧张素转化酶抑制剂后咳嗽、胃食管反流病所致咳嗽和习惯性及心理性咳嗽等。

咳嗽是由于延髓中枢受到来自耳、鼻、咽、喉、气管、胸膜等感受区的刺激传来的信号，通过神经通路传递到运动神经即喉下神经、膈神经、脊髓神经，分别引起咽肌、膈肌和其他呼吸肌的运动，引起咳嗽动作。表现为深吸气后声门关闭，突然剧烈的呼气，冲出狭窄的声门裂隙产生的动作和发出声音。

咳痰是一种病态现象，也是一种机体的自我保护行为。正常呼吸道有少量的黏液保持呼吸道湿润。当呼吸道发生炎症时，黏膜充血、水肿，黏液分泌增多，毛细血管通透性增加，浆液渗出。此时血细胞、纤维蛋白等的渗出物和黏液、吸入的灰尘及某些组织的代谢物等混合而成痰，随咳嗽动作排出体外。在呼吸道感染和肺部寄生虫病时，痰中可查到病原体。

二、临床表现

1. 咳嗽的性质 咳嗽无痰或痰量甚少，称干性咳嗽，见于急性或慢性咽喉炎、急性支气管炎初期、气管受压、支气管异物、支气管肿瘤、胸膜疾病、原发性肺动脉高压及二尖瓣狭窄等；咳嗽伴有痰液，称湿性咳嗽，见于慢性支气管炎、肺炎、肺脓肿、支气管扩张、空洞型肺结核等。

2. 咳嗽时间与节律 突然出现的发作性咳嗽见于吸入刺激性气体所致急性咽喉炎、气管与支气管异物、百日咳等疾病，少数支气管哮喘者，也可表现为发作性咳嗽；长期慢性咳嗽多见于慢性呼吸道疾病；咳嗽于清晨或夜间变动体位时加剧、并伴咳痰常见于慢性支气管炎、支气管扩张症和肺脓肿等；左心衰竭、肺结核患者夜间咳嗽加重，可能与夜间肺淤血加重及迷走神经兴奋性增高有关。

3. 咳嗽的音色 咳嗽声音嘶哑多见于声带炎、喉结核、喉癌等；鸡鸣样咳嗽，表现为阵发性连续剧咳伴有高调吸气回声，见于会厌、喉部疾患和气管受压；咳嗽声音低微或无声，见于极度衰弱或声带麻痹患者；金属音调咳嗽，见于纵隔肿瘤、支气管癌、结节病压迫气管等。

4. 痰的性质和痰量 痰的性质可分为黏液性、浆液性、黏液脓性、脓性、血性等。黏液性痰多见于急性支气管炎、支气管哮喘、肺炎早期，也可见于慢性支气管炎、肺结核等；黏液脓性痰见于支气管炎、肺结核；脓性痰见于化脓性细菌性下呼吸道感染；浆液痰见于肺水肿；血性痰则由呼吸道黏膜毛细血管损害所致。急性呼吸道炎症时痰量较少，而支气管扩张症、肺脓肿、支气管胸膜瘘时痰量较多。铁锈色痰为典型肺炎球菌肺炎的特征；黄绿色或翠绿色痰，提示铜绿假单胞菌感染；痰白黏稠且牵拉成丝难以咳出，提示有真菌感染；大量稀薄浆液性痰中含粉皮样物，提示棘球蚴病（包虫病）；粉红色泡沫痰是肺水肿的特征。恶臭痰提示有厌氧菌感染。

三、伴随症状

1. 咳嗽伴发热 多见于急性上、下呼吸道感染，肺结核，胸膜炎等。

2. 咳嗽伴胸痛 常见于肺炎、胸膜炎、支气管肺癌、肺栓塞、自发性气胸等。

3. 咳嗽伴呼吸困难 见于喉水肿、喉肿瘤、支气管哮喘、慢性阻塞性肺病、重症肺炎、肺结核、大量胸腔积液、气胸、肺淤血、肺水肿及气管或支气管异物等。

4. 咳嗽伴咯血 常见于支气管扩张、肺结核、肺脓肿、支气管肺癌、二尖瓣狭窄、支气管结石、肺含铁血黄素沉着症等。

5. 咳嗽伴大量脓痰 常见于支气管扩张、肺脓肿、肺囊肿合并感染和支气管胸膜瘘等。

6. 咳嗽伴有哮鸣音 多见于支气管哮喘、慢性喘息性支气管炎、心源性哮喘、弥漫性泛细支气管炎、气管与支气管异物等。当支气管肺癌引起气管与支气管不完全堵塞时可出现呈局限性分布的吸气性哮鸣音。

7. 咳嗽伴有杵状指（趾） 常见于支气管扩张、慢性肺脓肿、支气管肺癌和脓胸等。

第三节 咯 血

咯血（hemoptysis）是指喉及喉以下呼吸道任何部位的出血，经口腔排出者。咯血须与口腔、鼻、咽部出血或上消化道出血引起的呕血鉴别（表1-3-1）。

表1-3-1 咯血与呕血的区别

	咯血	呕血
病因	多有呼吸系统或心脏疾病	多有消化道疾病（消化性溃疡、肝硬化）
先驱症状	喉部痒感、胸闷、咳嗽等	上腹部不适、恶心、呕吐
出血方式	咯出	呕出
血内混合物	痰、泡沫	食物残渣、胃液
出血颜色	鲜红	棕色、暗红、有时鲜红
酸碱反应	碱性	酸性
黑粪	无（除非咽下血液时）	有，可持续数日
出血后痰性状	常有血痰	无痰

一、病因和发病机制

咯血的原因主要见于呼吸系统和心血管疾病。

1. 呼吸系统 肺部疾病常见于肺炎、肺结核、肺脓肿等，在我国引起咯血的首要原因仍为肺结核，发生咯血的肺结核多为浸润型、空洞型肺结核和干酪样肺炎，机制为结核病变使毛细血管通透性增高，血液渗出，导致痰中带血或小血块，如病变累及小血管使管壁破溃，则造成中等量咯血，如空洞壁肺动脉分支形成的小动脉瘤破裂，或继发的结核性支气管扩张形成的动静脉瘘破裂，则造成大量咯血，甚至危及生命；支气管疾病常见于支气管扩张、支气管肺癌、结核及慢性支气管炎等。发生机制可能与炎症、肿瘤或结石损伤支气管黏膜或病灶处毛细血管，使其通透性增高或黏膜下血管破裂所致有关。

2. 心血管疾病 常见于二尖瓣狭窄，其次为先天性心脏病所致的肺动脉高压或原发性肺动脉高压，还见于肺栓塞、肺血管炎、高血压病等。可表现为小量咯血或痰中带血、大量咯血、粉红色泡沫样血痰和黏稠暗红色血痰。其发生机制多为肺淤血造成肺泡或支气管内毛细血管破裂和支气管黏膜下层支气管静脉曲张破裂所致。

3. 其他 白血病、血小板减少性紫癜、血友病、再生障碍性贫血等血液系统疾病，结节性多动脉炎、系统性红斑狼疮等风湿性疾病，气管或支气管的子宫内膜异位症等均可引起咯血。

二、临床表现

1. 咯血量 每日咯血量在100ml以内为小量；100～500ml为中等量；500ml以上或一次咯血100～500ml为大量咯血。小量咯血或痰中带血、血丝痰，是由于肺淤血致肺泡壁或支气管内膜毛细血管破裂所致；当出现急性肺水肿和任何性质心脏病发生急性左心衰竭时，咯浆液性粉红色泡沫样血痰；并发肺梗塞时，咯出黏稠暗红色血痰。大量咯血主要见于肺结核空洞、支气管扩张症和慢性肺脓肿；支气管黏膜下层支气管静脉曲张破裂，常引起大咯血；支气管肺癌的咯血主要表现为持续或间断痰中带血，少有大咯血。

2. 颜色和性状 肺结核、支气管扩张、出血性疾病，咯血颜色鲜红；铁锈色血痰见于肺炎球菌性肺炎，也可见于肺吸虫病和肺泡出血；砖红色胶冻样痰见于典型的肺炎克雷白杆菌肺炎；二尖瓣狭窄肺淤血咯血一般为暗红色；左心衰肺水肿时咯粉红色泡沫样血痰；肺栓塞引起咯血为黏稠暗红色血痰。

3. 年龄和生活习惯 青壮年咯血多见于肺结核、支气管扩张、风湿性心脏病二尖瓣狭窄。40岁以上有大量吸烟史者应警惕支气管肺癌。儿童慢性咳嗽伴少量咯血、低色素性贫血应注意特发性含铁血黄素沉着症。

4. 全身状况 长时间咯血者全身情况差、体重减轻，多见于肺结核、原发性支气管肺癌。反复咯血而全身状况尚好者，多见于支气管扩张症、肺囊肿等。

三、伴随症状

1. 咯血伴有发热 多见于肺结核、肺炎、肺出血型钩端螺旋体病、流行性出血热、支气管肺癌、肺脓肿等。

2. 咯血伴有胸痛 可见于大叶性肺炎、肺梗死、肺结核、支气管肺癌等。

3. 咯血伴有脓痰 可见于肺脓肿、空洞型肺结核、支气管扩张等。

4. 咯血伴有呛咳 可见于支气管肺癌、支原体肺炎等。

5. 咯血伴有皮肤黏膜出血 可见于流行性出血热、血液病、风湿病及肺出血型钩端螺旋体病等。

6. 咯血伴有黄疸 须注意肺栓塞、钩端螺旋体病、肺炎球菌肺炎等。

7. 咯血伴其他全身症状 如杵状指等，多见于支气管扩张症、肺脓肿、原发性支气管肺癌等。

第四节 呼吸困难

呼吸困难是指患者感到空气不足、呼吸费力，客观表现为呼吸运动用力，重者呼吸张口、抬肩、伴鼻翼扇动，甚至出现发绀，呼吸辅助肌也参与活动，并伴有呼吸频率、深度与节律的异常。

一、病因

1. 呼吸系统疾病 ①呼吸道堵塞：各种原因造成的呼吸道梗阻，如支气管哮喘、慢性阻塞性肺气肿、呼吸道的炎症、异物、肿瘤等。②肺部疾病：肺炎、肺不张、肺水肿、气胸等。③胸廓及胸膜疾病：如大量胸腔积液、自发性气胸、结核、外伤等。④神经肌肉疾病：如脊髓灰质炎病变累及颈髓、急性多发性神经根神经炎和重症肌无力导致的呼吸肌无力、麻痹等。⑤膈运动障碍：腹腔巨大肿瘤、大量腹水、胃扩张、妊娠等。

2. 心血管系统疾病 常见于高血压性心脏病、冠状动脉粥样硬化性心脏病、风湿性瓣膜病等心功能不全。

3. 其他 尿毒症、有机磷杀虫药、一氧化碳、药物中毒等；重度贫血等血液系统疾病；颅脑外伤、脑出血、脑肿瘤致呼吸中枢功能障碍等神经精神性疾病。

二、临床表现及机制

（一）肺源性呼吸困难

肺源性呼吸困难是由呼吸系统疾病引起的通气、换气功能障碍，导致缺氧和（或）二氧化碳潴留。临床上常分为三种类型：

1. 吸气性呼吸困难 特点是吸气费力。重者常由于呼吸肌极度用力，胸腔负压增大，吸气时胸骨上窝、锁骨上窝和肋间隙明显凹陷，称“三凹征”。见于各种原因引起的喉、气管、大支气管的狭窄与阻塞。

2. 呼气性呼吸困难 特点是呼气费力，呼气时间明显延长而缓慢，常伴有呼气期哮鸣音。主要由于肺泡弹性减弱和（或）小支气管的痉挛或炎症所致。常见于支气管哮喘、喘息型慢性支气管炎、慢性阻塞性肺气肿合并感染等。

3. 混合性呼吸困难 特点是吸气与呼气均感费力，呼吸频率增快、变浅，常伴有呼吸音异常，可有病理性呼吸音。主要是由于肺或胸膜腔病变使肺呼吸面积减少导致换气功能障碍所致。常见于重症肺结核、大面积肺不张、弥漫性肺间质纤维化、大量胸腔积液、气胸等。

（二）心源性呼吸困难

心源性呼吸困难主要是由于左心和（或）右心衰竭引起，尤其是左心衰竭时呼吸困难更为严重。

左心衰竭发生的主要原因是由于肺淤血和肺泡弹性降低。其机制为：①肺淤血，使气体弥散功能降低；②肺泡张力增高，刺激牵张感受器，通过迷走神经反射兴奋呼吸中枢；③肺泡弹性减退，使肺活量减少；④肺循环压力升高对呼吸中枢的反射性刺激。

左心衰竭引起的呼吸困难特点为：①有引起左心衰竭的基础疾病，如风湿性心脏病、高血压性心脏病、冠状动脉粥样硬化性心脏病等；②呈混合型呼吸困难，活动时呼吸困难出现或加重，休息时减轻或消失，卧位明显，坐位或立位时减轻，故而当病人病情较重时，往往被迫采取半坐位或端坐体位呼吸；③两肺底部或全肺出现湿啰音；④利用强心剂、利尿剂、血管扩张剂改善左心功能后呼吸困难症状随之好转。

呼吸困难是左心功能不全时最早出现的症状，其特点是活动时出现或加剧，休息时减轻或缓解。急性左心衰时可有夜间阵发性呼吸困难，发作时患者常于睡眠中突感胸闷憋气惊醒，被迫坐起，伴咳嗽，轻者数分钟、数十分钟后症状消失，重者气喘、大汗淋漓、呼吸有哮鸣音，甚至咳粉红色泡沫痰，双肺底可闻及湿啰音，心率增快，可有奔马律。这种呼吸困难又称为“心源性哮喘”。其发生机制为：①睡眠时迷走神经兴奋性增高，冠状动脉收缩，心肌供血减少，心功能降低；②小支气管收缩，肺泡通气量减少；③仰卧位时肺活量减少，下半身静脉回心血量增多，致肺淤血加重；④呼吸中枢敏感性降低，对肺淤血引起的轻度缺氧反应迟钝，当淤血加重，缺氧明显时，才刺激呼吸中枢作出应答反应。

右心衰竭患者呼吸困难比左心衰竭时程度轻，亦常取坐位以缓解呼吸困难，主要见于慢性肺源性心脏病。主要原因为体循环淤血。

（三）中毒性呼吸困难

各种酸中毒者因血中酸性代谢产物增多，强烈刺激呼吸中枢，出现深长而规则的大呼吸（Kussmaul 呼吸），频率或快或慢，呼出的气体可有尿（氨）味、烂苹果味等。常见于尿毒症、糖尿病酮症酸中毒者。急性感染时，体温升高及代谢物的影响，刺激呼吸中枢，使呼吸频率增加。吗啡、巴比妥类药物中毒时，呼吸中枢受抑制，呼吸迟缓，可呈潮式呼吸。一氧化碳、亚硝酸盐中毒时，使血红蛋白失去携带氧的能力导致缺氧；氰化物中毒时，影响细胞的氧化呼吸链，导致组织缺氧，严重时引起脑水肿抑制呼吸中枢。

（四）神经精神性呼吸困难

神经性呼吸困难主要因呼吸中枢受压力刺激或供血减少，呼吸慢而深，可出现节律改变，如双吸气（抽泣样呼吸）、呼吸遏制（吸气突然停止）。见于重症颅脑疾患，如脑出血、脑外伤、颅内压增高。癔症性呼吸困难（精神性呼吸困难）发作的特点为呼吸浅速，可达60～100次/分，常因过度换气而出现呼吸性碱中毒，甚至出现手足搐搦症，见于癔症患者等。

（五）血源性呼吸困难

各种原因导致的血红蛋白数量或结构的异常，使红细胞携带氧气的能力降低，血液中氧含量减少，导致呼吸加快，常伴有心率增加，见于重度贫血、高铁血红蛋白血症。除此之外，大出血或休克时，因缺氧和血压下降，刺激呼吸中枢，也可使呼吸加快。

三、伴随症状

1. 发作性呼吸困难伴哮鸣音 多见于支气管哮喘、心源性呼吸困难；突发性重度呼吸困难见于急性喉水肿、气管异物、大面积肺栓塞、自发性气胸等。

2. 呼吸困难伴有发热 见于肺炎、肺结核、肺脓肿、急性扁桃体周围脓肿、败血症等。

3. 呼吸困难伴有胸痛 见于大叶性肺炎、急性渗出性胸膜炎、自发性气胸、心肌梗死、支气管肺癌等。

4. 呼吸困难伴有咳嗽咳痰 见于慢性阻塞性肺疾病、肺部感染、支气管扩张等。如果伴有大量泡沫痰可见于有机磷中毒；伴粉红色泡沫痰见于急性左心衰竭。

5. 呼吸困难伴有意识障碍 见于脑血管意外、脑膜病、糖尿病酮症酸中毒、尿毒症、肺性脑病、急性中毒、休克型肺炎等。

第五节 心 悸

心悸是一种自觉心跳的不适感或心慌感。正常情况下，在日常生活和安静状态人体不会感觉到自己的心跳。心悸时，心率可快可慢，也可伴有心律失常，心率和心律正常也可有心悸感。

一、病 因

1. 心脏搏动增强 心脏收缩力增强可引起心悸，可为生理性或病理性。生理性见于健康人在剧烈运动或精神紧张时；饮酒、浓茶、咖啡后或应用某些药物（麻黄碱、咖啡因等）。病理性因素见于各种心脏病所致的心室肥大，如高血压性心脏病、主动脉瓣关闭不全等。亦可见于引起心排血量增加的其他疾病，如甲状腺功能亢进、贫血、高热、低血糖症等。

2. 心律失常 常见于心动过速、过缓或心律不齐。如窦性心动过速、阵发性室上性或室性心动过速、高度房室传导阻滞、房性或室性的期前收缩、心房颤动等任何可以引起心率与节律的改变均可引起心悸。

3. 心脏神经官能症 由自主神经功能紊乱所引起，心脏本身并无器质性病变。多见于青年女性。临床表现除心悸外，常有心率加快，心前区或心尖部隐隐痛，以及疲乏、失眠、头晕、头痛、耳鸣、记忆力减退等神经衰弱表现。心悸发生常与精神因素有关，焦虑、情绪激动等情况下较易发生。

4. 心力衰竭 各种原因引起的心衰都可出现心悸。

5. 更年期综合征 尤其女性绝经期前后出现的一系列内分泌及自主神经功能紊乱的症状，包括心悸。

其发病机制尚未完全清楚，一般认为心脏活动过度是其发生的基础，常与心率、心律、心肌收缩力和心搏出量有关。当心动过速时，舒张期缩短、心室充盈不足，心室收缩时心室肌与心瓣膜的紧张度突然增加，可引起心搏增强而感心悸；心律失常如过早搏动，在一个较长的代偿期之后的心室收缩，往往强而有力，会出现心悸。血流动力学的改变可导致心率加快，心脏搏动增强而出现心悸。神经体液的调节也是重要的途径。另外在精神紧张、焦虑、注意力集中时，自主神经功能发生紊乱，也能引起心悸。心悸可见于心脏病者，但与心脏病不能完全等同，心悸不一定有心脏病，反之心脏病患者也可不发生心悸，如无症状的冠状动脉粥样硬化性心脏病，就无心悸发生。

二、临床表现

心悸发生者常自己感觉到心脏剧烈跳动，心前区不适感或心慌感。体格检查可发现心率加快或减慢，可有心律不齐。心悸可伴心前区痛、发热、贫血、晕厥或抽搐、呼吸困难、出汗等。

三、伴随症状

1. 心悸伴心前区痛 见于冠心病（心绞痛、心肌梗死）、心肌病、心肌炎、心包炎、心脏神经官能症等。

2. 心悸伴晕厥或抽搐 常见于高度房室传导阻滞、窦性停搏、病态窦房结综合征、心室颤动、阵发性室性心动过速等。

3. 心悸伴发热 见于风湿热、心肌炎、心包炎、感染性心内膜炎及急性传染病等。

4. 心悸伴呼吸困难 见于急性心肌梗死、心肌炎、重度贫血、心力衰竭等。

5. 心悸伴食欲亢进、消瘦、出汗 见于甲亢、糖尿病等。

6. 心悸伴贫血 见于各种原因的急性失血，此时常有虚汗、脉搏微弱、血压下降或休克。慢性贫血，心悸多在劳累后较明显。

第六节 胸 痛

胸痛（chest pain）主要由胸部疾病引起，少数由其他部位的病变所致，胸痛的程度因个体痛阈的差异而不同，与疾病病情轻重程度不完全一致。

一、病 因

各种刺激因子及理化因素如缺氧、炎症、肿瘤、组织坏死、肌张力改变等，均可引起胸部感觉神经产生痛觉，并传递到大脑皮质的痛觉中枢引起痛感。引起胸痛的主要原因是胸部疾病。常见有：

1. 胸壁疾病 急性皮炎、皮下蜂窝织炎、带状疱疹、肋间神经炎、肋软骨炎、流行性肌炎、肋骨骨折、多发性骨髓瘤、急性白血病等。

2. 心血管疾病 冠状动脉硬化性心脏病（心绞痛、急性心肌梗死）、心肌病、二尖瓣或主动脉瓣病变、急性心包炎、胸主动脉瘤（夹层动脉瘤）、肺栓塞（梗死）、肺动脉高压以及神经症等。

3. 呼吸系统疾病 胸膜炎、胸膜肿瘤、血胸、气胸、支气管炎、肺炎、肺结核、肺癌等。

4. 纵隔疾病 纵隔肿瘤、纵隔炎、纵隔气肿等。

5. 其他 过度通气综合征、痛风、食管炎、食管癌、食管裂孔疝、膈下脓肿、肝脓肿、脾梗死等。

另外，除患病器官的局部疼痛外，还可见远离该器官的某部体表或深部组织疼痛，称放射痛或牵涉痛。

二、临床表现

1. 发病年龄 青壮年胸痛应注意结核性胸膜炎、自发性气胸、心肌炎、心肌病、风湿性心瓣膜病，在 40 岁以上应注意心绞痛、心肌梗死与肺癌。

2. 胸痛部位 包括疼痛部位及其放射部位。胸壁疾病特点为疼痛部位局限，且有压痛；炎症性疾病，伴有局部红、肿、热表现；食管及纵隔病变胸痛多位于胸骨后，进食或吞咽时加重；心绞痛和心肌梗死的疼痛多在心前区与胸骨后或剑突下，疼痛常放散至左肩、左臂内侧，达无名指与小指；自发性气胸、胸膜炎和肺梗塞的胸痛多位于患侧腋前线与腋中线附近。带状疱疹所致胸痛，可见成簇的水泡沿一侧肋间神经分布伴剧痛，且疱疹不超过体表中线；夹层动脉瘤引起多位于胸背部，向下放射至下腹、腰部与两侧腹股沟和下肢。

3. 胸痛性质 胸痛的程度可呈剧烈、轻微和隐痛。心绞痛呈绞窄性并有压榨窒息感；心肌梗死疼痛更为剧烈并有恐惧、濒死感；食管炎为烧灼样痛；干性（纤维素性）胸膜炎常呈尖锐刺痛或撕裂痛；肺癌常为胸部闷痛；带状疱疹呈刀割样痛，剧烈难忍；夹层动脉瘤常呈突然发生胸背部撕裂样剧痛或锥痛；肺梗死亦可突然发生胸部剧痛或绞痛，常伴呼吸困难与发绀。

4. 持续时间 平滑肌痉挛或血管狭窄缺血所致疼痛为阵发性；炎症、肿瘤、栓塞或梗塞所致疼痛呈持续性。如心绞痛发作时间短暂，而心肌梗死疼痛持续时间很长且不易缓解。

5. 加重或缓解的因素 心绞痛容易在劳累、精神紧张时发生，休息或含化硝酸甘油很快缓解，但对心肌梗死无效。咳嗽、深呼吸可使胸膜炎、心包炎、自发性气胸等所致胸痛加重。食管疾病多在吞咽进食时加重，服用抑酸药物可减轻或缓解。

三、伴随症状

（1）胸痛伴咳嗽、咳痰和（或）发热 常见于气管、支气管和肺部疾病。

（2）胸痛伴呼吸困难：常提示病变累及范围较大，如大叶性肺炎、自发性气胸、渗出性胸膜炎和肺栓塞等。

（3）胸痛伴咯血：主要见于肺栓塞、支气管肺癌等。

（4）胸痛伴吞咽困难：多提示食管疾病，如反流性食管炎等。

（5）胸痛伴苍白、大汗、血压下降或休克 多见于心肌梗死、夹层动脉瘤、主动脉窦瘤破裂和大块肺栓塞。

第七节 黄 疸

黄疸（juandice）是指血清中胆红素升高，致使皮肤、黏膜、巩膜以及其他组织发生黄染的现象。

正常人胆红素为1.7～17.1μmol/L（0.1～1.0mg/dl），其中结合胆红素3.42μmol/L，非结合胆红素为13.68μmo1/L。如果血液中胆红素浓度增高，浓度在17.1～34.2μmol/L（1～2mg/dl），没出现肉眼可见的黄疸症状者，临床不易察觉，称为隐性黄疸，超过34.2μmol/L（2.0mg/dl）时出现黄疸。

一、病 因

（一）胆红素的正常代谢

体内的胆红素主要来源于血红蛋白。血循环中衰老的红细胞经单核-巨噬细胞系统的破坏和分解，成为胆红素、铁和珠蛋白。正常人每日由红细胞破坏生成的胆红素占总胆红素80%～85%，其余15%～20%胆红素来源于骨髓幼稚红细胞的血红蛋白和肝内含有亚铁血红素的蛋白质（如过氧化氢酶、过氧化物酶及细胞色素氧化酶与肌红蛋白等），这些胆红素称为旁路胆红素。

上述形成的胆红素称为游离胆红素或非结合胆红素（UCB），与血清白蛋白结合而运输，不溶于水，不能从肾小球滤出，故尿液中不出现游离胆红素。非结合胆红素通过血循环运输至肝后，与清蛋白分离并经 Disse 间隙被肝细胞所摄取，非结合胆红素在肝细胞内和 Y、Z 两种载体蛋白结合，经葡萄糖醛酸转移酶的催化作用与葡萄糖醛酸结合，形成胆红素葡萄糖醛酸酯或称结合胆红素（CB）。结合胆红素为水溶性，可通过肾小球滤过从尿中排出。

结合胆红素从肝细胞经胆管排出，进入肠道后，由肠道细菌的脱氢作用还原为尿胆原，尿胆原的大部分氧化为尿胆素从粪便中排出称粪胆素。小部分 10% ~20% 在肠内被吸收，经肝门静脉回到肝内，其中大部分再转变为结合胆红素，又随胆汁排入肠内，称“胆红素的肠肝循环”。被吸收入肝的小部分尿胆原经体循环由肾排出体外，每日不超过 6.8μmol/L（4mg/dl）。

（二）黄疸分类

黄疸根据病因及发病机制可分为溶血性黄疸、肝细胞性黄疸、胆汁淤积性黄疸（阻塞性黄疸）、先天性非溶血性黄疸，以前三类多见，第四类较罕见。

1. 溶血性黄疸 能引起溶血的疾病均可产生溶血性黄疸。包括先天性溶血性贫血（海洋性贫血、遗传性球形红细胞增多症）、后天性获得性溶血性贫血（新生儿溶血、自身免疫性溶血性贫血、恶性疟疾等）。特点是由于红细胞破坏增多，血中非结合胆红素增多，超过正常肝脏处理能力，潴留在血液中形成黄疸。另一方面，由于大量红细胞破坏所致的贫血、缺氧和红细胞破坏产生的毒性作用，损害正常肝细胞的胆色素代谢功能，加重黄疸形成。

2. 肝细胞性黄疸 由于肝细胞的损伤、变性、坏死，致肝细胞对胆红素的摄取、结合及排泄功能降低，因而血中的非结合胆红素增加。而未受损的肝细胞仍能将部分非结合胆红素转变为结合胆红素。常见于病毒性肝炎、中毒性肝炎、肝硬化、肝癌等疾病。

3. 胆汁淤积性黄疸 可分为肝内性和肝外性。肝外性常由胆管结石、胆道蛔虫、胰头癌、胆总管癌致胆管狭窄等引起；肝内性见于肝内泥沙样结石、原发性胆汁性肝硬化、毛细胆管型病毒性肝炎、药物性胆汁淤积、妊娠期复发性黄疸等。无论是肝外或肝内胆道系统任何部位发生梗阻，梗阻上方的胆汁淤积使胆管内压力增高，胆管扩张、破裂，胆汁反流入血，血中结合性胆红素增高发生黄疸。

二、临床表现

（一）溶血性黄疸

黄疸一般为轻度，呈浅柠檬色，不伴皮肤瘙痒，其他症状主要是原发病的表现；急性溶血时可有发热、寒战、头痛、呕吐、腰痛，并有不同程度的贫血和血红蛋白尿（尿呈茶色），严重者可有急性肾衰竭。慢性溶血多为先天性，除伴有贫血外尚有脾肿大。

实验室检查：血清胆红素 TB 增加，以 UCB 为主，CB 基本正常。由于血中 UCB 增加，CB 形成代偿增加，从胆道排至肠道也增加，尿胆原增加致粪胆素增加，粪色加深。尿中尿胆原增加，但无胆红素。血液检查有贫血、网织红细胞增加、骨髓红细胞增生。

（二）肝细胞性黄疸

皮肤、黏膜浅黄至深黄色，可伴有轻度皮肤瘙痒，其他为肝脏原发病的表现，如疲乏、食欲减退，严重者可有出血倾向、腹水、昏迷。

实验室检查：血中 CB 与 UCB 均增加，结合胆红素与总胆红素比值>20%。黄疸型肝炎时，CB 增加幅度多高于 UCB，尿中 CB 定性试验阳性，而尿胆原可因肝功能障碍而增高。血液生化检查有不同程度的肝功能损害。

（三）胆汁淤积性黄疸

皮肤呈暗黄色，完全阻塞者颜色更深，甚至呈黄绿色，并有皮肤瘙痒及心动过速，尿色深，粪便颜色变浅或呈白陶土色。

实验室检查：血清 CB 增加，尿胆红素试验阳性，尿胆原及粪胆素减少或缺如，血清碱性磷酸酶及总胆固醇增高。

（四）其他辅助检查

1. B 型超声波检查 对肝的大小、形态、肝内有无占位性病变；胆囊大小及胆道系统有无结石与扩张；脾有无肿大；胰腺有无病变的诊断有较大的帮助。

2. X 线检查 腹部平片可发现胆道结石、胰腺钙化，胆道造影可发现胆道结石阴影、胆囊收缩功能及胆道有无扩张等。

3. 经十二指肠镜逆行胰胆管造影（ERCP） 可通过内镜直接观察壶腹区与乳头部有无病变，可经造影区别肝外或肝内胆管阻塞的部位，也可了解胰腺有无病变；

4. 经皮肝穿刺胆管造影（PTC） 能清楚地显示整个胆道系统，可区分肝外胆管阻塞与肝内胆汁淤积性黄疸，并对胆管阻塞的部位、程度及范围有所了解。

5. 磁共振胰胆管造影（MRCP） 是利用水成像原理进行的一种非介入性胰胆管成像技术。因胆管系统内的胆汁属于相对静止的液体，因此 MRCP 可清晰显示胆管系统的形态结构。是一种无创性胆管显像技术，对各种原因引起的梗阻性黄疸胆道扩张情况可以作出比较客观的诊断。

6. 肝穿刺活检及腹腔镜检查 对疑难黄疸病例的诊断有重要的帮助，但肝穿刺活检用于胆汁淤积性黄疸时可发生胆汁外溢造成腹膜炎，伴肝功能不良者亦可因凝血机制障碍而致内出血，故应慎重考虑指征。

三、伴随症状

1. 黄疸伴发热 见于急性胆管炎、肝脓肿、钩端螺旋体病、败血症、大叶性肺炎。病毒性肝炎或急性溶血可先有发热，后出现黄疸。

2. 黄疸伴腹痛 黄疸伴上腹剧烈疼痛者可见于胆道结石、肝脓肿或胆道蛔虫症；黄疸伴持续右上腹钝痛或胀痛者可见于病毒性肝炎、肝脓肿或原发性肝癌；黄疸伴右上腹剧痛、寒战高热和黄疸为夏科（Charcot）三联征，提示急性化脓性胆管炎。

3. 黄疸伴肝大 肝脏轻或中度肿大，质地软或中度硬且表面光滑，见于病毒性肝炎、急性胆道感染或胆道阻塞；伴明显肝脏肿大、质地硬且有结节表现者见于原发或继发性肝癌；肝肿大不明显、质地硬且边缘不光滑、表面结节者常为肝硬化。

4. 黄疸伴胆囊肿大 提示胆总管有梗阻，常见于胰头癌、壶腹癌、胆总管癌及结石等。

5. 黄疸伴脾肿大 可见于病毒性肝炎、钩端螺旋体病、败血症、疟疾、肝硬化、溶血性贫血及淋巴瘤等。

6. 黄疸伴消化道出血 见于肝硬化侧支循环破裂出血、重症肝炎、壶腹癌等。

7. 黄疸伴腹水 见于重症肝炎、肝硬化失代偿期、肝癌等。

第八节　发　　绀

发绀又称紫绀，是指血液中还原血红蛋白增多，使皮肤黏膜呈青紫色的表现。发绀在皮肤较薄、色素较少和毛细血管丰富的部位较为明显，易于观察，如口唇、鼻尖、颊部与甲床等处。

一、病　　因

发绀是由于血液中还原血红蛋白绝对含量增多所致。正常动脉血每升有150g 血红蛋白，主要是氧合血红蛋白，其次是脱氧血红蛋白，又叫还原血红蛋白。每1g 血红蛋白（Hb）约与1.34ml 氧结合。携带氧气饱和度为95%。当毛细血管血液的脱氧血红蛋白最超过50g/L（5g/dl）时，皮肤黏膜即可出现发绀。发绀是缺氧的表现，而缺氧不一定都表现为发绀。当红细胞增多时，无论是否缺氧，只要血液中还原血红蛋白浓度增加，都出现发绀。故临床所见发绀，有相当部分不能确切反映动脉血氧下降情况。

二、临床表现

由于病因不同，发绀可分为如下两大类。

（一）血液中还原血红蛋白增多

1. 中心性发绀 此类发绀是由于心、肺疾病引起呼吸功能衰竭、通气与换气功能障碍、肺氧和作用不足导致血氧饱和度降低引起。发绀的特点是全身性的，除四肢与面颊外，亦见于黏膜（包括舌及口腔黏膜）与躯干的皮肤，但皮肤温暖。发绀时伴心悸、咳喘等心肺症状。一般可分为：①肺性发绀：即由于呼吸功能不全、肺氧和作用不足所致，常见于各种严重的呼吸系统疾病；②心性混合型发绀：由于异常通道分流，使部分静脉血未通过肺进行氧和作用而入体循环动脉，如分流量超过心输出量的1/3，即可出现发绀，常见于发绀型先天性心脏病。

2. 周围性发绀 是因周围循环血流障碍所致，发绀特点是常见于肢体末梢与下垂部位，如肢端、耳垂与鼻尖，这些部位的皮肤温度低、发凉，若按摩或加温耳垂与肢端，使其温暖，发绀即可消失。此点有助于与中心性发绀相鉴别，后者即使按摩或加温，青紫也不消失。真性红细胞增多症所致发绀亦属周围性，除肢端外口唇亦可发绀。此型发绀可分为：①淤血性周围性发绀：常见于引起体循环淤血、周围血流缓慢的疾病；②缺血性周围性发绀：常见于引起心排出量减少的疾病和局部血流障碍性疾病。

3. 混合性发绀 中心性发绀与周围性发绀并存，可见于心力衰竭（左、右心衰竭和全心衰竭），因肺淤血或支气管-肺病变，致肺内氧合不足，以及周围血流缓慢，毛细血管内血液脱氧过多所致。

（二）血液中存在异常血红蛋白衍化物

1. 药物或化学物质中毒所致的高铁血红蛋白血症 由于化学物质或药物中毒引起血红蛋白分子中二价铁被三价铁所取代，致使失去与氧结合的能力。当血中高铁血红蛋白达到30g/L（3g/dl）时可出现发绀。其发绀特点是急骤出现，暂时性，病情严重，经过氧疗青紫不减。抽出的静脉血呈深棕色，暴露于空气中也不能转变成鲜红色，若静脉注射亚甲蓝溶液、硫代硫酸钠或大剂量维生素C，均可使青紫消退。进食含有大量亚硝酸盐的变质食物而引起的中毒性高铁血红蛋白血症，也可出现发绀，称“肠源性青紫症”。

2. 先天性高铁血红蛋白血症 患者自幼即有发绀，有家族史，而无心肺疾病及引起异常血红蛋白的其他原因，身体一般健康状况较好。

3. 特发性阵发性高铁血红蛋白血症 见于女性，发绀与月经周期有关，机制未明。

4. 硫化血红蛋白血症 为后天获得性。服用某些含硫药物或化学品后，使血液中硫化血红蛋白达到5g/L（0.5g/dl）即可发生发绀。发绀的特点是持续时间长，可达几个月或更长。因硫化血红蛋白一经形成，不论在体内或体外均不能恢复为血红蛋白，而红细胞寿命仍正常；患者血液呈蓝褐色，分光镜检查可确定硫化血红蛋白的存在。

三、伴随症状

1. 发绀伴呼吸困难　常见于急性呼吸道梗阻，重症心、肺疾病及大量气胸等。

2. 发绀伴杵状指（趾）　主要见于发绀型先天性心脏病及某些慢性肺部疾病。提示病程较长，由缺氧造成。

3. 发绀伴意识障碍及衰竭　主要见于某些药物或化学物质中毒、休克、急性肺部感染或急性心力衰竭等。

第九节　皮肤黏膜出血

皮肤黏膜出血是因机体止血或凝血功能障碍引起的全身性或局部的皮肤黏膜自发性出血或损伤后难以自止的现象。

一、病　　因

皮肤黏膜出血的基本病因有三个因素：血管壁功能异常，血小板数量或功能异常及凝血功能障碍。

1. 血管壁功能异常　正常情况下在血管破损时，局部小血管即发生反射性收缩，使血流变慢，以利于初期止血，继之，在血小板释放的血管收缩素等血清素作用下，使毛细血管较持久收缩，发挥止血作用。当毛细血管壁存在先天性缺陷或受损伤时则不能正常地收缩发挥止血作用，而致皮肤黏膜出血，常见于：①遗传性出血性毛细血管扩张症、血管性假性血友病。②过敏性紫癜、单纯性紫癜、老年性紫癜及机械性紫癜等。③严重感染、化学物质或药物中毒及代谢障碍，维生素 C 或维生素 PP 缺乏、尿毒症、动脉硬化等。

2. 血小板异常　血小板在止血过程中起重要作用，在血管损伤处血小板相互黏附、聚集成白色血栓阻塞伤口。血小板膜磷脂在磷脂酶作用下释放花生四烯酸，随后转化为血栓烷（TXA_2），进一步促进血小板聚集，并有强烈的血管收缩作用，促进局部止血。当血小板数量或功能异常时，均可引起皮肤黏膜出血，常见于：

（1）血小板减少：①血小板生成减少：再生障碍性贫血、白血病、感染、药物性抑制等；②血小板破坏过多：特发性血小板减少性紫癜，药物免疫性血小板减少性紫癜；③血小板消耗过多：血栓性血小板减少性紫癜、弥散性血管内凝血。

（2）血小板增多：①原发性：原发性血小板增多症；②继发性：继发于慢性粒细胞白血病、脾切除后、感染、创伤等。此类疾病血小板数虽然增多，仍可引起出血现象，是由于活动性凝血活酶生成迟缓或伴有血小板功能异常所致。

（3）血小板功能异常：①遗传性：血小板无力症（主要为聚集功能异常）、血小板病（主要为血小板第三因子异常）等遗传性疾病；②继发性：继发于药物、尿毒症、肝病、异常球蛋白血症等的继发性疾病。

3. 凝血功能障碍　凝血过程较复杂，有许多凝血因子参与，任何一个凝血因子缺乏或功能不足均可引起凝血障碍，导致皮肤黏膜出血。

（1）遗传性：血友病，低纤维蛋白原血症、凝血酶原缺乏症、低凝血酶原血症、凝血因子缺乏症等。

（2）继发性：严重肝病、尿毒症、维生素 K 缺乏。

（3）循环血液中抗凝物质增多或纤溶亢进：异常蛋白血症类肝素抗凝物质增多、抗凝药物治疗过量、原发性纤溶或弥散性血管内凝血所致的继发性纤溶。

二、临床表现

皮肤黏膜出血表现为血液淤积于皮肤或黏膜下，形成红色或暗红色斑，压之不退色，视出血面积大小可分为瘀点、紫癜和瘀斑。血小板减少出血的特点为同时有出血点、紫癜和瘀斑、鼻出血、齿龈出血、月经过多、血尿及黑粪等，严重者可导致脑出血。血小板病患者血小板计数正常，出血轻微，以皮下、鼻出血及月经过多为主，但手术时可出现出血不止。

因血管壁功能异常引起的出血特点为皮肤黏膜的瘀点、瘀斑，如过敏性紫癜表现为四肢或臂部有对称性、高出皮肤（荨麻疹或丘疹样）紫癜，可伴有痒感、关节痛及腹痛，累及肾脏时可有血尿。老年性紫癜常为手、足的伸侧瘀斑；单纯性紫癜为慢性四肢偶发瘀斑，常见于女性病人月经期等。因凝血功能障碍引起的出血常表现有内脏、肌肉出血或软组织血肿，亦常有关节腔出血，且常有家族史或肝脏病史。

三、伴随症状

（1）四肢对称性紫癜伴有关节痛及腹痛、血尿者，见于过敏性紫癜。

（2）紫癜伴有广泛性出血，如鼻出血、牙龈出血、血尿、黑粪等，见于血小板减少性紫癜，弥散性血管内凝血。

（3）紫癜伴有黄疸，见于肝脏病。

（4）自幼有轻伤后出血不止，且有关节肿痛或畸形者，见于血友病。

（牟青杰）

第十节　恶心与呕吐

恶心（nausea）为上腹部不适和紧迫欲吐的感觉，可伴皮肤苍白、出汗、流涎、血压降低等迷走神经兴奋的表现。呕吐（vomiting）是通过胃的强烈收缩迫使胃或部分小肠的内容物经食管、口腔而排出体外的现象。恶心常为呕吐的前奏，一般恶心后随之呕吐，但也可仅有恶心而无呕吐，或仅有呕吐而无恶心。两者均为复杂的反射动作，也是临床常见的症状，可由多种原因引起。

一、病　　因

呕吐中枢包括两个功能不同的机构：一是神经反射中枢，即呕吐中枢，位于延髓外侧网状结构的背部，接受来自消化道、大脑皮质、内耳前庭、冠状动脉以及化学感受器触发带的传入冲动，直接支配呕吐动作；二是化学感受器触发带，位于延髓第四脑室的底面，接受各种外来的化学物质或药物及内生代谢产物的刺激，并由此引发出神经冲动，传至呕吐中枢引起呕吐。

呕吐是一个复杂的反射动作，其过程可分三个阶段，即恶心、干呕与呕吐。临床上引起恶心与呕吐的病因很多，可按发病机制分为反射性呕吐、中枢性呕吐和前庭障碍性呕吐。

（一）反射性呕吐

反射性呕吐主要指由末梢神经传入冲动引起呕吐中枢兴奋而发生呕吐。包括咽部受到刺激（如剧咳、吸烟、鼻咽部炎症或溢脓等）；胃、十二指肠疾病（如急、慢性胃炎，消化性溃疡、急性胃扩张、幽门梗阻和十二指肠壅滞症等）、肠道疾病（如急性阑尾炎、各型肠梗阻、急性出血坏死性肠炎等）；肝胆胰疾病（如急性肝炎、肝硬化，急、慢性胆囊炎、胰腺炎、急性腹膜炎）；其他疾病（如肾输尿管结石、急性肾盂肾炎、急性盆腔炎、异位妊娠破裂、心肌梗死早期、心力衰竭）；青光眼、屈光不正等亦可出现恶心、呕吐。

（二）中枢性呕吐

中枢性呕吐主要指由中枢神经系统和化学感受器触发刺激引起呕吐中枢兴奋而发生的呕吐。常见于神经系统疾病（如颅内感染、脑血管疾病、颅脑损伤癫痫持续状态等）；全身性疾病（如尿毒症、肝性脑病、糖尿病酮症酸中毒、甲状腺危象、甲状旁腺危象、肾上腺皮质功能不全、低血糖、低钠血症及早孕）；药物或化学毒物作用、胃神经官能症、癔症等均可引起呕吐。

（三）前庭障碍性呕吐

凡呕吐伴有听力障碍、眩晕等症状者，需考虑前庭障碍性呕吐。常见的疾病有迷路炎、梅尼埃病、晕动症等。

二、临床表现

1. 呕吐的时间 育龄期妇女晨起呕吐见于早期妊娠；亦可见于尿毒症、慢性酒精中毒或功能性消化不良；鼻窦炎患者因起床后脓液经鼻后孔刺激咽部，亦可致晨起恶心、干呕；晚上或夜间呕吐见于幽门梗阻。

2. 呕吐与进食 餐后短期呕吐，特别是集体发病者，多由食物中毒所致；餐后即刻呕吐，可能为精神性呕吐；餐后1小时后呕吐称延迟性呕吐，提示胃张力下降或胃排空延迟；餐后较久或数餐后呕吐，见于幽门梗阻。

3. 呕吐的特点 精神性或颅内高压性呕吐，恶心往往很轻或缺失，后者以喷射状呕吐为其特点。

4. 呕吐物的性质 呕吐物带发酵、腐败气味提示胃潴留；带粪臭味提示低位小肠梗阻；不含胆汁说明梗阻平面多在十二指肠乳头以上，含多量胆汁则提示在此平面以下；含有大量酸性液体者多为十二指肠溃疡，而无酸味者可能为贲门狭窄或贲门失弛缓症所致。

三、伴随症状

1. 伴腹痛、腹泻 多见于急性胃肠炎、霍乱、副霍乱、细菌性食物中毒及其他原因引起的急性食物中毒。

2. 伴有右上腹痛及发热、寒战或有黄疸 应考虑急性胆囊炎或胆石症。

3. 伴有头痛及喷射性呕吐 常见于颅内高压症或青光眼。

4. 伴有眩晕、眼球震颤 见于前庭器官疾病。

5. 应用阿司匹林、某些抗生素及抗癌药物 呕吐可能与药物副作用相关。

6. 已婚孕龄妇女早晨呕吐 应注意早孕。

第十一节 呕血与便血

呕血（hematemesis）是上消化道疾病（指屈氏韧带以上的消化道，包括食管、胃、十二指肠、肝、胆、胰及胃空肠吻合术后空肠上段疾病）或全身性疾病所致的上消化道出血，血液经口腔呕出。由鼻腔、口腔、咽喉等部位出血或呼吸道疾病引起的咯血，也能从口腔排出，但不属呕血，应注意仔细加以区别。

便血（hematochezia）是指消化道出血，血液由肛门排出。便血颜色可呈鲜红、暗红色或黑色。少量出血不造成粪便颜色改变，需经潜血试验才能确定者，称为潜血。

一、病　因

（一）呕血

1. 食管疾病 如食管静脉曲张破裂、食管炎、食管癌、食管异物等。大量呕血常由门脉高压所致的食管静脉曲张破裂所致，食管异物戳穿主动脉可造成大量呕血，并常危及生命。

2. 胃及十二指肠疾病 最常见为消化性溃疡；其次有急性糜烂出血性胃炎、胃癌、胃泌素瘤（Zollinger-Ellison 综合征）、恒径动脉综合征（Dieulafoy 病）等；其他少见疾病有平滑肌瘤、平滑肌肉瘤、淋巴瘤、息肉、胃黏膜脱垂、急性胃扩张、胃扭转、结核、克罗恩病等。

3. 肝胆胰腺疾病 如肝硬化门静脉高压可引起食管和胃底静脉曲张破裂出血；肝癌、肝脓肿、胆囊炎、胆道结石、胆囊癌、胆管癌、急性胰腺炎合并脓肿或囊肿、胰腺癌破裂出血均可引起出血，大量血液流入十二指肠造成呕血或便血。

4. 其他 如血液疾病、流行性出血热、暴发型肝炎、尿毒症、呼吸功能衰竭、肝功能衰竭等。

如上所述，呕血的原因甚多，但以消化性溃疡最为常见，其次为食管或胃底静脉曲张破裂，再次为急性糜烂性出血性胃炎和胃癌。因此考虑呕血病因时，应首先考虑上述四种疾病。当病因未明时，也应考虑一些少见疾病，如平滑肌瘤、血管畸形、血友病、原发性血小板减少性紫癜等。

（二）便血

1. 下消化道疾病 ①小肠疾病：常见于肠结核、肠伤寒、急性出血性坏死性肠炎、钩虫病、Crohn 病、小肠肿瘤、小肠血管瘤、空肠憩室炎或溃疡、肠套叠等；②结肠疾病：见于急性细菌性痢疾、阿米巴痢疾、血吸虫病、溃疡性结肠炎、结肠憩室炎、结肠癌、结肠息肉等；③直肠肛管疾病：直肠肛管损伤、非特异性直肠炎、直肠息肉、直肠癌、痔、肛裂等。

2. 上消化道疾病 能引起呕血的上消化道疾病也能引起便血。

3. 全身性疾病 可见于白血病、血小板减少性紫癜、血友病、遗传性毛细血管扩张症、维生素 C 和维生素 K 缺乏症、严重的肝脏疾病、尿毒症、流行性出血热、败血症等。

二、临 床 表 现

（一）呕血

1. 呕血与黑粪 呕血前常有上腹不适和恶心，随后呕吐血性胃内容物。其颜色视出血量的多少、血液在胃内停留时间的长短以及出血部位而不同：出血量多、在胃内停留时间短、出血位于食管则血色为鲜红或暗红色，常混有凝血块；当出血量较少或在胃内停留时间长，则因血红蛋白与胃酸作用形成酸化正铁血红蛋白，呕吐物可呈棕褐色咖啡渣样。呕血的同时因部分血液经肠道排出体外，可形成黑粪。

2. 失血性周围循环衰竭 上消化道出血病人除有呕血及黑粪外，其他表现视其出血量的多少而异：出血量占循环血容量的10%以下时，患者一般无明显临床表现；出血量占循环血量的10%～20%时，可有头晕、畏寒；出血量达循环血量的20%以上时，则有冷汗、四肢厥冷、心悸、脉搏增快等急性失血症状。若出血量在循环血量30%以上时，则有急性周围循环衰竭的表现，显示脉搏微弱、血压下降、呼吸急促等急性周围循环衰竭的表现。

3. 血液学改变 出血早期可无明显血液学改变，出血3～4小时以后由于组织液的渗出及输液等情况，血液被稀释，血红蛋白及血细胞比容逐渐降低。

4. 其他 大量呕血后可出现氮质血症、发热等表现。

（二）便血

便血多为下消化道出血，可表现为急性大出血、慢性少量出血和间歇性出血。便血的颜色可因出血部位不同、出血量的多少以及血液在肠腔内停留时间的长短而异：下消化道出血，出血量多则呈鲜红；若停留时间较长，则可为暗红色。粪便可全为血液或与粪便混合。

血色鲜红不与粪便混合，仅黏附于粪便表面或于排便后有鲜血滴出或喷射出者，提示为肛门或肛管疾病出血；上消化道或小肠出血并在肠内停留时间较长，则因红细胞破坏后，血红蛋白在肠道内与硫化物结合形成硫化亚铁，使粪便呈黑色，更由于附有黏液而发亮类似柏油，故又称柏油便。

阿米巴痢疾的粪便多为暗红色果酱样的脓血便；急性细菌性疾病多有黏液脓性鲜血便；急性出血性坏死性肠炎可排出洗肉水样血便，并有特殊的腥臭味。细致观察血性粪便的颜色、性状及气味等对寻找病因及确立诊断有极大帮助。食用动物血、猪肝等也可使粪便呈黑色，应加以注意。

少量消化道出血（每日在5～10 ml以内）无肉眼可见的粪便颜色改变，需经潜血试验才能确定者，称为潜血便。一般潜血试验虽敏感性高，但有一定的假阳性，故应结合临床其他表现来判断。

三、伴随症状

（一）呕血的伴随症状

1. 上腹痛 慢性反复发作的上腹痛，有一定周期性与节律性，多为消化道溃疡；中老年人，慢性上腹痛，疼痛无明显规律并伴有厌食、消瘦或贫血者，应警惕胃癌。

2. 肝脾肿大 脾肿大、有腹壁静脉曲张或有腹水者，提示肝硬化；肝区疼痛、肝肿大、质地坚硬、表面凹凸不平或有结节者多为肝癌。

3. 黄疸 黄疸、寒战、发热伴有右上腹绞痛并呕血者，可能由胆道疾病引起；黄疸、发热及全身皮肤黏膜有出血者，见于某些感染性疾病，如败血症及钩端螺旋体病等。

4. 皮肤黏膜出血 常与血液疾病及凝血功能障碍性疾病有关。

5. 头晕、黑矇、口渴、冷汗 提示血容量不足。上述症状于出血早期可随体位变动而发生。伴有肠鸣、黑粪者，提示有活动性出血。

6. 其他 近期有服用非甾体类抗炎药物史、酗酒史、大面积烧伤、颅脑手术、脑血管疾病和严重外伤伴呕血者，应考虑急性胃黏膜病变；剧烈呕吐后继而呕血，应考虑食管贲门黏膜撕裂综合征。

（二）便血的伴随症状

1. 伴腹痛 慢性反复上腹痛，呈周期性和节律性，出血后疼痛减轻，见于消化道溃疡；上腹绞痛或伴有黄疸者，应考虑胆道出血；腹痛时排血便或脓血便，便后腹痛减轻，见于细菌性痢疾、阿米巴痢疾或溃疡性结肠炎；腹痛伴便血还见于急性出血性坏死性肠炎、肠套叠、肠系膜血栓形成或栓塞、膈疝等。

2. 伴里急后重 即肛门坠胀感。感觉排便未净，排便频繁，但每次排便量甚少，且排便后未感轻松，提示肛门、直肠疾病，见于痢疾、直肠炎及直肠癌。

3. 伴发热 常见于传染性疾病，如流行性出血热、钩端螺旋体病。也见于部分恶性肿瘤，如肠道淋巴瘤、白血病等。

4. 伴全身出血倾向 便血伴皮肤黏膜出血者，见于急性传染性疾病及血液疾病，如重症肝炎、流行性出血热、白血病、过敏性紫癜、血友病等。

5. 伴皮肤改变 皮肤有蜘蛛痣及肝掌者，便血可能与肝硬化门脉高压有关。皮肤黏膜有毛细血管扩张，提示便血可能由遗传性毛细血管扩张症所致。

6. 伴腹部肿块 应考虑结肠癌、肠结核、肠道恶性淋巴瘤、肠套叠及 Crohn 病等。

第十二节 腹 痛

腹痛（abdominal pain）是临床常见症状之一。多数由腹部脏器疾病所引起，但腹腔外疾病及全身性疾病也可引起。腹痛的性质可为器质性，亦可为功能性。

一、病 因

腹痛发病原因复杂，临床上一般可将腹痛按起病缓急、病程长短分为急性腹痛与慢性腹痛。

（一）急性腹痛

急性腹痛具有起病急、病情重、变化快的临床特点。常见于：

1. 腹腔器官急性炎症 急性胃炎、急性肠炎、急性胰腺炎、急性出血坏死性肠炎、急性胆囊炎、急性阑尾炎等。

2. 空腔脏器梗阻或扩张 肠梗阻、肠套叠、胆道结石、胆道蛔虫病、泌尿系统结石等。

3. 脏器扭转或破裂 肠扭转、绞榨性肠梗阻、胃肠穿孔、肠系膜或大网膜扭转、卵巢囊肿蒂扭转、肝破裂、脾破裂、异位妊娠破裂等。

4. 腹膜炎症 多由胃肠穿孔引起，少部分为自发性腹膜炎。

5. 腹腔内血管阻塞 缺血性肠病腹主动脉瘤及门静脉血栓形成等。

6. 腹壁疾病 腹壁挫伤、脓肿及腹壁皮肤带状疱疹。

7. 胸腔疾病所致的腹部牵涉性痛 大叶性肺炎、肺梗死、心绞痛、心肌梗死、急性心包炎、胸膜炎、食管裂孔疝、胸椎结核。

8. 全身性疾病所致的腹痛 腹型过敏性紫癜、糖尿病酮症酸中毒、尿毒症、铅中毒、血卟啉病等。

（二）慢性腹痛

具有起病缓慢、病程长特点，或为急性起病后迁延不愈的一类疾病，可见于：

1. 腹腔脏器慢性炎症 慢性胃炎、十二指肠炎、慢性胆囊炎及胆道感染、慢性胰腺炎、结核性腹膜炎、溃疡性结肠炎、Crohn 病等。

2. 消化道运动障碍 功能性消化不良、肠易激综合征及胆道运动功能障碍等。

3. 消化性溃疡 胃溃疡、十二指肠溃疡等。

4. 腹腔脏器扭转或梗阻 慢性胃扭转、肠扭转、十二指肠壅滞症、慢性肠梗阻等。

5. 脏器包膜的牵张 实质性器官因病变肿胀、导致包膜张力增加而发生的腹痛，如肝淤血、肝炎、肝脓肿、肝癌等。

6. 中毒与代谢障碍 铅中毒、尿毒症等。

7. 肿瘤压迫及浸润 以恶性肿瘤居多，与肿瘤不断生长、压迫和侵犯感觉神经有关。

上述疾病引起腹痛机制各异，主要可分为内脏性腹痛、躯体性腹痛和牵涉痛三种：①内脏性腹痛是由腹内某一器官的痛觉信号从交感神经传入脊髓引起，其特点为疼痛部位不确切，接近腹中线；疼痛感觉模糊，多为痉挛、不适、钝痛、灼痛；常伴恶心、呕吐、出汗等其他自主神经兴奋症状。②躯体性腹痛是由来自腹膜壁层及腹壁的痛觉信号，经体神经传至脊神经根，反映到相应脊髓节段所支配的皮肤所引起。其特点为定位准确，可在腹部一侧；程度剧烈而持续；可有局部腹肌强直；腹痛可因咳嗽、体位变化而加重。③牵涉痛是指内脏性疼痛牵涉到身体体表部位，即内脏痛觉信号传至相应脊髓节段，引起该节段支配的体表部位疼痛。其特点为疼痛程度剧烈；定位明确；局部有压痛、肌紧张及感觉过敏等。

二、临床表现

（一）腹痛部位

一般腹痛部位多为病变所在部位。如胃、十二指肠疾病、急性胰腺炎，疼痛多在中上腹部；胆囊炎、胆石症、肝脓肿等疼痛多在右上腹；急性阑尾炎疼痛在右下腹 McBurney 点；小肠疾病疼痛多在脐部或脐周；结肠疾病疼痛多在下腹或左下腹部；膀胱炎、盆腔炎及异位妊娠破裂，疼痛亦在下腹部；弥漫性或部位不定的疼痛见于急性弥漫性腹膜炎、机械性肠梗阻、急性出血性坏死性肠炎、铅中毒等。

（二）腹痛性质和程度

急性胃炎、急性胰腺炎多为中上腹持续性剧痛或阵发性加剧；胃、十二指肠溃疡穿孔出现突发的中上腹剧烈刀割样痛、烧灼样痛；胆石症或泌尿系结石常为阵发性绞痛；阵发性剑突下钻顶样疼痛是胆道蛔虫症的典型表现；急性弥漫性腹膜炎多有持续性、广泛性剧烈腹痛伴腹壁肌紧张或板样强直；隐痛或钝痛多为内脏性疼痛；胀痛可能为实质脏器的包膜牵张所致。

（三）诱发因素

胆囊炎或胆石症发作前常有进油腻食物史；而急性胰腺炎发作前则常有酗酒、暴饮暴食史；部分机械性肠梗阻多与腹部手术有关；腹部受暴力作用引起的剧痛伴休克者，可能是肝、脾破裂所致。

（四）发作时间与体位的关系

餐后痛可能由于胆胰疾病、胃部肿瘤或消化不良所致；饥饿痛发作呈周期性、节律性者见于胃窦、十二指肠溃疡；子宫内膜异位者腹痛与月经来潮相关。某些体位使腹痛加剧或减轻，有可能成为诊断的线索。例如胃黏膜脱垂病人左侧卧位可使疼痛减轻。胰体癌患者仰卧位时疼痛明显，而前倾位或俯卧位时减轻。

三、伴随症状

1. 伴有发热、寒战 提示有炎症存在，见于急性胆道感染、胆囊炎、肝脓肿、腹腔脓肿，也可见于腹腔外感染性疾病。

2. 伴黄疸 可能与肝胆胰疾病有关。急性溶血性贫血也可出现腹痛与黄疸。

3. 伴休克 同时有贫血者可能是腹腔脏器破裂（如肝、脾或异位妊娠破裂）；无贫血者则见于胃肠穿孔、绞榨性肠梗阻、肠扭转、急性出血坏死性胰腺炎等。腹腔外疾病如心肌梗死、大叶性肺炎也可有腹痛与休克，应特别警惕。

4. 伴呕吐、反酸 提示食管、胃肠病变，呕吐量大提示胃肠道梗阻；伴反酸、嗳气则提示胃十二指肠溃疡或胃炎。

5. 伴腹泻 提示消化吸收障碍或肠道炎症、溃疡或肿瘤。

6. 伴血尿 可能为泌尿系疾病（如泌尿系结石）所致。

第十三节 腹泻与便秘

腹泻（diarrhea）指排便次数增多，粪质稀薄，或带有黏液、脓血或未消化的食物。如解液状便，每日 3 次以上，或每日粪便总量大于 200g，其中粪便含水量大于 80%，则可认为是腹泻。腹泻可分为急性与慢性两种，超过 2 个月者属慢性腹泻。

便秘（constipation）指大便次数减少，一般 1 周内排便次数少于 3 次，伴排便困难，粪便干结。

一、病因

（一）腹泻

1. 急性腹泻 ①肠道疾病：常见于由各种病原体感染所引起的肠炎及急性出血性坏死性肠炎。此外，还有 Crohn 病或溃疡性结肠炎急性发作、急性缺血性肠病等。亦可因抗生素使用不当而发生的抗生素相关性小肠、结肠炎。②急性中毒：食用毒蕈、桐油、河豚、鱼胆及化学药物如砷、磷、铅、汞等引起的腹泻。③全身性感染：如败血症、伤寒或副伤寒、钩端螺旋体病。④其他：变态反应性肠炎、过敏性紫癜；服用某些药物如氟尿嘧啶、利舍平及新斯的明等；某些内分泌疾病，如肾上腺皮质功能减退危象、甲状腺危象。

2. 慢性腹泻

（1）消化系统疾病：①胃部疾病：慢性萎缩性胃炎、胃大部切除术后胃酸缺乏。②肠道感染：肠结核、慢性细菌性痢疾、慢性阿米巴痢疾、血吸虫病、肠鞭毛原虫病、钩虫病、绦虫病等。③肠道非感染性疾病：Crohn 病、溃疡性结肠炎、结肠多发性息肉、吸收不良综合征等。④肠道肿瘤：结肠绒毛状腺瘤、肠道恶性肿瘤。⑤胰腺疾病：慢性胰腺炎、胰腺癌、胰腺切除术后。⑥肝胆疾病：肝硬化、胆汁淤积性黄疸、慢性胆囊炎与胆石症。

（2）全身性疾病：①内分泌及代谢障碍疾病：甲状腺功能亢进、肾上腺皮质功能减退、胃泌素瘤、血管活性肠肽瘤、类癌综合征及糖尿病性肠病。②其他系统疾病：系统性红斑狼疮、硬皮病、尿毒症、放射性肠炎等。③药物副作用：利舍平、甲状腺素、洋地黄类、考来烯胺等药物。某些抗肿瘤药物和抗生素亦可导致腹泻。④神经功能紊乱：如肠易激综合征。

腹泻的发病机制相当复杂，从病理生理角度可归纳为：①分泌性腹泻：系肠道分泌大量液体超过肠黏膜吸收能力所致。可见于肠道感染性或非感染性炎症，如霍乱、阿米巴痢疾、细菌性痢疾、溃疡性结肠炎、Crohn 病、肠结核、放射性肠炎以及肿瘤溃烂均可使炎症渗出物增多而致腹泻。而某些胃肠道内分泌肿瘤，如胃泌素瘤、VIP 瘤所致的腹泻也属于分泌性腹泻。②渗出性腹泻：肠黏膜炎症渗出大量黏液、脓血而致腹泻，如炎症性肠病、感染性肠炎、缺血性肠炎、放射性肠炎等。③渗透性腹泻：是由肠内容物渗透压增高，阻碍肠内水分与电解质的吸收而引起，如乳糖酶缺乏、服用盐类泻剂或甘露醇等引起的腹泻。④动力性腹泻：由于肠蠕动亢进致肠内食糜停留时间缩短，未被充分吸收所致的腹泻，如肠炎、甲状腺功能亢进、糖尿病、胃肠功能紊乱等。⑤吸收不良性腹泻：由肠黏膜吸收面积减少或吸收障碍所引起，如小肠大部分切除术后、吸收不良综合征、小儿乳糜泻、热带口炎性腹泻，成人乳糜泻及消化酶分泌减少等。临床上腹泻患者往往不是单一的机制致病，可涉及多种原因，仅以其中之一机制占优势。

（二）便秘

1. 功能性便秘 ①进食量少、食物缺乏纤维素或水分不足，对结肠的刺激减少。②因工作紧张、生活节奏过快、工作性质和时间变化、精神因素等干扰了正常的排便习惯。③结肠运动功能障碍：常见于肠易激综合征，系由结肠及乙状结肠痉挛引起，部分患者可表现为便秘与腹泻交替。④腹肌及盆腔肌张力差，排便推动力不足，难以将粪便排出体外。⑤滥用泻药，形成药物依赖造成便秘；年老体弱，活动过少，肠痉挛致排便困难；结肠冗长。

2. 器质性便秘 ①直肠与肛门病变引起肛门括约肌痉挛，排便疼痛，造成惧怕排便，如痔疮、肛裂、肛周脓肿和溃疡、直肠炎等。②局部病变导致排便无力：如大量腹水、膈肌麻痹、系统性硬化症、肌营养不良等。③结肠完全或不完全性梗阻：结肠良性、恶性肿瘤，Crohn 病，先天性巨结肠，各种原因引起的肠粘连、肠扭转、肠套叠等。④腹腔或盆腔内肿瘤压迫：如子宫肌瘤。⑤全身性疾病造成肠肌松弛，排便无力：如尿毒症、糖尿病、甲状腺功能减退症、脑血管意外、截瘫、多发性硬化、皮肌炎、血卟啉病及铅中毒所引起肠肌痉挛等。⑥药物副作用：应用吗啡类药、抗胆碱能药、钙通道阻滞剂、神经阻滞剂、镇静剂、抗抑郁药以及含钙、铝的制酸剂等。

便秘的发生机制中，常见的因素有：①摄入食物过少，特别是纤维素和水分摄入不足，致肠内食糜和粪团的量不足以刺激肠道的正常蠕动；②各种原因引起的肠道内肌肉张力减低和蠕动减弱；③肠蠕动受阻致肠内容物滞留而不能下排；④排便过程的神经及肌肉活动障碍，如排便反射减弱或消失、肛门括约肌痉挛、腹肌及膈肌收缩力减弱等。

二、临床表现

（一）腹泻

1. 起病与病程 急性腹泻起病急骤，病程短，多为感染或食物中毒所致；慢性腹泻起病缓慢，病程较长，多见于慢性感染、非特异性炎症、吸收不良、神经功能紊乱。

2. 腹泻次数及粪便性质 急性感染性腹泻每天排便次数可多达 10 次以上。若细菌性感染常有黏液血便或脓血便；阿米巴痢疾的粪便呈暗红色或果酱样。慢性腹泻，每天可排便数次，可为稀便，亦可带黏液、脓血。多见于慢性痢疾、炎症性肠病、结肠、直肠癌等。

3. 腹泻与腹痛的关系 急性腹泻常有腹痛，以感染性腹泻明显。小肠疾病的腹泻疼痛常在脐周，便后腹痛缓解不明显，而结肠疾病则腹痛多在下腹，且便后疼痛可缓解。

（二）便秘

急性便秘可有原发性疾病的临床表现，患者多有腹痛、腹胀、可伴恶心、呕吐。多见于各种原因的肠梗阻。慢性便秘多无特殊表现，部分病人有食欲减退、腹胀、下腹不适或有头晕、头痛、疲乏等神经官能症的症状，但一般都不重。排出粪便坚硬如羊粪，排便时可有左腹部或下腹痉挛性疼痛与下坠感，常可在左下腹触及痉挛之乙状结肠。排便困难严重者可因痔加重及肛裂而有大便带血或便血。慢性习惯性便秘多发生于中老年人，尤其是经产妇女。

三、伴随症状

（一）腹泻的伴随症状

1. 伴发热 可见于急性细菌性痢疾、伤寒或副伤寒、肠结核、肠道恶性淋巴瘤、Crohn 病、溃疡性结肠炎急性发作期、败血症等。

2. 伴里急后重 提示病变以直肠乙状结肠为主，如细菌性痢疾、直肠炎症或肿瘤。

3. 伴明显消瘦者 多提示病变位于小肠，如胃肠道恶性肿瘤、肠结核及吸收不良综合征。

4. 伴皮疹或皮下出血 多见于败血症、伤寒或副伤寒、麻疹、过敏性紫癜、糙皮病等。

5. 伴重度失水 常见于分泌性腹泻、如霍乱、细菌性食物中毒或尿毒症。

6. 伴关节痛或关节肿胀 见于 Crohn 病、溃疡性结肠炎、系统性红斑狼疮、肠结核、Whipple 病等。

（二）便秘的伴随症状

1. 伴呕吐、腹胀、肠绞痛 可能为各种原因引起的肠梗阻。

2. 伴腹部包块 可见于结肠肿瘤、肠结核及 Crohn 病。

3. 伴便秘与腹泻交替 可见于肠结核、溃疡性结肠炎、肠易激综合征。

4. 伴生活环境改变、精神紧张出现 多为功能性便秘。

（沈 昕）

第十四节 尿频 尿急 尿痛

正常成人白天平均排尿 4～6 次，夜间排尿不超过 0～2 次，每次尿量 200～400ml。尿频是指排尿次数增多，超过正常。尿急是指患者一有尿意即迫不及待需要排尿，难以控制，常因为无法控制而出现尿失禁。尿急的特点是每次尿量均较正常排尿时少，甚至仅有尿意而无尿液排出。尿痛是指患者排尿时由于病变部位受到刺激而感觉耻骨上区、会阴部和尿道内疼痛或烧灼感。尿频、尿急和尿痛常同时出现，合称为膀胱刺激征，又称为尿路刺激征。

一、病 因

肾脏连续不断地生成的尿液，从肾盏和肾盂离开，流经输尿管进入膀胱贮存，只有达到相当分量时才引起排放。膀胱由两部分组成：膀胱底或体；漏斗形的膀胱颈，与尿道相连，也叫做后尿道。在女性后尿道是尿道的终点。在男性尿液流经后尿道进入前尿道，经过阴茎延伸，尿液经过尿道外口排出体外。成年女性尿路感染发生率之所以比男性高 8～10 倍，就是因为女性尿道口在会阴部附近，尿道括约肌作用较弱而且尿道较男性短而宽，因此细菌容易沿尿道口上升至膀胱引发炎症。此外，尿道周围的局部刺激、妇科疾病以及性激素变化等也可导致阴道、尿道黏膜改变而有利于致病菌入侵。

排尿是膀胱排空的过程，排尿活动是一种反射活动，即排尿反射。正常的排尿活动受高级中枢大脑皮质的控制，它可以易化或抑制脊髓初级排尿中枢的活动，但以抑制为主，所以人的意识可以控制排尿。婴幼儿高级中枢对脊髓排尿中枢的控制能力尚未发育完善，排尿不由意识控制，而出现排尿的次数多，且易发生夜间遗尿现象。当脊髓损伤时，脊髓排尿中枢与大脑皮质高级中构失去联系，排尿不受意识控制，膀胱充盈到一定程度后，通过低级中枢引起反射性排尿，而出现尿失禁的现象。

二、临床表现

（一）尿频

1. 生理性尿频 属正常现象，因饮水过多、精神紧张或气候寒冷，而排尿次数增多。特点是每次尿量不少，也不伴随其他症状。

2. 病理性尿频 常见于以下几种情况。

（1）多尿性尿频：排尿次数增多而每次尿量不少，全日总尿量增多。见于糖尿病、尿崩症、精神性多饮和急性肾衰竭的多尿期。

（2）炎症性尿频：排尿次数增多而每次尿量少，多伴有尿急和尿痛，尿液镜检可见炎性细胞。见于膀胱炎、尿道炎、前列腺炎和尿道旁腺炎等。

（3）神经性尿频：排尿次数增多而每次尿量少，不伴有尿急和尿痛，尿液镜检无炎性细胞。见于中枢及周围神经病变，如癔症、神经源性膀胱。

（4）膀胱容量减少性尿频：表现为持续性尿频，药物治疗难以缓解，每次尿量少。见于膀胱占位性病变、妊娠子宫增大或卵巢囊肿等压迫膀胱、膀胱结核引起膀胱纤维性缩窄。

（5）尿道口周围病变：尿道口息肉，处女膜伞和尿道旁腺囊肿等刺激尿道口引起尿频。

（二）尿急

1. 炎症 急性膀胱炎、尿道炎、急性前列腺炎，特别是膀胱三角区和后尿道炎症，常可引起明显尿急症状。慢性前列腺炎因伴有腺体增生肥大，故有排尿困难、尿线细和尿流中断。

2. 结石和异物 膀胱和尿道结石或异物可刺激黏膜产生尿频。

3. 肿瘤 膀胱癌和前列腺癌。

4. 神经源性 精神因素和神经源性膀胱。

5. 高温环境 尿液高度浓缩，酸性高的尿可刺激膀胱或尿道黏膜产生尿急。

（三）尿痛

引起尿急的病因几乎都可以引起尿痛。疼痛部位多在耻骨上区、会阴部和尿道内，尿痛性质可为灼痛或刺痛。尿道炎多在排尿开始时出现疼痛；膀胱炎和前列腺炎常出现终末性尿痛。

三、伴随症状

（1）尿频伴有尿急和尿痛，膀胱刺激征明显，常见于膀胱炎和尿道炎；膀胱刺激征存在但不剧烈而伴有双侧腰痛见于肾盂肾炎；伴有会阴部、腹股沟和睾丸胀痛见于急性前列腺炎。

（2）尿频尿急伴有血尿、午后低热和乏力盗汗，见于膀胱结核。

（3）尿频不伴尿急和尿痛，但伴有多饮多尿和口渴，见于精神性多饮、糖尿病和尿崩症。

（4）尿频尿急伴无痛性血尿，见于膀胱癌。

（5）老年男性尿频伴有尿线细、进行性排尿困难，见于前列腺增生。前列腺增生肥大多见于50岁以后，严重时可出现尿潴留。

（6）尿频尿急尿痛伴有尿流突然中断，见于膀胱结石堵住出口或后尿道结石嵌顿。

（7）神经源性膀胱，见于有神经系统疾病病史，常同时伴有下肢感觉和运动障碍。

第十五节　少尿　无尿　多尿

正常成人24h尿量约为1000～2000ml。如24小时尿量少于400ml或每小时尿量少于17ml，称为少尿（oliguria）。如24小时尿量少于100ml或12h完全无尿，称为无尿或尿闭。如24小时尿量超过2500ml称为多尿（polyuria）。

一、病　　因

尿液的生成过程主要包括肾小球滤过，肾小管及集合管重吸收和分泌。

1. 肾小球滤过　当机体的循环血液流经肾小球时，由于肾小球滤过膜的屏障作用，血液中的细胞成分及大部分血浆蛋白无法通过，而其余成分几乎全部被滤入肾小囊腔内，形成肾小球滤过液，称为原尿。肾小球的滤过率和滤过面积有密切的关系，在生理情况下，人两侧肾脏的肾小球保持恒定的开放，因而滤过面积保持相对的稳定。正常人两肾脏肾小球的滤过面积估计为1.5m^2。在肾脏病理情况下，如肾小球肾炎等，肾小球毛细血管变窄或完全阻塞，有功能的肾小球数目下降，滤过面积减少，使得尿量减少，出现少尿或无尿。

2. 肾小管与集合管重吸收和分泌　当肾小球滤液进入肾小管后，在其形成终尿之前要流经肾小管各段和集合管，沿着这些节段滤液的量和质发生很大的变化。肾小球滤液进入肾小管后称为小管液。小管液通过肾小管和集合管的重吸收和分泌进行加工，最后形成终尿。肾小球滤液中99%的水分在流经肾小管和集合管时被重吸收。肾小球滤液被重吸收的量是非常巨大的。这也意味着，重吸收很小的变化就会导致排尿量很大的变化。举例来说，重吸收减少1%，将引起尿量从每日1.5L增加到19.3L，几乎增加了13倍，出现多尿。

二、临床表现

（一）少尿和无尿

1. 肾前性　肾前性因素主要通过减少肾脏血流量及降低有效滤过压影响尿量。

（1）有效血容量减少：多种原因引起的休克、重度失水、大出血、肾病综合征和肝肾综合征，大量水分渗入组织间隙和浆膜腔，血容量减少，肾血流减少。

（2）心脏排血功能下降：各种原因所致的心功能不全、心包压塞、急性心肌梗死、严重的心律失常、心肺复苏后体循环功能不稳定，血压下降所致肾血流减少。

（3）肾血管病变：肾血管狭窄或炎症、肾病综合征、狼疮性肾炎、长期卧床不起所致的肾动脉栓塞或血栓形成；多发性大动脉炎累及肾动脉；高血压危象、妊娠期高血压疾病等引起肾动脉持续痉挛，肾缺血导致急性肾衰。

2. 肾性 肾实质性损害主要通过降低肾小球滤过膜的通透性、减少肾小球总滤过面积以及损害肾小管-间质功能等，导致少尿或无尿。

（1）肾小球病变：重症急性肾炎、急进性肾炎和慢性肾炎因严重感染、血压持续增高或肾毒性药物作用引起肾功能急剧恶化、狼疮性肾炎、紫癜性肾炎等。

（2）肾小管-间质病变：急性间质性肾炎包括药物性和感染性间质性肾炎；生物毒或重金属及化学毒所致的急性肾小管坏死；严重的肾盂肾炎并发肾乳头坏死。

（3）其他：如肾移植后的急性排斥反应等。

3. 肾后性 尿液生成正常，但经输尿管、膀胱或尿道排泄的过程受阻。

（1）各种原因引起的机械性尿路梗阻：如结石、血凝块、坏死组织阻塞输尿管、膀胱进出口或后尿道。

（2）尿路的外压：如肿瘤、腹膜后淋巴瘤、特发性腹膜后纤维化、前列腺肥大。

（3）其他：输尿管手术后，结核或溃疡愈合后瘢痕挛缩，肾严重下垂或游走肾所致的肾扭转、神经源性膀胱等。

（二）多尿

1. 暂时性多尿 短时内摄入过多水，饮料和含水分过多的食物，高钠盐饮食和高血糖等因素引起血浆高渗透压或干燥综合征等疾病导致多饮，大量饮水导致血容量增高，抑制抗利尿激素分泌引起多尿；使用各种利尿剂可出现短时间多尿。

2. 持续性多尿 ①内分泌代谢障碍：垂体性尿崩症，因下丘脑-垂体病变使抗利尿激素分泌减少或缺乏，肾远曲小管重吸收水分下降，排出低比重尿，量可达到5000ml/d以上；糖尿病，尿内含糖多引起溶质性利尿，尿量增多；原发性甲状旁腺功能亢进，血液中过多的钙和尿中高浓度磷需要大量水分将其排出而形成多尿；原发性醛固酮增多症，引起血中高浓度钠，刺激渗透压感受器，摄入水分增多，排尿增多。②肾脏疾病：肾性尿崩症，肾远曲小管和集合管存在先天或获得性缺陷，对抗利尿激素反应性降低，水分重吸收减少而出现多尿；肾小管浓缩功能不全，见于慢性肾炎、慢性肾盂肾炎，肾小球硬化，肾小管酸中毒，药物、化学物品或重金属对肾小管的损害，也可见于急性肾衰多尿期等。③精神因素：精神性多饮患者常自觉烦渴而大量饮水引起多尿。

三、伴随症状

1. 少尿无尿 ①少尿伴肾绞痛见于肾动脉血栓形成或栓塞。②少尿伴心悸气促，胸闷不能平卧见于心功能不全。③少尿伴大量蛋白尿，水肿，高脂血症和低蛋白血症见于肾病综合征。④少尿伴有乏力、纳差、腹水和皮肤黄染见于肝肾综合征。⑤少尿伴血尿，蛋白尿，高血压和水肿见于急性肾炎，急进性肾炎。⑥少尿伴有发热腰痛，尿频尿急尿痛见于急性肾盂肾炎。⑦少尿伴有排尿困难见于前列腺肥大。⑧肾脏或输尿管结石引起者，常有腰痛、血尿，腰痛可向下腰部或会阴部放射。膀胱或尿道结石引起者，可出现尿痛、血尿、尿中断、尿流分叉、排尿困难等症状。⑨由急性肾小管坏死引起的少尿或无尿者，随后常出现明显的多尿。

2. 多尿 ①多尿伴有烦渴、多饮、夜尿增多、排低比重尿见于尿崩症。②多尿伴有多饮、多食和消瘦见于糖尿病。③多尿伴有高血压、低血钾和周期性麻痹见于原发性醛固酮增多症。④多尿伴有酸中毒、骨痛和肌麻痹见于肾小管性酸中毒。⑤少尿数天后出现多尿可见于急性肾小管坏死恢复期。⑥多尿伴神经症状可能为精神性多饮，禁饮后尿量恢复正常。⑦原发性甲状旁腺功能亢进症导致的多尿，常伴有高钙血症、肾结石、骨痛甚至病理性骨折。⑧由肾小管酸中毒引起者，常伴有骨痛、低血钾甚至周期性麻痹、反常性酸性尿等。⑨由短时间内大量饮水或食用含水过多的食物引起的多尿为一过性；由利尿剂或有利尿作用的药物引起者停用药物后多尿症状可消失。

第十六节 水 肿

水肿（edema）是指人体组织间隙有过多的液体积聚使组织肿胀。轻度的液体潴留可无水肿，当体内液体存储量达4～5kg以上时，即可出现肉眼可见的水肿。水肿可分为全身性与局部性。当液体在体内组织间隙呈弥漫性分布时呈全身性水肿（常为凹陷性）；液体积聚在局部组织间隙时呈局部水肿；发生于体腔内称积水或积液，如胸腔积液、腹腔积液、心包积液。一般情况下，水肿这一术语，不包括内脏器官局部的水肿，如脑水肿、肺水肿等。

一、病 因

人体内的水分约占体重的60%～70%，其中大约2/3为细胞内液，1/3为细胞外液。在细胞外液中，约1/4分布于血管内，3/4为血管外组织间液。在正常人体中，血管内液体不断地从毛细血管小动脉端滤出至组织间隙成为组织液，另一方面组织液又不断从毛细血管小静脉端回吸收入血管中，两者保持动态平衡，因而组织间隙无过多液体积聚。维持这种动态平衡的主要因素有：①毛细血管内静水压；②血浆胶体渗透压；③组织间隙机械压力（组织压）；④组织液的胶体渗压。毛细血管内静水压和组织渗透压使水分及小分子溶质从血管内移向血管外，而血管内渗透压和组织内静水压使水分及溶质从间质流入血管内。根据Starling力的原理可用下述公式判断组织间液是否增多：

细胞外液体积＝通透系数［（平均毛细血管内压力－平均组织间液压力）
－（血浆渗透压－间质渗透压）］－淋巴液流量

各种疾病引起水肿的机制可各不相同，但不外乎以下两个原因：第一是血管内外液体交换失衡，致使组织液的生成大于回流而形成水肿；第二是机体内外液体交换失衡，使得细胞外液容量增多，过多的液体分布于组织间隙或体腔称为水肿或积液。

二、临床表现

发生水肿时，患者全身或局部的皮肤紧张、发亮，原有的皮肤纹理变浅、变少或消失，甚至有液体渗出，或以手指按压后局部发生凹陷。但有些疾病引起的水肿为非凹陷性的。必要时可监测体重的变化，并与疾病前比较或动态观察。

（一）全身性水肿

1. 心源性水肿 主要是右心衰竭的表现。发生机制主要是有效循环血量减少，肾血流量减少，继发性醛固酮增多引起钠水潴留以及静脉淤血，毛细血管滤过压增高，组织液回吸收减少所致。前者决定水肿程度，后者决定水肿部位。水肿程度可由于心力衰竭程度不同而有所不同，可自轻度的踝部水肿以至严重的全身性水肿。水肿特点是首先出现于身体下垂部位（下垂部流体静水压较高)。能起床活动者，最早出现于踝内侧，行走活动后明显，休息后减轻或消失；经常卧床者以腰骶部为明显，颜面部一般不肿，水肿为对称性、凹陷性。此外通常有颈静脉怒张、肝大、静脉压升高，严重时还出现胸水、腹水等右心衰竭的其他表现。

导致心源性水肿的主要因素有：①心输出量减少：肾血流量减少，肾小球滤过率下降使原尿生成减少；肾血流减少通过肾素-血管紧张素系统作用使醛固酮分泌增多，肾远曲小管对钠的重吸收加强；通过血容量感受器反射性地引起抗利尿激素分泌增多；利钠激素和心房肽分泌减少；肾血流重新分布和滤过分数增加，使肾小管对钠水重吸收增加。上述原因均引起水钠潴留。②静脉回流障碍：心力衰竭时，心收缩力减弱致排血量减少，静脉回流受阻，再加之钠水潴留使血容量增多等作用，均使静脉压升高，后者又引起毛细血管流体静压升高和淋巴回流受阻，引起组织水肿。心力衰竭患者由于胃肠道淤血和肝淤血，使蛋白质摄入减少、消化吸收障碍和血浆白蛋白合成减少，引起血浆胶体渗透压降低，进一步加重水肿。

2. 肾源性水肿 可见于各型肾炎和肾病。①肾炎性水肿：肾小球滤过率降低，水、钠排泄减少。②肾病性水肿：主要为血浆蛋白丢失和钠水潴留。发生机制主要是由多种因素引起肾排泄水、钠减少，导致钠、水潴留，细胞外液增多，毛细血管静水压升高，引起水肿。

钠、水潴留是肾性水肿的基本机制。导致钠、水潴留可能与下列因素相关：①肾小球超滤系数及滤过率下降，而肾小管回吸收钠增加（球-管失衡）导致钠水潴留；②大量蛋白尿导致低蛋白血症，血浆胶体渗透压下降致使水分外渗；③肾实质缺血，刺激肾素-血管紧张素-醛固酮系统活性增加，醛固酮活性增加导致钠、水潴留；④肾内前列腺素（PGI_2、PGE_2等）产生减少，致使肾排钠减少。水肿特点是疾病早期晨间起床时有眼睑与颜面水肿，以后发展为全身水肿（肾病综合征时为重度水肿）。常有尿常规改变、高血压、肾功能损害的表现。肾源性水肿需与心源性水肿相鉴别（表 1-16-1）。

表 1-16-1 肾源性水肿与心源性水肿的鉴别

	肾源性水肿	心源性水肿
起始部位	从眼睑与颜面开始延至全身	从身体下垂部位开始延至全身
发展速度	发展常迅速	发展较缓慢
水肿性质	软、移动性较大	坚实、移动性较小
伴随病征	尿常规改变、高血压、肾功能损害等	心脏增大、颈静脉怒张、肝大等

3. 肝源性水肿 失代偿期肝硬化主要表现为腹水，也可首先出现踝部水肿，逐渐向上蔓延，而头、面部及上肢常无水肿。门脉高压症、低蛋白血症、肝淋巴液回流障碍、继发醛固酮增多等因素是水肿与腹水形成的主要机制。肝硬化在临床上主要有肝功能减退和门脉高压两方面表现，患者常同时伴有肝脾肿大、腹壁静脉怒张、食管-胃底静脉曲张、黄疸、肝掌、蜘蛛痣和肝功能指标异常。

4. 营养不良性水肿 由于慢性消耗性疾病长期营养缺乏、蛋白丢失性胃肠病、重度烧伤等所致低蛋白血症，可产生水肿。长期禁食患者足量进食后，随着食盐的摄入，水肿会进一步加重。营养不良性水肿的特点是水肿发生前常有消瘦、体重减轻等表现。皮下脂肪减少所致组织松弛、组织压降低，加重了水肿液的潴留。水肿常从足部开始逐渐蔓延至全身。

5. 其他原因的全身性水肿 ①黏液性水肿：见于甲状腺功能减退者。为非凹陷性水肿（是由于组织液含蛋白量较高之故），颜面及下肢较明显；②经前期紧张综合征：特点为月经前 7 ~ 14 天出现眼睑、踝部及手部轻度水肿，可伴乳房胀痛及盆腔沉重感，月经后水肿逐渐消退；③药物性水肿：可见于糖皮质激素、雄激素、雌激素、胰岛素、萝芙木制剂、甘草制剂等疗程中，特别是钙拮抗剂可引起水肿，认为与水钠潴留有关；④特发性水肿：几乎只见于妇女。原因未明，被认为是内分泌功能失调导致毛细血管通透性增加以及直立体位的反应异常所致。临床特点为周期性水肿，主要表现在身体下垂部分，体重昼夜变化很大，可达数千克之多，天气炎热或月经前后变化更为明显。立卧位水试验有助于诊断；⑤其他：可见于妊娠中毒症、硬皮病、血清病、间脑综合征、血管神经性水肿及老年性水肿等。

（二）局部性水肿

常由于局部静脉、淋巴回流受阻或毛细血管通透性增加所致，如肢体血栓形成致血栓性静脉炎、上下腔静脉阻塞综合征、丝虫病致象皮腿、局部炎症、创伤或过敏等。

三、伴随症状

（1）水肿伴肝肿大者，可为心源性、肝源性与营养不良性，而同时有颈静脉怒张者则多为心源性。

（2）水肿伴血尿、蛋白尿，则常为肾源性，常由肾炎或肾病综合征引起。由糖尿病性肾病引起的可有糖尿病的其他表现，由自身免疫性疾病引起的水肿常合并有关节炎、皮肤改变等原发病的表现，而轻度蛋白尿也可见于心源性。

（3）水肿伴呼吸困难与发绀者，常提示由于心脏病、上腔静脉阻塞综合征等所致。

（4）水肿与月经周期有明显关系者，可见于经前期紧张综合征。

（5）水肿伴消瘦、体重减轻者，可见于营养不良。

（6）黏液性水肿常合并有甲状腺功能减退的其他临床表现，如表情淡漠、怕冷、声音嘶哑和食欲不振等。

（杨慧敏　牟青杰）

第十七节　头　　痛

头痛（headache）是多种疾病的常见症状。狭义的头痛指额、顶、颞及枕部的疼痛，广义的头痛指头颅内外各种性质的疼痛。头痛病因复杂，临床表现各异，大多无特异性，如精神紧张、过度疲劳也可有头痛。但反复发作或持续性的头痛，可能是某些器质性疾病的信号，应引起警惕，尽早检查明确诊断。

一、病　　因

头痛的病因很多，包括颅脑病变、颅外病变、全身性疾病和神经官能症等。

1. 颅脑疾病　感染（脑炎、脑膜炎、脑脓肿等）、血管病变（脑出血、脑血栓形成、蛛网膜下腔出血、脑血管畸形、高血压脑病、脑供血不足、风湿性脑脉管炎等）、占位性病变（脑肿瘤、颅内转移瘤）、颅脑外伤（脑震荡、脑挫伤、硬膜下血肿、颅内血肿、脑外伤后遗症）均可引起头痛。其他如偏头痛、腰椎穿刺及麻醉后均可引起头痛。

2. 颅外病变　主要见于颅骨疾病（颅底凹陷、颅骨肿瘤、多发性骨髓瘤）、颈部疾病（颈椎病及其他颈部疾病）、神经痛（三叉神经痛、枕神经痛）及眼、耳、鼻和齿疾病所致的头痛。

3. 全身性疾病 常见于急性感染（流感、伤寒、肺炎等发热性疾病）、心血管疾病（高血压病、心衰等）、各种中毒（酒精、一氧化碳，铅汞等重金属、农药、药物等）；其他如尿毒症、低血糖、贫血、月经期及绝经期头痛，中暑等均可引起。另外，还有神经衰弱性及癔症性头痛。

二、临床表现

1. 头痛起病情况 急性起病伴发热者常为感染疾病所致；急剧头痛，伴有不同程度的意识障碍而无发热者，提示颅内血管性疾病如蛛网膜下腔出血；慢性进行性头痛并出现颅内压增高症状，须注意颅内占位性病变；长期反复发作的头痛或搏动性头痛，多为血管性头痛（如偏头痛）或神经官能症；青壮年慢性头痛，但无颅内压增高症状，常因焦急、情绪紧张而发生，多为肌紧张性头痛（或称肌收缩性头痛）。

2. 头痛部位 全身性或颅内感染性疾病的头痛，多为全头部痛；如偏头痛及丛集性头痛多在一侧；深在性且较弥散的头痛多见于颅内病变，但头痛部位不一定与病变部位一致，疼痛多向病变部位同侧放射；高血压引起的头痛多在额部或整个头部；浅在性头痛多为眼源性、鼻源性或牙源性。了解头痛部位是单侧、双侧、前额或枕部、局部或弥散、颅内或颅外对病因的诊断有重要价值。

3. 头痛的程度及性质 头痛的程度一般分为轻、中、重三种，但与病情的轻重并无平行关系。搏动性头痛见于高血压性、血管性及发热性疾病；神经痛多呈电击样痛或刺痛；肌肉收缩性头痛多有重压感、紧箍感或钳夹样痛。三叉神经痛、偏头痛及脑膜刺激的疼痛最为剧烈，脑肿瘤的痛多为中度或轻度，有时神经功能性头痛也颇剧烈。

4. 发生时间及持续的时间 清晨头痛加剧见于颅内占位性病变；丛集性头痛常在晚间发生；清晨或上午发生者往往是鼻窦炎引起的头痛；颅内占位性病变也往往在清晨加剧；女性偏头疼常与月经周期有关。脑肿瘤的头痛多为持续性可有长短不等的缓解期。

5. 加重或缓解的因素 体位变化如打喷嚏、咳嗽、弯腰、摇头等加剧，一般为颅内感染性头痛、颅内高压性头痛或脑肿瘤性头痛；站立时缓解，往往是丛集性头痛。颈部肌肉炎症导致的头痛在运动后会加剧；慢性或职业性颈部肌肉痉挛所致的头痛，可因活动或按摩后缓解。偏头痛在应用麦角胺后可获缓解。

三、伴随症状

（1）头痛伴剧烈呕吐，提示有颅内压增高，头痛在呕吐后缓解或减轻者，往往为偏头疼。

（2）头痛伴眩晕，见于椎–基底动脉供血不足、小脑肿瘤者。

（3）头痛伴发热，常见于感染性疾病，包括颅内及全身感染。

（4）头痛伴视力障碍者可见于青光眼或脑瘤。

（5）慢性头痛突然加剧并有意识障碍者提示可能发生脑疝。

（6）头痛伴脑膜刺激征者提示有脑膜炎或蛛网膜下腔出血。

（7）头痛伴紧箍感或压迫感，可能为肌收缩性头痛。

（8）慢性进行性头痛出现精神症状者应注意颅内肿瘤。

（9）头痛伴癫痫发作者可见于脑血管畸形、脑内寄生虫病或脑肿瘤。

（10）头痛伴神经功能紊乱者可能是神经功能性头痛。

第十八节　眩晕与晕厥

眩晕是一种主观感觉障碍，是患者感到自身或周围环境物有旋转或摇动的一种运动幻觉，常伴有客观的平衡障碍，一般无意识障碍。主要由迷路、前庭神经、脑干及小脑病变引起，亦可由于其他系统或全身性疾病而导致。

晕厥亦称昏厥，是由于一过性广泛脑供血不足引起短暂意识丧失状态，发作时病人因肌张力消失不能保持正常姿势而倒地。一般为突然发作，迅速恢复，少有后遗症。

一、病　因

（一）眩晕

人体的平衡维持靠视觉、本体觉、和前庭器官将躯体的位置信息经神经中枢整合并判断、传输和调整。其中任何环节的功能异常都可导致信息错误产生眩晕。根据病因的不同，可分为周围性（耳性）眩晕、中枢性（脑性）眩晕、全身性和其他原因性眩晕。

1. 周围性眩晕（耳性眩晕）　指内耳前庭至前庭神经颅外段之间的病变引起。由于内耳的淋巴代谢失调、淋巴分泌过多或吸收障碍引起内耳膜迷路积水所致缺氧或积水导致的梅尼埃病；由于中耳病变破坏迷路骨壁导致的迷路炎；由于对药物敏感导致内耳前庭或耳蜗受损的内耳药物中毒；由于乘坐车船或飞机，内耳迷路受到机械刺激引起前庭功能紊乱导致的晕动病；及前庭神经元炎症及头部改变位置所导致的位置性眩晕均为周围性眩晕。

2. 中枢性眩晕（脑性眩晕）　指前庭神经颅内段、前庭神经核及其纤维联系、大脑、小脑等病变引起的眩晕。脑血管（脑动脉粥样硬化、椎基底动脉供血不足、高血压脑病、小脑脑干出血等）病变；颅内占位性病变（听神经瘤、小脑肿瘤等）、颅内感染性疾病、癫痫、脑震荡、脑挫裂伤、脱髓鞘疾病等。

3. 全身疾病性眩晕　高血压、心律失常、低血压等心血管疾病均可导致眩晕；各种贫血、出血等血液系统疾病；各种发热性感染、尿毒症、重症糖尿病、肝炎等中毒性疾病。

4. 其他原因　各种眼病导致的眼源性疾病科导致眩晕；看电影、电脑、手机及用脑时间过长均可引起眩晕；头部及颈椎受损后、中毒及神经精神性原因（更年期、抑郁症等）导致的眩晕。

（二）晕厥

由于血管舒缩障碍（单纯性晕厥、直立性低血压、颈动脉窦综合征、排尿性晕厥、咳嗽性晕厥）、血液成分异常（低血糖、通气过度综合征、重症贫血）及心脑血管疾病（严重心律失常、心脏排血受阻、心肌缺血性疾病、脑动脉粥样硬化、短暂性脑缺血发作）导致的脑供血不足导致晕厥。

二、临床表现

（一）眩晕

1. 周围性眩晕（耳性眩晕）　①梅尼埃病：其特点为发作性眩晕伴耳鸣、听力减退及眼球震颤，严重时可伴有恶心、呕吐、面色苍白和出汗，发作多短暂，很少超过二周，具有复发性特点。②迷路炎：其症状同上。常为中耳炎并发症，检查如发现鼓膜穿孔，有助于诊断。③内耳药物中毒：病因明确，之前有服用链霉素、庆大霉素等耳毒性药物病史。多为渐进性眩晕伴耳鸣、听力减退，常先有口周及四肢发麻等。水杨酸制剂、奎宁、某些镇静安眠药（氯丙嗪、哌替啶等）亦可引起眩晕。④前庭神经元炎：多在发热或上呼吸道感染后突然出现眩晕，伴恶心、呕吐，一般无耳鸣及听力减退。持续时间较长，可达六周、痊愈后很少复发。⑤位置性眩晕：头部处在某个特定位置时出现眩晕和眼球震颤，多数不伴耳鸣及听力减退。可见于迷路及中枢病变。⑥晕动病：见于晕船、晕车等，常伴恶心、呕吐、面色苍白、出冷汗等。

2. 中枢性眩晕（脑性眩晕） ①颅内外血管性疾病：多可出现不同程度的眩晕，并伴有原发病的病史和其他临床表现。高血压脑病可有恶心呕吐、重症者可有抽搐或昏迷；小脑或脑干出血者以眩晕、头痛、呕吐发病，重症者很快陷入昏迷。②颅内占位性病变：有原发性占位部分的相应症状。听神经瘤、小脑肿瘤除有眩晕外，常有进行性耳鸣和听力下降，还有头痛、复视、言语不清等。③颅内脱髓鞘疾病及变性疾病：多发性硬化常以肢体疼痛、感觉异常及无力为首发症状，可有眩晕、视力障碍及相关的神经系统症状和体征；延髓空洞症是进行性变性疾病，可出现软腭瘫痪、吞咽困难、发音障碍，部分患者伴有眩晕。④颅内感染疾病和癫痫。有神经系统症状和感染症状，癫痫出现眩晕性发展，多见于颞叶和前庭部位的癫痫。

3. 全身疾病性眩晕 心血管疾病，出现血压、心率、心律的变化同时又眩晕，伴有原发病的相应临床表现；血液系统疾病，眩晕是其中一个表现，同时有贫血、出血等；中毒性疾病，中毒表现为其特征性和特异性中毒的临床表现，眩晕只是一个伴随症状。

4. 其他原因的眩晕 眼源性眩晕，表现为视力减退、屈光不正、眼肌麻痹，眩晕只是其中症状之一；神经精神性眩晕，可出现不同程度头痛、头晕、失眠多梦、胸闷气短、心悸气促、情绪低落、食欲不振、乏力等，但常无真正旋转感，一般不伴听力减退、眼球震颤。

（二）晕厥

1. 血管舒缩障碍 ①单纯性晕厥：多见于年少体弱女性，可有明显诱因，在天气闷热、疲劳、空腹、妊娠等情况下易发生。晕厥前可有头晕、眩晕、恶心、面色苍白、肢体发软、焦虑等，持续数分钟后意识丧失，伴血压下降，脉搏细弱，持续数秒或数分钟后自然苏醒，无后遗症。②体位性低血压：表现为体位骤变后发生晕厥，主要由卧位或蹲位突然站立时发生晕厥。③颈动脉窦综合征：可表现为发作性晕厥或伴有抽搐，常见的诱因有用手压迫颈动脉窦、突然转头、衣领过紧等。④排尿性晕厥：多见于青年男性，在排尿中或排尿结束时发作，持续约 1～2min，自行苏醒，无后遗症。⑤咳嗽性晕厥：见于患慢性肺部疾病者，剧烈咳嗽后发生。

2. 心源性晕厥 有心脏病或严重心律失常者，最严重是 Adams-Stokes 综合征，出现晕厥，意识丧失，心脏停搏 15 秒以上可出现抽搐，偶有大小便失禁。

3. 脑源性晕厥 短暂脑缺血发作，表现为多种神经功能障碍症状群，如偏瘫、肢体麻木、语言障碍等。

4. 血液成分异常 ①低血糖综合征：表现为头晕、乏力、饥饿感、恶心、出汗、震颤、神志恍惚、晕厥甚至昏迷。②通气过度综合征：表现为头晕、乏力、颜面四肢针刺感，并可因伴有血钙降低而发生手足抽搐。

三、伴随症状

（一）眩晕伴发症状

1. 自主神经症状 血压变化，出汗，面色苍白，腹泻。

2. 耳郭症状 耳聋，耳鸣，耳闷，可见于前庭器官疾病、第Ⅷ脑神经病变及肿瘤。

3. 眼部症状 眼球震颤、眼前发黑，复视，视物模糊，见于脑干病变。

4. 颈部症状 颈项部或肩臂疼痛，上肢麻木，活动受限。

5. 中枢神经系统症状 头痛，意识障碍，感觉运动障碍，语言或构音障碍等。

（二）晕厥伴发症状

（1）伴有明显的自主神经功能障碍（如面色苍白、出冷汗、恶心、乏力等）者，多见于血管抑制性晕厥或低血糖性晕厥。

（2）伴有面色苍白、发绀、呼吸困难，见于急性左心衰竭。

（3）伴有心率和心律明显改变，见于心源性晕厥。

（4）伴有抽搐者，见于中枢神经系统疾病、心源性晕厥。

（5）伴有头痛、呕吐、视听障碍者，提示中枢神经系统疾病。

（6）伴有发热、水肿、杵状指者，提示心肺疾病。

（7）伴有呼吸深而快、手足发麻、抽搐者，见于通气过度综合征、癔症等。

（徐义勇）

第十九节　抽搐与惊厥

抽搐与惊厥均属于不随意运动。抽搐是指全身或局部骨骼肌群非自主的抽动或强烈收缩，可引起关节的运动和强直。当肌群收缩表现为强直性或阵挛性时，称为惊厥。惊厥表现的抽搐多数为全身性、对称性、伴有或不伴有意识丧失。

一、病　因

抽搐与惊厥的病因可分为特发性与症状性。特发性常由于先天性脑部不稳定状态所致。症状性病因有：

1. 脑部疾病 感染（脑炎、脑膜炎、脑脓肿、脑灰质炎等）、外伤（产伤、颅脑外伤）、肿瘤（原发性肿瘤、脑转移瘤）、血管疾病（脑出血、蛛网膜下腔出血、高血压脑病、脑栓塞、脑血栓形成、脑缺氧）、寄生虫病（脑血吸虫病、脑型疟疾）、其他如先天性脑发育障碍、原因未明的大脑变性等。

2. 全身性疾病 感染（中毒型菌痢、败血症、狂犬病、破伤风等，小儿高热惊厥主要由急性感染所致）、中毒（尿毒症、肝性脑病、重金属、有机磷等中毒）、心血管疾病（高血压脑病或Adams-Stokes综合征等）、代谢障碍（低血糖、低钙及低镁血症，低血钙可表现为典型的手足搐搦症）、风湿病（系统性红斑狼疮、脑血管炎）、其他如突然撤停安眠药、窒息、触电等。

3. 神经官能症 癔症性抽搐和惊厥。

发病机制：抽搐与惊厥发生机制尚未完全明了，可能是由于运动神经元的异常放电所致。这种病理性放电主要是神经元膜电位的不稳定引起，并与多种因素相关，可由代谢、营养、脑皮质肿物或瘢痕等激发，与遗传、免疫、内分泌、微量元素、精神因素等有关。

根据引起肌肉异常收缩的兴奋信号的来源不同，基本可分为两种情况：①大脑功能障碍，如癫痫大发作等；②非大脑功能障碍，如破伤风、中毒、低钙血症性抽搐等。

二、临床表现

（一）全身性抽搐

以全身性骨骼肌痉挛为主要表现，多伴有意识丧失。

癫痫是一种最常见和最有代表性的发作性表现，可能与大脑兴奋性过高的神经元异常放电而引起，其表现大部分呈惊厥性，最常见的是全面性强直-阵挛发作，所以临床上常将惊厥看作为癫痫的同义词。但一部分以感觉、意识、行为、自主神经障碍方式表现的癫痫不应称为惊厥。

癫痫全面发作也称为大发作，表现为患者突然意识模糊或丧失，全身强直，呼吸暂停，面色青紫，双眼球上翻，继而四肢发生阵挛性抽搐，呼吸不规则、尿便失控、发绀，发作约半分钟自行停止，也有反复发作或呈持续状态者。发作时可有瞳孔散大，对光反应消失或迟钝、病理反射阳性等。发作停止后不久意识恢复。如为肌阵挛性，一般只是意识障碍。由破伤风引起者为持续性强直性痉挛，伴肌肉剧烈的疼痛。

（二）局限性抽搐

以身体某一局部连续性肌肉收缩为主要表现，大多见于口角、眼睑、手足等。而手足搐搦症则表现间歇性双侧强直性肌痉挛，以上肢手部最典型，呈“助产士手”表现。

（三）晕厥

晕厥发作为一过性大脑广泛性缺血所致。晕厥发作时一般无癫痫发作时的表现，但少数晕厥者晕倒在地时可有轻度抽动，双眼上翻、流涎等。

（四）癔症

癔症发作时可被误诊为癫痫，与癫痫的区别在于癔症发作有明显诱因，发作时带有感情色彩，发作样式不固定，时间较长。

（五）热性惊厥

为高热引起的惊厥。一般发生在6月～6岁之间。发作时体温多在39℃以上。

（六）低钙抽搐

发作的式样较特殊，手足呈鸡爪样，重时可出现类似癫痫大发作样的表现，婴幼儿有时仅有面部抽搐。患儿常伴有缺钙的其他症状，如鸡胸、肋骨外翻、佝偻病。成人多见于导致低钙的内分泌疾病，如甲状腺功能低下。

三、伴随症状

1. **伴发热** 多见于小儿的急性感染，也可见于胃肠功能紊乱、失水等。
2. **伴血压增高** 见于高血压病、肾炎、铅中毒等。
3. **伴脑膜刺激征** 见于脑膜炎、脑膜脑炎、蛛网膜下腔出血等。
4. **伴瞳孔扩大与舌咬伤** 见于癫痫大发作。
5. **伴剧烈头痛** 见于高血压、急性感染、蛛网膜下腔出血、颅脑外伤、颅内占位性病变等。
6. **伴意识丧失** 见于癫痫大发作、重症颅脑疾病等。

第二十节 意识障碍

意识障碍是指人对周围环境及自身状态的识别和觉察能力出现障碍。多由于高级神经中枢功能活动（意识、感觉和运动）受损所引起，可表现为嗜睡、意识模糊、昏睡和谵妄，严重的意识障碍表现为昏迷。

一、病 因

任何感染性、机械性、中毒性因素累及脑干或双侧大脑皮质均可引起意识障碍和昏迷。主要是由于脑缺血、缺氧、葡萄糖供给不足、酶代谢异常等因素引起的细胞代谢紊乱，从而导致脑活动功能减退，产生意识障碍。常见的病因有：

1. 重症急性感染 如败血症、肺炎、中毒性菌痢、伤寒和颅脑感染等。

2. 颅脑非感染性疾病 ①脑血管疾病：脑缺血、脑出血、蛛网膜下腔出血、脑栓塞等；②脑占位性疾病：如脑肿瘤、脑脓肿等；③脑损伤：脑震荡、脑挫裂伤、外伤性颅内血肿等；④癫痫。

3. 内分泌与代谢障碍 如甲状腺危象、尿毒症、肝性脑病、糖尿病、低血糖等。

4. 心血管疾病 如重度休克、心律失常引起的 Adams-Stokes 综合征等。

5. 水、电解质平衡紊乱 如低钠血症、低氯高氯性碱中毒等

6. 中毒 如安眠药、一氧化碳、吗啡、酒精等引起的中毒。

7. 其他 也可见于高温中暑、触电、高山病等。

二、临床表现

意识障碍可有不同程度的临床表现：

1. 嗜睡 是最轻的意识障碍，是一种病理性倦睡，患者陷入持续的睡眠状态，可被唤醒，并能正确回答和做出各种反应，但当刺激去除后很快又再入睡。

2. 意识模糊 是意识水平轻度下降，较嗜睡为深的一种意识障碍。患者能保持简单的精神活动，但对时间、地点、人物的定向能力发生障碍。

3. 昏睡 是接近于人事不省的意识状态。患者处于熟睡状态，不易唤醒。虽在强烈刺激下（如压迫眶上神经，摇动患者身体等）可被唤醒，但很快又再入睡。醒时答话含糊或答非所问。

4. 昏迷 严重的意识障碍，表现为意识持续的中断或完全丧失。按其程度可区分三阶段。①轻度昏迷：意识大部分丧失，无自主运动，对声、光刺激无反应，对疼痛刺激尚可出现痛苦的表情或肢体退缩等防御反应。角膜反射、瞳孔对光反射、眼球运动、吞咽反射等可存在。②中度昏迷：对周围事物及各种刺激均无反应，对于剧烈刺激或可出现防御反射。角膜反射减弱，瞳孔对光反射迟钝，眼球无转动。③深度昏迷：全身肌肉松弛，对各种刺激全无反应。深、浅反射均消失。

5. 谵妄 是一种以兴奋性增高为主的高级神经中枢急性活动失调状态。临床上表现为意识模糊、定向力丧失、感觉错乱（幻觉、错觉）、躁动不安、言语杂乱。谵妄可发生于急性感染的发热期，也可见于某些药物中毒、肝性脑病、循环障碍或中枢神经疾患等。由于病因不同，有些患者可以康复，有些患者可发展为昏迷状态。

三、伴随症状

1. 伴发热 先发热后出现意识障碍见于严重感染性疾病；先出现意识障碍后出现发热见于体温调节中枢功能失常引起发热的疾病如脑出血、蛛网膜下腔出血、巴比妥类药物中毒等。

2. 伴呼吸频率改变 伴呼吸缓慢见于呼吸中枢兴奋性下降，如吗啡或巴比妥类中毒、颅内高压、毒蛇咬伤等；伴呼吸深大见于尿毒症、糖尿病酮症酸中毒等。

3. 伴瞳孔改变 伴瞳孔散大见于：酒精中毒、癫痫、低血糖昏迷等；伴瞳孔缩小见于海洛因、吗啡、巴比妥类、有机磷等中毒。

4. 伴血压改变 伴高血压常见于脑出血、高血压脑病、肾炎、颅内高压等；伴血压降低，见于各种原因的休克。

5. 伴脑膜刺激征 见于各种脑膜炎及蛛网膜下腔出血等。

6. 伴皮肤黏膜改变 口唇呈樱桃红改变，见于一氧化碳中毒；出血点、瘀斑等见于严重感染和出血性疾病。

7. 伴瘫痪 见于脑出血、脑梗死等脑血管疾病。

8. 伴心动过缓 可见于颅内高压症、房室传导阻滞以及吗啡类、毒蕈等中毒。

（牟青杰）

思考题

1. 临床常见的热型有哪几种？
2. 咯血与呕血如何鉴别？
3. 临床将肺源性呼吸困难分哪几种类型？各有何特点？
4. 如何鉴别三种不同性质的黄疸？
5. 何为发绀？身体的哪些部位出现发绀较为明显？
6. 简述柏油便和潜血便的概念。
7. 简述腹泻和便秘的概念。
8. 如何鉴别心源性水肿与肾源性水肿。
9. 判断昏迷程度的指标有哪些？
10. 病例分析：患儿，男，11 岁，尿液分析结果：红细胞（+++），蛋白（+++），连续一周每日尿量300ml，伴有眼睑水肿、乏力、腰痛。血压180/105mmHg。入院前，无腹泻、呕吐、大面积烧伤、失血等肾前性疾病及尿路梗阻等肾后性疾病。既往无肾病史。①患者尿量是否正常？原因如何？②该患者最有可能患什么疾病？要确诊还应做哪些检查？

第二章 问 诊

第一节 问诊概述

问诊（inquiry）又称病史采集，是医师通过与患者本人或相关知情人交谈，详细了解病史与现状等临床资料，通过分析、综合而作出初步临床判断的一种诊断方法。问诊完成后，将患者的陈述进行归纳、整理，并按规范格式书写成病史。

一、问诊的重要性

问诊是诊断疾病的基本方法，是采集病史的重要手段。建立正确诊断需要通过病史采集、体格检查、实验室及其他针对性更强的检查手段，然而问诊是正确诊断的第一步。

临床上通过问诊就能对诸多疾病作出较为准确的诊断，如感冒、心绞痛、消化性溃疡、疟疾、胆道蛔虫、癫痫等疾病。即便是通过问诊不能作出初步诊断的疾病，也可通过问诊为其他诊断方法提供重要线索和依据。有时问诊比其他诊断方法显得更为重要，尤其是在某些疾病的早期，机体尚处于功能性或病理生理改变阶段，往往仅有头晕、乏力、食欲不振、疼痛等自觉症状，而其他检查又没有阳性发现，问诊所得的资料却能更早地作为诊断的依据，因此，问诊也就成为唯一有效的诊断方法。

虽然医学检测仪器设备越来越先进，新的诊断技术不断涌现，但要选择针对性强、诊断价值大的检测手段，离不开全面而准确的问诊，从而避免造成人、财、物的浪费，更甚者因盲目依据检查结果作出诊断而出现误诊。对病情复杂或诊断困难的患者，详细而深入的问诊尤为重要。

病史采集过程是与患者沟通和交流的过程，是建立良好医患关系的重要环节。正确的问诊方法与技巧，有助于患者对医师产生信赖感与亲切感，有利于患者与医师进行有效的合作，这对疾病的诊断和治疗非常重要。

二、方法、技巧及注意事项

（一）问诊方法与技巧

1. 从礼节性交谈开始 因患者对医院环境和医师的不了解，再加上临诊前的紧张情绪，不便于患者很好地表达自身的病情。为此，医师可先进行自我介绍，了解患者的要求与目的，并表示愿意为他（她）解除痛苦而竭尽全力，如此可以拉近医患之间的距离，取得患者的信任，已获得更为真实的资料。

2. 一般性提问 常用于问诊之初，先提一些患者感受明显且容易回答的简单问题，如“你感觉哪儿不舒服？”和“你为什么来看病？”等，让患者对病史和症状进行如实充分的叙述，只有患者的亲身感受病情变化的真实过程才能为疾病诊断提供客观依据，在患者叙述过程中要做到悉心倾听、仔细观察和适时引导。

3. 围绕主诉开展有目的、有层次和有顺序的询问 通常情况下应围绕主诉的症状，按诱发或缓解因素、性质、部位、严重性和时间特征等顺序开展问诊。若患者主诉发热，应进一步询问：

“发热在什么情况下产生的？有缓解的办法吗？”、“体温是多少摄氏度？”、“发热多久呢？”、“体温最高与最低是在哪些时候？”、“除了发热还有其他不舒服吗？”“在哪些地方诊治过？”、“做过哪些检查？结果怎样？”、“做了哪些治疗？效果好不好？”……

4. 具体性提问 用于收集一些特定的有关细节及追溯首发症状开始的具体时间，直到时下的演变过程。如“扁桃体切除时您几岁啦？”和“您什么时候开始腹痛的？”等，如此获得的信息更具针对性。还有一些直接提问只要求患者回答“是”与“不是”，或者对提问进行选择性回答，如“你曾经有过类似的疼痛吗？”和“疼痛是阵发性的还是持续性的？”等。

5. 核查患者提供的信息 为了收集更为准确的病史，必要时医生要引证核查患者提供的信息。如患者采用了专业术语，医生需要通过询问当时的症状和相关检查等信息以核查资料是否可靠。

6. 边提问、边思考 问诊过程中，医师要随时分析、综合、归纳患者所陈述的各症状间的内在联系，分清主次，去伪存真，从中辨识出患者的主诉或主要症状，对于与主诉有关的重要内容要询问清楚，并对患者所患疾病作出初步判断。

7. 特殊情况下的提问 通常情况下问诊时最好是由患者本人叙述，这有利于保证病史资料的真实、可靠。但是在特殊情况下，患者本人叙述有困难或不可能时（如老年人、儿童、残疾人、文化程度底下者、精神病患者等），可由家属或知情者代为叙述。但是此时仍要耐心细致地听取或观察患者本人的表达，并反复核实其表达的准确性和真实性。

8. 问诊结束 应感谢患者的耐心合作，告知患者下一步的诊疗计划。

（二）问诊注意事项

1. 危重患者要采取重点问诊 对重危患者，在作扼要的询问和重点检查之后，应立即进行抢救；待病情趋于稳定后再作详细的补充问诊。

2. 要有高度认真负责的精神 对待患者，要有高度的同情心和责任感，态度既要严肃又要和蔼可亲，要细心询问和耐心听取患者叙述病情，要避免可能对患者产生不良影响的言语和表情。

3. 语言要通俗 一般不使用患者不易听懂的医学术语，如“谵语”、“恶寒”、“里急后重”和“胁痛”等。在选择问诊用语或判断患者的叙述时应当注意，患者的文化背景不同对各种医学术语的理解也存在较大差异，故而与患者交谈时，必须使用通俗的词语代替难懂的医学术语。

4. 要注意保护患者的隐私 问诊时诊室内最好不要有其他患者或陌生人，如涉及隐私，医生本人也应该注意保密。

5. 避免不恰当的提问 不恰当的提问容易得到错误信息或信息的遗漏，提问时应尽量避免以下提问方式：

（1）暗示性提问：是一种能为患者提供带倾向性的特定答案的提问方式，在措词上已暗示了期望的答案，导致患者易于默认或附和医生的诱问。如“上腹痛时向右肩放射吗？”和“发热前有寒战吗？”等。

（2）重复性提问：在提问的时候要有系统性、全面性和必要性，并要注意倾听，不能问了又问，杂乱无章，抓不住重点，从而降低患者对医生的信任。

（3）责难性提问：常使患者产生防御心理，不利于深入的了解病情。如“你为什么喝那么多酒？”和“你为什么不坚持服药？”等。

6. 要恰当评价、适时鼓励患者 恰当地运用一些评价、赞扬和鼓励的言语，可密切医患间的合作，使患者因受鼓舞而积极提供信息。

第二节 问诊内容

问诊内容即住院病历所要求的内容，病历通常包括住院病历、门诊病历和急诊病历等类型，其中以住院病历为代表，而门诊和急诊病历则是住院病历的简化浓缩版。每位医生必须掌握住院病历的询问（问诊）及病历书写。问诊一般包括以下内容。

一、一般项目

一般项目包括姓名、性别、年龄（填写实足年龄，不可用“儿”或“成”替代）、籍贯、民族、婚姻、通讯地址、工作单位、从事职业、入院日期、记录日期、病史陈述者及可靠程度等内容。如若病史陈述者不是本人，必须注明与患者的关系。

二、主　诉

主诉是促使患者就诊的最明显、最主要的症状或体征以及持续时间，主诉通常是患者就诊的最主要原因，也是疾病的主要矛盾。记录主诉时，应包括患者感觉最痛苦的一个（或几个）主要症状或体征以及主诉发生到就诊的时间。若主诉包括多个症状，则应按时间顺序先后陈述。主诉要简明扼要，通常用1～2句加以概括，一般不超过20个字。主诉必须具有明显的意向性，确切的主诉常可提供对某系统疾患的诊断线索。主诉应尽可能用患者自己描述的症状，不用诊断术语或病名。如“反复上腹隐痛4年，解黑大便1天”和“活动后心慌、气短3年余，加重伴下肢水肿1周”等主诉，基本符合要求。

病情相对简单且病程较短者，主诉容易确定。病情复杂且病程较长、症状和体征又变化多端者，主诉确定较难，医师应当在问诊过程中，从众多的症状中确定哪个是主诉。另外，患者诉说的主要症状并不是所患疾病的主要表现，此时医生需要综合分析，选择作出贴切的主诉。对症状不明显而诊断资料和入院目的十分明确的患者，可通过以下方式记录主诉，如“血糖升高3个月，入院进一步检查”和“发现胆囊结石1个月，入院接受治疗”等。

三、现　病　史

现病史是疾病诊断的主要依据，是病史的主体部分，记述了患者的病情全过程，即包含了疾病的发生、发展、演变和诊治经过。采集现病史时通常按照下列程序进行。

（一）起病情况与时间

起病情况主要包括可能的原因及诱因、起病的急骤与缓慢、当时表现等，如“新年聚餐时突然晕倒”和“近3年来经常于夜间感上腹隐痛”等。起病时间指从起病到就诊或入院的时间，先后出现几个症状或体征，应按时间顺序由远到近分别予以记录；起病缓慢者可按年、月、日计算，起病急骤者可按小时、甚或分钟计算，如“慢性咳嗽15年，进行性呼吸困难1年，下肢水肿7天”和“寒战、高热7小时，呼之不应40分钟”等。

（二）主要症状特点

主要症状一般来说就是主诉的症状，其特点包括主要症状发生的部位、性质、持续时间、程度、缓解或加重的因素等方面。这是疾病诊断与鉴别诊断的主要依据，要详细询问描述。

1. 部位 主要症状的准确部位有利于确定病变所在部位。通常情况下，腹痛开始出现的部位或疼痛最明显的部位，常常与病变部位一致。如上腹痛多见于胃、十二指肠或胰腺疾病；右下腹急性腹痛多见于急性阑尾炎，若为女性还应考虑到可能是卵巢或输卵管疾病；胃或十二指肠穿孔，疼痛则始见上腹部，然后累及全腹。

2. 性质 相同的症状其性质不一定相同，如腹痛有灼痛、刺痛、绞痛、隐痛以及胀痛等。如若症状性质不同，那么其临床意义也就不同，如上腹的隐痛、灼痛多见于消化性溃疡，而右上腹部的绞痛则多见于胆道疾病。

3. 持续时间 症状持续时间不同，临床意义也不相同。如持续性腹痛，可见于炎性渗出物或空腔脏器内容物等刺激腹膜所致；阵发性腹痛，可能为空腔脏器平滑肌痉挛，如脐周疼痛多见于肠蛔虫病。急性阑尾炎或胰腺炎的疼痛可能仅有几小时，但消化性溃疡的上腹痛迁延反复，长达数年甚或更久。此外，如疟疾症状的出现存在发作期和间歇期，慢性支气管炎症状的出现存在急性发作期和缓解期等。

4. 程度 是指症状的严重程度。隐痛轻，常可忍受，如胃溃疡；绞痛重，常不可忍受，如肾绞痛。就同一疾病而言，二十四小时痰量多者为病重，痰量少者为病轻。

5. 缓解或加重的因素 如心绞痛因剧烈运动或劳累等因素而诱发，而休息或含服硝酸甘油后而缓解；仰卧位常使肺淤血患者呼吸困难加剧，而端坐位则可使其症状减缓。

（三）病因和诱因

应问清楚与本次发病的有关病因（如感染、外伤、中毒、过敏等）和诱因（如气候变化、环境改变、情绪或劳累、饮食失调等）。如细菌性痢疾病前多有不洁饮食史或与菌痢患者密切接触史；劳累或情绪的异常改变可能为心绞痛和急性心肌梗死等的诱因。因此，问明以上因素有助于明确疾病诊断，并拟定治疗措施。

（四）病情的发展和演变

病情的发展和演变包括主要症状的变化或新症状的出现。如慢性支气管炎患者，咳嗽、咳痰、喘息中任一项明显加剧都提示疾病处于急性发作期；如果出现呼吸困难、活动受限应考虑发展为肺气肿；若进一步出现心悸、尿少、下肢浮肿则应可能发展为肺源性心脏病、右心功能不全。因此，应对患者主要症状的变化及新症状的出现进行仔细问询。

（五）伴随症状

在主要症状基础上常常会出现一系列的伴随症状，而这些伴随症状也是鉴别诊断的依据。如腹泻可由多种病因引起，仅凭腹泻这一症状难以诊断某病，但如腹泻伴有呕吐等症状，可能是由于饮食不洁或误食毒物而引发的胃肠炎；腹泻伴里急后重等症状，结合季节更易于考虑为痢疾。因此，病史采集过程中不应放过主要症状之外的任何细小的伴随症状，因为它们可能是明确诊断的重要线索。

（六）诊疗经过

应询问患者已接受过的诊断及相关治疗，但只要记录对诊断有价值的检查及结果，对治疗有参考价值的包括使用过的药物、剂量、给药途径及疗效等主要措施，以便为制定本次诊断治疗方案提供参考。但不可盲目地用以往的诊断来代替自己的诊断。

（七）病程中的一般情况

在现病史的最后还应记述患者病后的精神与体力状态、食欲与食量、睡眠、大小便以及体重等情况，这对全面评价患者的病情和预后、对选用何种治疗措施甚至对鉴别诊断均有重要的参考价值。

四、既 往 史

既往史包括患者既往的健康情况和曾经患过的疾病（包括传染病）、外伤手术、预防接种及过敏史等，特别是与现病有密切关系的病史。如冠心病患者应询问过去是否患过高血压病、高脂血病或糖尿病等；风湿性心瓣膜病患者应询问过去是否出现过反复咽痛、游走性关节痛等；肝肿大患者应询问过去是否出现过黄疸等。在记录既往史时应避免与现病史相混淆。如现患肺炎，则不应把既往患过肺炎的病情都写入现病史；而现患慢性支气管炎，则应把历年来慢性支气管炎的病情记入现病史。此外，患过的传染病和地方病史，外伤、手术、预防接种及过敏史等，均应记入既往史。既往史的记录通常按发病年月的先后顺序书写。

五、系 统 回 顾

系统回顾是按照机体的各个系统进行详细询问可能出现的疾病，是住院病历不可缺少的组成部分。系统回顾能有效地帮助医师在较短的时间内简要地了解患者某个系统是否发生目前尚存在或已痊愈的疾病，以及这些疾病与本次疾病间是否存有因果关系，也有利于帮助患者回忆病史而避免遗漏。系统回顾问诊主要内容如下：

1. 头颅五官 有无视力障碍、耳聋、耳鸣、眩晕、鼻出血、牙痛、齿衄、咽喉痛以及声音嘶哑等。

2. 呼吸系统 有无咳嗽及其性质、发生和加重的时间，其程度、频率与气候和体位改变的关系；有无咳痰及其特点、颜色、痰量、气味及黏稠度等；有无咯血及其发生的时间、血量、颜色、诱因，包括咯血后是否出现头晕、心慌、休克等；有无呼吸困难及其出现的时间、性质及程度等；有无胸痛及其发生的部位，性质，与呼吸、咳嗽和体位的关系。此外，有无发冷、发热、盗汗及食欲不振等。

3. 循环系统 有无心悸及其发生的时间及诱因；有无心前区疼痛及其性质、程度、出现与持续的时间，有无放射痛及其发生的部位，疼痛发生的诱因及缓解方法；有无呼吸困难及其出现的时间、性质和程度，其发作与体力活动和体位改变的关系；有无咳嗽、咯血及咯痰等；有无水肿及其出现的部位和时间；有无尿量改变；有无腹水、肝区疼痛、头痛、头晕以及晕厥等；平素有无风湿热、高血压病及动脉硬化等病史；女性患者在妊娠及分娩期间有无水肿、心悸等。

4. 消化系统 有无腹痛、腹泻、食欲变化、嗳气、吞酸、腹胀、口腔疾患等症状，及其出现的轻重、缓急、持续时间及进展等情况，上述症状与食物或药物种类、性质的关系及是否存在精神因素的影响；有无恶心呕吐及其出现的时间、次数、与饮食的关系，呕吐物的内容、量、颜色及气味；有无呕血及其血量和颜色；腹痛的部位、程度、性质、持续时间，其发生是否有规律，是否伴有放射痛，与饮食、气候及精神等因素有无关系，按压时疼痛有无改变；有无腹泻及其发生的次数，粪便颜色，有无黏液，脓血及不消化的食物残渣；排便时有无腹痛和里急后重；有无发热与皮肤巩膜黄染，尿液颜色是否正常；有无体力、体重的改变等。

5. 泌尿生殖系统 有无腰痛、尿痛、尿急、尿频和排尿困难，有无尿量和夜尿量改变，尿的颜色是否呈洗肉水样或酱油色等的改变、其清浊度有无改变，有无尿潴留及尿失禁等；有无水肿及其发生部位、程度和时间；有无腹痛及其部位，有无放射痛及尿流中断；有无贫血及其特点；既往有无咽炎、高血压、出血等病史；尿道口或阴道口有无异常分泌物，外生殖器有无溃疡等。

6. 血液系统　有无乏力、头晕眼花、皮肤黏膜苍白等；有无出血、瘀斑、皮肤黄染、发热、血肿、淋巴结及肝脾肿大、骨痛等；有无药物、毒物、放射性物质的接触史；营养、消化和吸收等情况是否异常。

7. 内分泌系统及代谢　有无畏寒、恶热、多汗、乏力、心悸、头痛、饮食异常、多尿、水肿等；有无肌肉震颤及痉挛等；有无毛发、皮肤、骨骼、甲状腺、体重、性器官发育、体格、性格、智力等的异常改变。有无外伤、手术和产后等的大出血。亲属的健康状况有无异常。

8. 肌肉骨骼系统　有无肌肉麻木、疼痛、痉挛、萎缩和瘫痪等；有无关节红肿疼痛、运动障碍、外伤、骨折、关节变形、关节脱位和先天缺陷等。

9. 神经系统　有无头痛及其部位、性质和时间，是否为进行性加重；有无失眠、嗜睡、意识障碍、记忆力减退、眩晕、晕厥、痉挛、抽搐、颤动、瘫痪、感觉及运动异常、性格改变等。

10. 精神状态　有无情绪异常、焦虑、抑郁、幻觉、错觉、注意障碍、定向力障碍等；同时还应了解患者思维过程、智力和自知力等。

六、个　人　史

1. 社会经历　主要包括出生地、居住地和居留时间（特别是疫源地和地方病流行区）、接受教育程度、经济生活和业余爱好等。

2. 职业和工作条件　主要包括工种、劳动环境、与工业毒物、放射性物质等的接触情况及时间。

3. 习惯与嗜好　主要包括起居与卫生习惯、饮食规律与质量、烟酒嗜好与摄取量、有无其他异嗜物和麻醉毒品（药品）摄入情况等。

4. 冶游史　主要包括是否有不洁性交史，是否有淋病、尖锐湿疣和下疳等性病史。

七、婚　姻　史

婚姻史主要包括结婚与否、结婚年龄、有无近亲结婚、配偶健康状况、性生活情况和夫妻关系等。

八、月经史及生育史

月经史主要包括月经初潮年龄，月经周期和经期长短，经量和色泽，经期症状，有无痛经和白带（多少及性状），末次月经日期，闭经日期或绝经年龄等。通常记录格式如下：

初潮年龄　行经期（天）/月经周期（天）　末次月经时间或绝经年龄

如：14　3～6天/28～30天　2013.4.16.（或51岁）

生育史主要包括妊娠与生育的次数和年龄，流产（人工或自然流产）的次数，有无早产、死产及手术产，有无产褥热及计划生育情况等。男性患者则应询问是否患过生殖系统疾病。

九、家　族　史

家族史的内容主要包括询问父母、兄弟姐妹、子女的健康状况与疾病情况，尤其要问是否有与患者同样疾病，有无与遗传相关的疾病或传染病。遗传性疾病是由于遗传因素而罹患的疾病，如血友病、白化病及遗传性球形细胞增多症等。家族性疾病是指表现出家族聚集现象的疾病，但并不一定是遗传性疾病，如糖尿病、精神病、高血压病及病毒性肝炎等。对已亡故的直系亲属要问明死因及年龄。某些遗传性疾病还会涉及非直系亲属，也需询问。若在多个成员或几代人中均有同样的疾病发生，应绘出家系图描述详细情况。

（喻松仁）

思 考 题

1. 简述问诊的主要内容。
2. 归纳患者主诉要注意哪些问题？
3. 现病史主要包括哪些内容？

第三章　体格检查

体格检查（physical examination）是指医师运用自己的感官和借助于传统或简便的检查工具，如体温表、血压计、叩诊锤、听诊器、检眼镜等，客观地了解和评估病人身体状况的一系列最基本的检查方法。医师进行全面体格检查后对病人健康状况和疾病状态提出的临床判断称为检体诊断（physical diagnosis）。体格检查的方法有五种：视诊、触诊、叩诊、听诊和嗅诊。

体格检查时应注意：

（1）以病人为中心，要有高度的责任感和良好的医德修养。

（2）检查过程，应注意避免交叉感染

（3）医师应仪表端庄，举止大方，态度和蔼。

（4）医师应站在病人右侧，检查前，应自我介绍，说明体格检查的原因，目的和要求，检查结束后，应对病人配合表示感谢。

（5）检查病人时光线适当，室内温暖，环境安静，检查手法轻柔，被检查部位暴露充分。

（6）全身体格检查时应全面、有序、重点、规范和正确。

（7）通常首先进行生命体征和一般检查，然后按头、颈、胸、腹、脊柱、四肢和神经系统的顺序进行检查，必要时进行生殖器、肛门和直肠检查。根据病情轻重，可调整检查顺序，利于及时抢救和处理病人。

（8）在体格检查过程中，应注意左、右及相邻部位等的对照检查。

（9）应根据病情变化及时进行复查。

第一节　基本方法

一、视　　诊

视诊（inspection）是医师用眼睛观察病人全身或局部表现的诊断方法可用于全身一般状态和许多体征的检查。如年龄，发育，营养，意识状态，面容，表情，体位等。局部视诊可了解病人身体各部分的改变，如皮肤、黏膜、眼、耳、鼻、口、舌、头颈、胸廓、腹形、肌肉、骨骼、关节外形等。特殊部位的视诊需借助于某些仪器如耳镜、鼻镜、检眼镜及内镜等进行检查。

二、触　　诊

触诊（palption）是医师通过手接触被检查部位时的感觉来进行判断的一种方法。如体温、湿度、震颤、波动、压痛、摩擦感以及包块的位置、大小、轮廓、表面性质、硬度、移动度等。适用广泛，尤以腹部检查更为重要。手指指腹对触觉较为敏感，掌指关节部掌面皮肤对震动较为敏感，手背皮肤对温度较为敏感。

（一）触诊方法

1. 浅部触诊法　适用于体表浅在病变（关节、软组织、浅部动静脉、神经、阴囊、精索等）

的检查和评估。腹部浅部触诊可触及的深度约为1cm。触诊时，将一手放在被检查部位，用掌指关节和腕关节的协同动作以旋转或滑动方式轻压触摸。有利于检查腹部有无压痛、抵抗感、搏动、包块和某些大脏器等。

2. 深部触诊法 检查时可用单手或两手重叠由浅入深，逐渐加压以达到深部触诊的目的。腹部深部触诊可触及的深度常在2cm以上，有时可达4～5cm。主要用于检查和评估腹腔病变和脏器情况。

（1）深部滑行触诊法：检查时嘱病人张口平静呼吸，尽量使腹肌松弛。医师用右手并拢的二、三、四指平放在腹壁上，以手指末端逐渐触向腹腔的脏器或包块，在被触及的包块上作上下左右滑动触摸。常用于腹腔深部包块和胃肠病变的检查。

（2）双手触诊法：将左手掌置于被检查脏器或包块的背后部，右手中间三指并拢平置于腹壁被检查部位，左手掌向右手方向托起，使被检查的脏器或包块位于双手之间，并更接近体表。用于肝、脾、肾和腹腔肿物的检查。

（3）深压触诊法：用一个或两个并拢的手指逐渐深压腹壁被检查部位，用于探测腹腔深在病变的部位或确定腹腔压痛点，胆囊压痛点等。检查反跳痛时，在手指深压的基础上迅速将手抬起，并询问病人是否感觉疼痛加重。

（4）冲击触诊法：又称浮沉触诊法。检查时，右手并拢的示、中、环指三个手指取70～80°角，放置于腹壁拟检查的相应部位，做数次急速而较有力的冲击动作，在冲击腹壁时指端会有腹腔脏器或包块浮沉的感觉。一般只用于大量腹水时肝、脾及腹腔包块难以触及者。

（二）触诊注意事项

检查前医师要向病人讲清检查目的，手温暖，手法轻柔，病人应取适当体位，触诊下腹部时，应嘱病人排尿。

三、叩　诊

叩诊（percussion）是用手指叩击身体表面某一部位，使之震动而发生音响，根据震动和声响的特点来判断被检查部位的脏器状态有无异常的一种方法。

（一）叩诊方法

1. 直接叩诊法 医师右手中间三手指并拢，用其掌面直接拍击被检查部位，借助于拍击的反响和指下的震动感来判断病变情况的方法。适用于胸部和腹部范围较广泛的病变，如胸膜粘连等。

2. 间接叩诊法 应用最多的叩诊方法。医师将左手中指第二指节紧贴于叩诊部位，其他手指稍微抬起，勿与体表接触；右手指自然弯曲，用中指指端叩击左手中指末端指节关节处或第二指节骨的远端。叩击方向与叩诊部位的体表垂直。

（二）叩诊注意事项

环境安静；病人采取适当体位，注意对称部位的比较，操作规范，用力适当均匀，一般叩诊深度5～7cm。

（三）叩诊音

叩诊音叩诊时被叩击部位发生的反响（表3-1-1）。

表 3-1-1 叩诊音及其特点

叩诊音	音响强度	音调	持续时间	正常可出现的部位
清音	强	低	长	正常肺
浊音	较强	较高	较短	心、肝被肺缘覆盖部位
鼓音	强	高	较长	胃泡区和腹部
实音	弱	高	短	实质脏器部位
过清音	更强	更低	更长	可见于肺气肿时

四、听　　诊

听诊（auscultation）是医师根据病人身体各部分活动时发出的声音判断正常与否的一种诊断方法。广义的听诊包括听身体各部分发出的任何声音。这些声音有时可对临床诊断提供有用的线索。

（一）听诊方法

1. 直接听诊法 医师将耳直接贴附于被检查者的体壁上进行听诊。目前只有在特殊和紧急情况下才采用。

2. 间接听诊法 这是用听诊器进行听诊的一种检查方法。此法方便，听诊效果好，因听诊器对器官活动的放大作用，且能阻断环境噪声，应用范围广。除心、肺、腹的听诊外，还可听取身体其他部位发出的声音。

（二）听诊注意事项

环境要安静，直接接触皮肤听诊，切忌隔着衣服听诊。根据需要嘱患者采取适当的体位。

正确使用听诊器。听诊器通常由耳件、体件和软管三部分组成，体件有钟型和膜型两种类型，钟型体件适用于听取低调声音，如二尖瓣狭窄的隆样舒张期杂音，使用时应轻触体表被检查部位。但应注意避免体件与皮肤摩擦而产生的附加音；膜型体件适用于听取高调声音，如主动脉瓣关闭不全的杂音及呼吸音、肠鸣音等。听诊时注意力要集中，听肺部时要摒除心音的干扰，听心音时要摒除呼吸音的干扰，必要时嘱患者控制呼吸配合听诊。

五、嗅　　诊

嗅诊是通过嗅觉来判断发自病人的异常气味与疾病之间关系的一种方法。来自患者皮肤、黏膜、呼吸道、胃肠道、呕吐物、排泄物、分泌物、脓液和血液等的气味，根据疾病的不同特点和性质也不一样。如酸性汗液见于风湿热和长期服用水杨酸、阿司匹林等解热镇痛药物的患者。正常痰液无特殊气味，若呈恶臭味，提示厌氧菌感染，见于支气管扩张症或肺脓肿；痰液呈现血腥味多见于大量咯血的患者。呼吸呈刺激性蒜味见于有机磷杀虫药中毒；烂苹果味见于糖尿病酮症酸中毒者；氨味见于尿毒症；肝腥味见于肝性脑病者。临床工作中，嗅诊可迅速提供具有重要意义的诊断线索，但必须要结合其他检查才能作出正确的诊断。

第二节　一般检查

一般检查为整个体格检查过程中的第一步，是对患者全身状态的概括性观察，以视诊为主，配合触诊、听诊和嗅诊进行检查。

一般检查的内容包括：性别、年龄、体温、呼吸、脉搏、血压、发育与体形、营养状态、意识状态、面容表情、体位姿势、步态等，还有皮肤和淋巴结。

一、全身状态检查

（一）性别

女性受雄激素的影响出现大阴唇与阴蒂的发育，腋毛阴毛生长，可出现痤疮；受雌激素的影响出现乳房、女阴、子宫及卵巢的发育。男性受雄激素的影响出现睾丸、阴茎的发育，腋毛多，阴毛呈菱形分布，声音低而洪亮，皮脂腺分泌多，可出现痤疮。疾病的发生与性别有一定的关系，某些疾病可引起性征发生改变。

（二）年龄

年龄与疾病的发生及预后有密切的关系，如佝偻病、麻疹、白喉等多发生于幼儿及儿童；结核病、风湿热多发生于少年与青年；动脉硬化性疾病、某些癌肿多发生于老年。年龄大小一般通过问诊即可得知，但在某些情况下，如昏迷、死亡或隐瞒年龄时则需通过观察进行判断，其方法是通过观察皮肤的弹性与光泽、肌肉的状态、毛发的颜色和分布、面与颈部皮肤的皱纹、牙齿的状态进行大体判断。

（三）生命体征

生命体征是评价生命活动存在与否及其质量的指标，包括体温、脉搏、呼吸和血压，为体格检查时必须检查的项目之一。

1. 体温 测量体温的常规方法有腋测法、口测法和肛测法。

（1）体温测量及正常范围：测量体温方法要规范，保证结果准确，国内一般按摄氏法进行记录。①腋测法：将体温计头端置于患者腋窝深处，嘱患者用上臂将体温计夹紧，10 分钟后读数。正常值为 36～37℃。②口测法：将消毒后的体温计头端置于患者舌下，让其紧闭口唇，5 分钟后读数，正常值 36.3～37.2℃。③肛测法：让患者取侧卧位，将肛门体温计头端涂以润滑剂后，徐徐插入肛门内达体温计长度的一半为止，5 分钟后读数，正常值 36.5～37.7℃。

耳测法是应用红外线耳式体温计，测量鼓膜的温度，此法多用于婴幼儿；额测法是应用红外线测温计，测量额头皮肤温度，此法仅用于体温筛查。

（2）体温的记录方法：体温测定的结果，应按时记录于体温记录单上，描绘出体温曲线。多数发热性疾病，其体温曲线的变化具有一定的规律性，称为热型。

（3）体温测量误差的常见原因：临床上有时出现体温测量结果与患者的全身状态不一致，应对其原因进行分析，以免导致诊断处理错误。体温测量误差的常见原因有以下几个方面：①测量前未将体温计的汞柱甩到35℃以下，致使测量结果高于实际体温；②采用腋测法时，由于患者明显消瘦、病情危重或神志不清不能将体温计夹紧，致使测量结果低于实际体温；③检测局部存在冷热物品或刺激时，可对测定结果造成影响，如用温水漱口、局部放置冰袋或热水袋等。

2. 呼吸 观察记录患者呼吸的节律性及每分钟次数，检测方法详见本章第四节。

3. 脉搏 观察记录患者脉搏的节律及每分钟次数。

检查脉搏主要用触诊，也可用脉搏计描记波形。检查时可选择桡动脉、肱动脉、股动脉、颈动脉及足背动脉等。在检查脉搏时应注意脉搏脉率、节律、紧张度和动脉壁弹性、强弱和波形变化。

正常成人脉率在安静、清醒的情况下为60～100次/分，老年人偏慢，女性稍快，儿童较快，<3岁的儿童多在100次/分以上。各种生理、病理情况或药物影响也可使脉率增快或减慢。某些心律失常如心房颤动或频发期前收缩时，由于部分心脏收缩的搏出量低，不足以引起周围动脉搏动，故脉率可少于心率。

脉搏的节律可反映心脏的节律。正常人脉律规则，有窦性心律不齐者的脉律可随呼吸改变，吸气时增快，呼气时减慢。各种心律失常患者均可影响脉律，如心房颤动者脉律绝对不规则，脉搏强弱不等和脉率少于心率，后者称脉搏短绌。

检测方法详见第九章第一节。

4. 血压 观察动脉血压的高低，检测方法详见本章第五节。

（四）发育与体形

1. 发育 应通过患者年龄、智力和体格成长状态（包括身高、体重及第二性征）之间的关系进行综合评价。发育正常者，其年龄、智力与体格的成长状态处于均衡一致。成人发育正常的指标包括：

（1）头部的长度为身高的1/8～1/7；

（2）胸围为身高的1/2；

（3）双上肢展开后，左右指端的距离与身高基本一致；坐高等于下肢的长度。正常人各年龄组的身高与体重之间存在一定的对应关系。

临床上的病态发育与内分泌的改变密切相关。在青春期前，如出现腺垂体功能亢进，可致体格异常高大称为巨人症；如发生垂体功能减退，可致体格异常矮小称为垂体性侏儒症。甲状腺对体格发育也有很大影响，在新生儿期，如发生甲状腺功能减退，可导致体格矮小和智力低下，称为呆小病。

性激素决定第二性征的发育，当性激素分泌受损，可导致第二性征的改变：男性患者出现“阉人”征，女性患者出现乳房发育不良、闭经、体格男性化、多毛、皮下脂肪减少、发音男声。性激素对体格亦具有一定的影响，性早熟儿童，患病初期可较同龄儿童体格发育快，但常因骨骺过早闭合限制其后期的体格发育。

2. 体形 是身体各部发育的外观表现。可分为：

（1）无力型：亦称瘦长形，表现为体高肌瘦、颈细长，肩窄，腹上角小于90°。

（2）正力型：亦称匀称形，表现为身体各个部分结构匀称适中，腹上角90°左右。

（3）超力型：亦称矮胖形，表现为体格粗壮、颈粗短、肩宽、腹上角大于90°。

病态异常体形常见的有：

（1）矮小型：见于垂体性侏儒症、呆小病、性早熟等；

（2）高大型：见于巨人症、肢端肥大症等。

（五）营养状态

营养状态与食物的摄入、消化、吸收和代谢等因素密切相关，其好坏可作为鉴定健康和疾病程度的标准之一。

营养状态一般较易评价，通常根据皮肤、毛发、皮下脂肪、肌肉的发育情况进行综合判断。最简便而迅速的方法是观察皮下脂肪充实的程度，前臂屈侧或上臂背侧下1/3处脂肪分布的个体差异最小，为判断脂肪充实程度最方便和最适宜的部位。

临床上通常用良好、中等、不良三个等级对营养状态进行描述。①良好：黏膜红润、皮肤光泽、弹性良好，皮下脂肪丰满而有弹性，肌肉结实，指甲、毛发润泽，肋间隙及锁骨上窝深浅适中，肩胛部和股部肌肉丰满。②不良：皮肤黏膜干燥、弹性降低，皮下脂肪菲薄，肌肉松弛无力，指甲粗糙无光泽、毛发稀疏，肋间隙、锁骨上窝凹陷，肩胛骨和髂骨嶙峋突出。③中等：介于两者之间。

1. 营养不良 由于摄食不足或（和）消耗增多引起。营养不良多见于长期或严重的疾病。当体重减轻低于标准体重的10%时称为消瘦。根据体重指数（BMI）判定，世界卫生组织标准，BMI<18.5为消瘦。极度消瘦者称为恶病质。

2. 营养过度 体内脂肪积聚过多，主要表现为体重增加，超过标准体重的20%为肥胖，根据体重指数（BMI）判定，世界卫生组织标准，BMI≥30为肥胖，我国标准，BMI≥28为肥胖。

（1）原发性肥胖：亦称单纯性肥胖，为摄入热量过多所致，表现为全身脂肪分布均匀，身体各个部位无异常改变，常有一定的遗传倾向。

（2）继发性肥胖：主要为某些内分泌疾病所致。如下丘脑、垂体疾病、库欣综合征、甲状腺功能减退症、性腺功能减退症等。

（六）意识状态

意识是指人对环境和自身状态的认知与觉察能力，是大脑高级神经中枢功能活动的综合表现。正常人意识清晰，定向力正常，反应敏锐精确，思维和情感活动正常，语言流畅准确，表达能力良好，凡能影响大脑功能活动的疾病均可引起程度不等的意识改变，称为意识障碍。

判断患者意识状态多采用问诊，通过交谈了解患者的思维、反应、情感、计算及定向力等方面的情况。对较为严重者，尚应进行瞳孔反射等检查，以确定患者意识障碍的程度。

（七）语调与语态

语调指言语过程中的音调。神经和发音器官的病变可使音调发生改变，如喉部炎症、结核和肿瘤可引起声音嘶哑，脑血管意外可引起音调变浊和发音困难，喉返神经麻痹可引起音调降低和语言共鸣消失。

语态指言语过程中的节奏。语态异常指语言节奏紊乱，出现语言不畅，快慢不均，音节不清，见于帕金森病、舞蹈症、手足抽动症及口吃等。

（八）面容与表情

面容是指面部呈现的状态；表情是在面部或姿态上思想感情的表现。某些疾病发展到一定程度时，尚可出现特征性的面容与表情，对疾病的诊断具有重要价值。

1. 急性病容 面色潮红，兴奋不安，鼻翼扇动，口唇疱疹，表情痛苦。多见于急性感染性疾病等；

2. 慢性病 面容憔悴，面色晦暗或苍白无华，目光暗淡、表情忧虑。见于慢性消耗性疾病，如恶性肿瘤等。

3. 贫血面容 面色苍白，唇舌色淡，表情疲惫。见于各种原因所致的贫血。

4. 肝病面容 面色晦暗，额部、鼻背、双颊有褐色色素沉着。见于慢性肝脏疾病。

5. 肾病面容 面色苍白，眼睑、颜面水肿，舌色淡、舌缘有齿痕。见于慢性肾脏疾病。

6. 甲状腺功能亢进面容 面容惊愕，眼裂增宽，眼球凸出，目光炯炯，兴奋不安，烦躁易怒。

7. 黏液性水肿面容 面色苍黄，颜面水肿，睑厚面宽，目光呆滞，反应迟钝，毛发稀疏，舌淡、肥大。见于甲状腺功能减退症。

8. 二尖瓣面容 面色晦暗、双颊紫红、口唇轻度发绀。见于风湿性心瓣膜病二尖瓣狭窄。

9. 肢端肥大症面容 头颅增大，面部变长，下颌增大、向前突出，眉弓及两颧隆起，唇舌肥，耳鼻增大。见于肢端肥大症。

10. 伤寒面容　表情淡漠，反应迟钝呈无欲状态。见于肠伤寒、脑脊髓膜炎等高热衰竭患者。

11. 苦笑面容　牙关紧闭，面肌痉挛，呈苦笑状。见于破伤风。

12. 满月面容　面圆如满月，皮肤发红，常伴痤疮和胡须生长。见于库欣综合征及长期应用糖皮质激素者。

13. 面具面容　面部呆板、无表情，似面具样。见于帕金森病、脑炎等。

（九）体位

体位是指患者身体所处的状态。体位的改变对某些疾病的诊断具有一定的意义。常见的体位有以下几种：

1. 自主体位　身体活动自如，不受限制。见于正常人、疾病早期患者。

2. 被动体位　患者不能自己调整或变换身体的位置。见于极度衰竭或意识丧失者，

3. 强迫体位　患者为减轻痛苦，被迫采取某种特殊的体位。常见的强迫体位可分为以下几种：

强迫仰卧位：见于急性腹膜炎等；强迫俯卧位：见于脊柱疾病；强迫侧卧位，见于一侧胸膜炎和大量胸腔积液的患者；强迫坐位：见于心、肺功能不全患者，强迫蹲位：见于先天性发绀型心脏病；强迫停立位：见于心绞痛；辗转体位：见于胆石症、肾绞痛等；角弓反张位：见于破伤风及小儿脑膜炎。

（十）姿势

姿势是指举止的状态。健康成人躯干端正，肢体活动灵活适度。正常的姿势主要依靠骨骼结构和各部分肌肉的紧张度来保持，但亦受机体健康状况及精神状态的影响，如疲劳和情绪低沉时可出现肩垂、弯背、拖拉蹒跚的步态。患者因疾病的影响，可出现姿势的改变。

（十一）步态

步态指走动时所表现的姿态。健康人的步态因年龄、机体状态和所受训练的影响而有不同表现，如小儿喜急行或小跑，青壮年矫健快速，老年人则常为小步慢行。当患某些疾病时可导致步态发生显著改变，并具有一定的特征性，有助于疾病的诊断。

常见的典型异常步态有以下几种：蹒跚步态见于佝偻病等；醉酒步态见于小脑疾病等；共济失调步态见于脊髓病变患者；慌张步态见于帕金森病患者；跨阈步态见于腓总神经麻痹；剪刀步态见于脑性瘫痪与截瘫患者；间歇性跛行见于高血压、动脉硬化患者。

二、皮　　肤

（一）颜色

皮肤的颜色与种族遗传有关，同一种族可因毛细血管的分布、血液的充盈度、色素量的多少、皮下脂肪的厚薄不同而异，同一个人不同部位、不同生理及疾病状态、不同环境下也不相同。

1. 苍白　皮肤苍白可由贫血、末梢毛细血管痉挛或充盈不足所致，如寒冷、惊恐、休克、雷诺病、血栓闭塞性脉管炎等。

2. 发红　皮肤发红是由于毛细血管扩张充血、血量增加以及红细胞量增多所致，在生理情况下见于运动、饮酒后；病理情况下见于发热性疾病，皮肤持久性发红见于库欣综合征及真性红细胞增多症。

3. 发绀　皮肤呈青紫色，常出现于口唇、耳郭、面颊及肢端。见于还原血红蛋白增多或异常血红蛋白血症。

4. 黄染 皮肤黏膜发黄称为黄染，常见的原因有：

（1）黄疸：由于血清内胆红素浓度增高使皮肤黏膜发黄称为黄疸。血清总胆红素浓度超过34μmol/L时，可出现黄疸。黄疸引起皮肤黏膜黄染的特点是：①黄疸首先出现于巩膜、硬腭后部及软腭黏膜上；②巩膜黄染是连续的，近角巩膜缘处黄染轻、黄色淡，远角巩膜缘处黄染重、黄色深。

（2）胡萝卜素增高：过多食用胡萝卜、南瓜、橘子汁等可引起血中胡萝卜素增高，当超过2～5g/L时，也可使皮肤黄染：其特点是：①黄染首先出现于手掌、足底、前额及鼻部皮肤；②一般不出现巩膜和口腔黏膜黄染；③血中胆红素不高；④停止食用富含胡萝卜素果蔬后，皮肤黄染逐渐消退：

（3）长期服用含有黄色素的药物：如米帕林、呋喃类等药物也可引起皮肤黄染。其特点是：①黄染首先出现于皮肤；②巩膜黄染的特点是角巩膜缘处黄染重，黄色深；离角巩膜缘越远，黄染越轻，黄色越淡，这一点是与黄疸的重要区别。

5. 色素沉着 是由于表皮基底层的黑色素增多所致的部分或全身皮肤色泽加深。生理情况下，身体的外露部分以及乳头、腋窝、生殖器官、肛门周围等处皮肤色素较深．如果这些部位的色素明显加深或其他部位出现色素沉着，则提示为病理征象。常见于慢性肾上腺皮功能减退，其他如肝硬化、晚期肝癌、肢端肥大症以及使用某些药物如砷剂和抗肿瘤药物等，亦可引起不同程度的皮肤色素沉着。

妇女妊娠期间，面部、额部可出现棕褐色对称性色素斑，称为妊娠斑；老年人也可出现全身或面部的散在色素斑，称为老年斑。

6. 色素脱失 正常皮肤均含有一定量的色素，当缺乏酪氨酸酶使体内酪氨酸不能转化为多巴而形成黑色素时，即可发生色素脱失。临床上常风的色素脱失，有白癜风、白斑及白化病。

（二）湿度

皮肤湿度与皮肤的排泌功能有关，排泌功能是由汗腺和皮脂腺完成的，但汗腺起主要作用。出汗多者皮肤比较湿润，出汗少者比较干燥。在气温高、湿度大的环境中出汗增多是生理的调节功能。在病理情况下，可发生出汗增多或无汗，具有一定的诊断价值。如风湿病、结核病和布氏杆菌病出汗较多；夜间睡后出汗称为盗汗，多见于结核病。

（三）弹性

皮肤弹性与年龄、营养状态、皮下脂肪及组织间隙所含液体量有关。儿童及青年皮肤紧张富有弹性；中年以后皮肤组织逐渐松弛，弹性减弱；老年皮肤组织萎缩，弹性差。检查皮肤弹性时，常选择手背或上臂内侧部位，以拇指和食指将皮肤提起，松手后如皮肤皱褶迅速平复为弹性正常，如皱褶平复缓慢为弹性减弱，后者见于长期消耗性疾病或严重脱水者。

（四）皮疹

皮疹多为全身性疾病的表现之一，是临床上诊断某些疾病的重要依据：皮疹的种类很多，常见于传染病、皮肤病、药物及其他物质所致的过敏反应等。

1. 斑疹 表现为局部皮肤发红，一般不凸出皮肤表面。见于斑疹伤寒等。

2. 玫瑰疹 为一种鲜红色圆形斑疹，直径为2～3mm，为病灶周围血管扩张所致：检查时拉紧附近皮肤或以手指按压可使皮疹消退，松开复现，为伤寒和副伤寒的特征性皮疹。

3. 斑丘疹 在丘疹周围有皮肤发红的底盘称为斑丘疹。见于风疹等。

4. 荨麻疹 为稍隆起皮肤表面的苍白色或红色的局限性水肿，为速发性皮肤变态反应所致，见于各种过敏反应。

5. 疱疹 为局限性高出皮面的腔性皮损，腔内液体为血清、淋巴液，直径小于1cm者为小水疱，可见于单纯疱疹等、直径大于1cm为大水疱，腔内含脓者为脓疱，脓疱可以原发也可以由水疱感染而来，可见于糖尿病和烫伤患者。

（五）脱屑

皮肤脱屑常见于正常皮肤表层不断角化和更新，但由于数量很少，一般不易察觉。病理状态下可见大量皮肤脱屑。米糠样脱屑常见于麻疹；片状脱屑常见于猩红热；银白色鳞状脱屑见于银屑病。

（六）皮下出血

皮下出出血常见于造血系统疾病或药物中毒等。皮下出血根据直径大小及伴随情况分为以下几种：

（1）小于2mm称为瘀点；

（2）3～5mm称为紫癜；

（3）大于5mm称为瘀斑；

（4）片状出血并伴有皮肤显著隆起称为血肿。

（七）蜘蛛痣与肝掌

皮肤小动脉末端分支性扩张所形成的血管痣，形似蜘蛛，称为蜘蛛痣。多出现于上腔静脉分布的区域内，如面、颈、手背、上臂、前胸和肩部等处，其大小不等。检查时用棉签等物品压迫蜘蛛痣的中心，其辐射状小血管网立即消失，去除压力后又复出现，常见于急、慢性肝炎或肝硬化。慢性肝病患者手掌大、小鱼际处常发红，加压后退色，称为肝掌。

（八）水肿

皮下组织的细胞内及组织间隙内液体积聚过多为水肿，凹陷水肿局部受压后可出现凹陷，而黏液性水肿及象皮肿（丝虫病）尽管组织肿胀明显，但受压后并无组织凹陷。

（九）皮下结节

皮下结节较大的通过视诊即可发现，对较小的结节则必须触诊方能查及。常见的皮下结节有下列几种：

1. 风湿结节 位于关节、骨隆突附近，圆形质硬无压痛的皮下结节，其数目不多，且大小不等（直径为0.5 ～2.0cm）。见于风湿热和类风湿等疾病。

2. 囊蚴结节 于躯干、四肢皮下出现黄豆或略大的结节，其特点为圆形或椭圆形，表面平滑，无压痛，与皮肤无粘连，可推动，质地硬韧。见于囊尾蚴病，也称囊虫病。

3. 痛风结节 也称痛风石，尿酸盐结晶在皮下结缔组织沉积所敛，一般以外耳的耳郭、跖趾、指（趾）关节及掌指关节等部位多见。为大小不一（直径为0.2 ～2.0cm）黄白色结节，为痛风特征性病变。

4. 结节性红斑 多见于青壮年女性，好发于小腿伸侧，常为对称性，大小不一（直径为1 ～5 cm）、数目不等的疼痛性结节、皮损由鲜红色变为紫红色，最后可为黄色，见于溶血性链球菌感染、自身免疫性疾病等。

（十）瘢痕

瘢痕（scar）指皮肤外伤或病变愈合后结缔组织增生形成的斑块、表面低于周围正常皮肤者为萎缩性瘢痕，高于正常皮肤者为增生性瘢痕。

（十一）毛发

毛发的多少及分布变化对临床诊断有辅助意义。毛发增多见于一些内分泌疾病，如库欣综合征及长期使用肾上腺皮质激素及性激素者，女性患者除一般体毛增多外，尚可生长胡须，病理性毛发脱落常见于以下原因：

1. 头部皮肤疾病 如脂溢性皮炎、螨寄生等可呈不规则脱发，以顶部为著。

2. 神经营养障碍 如斑秃，脱发多为圆形，范围大小不等，发生突然，可以再生。

3. 发热性疾病 如伤寒等。

4. 内分泌疾病 如甲状腺功能减退症、垂体功能减退症及性腺功能减退症等.

5. 理化因素 如过量的放射线影响，某些抗癌药物如环磷酰胺、顺铂等。

三、淋 巴 结

淋巴结分布于全身，一般体格检查仅能检查身体各部表浅的淋巴结。正常情况下，淋巴结较小，直径多为0.2～0.5cm，质地柔软，表面光滑，与毗邻组织无粘连，不易触及，亦无压痛。

（一）头颈部

1. 耳前淋巴结 位于耳屏前方

2. 耳后淋巴结 位于耳后乳突表面，胸锁乳突肌止点处

3. 枕淋巴结 位于枕部皮下，斜方肌起点与胸锁乳突肌止点处。

4. 颌下淋巴结 位于颌下腺附近，在下颌角与颏部之中间部位。

5. 颏下淋巴结 位于颏下三角内。

6. 颈前淋巴结 位于胸锁乳突肌表面及下颌角处。

7. 颈后淋巴结 位于斜方肌前缘。

8. 锁骨上淋巴结 位于锁骨与胸锁乳突肌所形成的夹角处。

（二）上肢

1. 腋窝淋巴结 是上肢最大的淋巴结组群，可分为五群：外侧淋巴结群、胸肌淋巴结群（位于胸大肌下缘深部）、肩胛下淋巴结群、中央淋巴结群、腋尖淋巴结群

2. 滑车上淋巴结 位于上臂内侧，内上髁上方3～4cm处，肱二头肌与肱三头肌之间的间沟内。

（三）下肢

1. 腹股沟淋巴结 位于腹股沟韧带下方股三角内，它又分为上、下两群。

2. 腘窝淋巴结 位于小隐静脉和腘静脉的汇合处。

（四）检查方法及顺序

1. 检查方法 检查淋巴结的方法是视诊和触诊、视诊时不仅要注意局部征象（包括皮肤是否隆起，颜色有无变化，有无皮疹、瘢痕、瘘管等）也要注意全身状态。触诊是检查淋巴结的主要方法，检查者将示、中、环三指并拢，其指腹平放于被检查部位的皮肤上进行滑动触诊，这里所说的滑动是指腹按压的皮肤与皮下组织之间的滑动，滑动的方式应取相互垂直的多个方向或转动式滑动，这有助于淋巴结与肌肉和血管结节的区别。

2. 检查顺序 全身体格检查时，淋巴结的检查应在相应身体部位检查过程中进行，为了避免遗漏应特别注意淋巴结的检查顺序。头颈部淋巴结的检查顺序是：耳前、耳后．枕部、颌下、颏

下、颈前、颈后、锁骨上淋巴结。上肢淋巴结的检查顺序是：腋窝淋巴结、滑车上淋巴结。腋窝淋巴结应按腋尖群、中央群、胸肌群、肩胛下群和外侧群的顺序进行。下肢淋巴结的检查顺序是：腹股沟淋巴结（先查上群，再查下群）、腘窝淋巴结。

（五）淋巴结肿大病因及表现

淋巴结肿大按其分布可分为局限性和全身性淋巴结肿大：

1. 局限性淋巴结肿大

（1）非特异性淋巴结炎：由引流区域的急、慢性炎症所引起，如急性化脓性扁桃体炎可引起颈部淋巴结肿大，急性炎症初始，肿大的淋巴结柔软、有压痛，表面光滑、无粘连，肿大至一定程度即停止。慢性炎症时，淋巴结较硬，最终淋巴结可缩小或消退。

（2）单纯性淋巴结炎：为淋巴结本身的急炎症。肿大的淋巴结有疼痛，呈中等硬度，有触痛，多发生于颈部淋巴结。

（3）淋巴结结核：肿大的淋巴结常发生于颈部血管周围，多发性，质地稍硬，大小不等，可相互粘连，如发生干酪性坏死，则可触及波动感。晚期破溃后形成瘘管，愈合后可形成瘢痕.

（4）恶性肿瘤淋巴结转移：恶性肿瘤转移所致肿大的淋巴结，质地坚硬，或有橡皮样感，表面可光滑或突起，与周围组织粘连，不易推动，一般无压痛。胸部肿瘤如肺癌可向右侧锁骨上或腋窝淋巴结转移；胃癌多向左侧锁骨上淋巴结转移，因此处系胸导管进颈静脉的入口，这种肿大的淋巴结称为 Virchow 淋巴结，常为胃癌、食管癌转移的标志。

2. 全身性淋巴结肿大

（1）感染性疾病病毒感染见于传染性单核细胞增多症、艾滋病等；细菌感染见于布氏杆菌病、血行弥散型肺结核、麻风等；螺旋体感染见于梅毒、鼠咬热、钩端螺旋体病等；原虫与寄生虫感染见于黑热病、丝虫病等。

（2）非感染性疾病　结缔组织疾病：如系统性红斑狼疮、干燥综合征、结节病等；血液系统疾病：如急、慢性白血病，淋巴瘤，恶性组织细胞病等。

第三节　头部与颈部检查

一、头部检查

检查头发要注意颜色、疏密度、脱发的类型与特点。头发的颜色、曲直和疏密度可因种族遗传因素和年龄而不同。脱发可由疾病引起，如伤寒、甲状腺功能低下、斑秃等，也可由物理与化学因素引起，如放射治疗和抗癌药物治疗后，检查时要注意其发生部位、形状与头发改变的特点。

头皮的检查需分开头发观察头皮颜色、头皮屑，有无头癣、疖痈、外伤、血肿及产痕等。

二、头　颅

头颅的视诊应注意大小、外形变化和有无异常活动。触诊是用双手仔细触摸头颅的每一个部位，了解其外形，有无压痛和异常隆起。头颅的大小以头围来衡量，测量时以软尺自眉间绕到颅后通过枕骨粗隆。头围在发育阶段的变化为：新生儿约 34cm，出生后的前半年增加 8cm，后半年增加 3cm，第二年增加 2cm，第三、四年内约增加 1.5cm，4～10 岁共增加约 1.5cm，到 18 岁可达 53cm 或以上，以后几乎不再变化。矢状缝和其他颅缝大多在出生后 6 个月骨化，骨化过早会影响颅脑的发育。头颅的大小异常或畸形可成为一些疾病的典型体征，临床常见。

1. 小颅 小儿囟门多在 12～18 个月内闭合，如过早闭合可形成小头畸形同时伴有智力发育障碍。

2. 尖颅 亦称塔颅，头顶部尖突高起，造成与颜面的比例异常，这是由于矢状缝与冠状缝过早闭合所致，见于先天性疾患尖颅并指（趾）畸形，即 Apert 综合征。

3. 方颅 前额左右突出，头顶平坦呈方形，见于小儿佝偻病或先天性梅毒。

4. 巨颅 额、顶、颞及枕部突出膨大呈圆形，颈部静脉充盈，对比之下颜面很小。由于颅内压增高，压迫眼球，形成双目下视，巩膜外露的特殊表情，称落日现象见于脑积水。

5. 长颅 自颅顶至下颌部的长度明显增大，见于 Manfan 综合征及肢端肥大症。

6. 变形颅 发生于中年人，以颅骨增大变形为特征，同时伴有长骨的骨质增厚与弯曲，见于变形性骨炎。

头部的运动异常，一般视诊即可发现。头部活动受限，见于颈椎疾患，头部不随意地颤动，见于帕金森病；与颈动脉搏动一致的点头运动，称 Musset 征，见于严重主动脉瓣关闭不全。

三、颜面及其器官

颜面为头部前面不被头发遮盖的部分。面部肌群很多，有丰富的血管和神经分布，构成表情的基础。除面部器官本身的疾病外，许多全身性疾病在面部及其器官上有特征性改变，检查面部及其器官对某些疾病的诊断具有重要意义。

（一）眼

眼的检查包括 4 个部分：视功能、外眼、眼前节和内眼。视功能包括视力、视野、色觉和立体视等检查；外眼包括：眼睑、泪器、结膜、眼球位置和眼压检查；眼前节包括：角膜、巩膜、前房、虹膜、瞳孔和晶状体；内眼，即眼球后部，包括玻璃体和眼底，需用检眼镜在暗室内进行。

1. 眼的功能检查

（1）视力：分为远视力和近视力，后者通常指阅读视力。其检测是采用通用国际标准视力表进行：远距离视力表。患者距视力表 5m 远，两眼分别检查（见第九章第一节）。

（2）视野：是当眼球向正前方固视不动时所见的空间范围，与中心视力相对而言，它是周围视力，是检查黄斑中心凹以外的视网膜功能。采用手势对比检查法可粗略地测定视野。

（3）色觉：色觉的异常可分为色弱和色盲两种：①色弱是对某种颜色的辨别能力减低；②色盲是对某种颜色的识别能力丧失（见第九章第一节）。先天性色盲是遗传性疾病，以红绿色盲最常见，遗传方式为伴性遗传，男性发病率为 4.7%，女性为 0.7%；后天性者多由视网膜病变、视神经萎缩和球后视神经炎引起。

2. 外眼检查

（1）眼睑疾病主要有：睑内翻、上睑下垂、双眼睑闭合障碍、眼睑水肿等。

（2）结膜可为分睑结膜、穹隆部结膜与球结膜三部分。

（3）眼球：检查时注意眼球的外形与运动。①眼球突出：双侧眼球突出见于甲状腺功能亢进症。患者除突眼外还有以下眼征：Stellwag 征：瞬目（即眨眼）减少；Graefe 征：眼球下转时上睑不能相应下垂；Mobius 征：表现为集合运动减弱，即目标由远处逐渐移近眼球时，两侧眼球不能适度内聚；Joffroy 征：上视时无额纹出现。单侧眼球突出多由于局部炎症或眶内占位性病变所致，偶见于颅内病变。②眼球下陷：双侧下陷见于严重脱水，老年人由于眶内脂肪萎缩亦有双眼眼球后退；单侧下陷，见于 Horner 综合征和眶尖骨折。③眼球运动：实际上是检查六条眼外肌的运动功能，医师置目标物（棉签或手指尖）于受检者跟前30～40cm处，嘱患者固定头位，若有某一方向运动受限提示该对配偶肌功能障碍，并伴有复视。由支配眼肌运动的神经核、神经或眼外肌本身器质性病变所产生的斜视，称为麻痹性斜视，多由颅脑外伤、鼻咽癌、脑炎病变所引起。④眼压减低：双眼球凹陷，见于眼球萎缩或脱水。眼压可采用触诊法或眼压计来检查：检查时，让患者向下看（不能闭眼），检查者用双手示指放在上睑的眉弓和睑板上缘之间，其他手指放在额部和颊部，然后两手示指交替地轻压眼球的赤道部，便可借助指尖感觉眼球波动的抗力，判断其软硬度。⑤眼压增高：见于眼压增高性疾患，如青光眼。

3. 眼前节检查

（1）角膜：角膜表面有丰富的感觉神经末梢，因此角膜的感觉十分灵敏，检查时用斜照光更易观察其透明度，注意有无云翳、白斑、软化、溃疡、新生血管等。角膜软化见于婴幼儿营养不良、维生素A缺乏等。角膜边缘及周围出现灰白色混浊环，多见于老年人，故称为老年环；角膜边缘若出现黄色或棕褐色的色素环，环的外缘较清晰，内缘较模糊，称为Kayser-Fleischer环，是铜代谢障碍的结果，见于肝豆状核变性（Wilson病）。

（2）巩膜：巩膜不透明，又因血管极少，故为瓷白色。在发生黄疸时，巩膜比其他黏膜更先出现黄染而容易被发现。这种黄染在巩膜是连续的，近角膜巩膜交界处较轻，越远离此越黄，检查时，可让患者向内下视，暴露其巩膜的外上部分更容易发现。

（3）虹膜：眼球葡萄膜的最前部分，中央有圆形孔洞即瞳孔，正常虹膜纹理近瞳孔部分呈放射状排列，周边呈环形排列，纹理模糊或消失见于虹膜炎症、水肿和萎缩。

（4）瞳孔：瞳孔是虹膜中央的孔洞，正常直径为3～4mm，瞳孔缩小是由动眼神经的副交感神经纤维支配，瞳孔扩大是由交感神经支配，对瞳孔的检查应注意瞳孔的开关、大小、位置、双侧是否等圆、等大，对光及集合反射等。

瞳孔的开关与大小：正常为圆形、双侧等大，青光眼或眼内肿瘤可呈椭圆形。生理情况下，婴幼儿和老年人瞳孔较小，在光亮处瞳孔较小，青少年瞳孔较大，兴奋或在暗处瞳孔扩大。病理情况下，瞳孔缩小，见于虹膜炎症、中毒（有机磷类农药）、药物反应（毛果芸香碱）等；瞳孔扩大见于外伤、颈交感神经刺激、青光眼绝对期、视神经萎缩、药物影响（阿托品）等。双侧瞳孔扩大并伴有对光反射消失为濒死状态的表现。一侧眼交感神经麻痹，产生Horner综合征，出现瞳孔缩小、眼睑下垂和眼球下陷，同侧结膜充血及面部无汗。双侧瞳孔大小不等：常提示有颅内病变，如脑外伤、脑肿瘤、中枢神经梅毒、脑疝等一双侧瞳孔不等，且变化不定；如双侧瞳孔不等且伴有对光反射减弱或消失以及神志不清，往往是中脑功能损害的表现。

瞳孔对光反射：是检查瞳孔功能活动的测验。测定方法有直接对光反射和间接光反射（见第九章第一节）。瞳孔对光反射迟钝或消失，见于昏迷患者。

集合反射：嘱患者注视1m以外的目标（通常是检查者的示指尖），然后将目标逐渐移近眼球（距眼球约5～10cm），正常人此时可见双眼内聚，瞳孔缩小，称为集合反射。由于视物由远至近，也同时伴有晶状体的调节，因此，以上双眼内聚、瞳孔缩小和晶状体的调节三者又统称为近反射。动眼神经功能损害时，睫状肌和双眼内直肌麻痹，集合反射和调节反射均消失：

4. 眼底检查 需借助检眼镜才能检查眼底；检查方法见第九章第二节。

眼底检查一般要求在不扩瞳情况下检查。正常眼底的视盘为卵圆形或圆形，边缘清楚，色淡红，中央凹陷，动脉色鲜红，静脉色暗红，动静脉管径的正常比例为2∶3检查眼底主要观察的项目为：视神经乳头、视网膜血管、黄斑区、视网膜各象限，应注意视盘的颜色、边缘、大小、形状、视网膜有无出血和渗出物、动脉有无硬化等。视盘水肿常见于颅内肿瘤、脑脓肿、外伤性脑出血、脑膜炎、脑炎等引起颅内压增高时。

（二）耳

耳是听觉和平衡器官，分外耳、中耳和内耳三个部分。

1. 外耳 ①耳郭：注意上耳郭的外形、大小、位置和对称性，是否有发育畸形、外伤瘢痕、红肿、瘘口、低垂耳等；观察是否有结节，痛风患者可在耳郭上触及痛性小结节；耳郭红肿并有局部发热和疼痛，见于感染。牵拉和触诊耳郭引起疼痛，常提示有炎症。②外耳道：注意皮肤是否正常，有无溢液。如有黄色液体流出并有痒痛者为外耳道炎；外耳道内有局部红肿疼痛，并有耳郭牵拉痛则为疖肿。有脓液流出并有全身症状，则应考虑急性中耳炎。有血液或脑脊液流出则应考虑到颅底骨折。

2. 中耳 观察鼓膜是否穿孔，注意穿孔位置，如有溢脓并有恶臭，可能为表皮样瘤。

3. 乳突 外壳由骨密质组成，内腔为大小不等的骨松质小房，乳突内腔与中耳道干相连。患化脓性中耳炎引流不畅时可蔓延为乳突炎，检查时可发现耳郭后方皮肤有红肿，乳突有明显压痛，有时可见瘘管。

4. 听力 体格检查时可先用粗略的方法了解被检查者的听力，检测方法为：在静室内嘱被检查者闭目坐于椅子上，并用手指堵塞一侧耳道，医师持手表或以拇指与示指互相摩擦，自1m以外逐渐移近被检查者耳郭，直到被检查者听到声音为止，测量距离。正常人一般在1m处可闻机械声，或捻指声。精测方法是他使用规定频率的音叉或电测听设备所进行的一系列较精确的测试，对明确诊断更有价值。听力减退见于耳道有耵聍或异物、听神经损害、局部或全身血管硬化、中耳炎、耳硬化等；粗测发现被检查者有听力减退，则应进行精确的听力测试或其他专科检查。

（三）鼻

1. 鼻的外形 视诊时注意鼻部姿色和鼻外形的改变，如鼻梁皮肤出现黑褐色斑点或斑片为日晒后或其他原因所致的色素沉着，如黑热病、慢性肝脏疾患等。如鼻梁皮肤出现红色斑块，病损处高起皮面并向两侧面颊部扩展，见于系统性红斑狼疮。

鼻腔完全堵塞、外界变形，鼻梁宽平如蛙状鼻，见于肥大的鼻息肉患者。鞍鼻是由于鼻骨破坏、鼻梁塌陷所致，见于鼻骨折、鼻骨发育不良、先天性梅毒和麻风病。

2. 鼻翼扇动 吸气时鼻孔张大，呼气时鼻孔回缩，见于伴有呼吸困难的高热性疾病（如大叶性肺炎）、支气管哮喘和心源性哮喘发作时。

3. 鼻中隔 正常成人的鼻中隔很少完全正中，多数稍有偏曲，如有明显的偏曲，并产生呼吸障碍，称为鼻中隔偏曲，严重的高位偏曲可压迫鼻甲，引起神经性头痛，也可因偏曲部骨质刺激黏膜而引起出血。

4. 鼻出血 多为单侧，见于外伤、局部血管损伤、鼻咽癌、鼻隔偏曲等。双侧出血则多由全身性疾病引起，如某些发热性传染病（流行性出血热、伤寒等）。

5. 鼻腔黏膜 急性鼻黏膜肿胀多为炎症充血所致，伴有鼻塞和流涕。见于急性鼻炎。慢性鼻黏膜肿胀多为黏膜组织肥厚，见于各种因素引起的慢性鼻炎。鼻黏膜萎缩、鼻腔分泌物减少、鼻甲缩小、鼻腔宽大、嗅觉减退或丧失，见于慢性萎缩性鼻炎。

6. 鼻腔分泌物 鼻腔黏膜受到各种刺激时会产生过多的分泌物。清稀无色的分泌物为卡他性炎症，黏稠发黄或发绿的分泌物为鼻或鼻窦的化脓性炎症所引起。

7. 鼻窦 为鼻腔周围含气的骨质空腔，共四对，都有窦口与鼻腔相通，当引流不畅时容易发生炎症，鼻窦炎时出现鼻塞、流涕、头痛和各鼻窦压痛。

（四）口

口的检查包括口唇、口腔内器官和组织以及口腔气味等。

1. 口唇 健康人口唇红润光泽，当毛细血管充盈不足或血红蛋白含量降低，口唇即呈苍白，见于贫血、虚脱、主动脉瓣关闭不全等；口唇颜色深红为血液循环加速、毛细血管过度充盈所致，见于急性发热性疾病。口唇发绀为血液中还原血红蛋白增加所致，见于心力衰竭和呼吸衰竭等。口唇干燥并有皲裂，见于严重脱水患者。口唇疱疹为口唇黏膜与皮肤交界处发生的成簇的小水疱，半透明，初发时有痒或刺激感，随后出现疼痛，1 周左右即结棕色痂，愈后不留瘢痕，多为单纯疱疹病毒感染所引起等。口角糜烂见于核黄素缺乏症。口唇肥厚增大见于黏液性水肿、肢端肥大症以及呆小病等。

2. 口腔黏膜 正常口腔黏膜光洁呈粉红色。如出现蓝黑色色素沉着斑片多为肾上腺皮质功能减退症。如见大小不等的黏膜下出血点或瘀斑，则可能为各种出血性疾病或维生素 C 缺乏所引起。若在相当于第二磨牙的颊黏膜处出现帽针头大小白色斑点，称为麻疹黏膜斑（Koplik 斑），为麻疹的早期特征。检查口底黏膜和舌底部，让患者舌头上翘触及硬腭。由于口底组织比较松软，有时需要用触诊法才能触及口底新生物，颌下腺导管结石也最好用触诊法检查。

3. 牙 应注意有无龋齿、残根、缺牙和义齿等。如发现牙疾患，应按下列格式标明所在部位（图 3-3-1）。

上

右	8	7	6	5	4	3	2	1	1	2	3	4	5	6	7	8	左
	8	7	6	5	4	3	2	1	1	2	3	4	5	6	7	8	

下

1.中切牙 2.侧切牙 3.尖牙 4.第一前磨牙 5.第二前磨牙 6.第一磨牙 7.第二磨牙 8.第三磨牙

如 1⌋ 为右上中切牙；⌉4 为右下第一前磨牙；5|/|7 示右上第二前磨牙及左下第二磨牙为某种病变的部位

图 3-3-1 牙疾患病变部位标注示意图

牙的色泽与形状也具有临床诊断意义，如牙齿呈黄褐色称斑釉牙，为长期饮用含氟量过高的水所引起；如发现中切牙切缘呈月牙形凹陷且牙间隙分离过宽，称为 Hutchinson 齿，为先天性梅毒的重要体征之一，单纯牙间隙过宽见于肢端肥大症。

4. 牙龈 正常牙龈呈粉红色，质地坚韧且与牙颈部紧密贴合，检查时经压迫无出血及溢脓，牙龈水肿见于慢性牙周炎，牙龈缘出血常为口腔内局部因素引起，如牙石等，也可由全身性疾病所致，如维生素 C 缺乏症、肝脏疾病或血液系统出血性疾病等、牙龈经挤压后有脓液溢出见于慢性牙周炎、牙龈瘘管等。牙龈的游离缘出现蓝灰色点线称为铅线，是铅中毒的特征。

5. 舌 许多局部或全身疾病均可使舌的感觉、运动与形态发生变化，这些变化能为临床提供重要的诊断依据。

（1）干燥舌：明显干燥见于鼻部疾患，可伴有张口呼吸、唾液缺乏、阿托品作用、放射治疗后等；严重的干燥舌可见舌体缩小，并有纵沟，见于严重脱水，可伴有皮肤弹性减退。

（2）舌体增大：暂时性肿大见于舌炎、舌的蜂窝织炎、脓肿、血管神经性水肿等。长时间的增大见于黏液性水肿、呆小病和唐氏综合征、舌肿瘤等。

（3）地图舌：舌面上出现黄色上皮细胞堆积而成的隆起部分，状如地图。舌面的上皮隆起部分边缘不规则，存在时间不长，数日即可剥脱恢复正常，如再形成新的黄色隆起部分，称移行性舌炎。

（4）裂纹舌：舌面上出现横向裂纹，见于唐氏综合征与核黄素缺乏，后者有舌痛，纵向裂纹见于梅毒性舌炎。

（5）草莓舌：舌乳头肿胀、发红类似草莓，见于猩红热或长期发热患者。

（6）牛肉舌：舌面绛红如生牛肉状，见于糙皮病（烟酸缺乏）。

（7）镜面舌：亦称光滑舌，舌头萎缩，舌体较小，舌面光滑呈粉红色或红色，见于缺铁性贫血、恶性贫血及慢性萎缩性胃炎。

（8）毛舌：也称黑舌，舌面敷有黑色或黄褐色毛，故称毛舌，此为丝状乳头缠绕了真菌丝及其上皮细胞角化所形成。见于久病衰弱或长期使用广谱抗生素（引起真菌生长）的患者。

（9）舌的运动异常：震颤见于甲状腺功能亢进症；偏斜见于舌下神经麻痹。

6. 咽部及扁桃体咽部可分为以下三个部分

（1）鼻咽：位于软腭平面之上、鼻腔的后方，在儿童时期这个部位淋巴组织丰富，称为腺状体或增殖体，青春期前后逐渐萎缩。如一侧有血性分泌物和耳鸣、耳聋，应考虑早期鼻咽癌。

（2）口咽：位于软腭平面之上，会厌上缘的上方，前方有直对口腔，软腭向下延续形成前后两层黏膜皱襞，前面的黏膜皱襞称为舌腭弓，扁桃体位于舌腭弓之间的扁桃体窝中，舌腭弓的后方称咽后壁，一般咽部检查即指这个范围。咽部的检查方法：被检查者取坐位，头略后仰，口张大并发“啊”音，此时医师用压舌板在舌的前2/3与后1/3交界处迅速下压，些时软腭上抬，在照明的配合下即可见软腭、腭垂、软腭弓、扁桃体、咽后壁等。

检查时若发现咽部黏膜充血、红肿、黏膜腺分泌增多，多见于急性咽炎。若咽部黏膜充血、表面粗糙，并可见淋巴滤泡呈簇状增殖，见于慢性咽炎。扁桃体发炎时，腺体红肿、增大，在扁桃体隐窝内有黄白色分泌物，或渗出物形成的苔片状假膜，很易剥离。扁桃体增大一般分为三度：不超过咽腭弓者为Ⅰ度；超过咽腭弓者为Ⅱ度；达到或超过咽后壁中线者为Ⅲ度（见图3-3-2）。一般检查未见扁桃体增大时可用压舌板刺激咽部，引起反射性恶心，如看到扁桃体突出为包埋式扁桃体，同时隐窝有脓栓时常构成反复发热的隐性病灶。

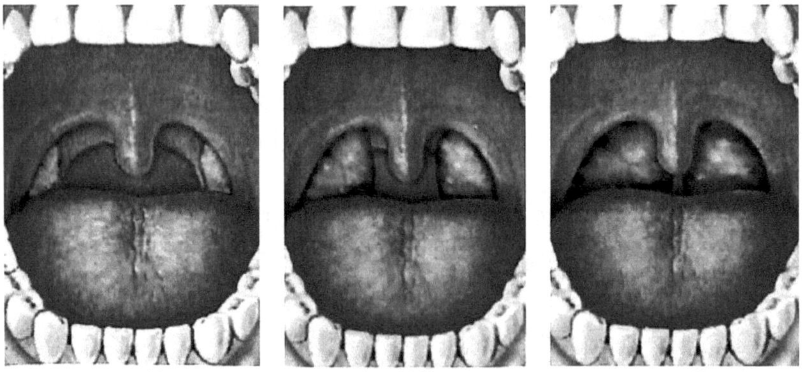

Ⅰ度扁桃体肿大　　Ⅱ度扁桃体肿大　　Ⅲ度扁桃体肿大

图3-3-2　扁桃体肿大分度

（3）喉咽：位于口咽之下，也称下咽部，其前方通喉腔，下端通食管，此部分的检查需用间接或直接喉镜才能进行。

7. 喉　位于喉咽之下，向下连接气管。喉为软骨、肌肉韧带、纤维组织及黏膜所组成的一个管腔结构，是发音的主要器官。急性嘶哑或失音常见于急性炎症，慢性失音要考虑喉癌（检查方法见耳鼻咽喉科学）。喉的神经支配有喉上神经与喉返神经受到损害，可引起声带麻痹甚至失音。

8. 口腔的气味　健康人口腔无特殊气味，饮酒、吸烟的人可有烟酒味，如有特殊难闻的气味称为口臭，可由口腔局部、胃肠道或其他全身性疾病引起、局部原因：如牙龈炎、龋齿、牙周炎可产生臭味；牙槽脓肿为腥臭味；牙龈出血为血腥味。

9. 腮腺　位于耳屏、下颌角、颧弓所所构成的三角区内，正常腮腺体薄而软，触诊时摸不出腺体轮廓。腮腺肿大时可见到以耳垂为中心的隆起，并可触及不明显的包块。腮腺导管位于颧骨下1.5cm处，横过咀嚼肌表面，开口相当于上颌第二磨牙对面的颊黏膜上，检查时应注意导管口有无分泌物。

四、颈部检查

（一）颈部外形与分区

正常人颈部直立，两侧对称，矮胖者较粗短，瘦长者较细长，男性甲状软骨比较突出，女性则平坦不显著，转头时可见胸锁乳突肌突起。为描述和标记颈部病变的部位，根据解剖结构，颈部每侧又可分为两个大三角区域，即颈前三角和颈后三角。颈前三角为胸锁乳突肌内缘、下颌骨下缘与前正中线之间的区域。颈后三角为胸锁乳突肌的后缘、锁骨上缘与斜方肌前缘之间的区域。

（二）颈部姿势与运动

正常人坐位时颈部直立，伸屈、转动自如，检查时应注意颈部静态与动态时的改变：如头不能抬起，见于严重消耗性疾病的晚期、重症肌无力等；头部向一侧偏斜称为斜颈，见于颈肌外伤、瘢痕收缩。先天性斜颈者的胸锁乳突肌粗短，如两侧胸锁乳突肌差别不明显时，可嘱患者把头位复正，此时患侧胸锁乳突肌的胸骨端会隆起，为诊断本病的特征性表现。颈部运动受限并伴有疼痛，可见于软组织炎症、颈肌扭伤、肥大性脊椎炎、颈椎结核或肿瘤等。颈部强直为脑膜受刺激的特征，见于各种脑膜炎、蛛网膜下腔出血等。

（三）颈部皮肤与包块

（1）颈部皮肤检查时，注意有无蜘蛛痣、感染（疖、痈、结核）及其他局限性或广泛性病变，如瘢痕、瘘管、神经性皮炎、银屑病等。

（2）颈部包块：检查时应注意其部位、数目、大小、质地、活动度、与邻近器官的关系和有无压痛等特点 如为淋巴结肿大，质地不硬，有轻度压痛时，可能为非特异性淋巴结炎；如质地较硬、且伴有纵隔、胸腔或腹腔病变的症状或体征，则应考虑到恶性肿瘤的淋巴结转移；如为全身性、无痛性淋巴结肿大，则多见于血液系统疾病。

（四）颈部血管

正常人立位或坐位时颈外静脉常不外露，平卧位时可稍见充盈，充盈的水平限于锁骨上缘至下颌角距离的下2/3以内。坐位或半坐位（身体呈45°）时，如颈静脉明显充盈，怒张或搏动，为异常征象，提示静脉压升高，见于右心衰竭、缩窄性心包炎等情况。

颈静脉搏动可见于三尖瓣关闭不全等，平卧时若看不到颈静脉充盈，提示低血容量状态，正常人颈部动脉的搏动，只在剧烈活动后心搏出量增加时可见，且很微弱。如在安静状态下出现颈动脉的明显搏动，则多见于主动脉瓣关闭不全、高血压、甲状腺功能亢进患者。一般静脉搏动柔和，范围弥散，触诊时无搏动感；动脉搏动比较强劲，为膨胀性，搏动感明显。

听诊颈部血管，一般让患者取坐位，用钟型听诊器听诊，如发现异常杂音，应注意其部位、强度、性质、音调、传播方向和出现时间，以及患者姿势改变和呼吸等对杂音的影响。

（五）甲状腺

甲状腺位于甲状软骨下方和两侧，正常15～25g，表面光滑，柔软不易触及（图3-3-3）。甲状腺检查法：

1. 视诊 观察甲状腺的大小和对称性，正常人甲状腺外观不突出，检查时嘱被检查者做吞咽

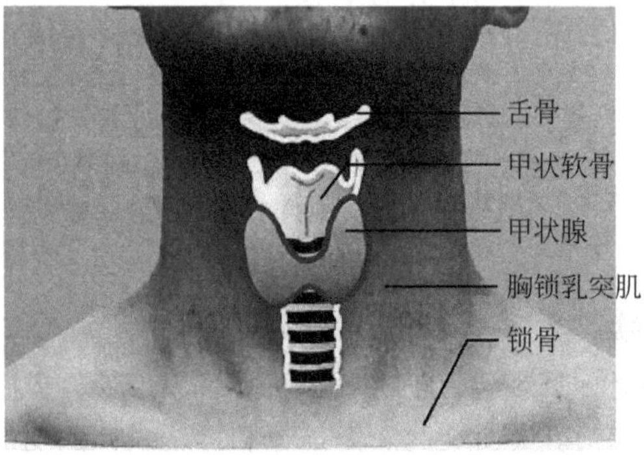

图 3-3-3 甲状腺位置图

动作，可见甲状腺随吞咽动作而向上移动，如不易辨认时，再嘱被检查者两手放于枕后，头向后仰，再进行观察即较明显。

2. 触诊 触诊比视诊更能明确甲状腺的轮廓及病变的性质，触诊包括甲状腺峡部和甲状腺侧叶的检查

（1）甲状腺峡部：位于环状软骨下方第 2～4 气管环前面，站在受检者前面用拇指或站于受检者后用示指从胸骨上切迹向前触摸，可感到气管前软组织，判断有无增厚，请受检者吞咽，可感到此软组织在手指下滑动，判断有无长大和肿块。

（2）甲状腺侧叶

1）前面触诊：一手一拇指施压于一侧甲状软骨，将气管推向对侧，另一只手示、中指在对侧胸锁乳突肌后缘向前推挤甲状腺侧叶，拇指往胸锁乳突肌前缘触诊，配合吞咽动作，重复检查，可触及被推挤的甲状腺，用同样的方法检查另一侧甲状腺。

2）后面触诊：类似前面触诊：一手示、中指施压于一侧甲状软骨，将气管推向对侧，另一手拇指在对侧胸锁乳突肌后缘向前推挤甲状腺，示、中指在其前缘触诊甲状腺。配合吞咽动作，重复检查。用同样方法检查另一侧甲状腺。

3. 听诊 当触到甲状腺肿大时，用钟型听诊器直接放在肿大的甲状腺上，如听到低调的连续性静脉“嗡鸣”音，对诊断甲状腺功能亢进症很有帮助。另外，在弥漫性甲状腺肿伴功能亢进者还可听到收缩期动脉杂音。

甲状腺肿大可分三度：不能看出肿大但能触及者为Ⅰ度；能看到肿大又能触及，但在胸锁乳突肌以内者为Ⅱ度；超过胸锁乳突肌外缘者为Ⅲ度。引起甲状腺肿大的常见疾病如下：

（1）甲状腺功能亢进：肿大的甲状腺质地柔软，触诊时可有震颤，可能听到“嗡鸣”样血管杂音。

（2）单纯性甲状腺肿：腺体肿大很突出，可为弥漫性，也可为结节性，不伴有甲状腺功能亢进体征。

（3）甲状腺癌：触诊时包块可有结节感，不规则、质硬；因发展较慢，体积有时不大，易与甲状腺腺瘤、颈前淋巴结肿大相混淆。

（4）慢性淋巴性甲状腺炎（桥本甲状腺炎）：呈弥漫性或结节性肿大，易与甲状腺癌相混淆。因而在腺体后缘可以摸到颈总动脉搏动，而甲状腺癌则往往将颈总动脉包绕在癌组织内，触诊时摸不到颈总动脉搏动，可借此作鉴别。

（5）甲状旁腺腺瘤：甲状旁腺位于甲状腺之后，发生腺瘤时可使甲状腺突出，检查时也随吞咽移动，需结合甲状旁腺功能亢进的临床表现加以鉴别。

（六）气管

正常人气管位于颈前正中部。检查时让患者取舒适坐位或仰卧位，使颈部处于自然直立状态，医师将示指与环指分别置于两侧胸锁关节上，然后将中指置于气管之上，观察中指是否在示指与环指中间，或以中指置于气管与两侧胸锁乳突肌之间的间隙，据两侧间隙是否等宽来判断气管有无偏移根据气管的偏移方向可以判断病变的性质。如大量胸腔积液、积气、纵隔肿瘤以及单侧甲状腺肿大可将气管推向健侧，而肺不张、肺硬化、胸膜粘连可将气管拉向患侧。此外，主动脉弓动脉瘤时，由于心脏收缩时瘤体膨大而将气管压向后下，因而每随心脏搏动可以触到气管的向下拽动，称为 Oliver 征。

（肖 凌）

第四节 胸与肺部检查

目前已广泛应用于临床的检查方法有 X 线检查、肺功能检查、纤维支气管镜检查、胸腔镜检查、血气分析、病原学、细胞学和组织学检查，以及其他有关的生化检查等。但是这些检查方法至今尚未能完全取代一般的物理检查。胸部基本的物理检查临床上沿用已久，设备条件要求不高，使用方便，并能收集到许多具有重要价值的资料和征象，对胸部疾病的诊断具有十分重要的意义。

传统的胸部物理检查应尽可能暴露全部胸廓，全面系统地按视、触、叩、听顺序进行检查。一般先检查前胸部及两侧胸部，然后再检查背部。患者视病情或检查需要采取坐位或卧位。

一、胸部体表标志

为标记正常胸廓内部脏器的轮廓和位置，以及异常体征的部位和范围，熟识胸廓上的自然标志和人为的画线具有十分重要的意义。

（一）骨骼标志

胸骨上切迹位于胸骨柄的上方。正常情况下气管位于切迹正中。胸骨柄为胸骨上端略呈六角形的骨块。胸骨角又称 Louis 角，由胸骨柄与胸骨体的连接处向前突成。其两侧分别与左右第 2 肋软骨连接，为计数肋骨和肋间隙顺序的主要标志。胸骨角还标志支气管分叉、心房上缘和上下纵隔交界及相当于第 5 胸椎的水平。腹上角为左右肋弓（由两侧的第 7 ~ 10 肋软骨相互连接而成）在胸骨下端会合处所形成的夹角，又称胸骨下角，相当于横膈的穹隆部。正常约 70° ~ 110°，体形瘦长者角度较小，矮胖者较大，深吸气时可稍增宽。肋骨共 12 对。第 1 ~ 7 肋骨在前胸部与各自的肋软骨连接，第 8 ~ 10 肋骨与 3 个联合一起的肋软骨连接后，再与胸骨相连，构成胸廓的骨性支架。第 11 ~ 12 肋骨不与胸骨相连，其前端为游离缘，称为浮肋。肋间隙为两个肋骨之间的空隙。肩胛骨位于后胸壁第 2 ~ 8 肋骨之间。肩胛骨的最下端称肩胛下角。被检查者取直立位两上肢自然下垂时，肩胛下角可作为第 7 或第 8 肋骨水平的标志，或相当于第 8 胸椎的水平。脊柱棘突是后正中线的标志。位于颈根部的第 7 颈椎棘突最为突出，其下即为胸椎的起点。肋脊角为第 12 肋骨与脊柱构成的夹角。其前为肾脏和输尿管上端所在的区域。

（二）垂直线标志

前正中线：胸骨中线，为通过胸骨正中的垂直线。锁骨中（左、右）：为通过锁骨的肩峰端与胸骨端两者中点的垂直线。胸骨线（左、右）：为沿胸骨边缘与前正中线平行的垂直线。腋前线（左、右）：为通过腋窝前皱襞沿前侧胸壁向下的垂直线。腋后线（左、右）为通过腋窝后皱襞沿后侧胸壁向下的垂直线。腋中线（左、右）：为自腋窝顶端于腋前线和腋后线之间向下的垂直线。后正中线：即脊柱中线，为通过椎骨棘突，或沿脊柱正中下行的垂直线。

（三）自然陷窝和解剖区域

腋窝（左、右）为上肢内侧与胸壁相连的凹陷部。胸骨上窝为胸骨柄上方的凹陷部，正常气管位于其后。锁骨上窝（左、右）为锁骨上方的凹陷部，相当于两肺上叶肺尖的上部。锁骨下窝（左、右）为锁骨下方的凹陷部。相当于两肺上叶肺尖的下部。肩胛上区（左、右）为肩胛以上的区域。肩胛下区（左、右）为两肩胛下角的连线与第12胸椎水平线之间的区域（图3-4-1）。

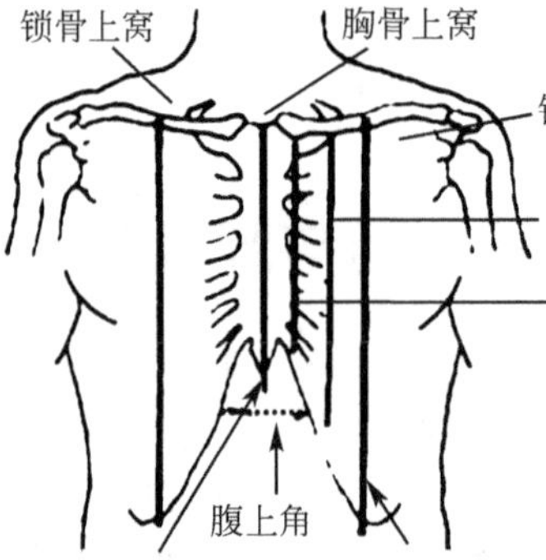

图3-4-1 胸部体表标志与分区（正面观）

（四）肺和胸膜的界限

（1）肺尖突出于锁骨之上，其最高点近锁骨的胸骨端。

（2）叶间肺界两肺的叶与叶之间由胸膜脏层分开，称为叶间隙。

（3）右肺上叶和中叶与下叶之间的叶间隙和左肺上、下叶之间的叶间隙称为斜裂。

（4）胸膜覆盖在肺表面的胸膜称为脏层胸膜，覆盖在胸廓内面、膈上面及纵隔的胸膜称为壁层胸膜。

（5）胸膜的脏、壁两层在肺根部互相反折延续，围成左右两个完全封闭的胸膜腔。腔内为负压，使两层胸膜紧密相贴，构成一个潜在的无气空腔。胸膜腔内有少量浆液，以减少呼吸时两层胸膜之间的摩擦。

二、胸壁、胸廓和乳房

检查胸壁时，正常胸壁无明显静脉可见。上腔静脉阻塞时，静脉血流方向自上而下充盈或曲张；下腔静脉阻塞时，血流方向则自下而上充盈或曲张。胸部皮下组织有气体积存时谓之皮下气肿，多由于肺、气管或胸膜受损等。正常情况下胸壁无压痛。肋间神经炎、肋软骨炎、胸壁软组织炎及肋骨骨折等患者，受累的局部可有压痛。骨髓异常增生者，常有胸骨压痛和叩击痛，见于白血病患者。还必须注意肋间隙有无回缩或膨隆。

（一）正常胸廓及常见胸廓外形的改变

正常胸廓一般来说两侧大致对称，呈椭圆形。双肩基本在同一水平上。锁骨稍突出，锁骨上、下稍下陷。成年人胸廓的前后径较左右径为短，两者的比例约为1∶1.5，小儿和老年人胸廓的前后径略小于左右径或几乎相等，故呈圆柱形。

扁平胸为胸廓呈扁平状，其前后径不及左右径的一半。见于瘦长体形者，亦可见于慢性消耗性疾病，如肺结核等。桶状胸为胸廓前后径增加，有时与左右径几乎相等，甚或超过左右径。见于严重肺气肿的患者，亦可发生于老年或矮胖体形者。佝偻病胸为佝偻病所致的胸廓改变，多见于儿童。沿胸骨两侧各肋软骨与肋骨交界处常隆起，形成串珠状，谓之佝偻病串珠。此外佝偻病儿童常可见漏斗胸和鸡胸等改变。胸廓一侧膨隆多见于大量胸腔积液、气胸、或一侧严重代偿性肺气肿。胸廓一侧平坦或下陷常见于肺不张、肺纤维化等。胸廓局部隆起见于心脏明显肿大、心包大量积液等。脊柱畸形引起的胸廓改变严重者导致胸廓两侧不对称，肋间隙增宽或变窄，胸腔内器官与表面标志的关系亦随之发生改变。

（二）乳房

正常儿童及男子乳房一般不明显，乳头位置大约位于锁骨中线第4肋间隙。正常女性乳房在青春期逐渐增大，呈半球形，乳头也逐渐长大呈圆柱形。乳房的检查还应包括引流乳房部位的淋巴结。病人采取坐位或仰卧位。一般先作视诊，然后再作触诊。

1. 视诊

（1）对称性：正常女性坐位时一般情况下两侧乳房基本对称。一侧乳房明显增大见于先天畸形、囊肿形成、炎症或肿瘤等。一侧乳房明显缩小则多因发育不全之故。

（2）表观情况：乳房皮肤发红提示局部炎症或乳癌累及浅表淋巴管引起的癌性淋巴管炎。此外，还应注意乳房皮肤有无溃疡、色素沉着和瘢痕等。乳房水肿使毛囊和毛囊开口变得明显可见，见于乳腺癌和炎症。癌肿可引起局部皮肤外观呈“橘皮”或“猪皮”样。孕妇及哺乳期妇女乳房明显增大，向前突出或下垂，乳晕扩大，色素加深，腋下丰满，乳房皮肤可见浅表静脉扩张。乳头必须注意其位置、大小，两侧是否对称，有无倒置或内翻。乳头回缩，如系自幼发生，为发育异常；如为近期发生则可能为乳癌。乳头出现分泌物提示乳腺导管有病变，分泌物可呈浆液性，黄色、绿色或血性。出血最常见于导管内良性乳突状瘤所引起，但亦见于乳癌的患者。乳头分泌物由清亮变为绿色或黄色，常见于慢性囊性乳腺炎。妊娠时乳头明显色素沉着，肾上腺皮质功能减退时乳晕退色。乳房皮肤回缩可由于外伤或炎症，受累区域纤维缩短之故。如无确切的乳房急性炎症的病史，皮肤回缩常提示恶性肿瘤的存在。完整的乳房视诊还应包括乳房淋巴引流最重要的区域。必须详细观察腋窝和锁骨上窝有无红肿、包块、溃疡、瘘管和瘢痕等。

2. 触诊 乳房的上界是第2或第3肋骨，下界是第6或第7肋骨。触诊乳房时，被检查者采取坐位，先两臂下垂，然后双臂高举超过头部或双手叉腰再行检查。当仰卧位检查时，可垫以小枕头抬高肩部使乳房能较对称地位于胸壁上。以乳头为中心作一垂直线和水平线，可将乳房分为4个象限。触诊先由健侧乳房开始，后检查患侧。检查者的手指和手掌应平置在乳房上，应用指腹，轻施压力，以旋转或来回滑动进行触诊。检查左侧乳房时由外上象限开始，然后顺时针方向进行由浅入深触诊直至4个象限检查完毕为止，最后触诊乳头。以同样方式检查右侧乳房，但沿逆时钟方向进行，触诊乳房时应着重注意有无红肿、热痛和包块。乳头有无硬结、弹性消失和分泌物。触诊乳房时必须注意下列物理征象：硬度和弹性、压痛、包块。如有包块存在应注意部位、大小、长度、宽度、厚度。以及包块的外形、硬度、压痛和活动度。大多数良性病变的包块其活动度较大，炎性病变则较固定，而早期恶性包块虽可活动，但当病程发展至晚期，其他结构被癌肿侵犯时，其固定度则明显增加。乳房触诊后，还应仔细触诊腋窝、锁骨上窝及颈部的淋巴结有否肿大或其他异常。此处常为乳房炎症或恶性肿瘤扩展和转移的所在。

三、肺和胸膜

检查胸部时患者一般采取坐位或仰卧位，脱去上衣，使腰部以上的胸部能得到充分暴露。肺和胸膜的检查一般应包括视、触、叩、听四个部分。

（一）视诊

1. 呼吸运动 健康人在静息状态下呼吸运动稳定而有节律。某些体液因素，如高碳酸血症可直接抑制呼吸中枢使呼吸变浅。低氧血症时可兴奋颈动脉窦及主动脉体化学感受器使呼吸变快。代谢性酸中毒时，使呼吸变深变慢。此外，肺的牵张反射，亦可改变呼吸节律，如肺炎或心力衰竭时肺充血，呼吸可变得浅而快。另外，呼吸节律还可受意识的支配。正常情况下吸气为主动运动，呼气为被动运动。

正常男性和儿童的呼吸以膈肌运动为主，形成腹式呼吸；女性的呼吸则以肋间肌的运动为主，故形成胸式呼吸。实际上该两种呼吸运动均不同程度同时存在。某些疾病如肺炎、重症肺结核等均可使胸式呼吸减弱而腹式呼吸增强。腹膜炎、大量腹水等则腹式呼吸减弱，而代之以胸式呼吸。上呼吸道部分阻塞患者，因气流不能顺利进入肺，引起胸骨上窝、锁骨上窝及肋间隙向内凹陷，称为“三凹征”。因吸气时间延长，又称之为吸气性呼吸困难，常见于气管阻塞，如气管肿瘤、异物等。反之，下呼吸道支气管哮喘和阻塞性肺气肿阻塞患者，因气流呼出不畅，呼气需要用力，从而引起肋间隙膨隆，为呼气性呼吸困难。呼吸困难的体位可随引起呼吸困难的病因而不同。常见的有端坐呼吸，转卧或折身呼吸和平卧呼吸三种。

2. 呼吸频率 正常成人静息状态下，呼吸为12～20次/分，呼吸与脉搏之比为1∶4。新生儿呼吸约44次/分，随着年龄的增长而逐渐减慢。呼吸过速指呼吸频率超过20次/分。见于发热、疼痛、贫血、甲状腺功能亢进及心力衰竭等。一般体温升高1℃，呼吸大约增加4次/分。呼吸过缓指呼吸频率低于12次/分。呼吸浅慢见于麻醉剂或镇 静剂过量和颅内压增高等。呼吸浅快见于呼吸肌麻痹、严重鼓肠、腹水和肥胖等。呼吸深快见于剧烈运动时，当情绪激动或过度紧张时，亦常出现呼吸深快，并有过度通气的现象，此时动脉血二氧化碳分压降低，引起呼吸性碱中毒，患者常感口周及肢端发麻，严重者可发生手足搐搦及呼吸暂停。当严重代谢性酸中毒时，亦出现深而慢的呼吸，见于糖尿病酮中毒和尿毒症酸中毒等，又称之为库氏（Kussmaul）呼吸。

3. 呼吸节律 正常成人静息状态下，呼吸的节律基本上是均匀而整齐的。当病理状态下，往往会出现各种呼吸节律的变化。潮式呼吸由浅慢逐渐变为深快，然后再由深快转为浅慢，随之出现一段呼吸暂停后，又开始如上变化的周期性呼吸。潮式呼吸周期可长达30s至2min，暂停期可持续5～30s。间停呼吸又称Biots呼吸。表现为有规律呼吸几次后，突然停止一段时间，又开始呼吸，即周而复始的间停呼吸。以上是由于呼吸中枢的兴奋性降低，这种呼吸节律的变化多发生于中枢神经系统疾病，如脑炎、脑膜炎、颅内压增高及某些中毒，如糖尿病酮中毒、巴比妥中毒等。间停呼吸较潮式呼吸更为严重，预后多不良，常在临终前发生。有些老年人深睡时亦可出现潮式呼吸，此为脑动脉硬化，中枢神经供血不足的表现。抑制性呼吸此为胸部发生剧烈疼痛所致的吸气相突然中断，患者表情痛苦，常见于急性胸膜炎、胸膜恶性肿瘤、肋骨骨折及胸部严重外伤等。叹气样呼吸表现在一段正常呼吸节律中插入一次深大呼吸，并常伴有叹息声。此多为功能性改变，见于神经衰弱、精神紧张或抑郁症。

（二）触诊

1. 胸廓扩张度 即呼吸时的胸廓动度，于胸廓前下部检查较易获得，因该处胸廓呼吸时动度较大。嘱患者做深呼吸运动，观察比较两手的动度是否一致。若一侧胸廓扩张受限，见于大量胸腔积液、气胸、胸膜增厚和肺不张等。

2. 语音震颤 为被检查者发出语音时，声波起源于喉部，沿气管、支气 管及肺泡，传到胸壁所引起共鸣的振动，可由检查者的手触及，故又称触觉震颤。根据其振动的增强或减弱，可判断胸内病变的性质。自上至下，从内到外比较两侧相应部位语音震颤的异同，注意有无增强或减弱。

语音震颤的强弱主要取决于气管、支气管是否通畅，胸壁传导是否良好而定。一般来说，发音强、音调低、胸壁薄及支气管至胸壁的距离近者语音震颤强，反之则弱。语音震颤减弱或消失，主要见于肺泡内含气量过多，如肺气肿；支气管阻塞，如阻塞性肺不张；大量胸腔积液或气胸；胸膜高度增厚粘连；胸壁皮下气肿。语音震颤增强，主要见于大叶性肺炎实变期、大片肺梗死等；接近胸膜的肺内巨大空腔，声波在空洞内产生共鸣，如空洞型肺结核、肺脓肿等。

3. 胸膜摩擦感 指当急性胸膜炎时，因纤维蛋白沉着于两层胸膜，使其表面变为粗糙，呼吸时脏层和壁层胸膜相互摩擦，可由检查者的手感觉到。

（三）叩诊

1. 叩诊方法

（1）间接叩诊：检查者一手的中指第1和第2指节作为叩诊板，置于欲叩诊的部位上，另一手的中指指端作为叩诊锤，以垂直的方向叩击于板指上，判断由胸壁及其下面的结构发出的声音。该法目前应用最为普遍。

（2）直接叩诊：检查者将手指稍并拢以其指尖对胸壁进行叩击，显示不同部位叩诊音的改变。

胸部叩诊时，首先检查前胸，叩诊由锁骨上窝开始，然后沿锁骨中线、腋前线自第1肋间隙从上至下逐一肋间隙进行叩诊。其次检查侧胸壁，自腋窝开始沿腋中线、腋后线叩诊，向下检查至肋缘。最后检查背部，直至肺底膈活动范围被确定为止。并作左右、上下、内外进行对比，并注意叩诊音的变化。叩诊时板指应平贴于肋间隙并与肋骨平行，叩击力量要均匀，轻重应适宜，以右手中指的指尖短而稍快的速度，重复叩击作为诊板手指第2节指骨前端上，每次叩击2～3下，正确的叩诊前臂应尽量固定不动，主要由腕关节的运动予以实现。

2. 叩诊音 可分为清音、过清音、鼓音、浊音和实音正常叩诊音。正常胸部叩诊为清音，其音响强弱和高低与肺脏的含气量的多寡、胸壁的厚薄以及邻近器官的影响有关。前胸上部较下部叩诊音相对稍浊；右肺上部叩诊音亦相对稍浊；故背部的叩诊音较前胸部稍浊；右侧腋下部因受肝脏的影响叩诊音稍浊，而左侧腋前线下方有胃泡的存在，故叩诊呈鼓音。

3. 肺界的叩诊 肺上界即肺尖的上界。叩诊方法是：自斜方肌前缘中央部开始叩诊为清音，逐渐叩向外侧，当由清音变为浊音时，即为肺上界的外侧终点。然后再由上述中央部叩向内侧，直至清音变为浊音时，即为肺上界的内侧终点。该清音带的宽度即为肺尖的宽度，正常为5cm。肺上界变狭或叩诊浊音，常见于肺结核所致的肺尖浸润，纤维性变及萎缩。肺上界变宽，叩诊稍呈过清音，则常见于肺气肿的病人。

肺前界：正常的肺前界相当于心脏的绝对浊音界。右肺前界相当于胸骨线的位置。左肺前界则相当于胸骨旁线自第4～6肋间隙的位置。当心脏扩大，心肌肥厚，心包积液，主动脉瘤，肺门淋巴结明显肿大时，可使左、右两肺前界间的浊音区扩大，反之，肺气肿时则可使其缩小。

肺下界：两侧肺下界大致相同，平静呼吸时位于锁骨中线第6肋间隙上，腋中线第8肋间隙上，肩胛线第10肋间隙上。矮胖者的肺下界可上升1肋间隙，瘦长者可下降1肋间隙。病理情况下，肺下界降低见于肺气肿、腹腔内脏下垂，肺下界上升见于肺不张、腹内压升高使膈上升，如鼓肠、腹水、气腹、肝脾肿大、腹腔内巨大肿瘤及膈肌麻痹等。

肺下界的移动范围即相当于呼吸时膈肌的移动范围。嘱受检者作深吸气后在屏住呼吸的同时，叩诊由清音变为浊音时，即为肩胛线上肺下界的最低点。当受检者恢复平静呼吸后，同样先叩出平静呼吸时的肺下界，再嘱作深呼气并屏住呼吸，然后再由下向上叩诊，直至浊音变为清音时，为肺下界的最高点。最高至最低两点间的距离即为肺下界的移动范围。肺下界移动度减弱见于肺组织弹性消失，如肺气肿等；肺组织萎缩，如肺不张和肺纤维化等；及肺组织炎症和水肿。当胸腔大量积液、积气及广泛胸膜增厚粘连时肺下界及其移动度不能叩得。膈神经麻痹患者，肺下界移动度亦消失。

4. 胸部异常叩诊音 正常肺脏的清音区范围内，如出现浊音、实音、过清音或鼓音时则为异常叩诊音，提示肺、胸膜、膈或胸壁具有病理改变存在。一般距胸部表面5cm以上的深部病灶、直径小于3cm的小范围病灶或少量胸腔积液时，常不能发现叩诊音的改变。

肺部大面积含气量减少的病变，如肺炎、肺不张、肺结核、肺梗死、肺水肿及肺硬化等；和肺内不含气的占位病变，如肺肿瘤、肺包虫或囊虫病、未液化的肺脓肿等；以及胸腔积液，胸膜增厚等病变，叩诊均为浊音或实音。

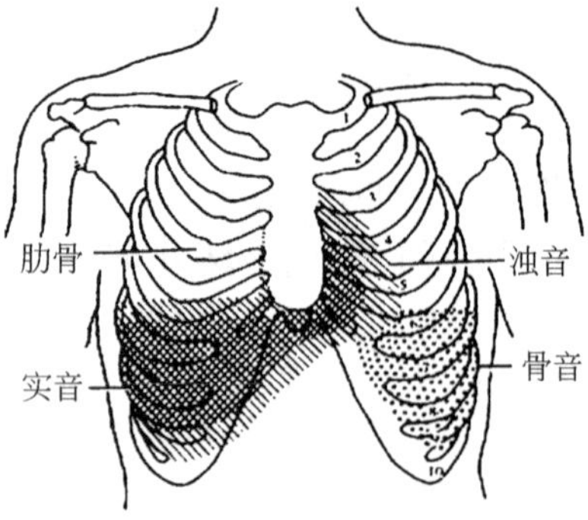

图 3-4-2 前胸部正常叩诊音

肺张力减弱而含气量增多时，如肺气肿等，叩诊呈过清音。肺内空腔性病变如其腔径大于3～4cm，且靠近胸壁时，如空洞型肺结核、液化了的肺脓肿和肺囊肿等，叩诊可呈鼓音。胸膜腔积气，如气胸时，叩诊亦可为鼓音。若空洞巨大，位置表浅且腔壁光滑或张力性气胸的患者，叩诊时局部虽呈鼓音，但因具有金属性回响，故又称为空瓮音。当肺泡壁松弛，肺泡含气量减少的情况下，如肺不张，肺炎充血期或消散期和肺水肿等，局部叩诊时可呈现一种兼有浊音和鼓音特点的混合性叩诊音，称之为浊鼓音（图3-4-2）。

（四）听诊

肺部听诊时，被检查者取坐位或卧位。听诊的顺序一般由肺尖开始，自上而下分别检查前胸部、侧胸部和背部，与叩诊相同，听诊前胸部应沿锁骨中线和腋前线；听诊侧胸部应沿腋中线和腋后线；听诊背部应沿肩胛线，自上至下逐一肋间进行，而且要在上下、左右对称的部位进行对比。被检查者微张口作均匀的呼吸，必要时可作较深的呼吸或咳嗽数声后立即听诊，这样更有利于察觉呼吸音及附加音的改变。

1. 正常呼吸音 气管呼吸音是空气进出气管所发出的声音，粗糙、响亮且高调，吸气与呼气相几乎相等，于胸外气管上面可听及。支气管呼吸音为吸入的空气在声门、气管或主支气管形成湍流所产生的声音，颇似抬舌后经口腔呼气时所发出“ha”的音响，该呼吸音强而高调，吸气相较呼气相短。正常人于喉部、胸骨上窝、背部第6、7颈椎及第1、2胸椎附近均可听到支气管呼吸音，且越靠近气管区，其音响越强，音调亦渐降低。支气管肺泡呼吸音为兼有支气管呼吸音和肺泡呼吸音特点的混合性呼吸音。吸气相与呼气相大致相同。正常人于胸骨两侧第1、2肋间隙，肩胛间区第3、4胸椎水平以及肺尖前后部可听及支气管肺泡呼吸音。当其他部位听及支气管肺泡呼吸音时，均属异常情况，提示有病变存在。肺泡呼吸音是由于空气在细支气管和肺泡内进出移动的结果。肺泡弹性的变化和气流的振动是肺泡呼吸音形成的主要因素。肺泡呼吸音为一种叹息样的或柔和吹风样的“fu—fu”声，在大部分肺野内均可听及。其音调相对较低。正常人肺泡呼吸音的强弱与性别、年龄、呼吸的深浅、肺组织弹性的大小及胸壁的厚薄等有关。男性肺泡呼吸音较女性为强。儿童的肺泡呼吸音较老年人强，因儿童的胸壁较薄且肺泡富有弹性，而老年人的肺泡弹性则较差。正常呼吸音（图3-4-3）。

2. 异常呼吸音 异常肺泡呼吸音为肺泡呼吸音减弱或消失，常见于胸廓活动受限，呼吸肌疾病，支气管阻塞，压迫性肺膨胀不全，腹部疾病等。肺泡呼吸音增强常见于机体需氧量增加，如运动、发热或代谢亢进等；缺氧兴奋呼吸中枢，导致呼吸运动增强，如贫血等；血液酸度增高，如酸中毒等。一侧肺泡呼吸音增强，见于一侧肺胸病变引起肺泡呼吸音减弱，此时健侧肺可发生

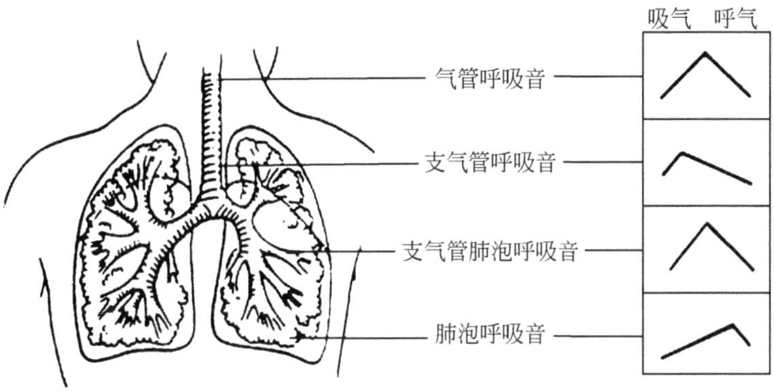

图 3-4-3 肺部正常呼吸音

代偿性肺泡呼吸音增强。呼气音延长见于下呼吸道部分阻塞，如支气管哮喘等，或由于肺组织弹性减退，如慢性阻塞性肺气肿等，均可引起呼气音延长。断续性呼吸音常见于肺结核和肺炎等。粗糙性呼吸音见于支气管或肺部炎症的早期。如在正常肺泡呼吸音部位听到支气管呼吸音，则为异常的支气管呼吸音，或称管样呼吸音，常见于大叶性肺炎的实变期，其支气管呼吸音强而高调，而且近耳。当肺内大空腔与支气管相通，可听及清晰的支气管呼吸音，常见于肺脓肿或空洞型肺结核的患者。胸腔积液时，压迫肺脏，发生压迫性肺不张，可于积液区上方有时可听到支气管呼吸音，但强度较弱而且遥远。异常支气管肺泡呼吸音为在正常肺泡呼吸音的区域内听到的支气管肺泡呼吸音。为肺部实变区域较小且与正常含气肺组织混合存在，或肺实变部位较深并被正常肺组织所覆盖之故。常见于支气管肺炎、肺结核、大叶性肺炎初期等。

3. 啰音 是呼吸音以外的附加音，该音正常情况下并不存在，按性质的不同可分为下列几种。湿啰音系由于吸气时气体通过呼吸道内的分泌物如渗出液、痰 液、血液、黏液和脓液等，形成的水泡破裂所产生的声音，故又称水泡音。或认为由于小支气管壁因分泌物黏着而陷闭，当吸气时突然张开重新充气所产生的爆裂音。湿啰音的特点为呼吸音外的附加音，断续而短暂，一次常连续多个出现，于吸气时或吸气终末较为明显，有时也出现于呼气早期，部位较恒定，性质不易变，中、小湿啰音可同时存在，咳嗽后可减轻或消失。湿啰音可分为响亮性和非响亮性两种。也可以按呼吸道腔径大小和腔内渗出物的多寡分粗、中、细湿啰音和捻发音。粗湿啰音又称大水泡音。发生于气管、主支气管或空洞部位，多出现在吸气早期。见于支气管扩张、肺水肿及肺结核或肺脓肿空洞。昏迷或濒死的患者因无力排出呼吸道分泌物，于气管处可听及粗湿啰音，谓之痰鸣。中湿啰音又称中水泡音。发生于中等大小的支气管，发生在吸气晚期，音调高，稀疏不连续，不因咳嗽而消失。细湿啰音多在吸气后期出现，常见于细支气管炎、支气管弥漫性肺间质纤维化患者，其音调高。捻发音是一种极细而均匀一致的湿啰音。多在吸气的终末听及，颇似在耳边用手指捻搓一束头发时所发出的声音。常见于细支气管和肺泡炎症或充血，如肺淤血、肺炎早期和肺泡炎等。但正常老年人或长期卧床的患者，于肺底亦可听及捻发音，在数次深呼吸或咳嗽后可消失，一般无临床意义。肺部局限性湿啰音，仅提示该处的局部病变，如肺炎、肺结核或支气管扩张等。两侧肺底湿啰音，多见于心力衰竭所致的肺淤血和支气管肺炎等。如两肺野满布湿啰音，则多见于急性肺水肿和严重支气管肺炎。干啰音系由于气管、支气管或细支气管狭窄或部分阻塞，空气吸入或呼出时发生湍流所产生的声音。呼吸道狭窄或不完全阻塞的病理基础有炎症引起的黏膜充血水肿和分泌物增加；支气管平滑肌痉挛；管腔内肿瘤或异物阻塞；以及管壁被管外肿大的淋巴结或纵隔肿瘤压迫引起的管腔狭窄等。干啰音根据音调的高低可分为高调和低调两种。高调干啰音又称哨笛音。用力呼气时其音质常呈上升性，多起源于较小的支气管或细支气管。

低调干啰音又称鼾音，呈呻吟声或鼾声的性质，多发生于气管或主支气管，最常于吸气相或呼吸相连续听及；咳嗽后可消失。

4. 语音共振 语音共振的产生方式与语音震颤基本相同。语音共振一般在气管和大支气管附近听到的声音最强，在肺底则较弱。语音共振减弱见于支气管阻塞，根据听诊音的差异可分为以下几种：支气管语音、胸语音、羊鸣音、耳语音。

5. 胸膜摩擦音 正常胸膜表面光滑，胸膜腔内并有微量液体存在，因此，呼吸时胸膜脏层和壁层之间相互滑动并无音响发生。然而，当胸膜面由于炎症、纤维素渗出而变得粗糙时，则随着呼吸便可出现胸膜摩擦音。其特征颇似用一手掩耳，以另一手指在其手背上摩擦时所听到的声音。最常听到的部位是前下侧胸壁。胸膜摩擦音可随体位的变动而消失或复现。当胸腔积液较多时，因两层胸膜被分开，摩擦音可消失，在积液吸收过程中当两层胸膜又接触时，可再出现。胸膜摩擦音常发生于纤维素性胸膜炎、肺梗死、胸膜肿瘤及尿毒症等患者。

（五）胸部和肺体格检查的步骤和主要内容

胸廓检查，从前至后，注意胸廓表面标志、大小和形状（前后径和左右径比较）、对称性、皮肤颜色、浅表静脉、形态和肋骨突出；呼吸频率、节律和形式；胸廓呼吸动度、对称性、膨隆和辅助呼吸肌的动用；注意呼吸时有无可闻及的声音（如喘鸣）；胸廓的触诊、对称性、胸廓的扩张度、搏动 、触觉如捻发感、摩擦感、振动感、触觉震颤；胸廓直接或间接叩诊，两侧比较、膈肌移动度、叩诊音强度，音调，时限和性质；胸部听诊用鼓形听诊器，从肺尖到肺底，两侧比较正常呼吸音的强度，音调，时限和性质和异常呼吸音（湿啰音、干啰及摩擦音）语音共振。

四、常见呼吸系统疾病的主要症状和体征

（一）大叶性肺炎

大叶性肺炎是大叶性分布的肺脏炎性病变。其病原主要为肺炎链球菌。

1. 症状 患者多为青壮年，受凉、疲劳、酗酒常为其诱因；起病多急骤，先有寒战，继则高热，体温可达39～40℃，常呈稽留热，患者诉头痛，全身肌肉酸痛，患侧胸痛，呼吸增快，咳嗽，咳铁锈色痰，数日后体温可急剧下降，大量出汗，随之症状明显好转。

2. 体征 患者呈急性热病容，颜面潮红，鼻翼扇动，呼吸困难，发绀，脉率增速，常有口唇疱疹。充血期病变局部呼吸动度减弱，语音震颤稍增强，叩诊浊音，并可听及捻发音。当发展为大叶实变时，语音震颤和语音共振明显增强，叩诊为浊音或实音，并可听到支气管呼吸音。如病变累及胸膜则可听及胸膜摩擦音。当病变进入消散期时，病变局部叩诊逐渐变为清音，支气管呼吸音亦逐渐减弱，代之以湿性啰音，最后湿啰音亦逐渐消失，呼吸音恢复正常。

（二）慢性支气管炎并发肺气肿

慢性支气管炎是气管、支气管黏膜及其周围组织的慢性非特异性炎症。起病潜隐，发展缓慢。主要并发症为慢性阻塞性肺气肿、肺动脉高压和肺心病。

1. 症状 主要表现为慢性咳嗽，冬季加剧，常持续3个月以上，晨间咳嗽加重伴咳白色黏液或浆液泡沫痰，量多，当合并感染时，则呈脓性。患者常觉气短，胸闷，活动时明显，并随病情进展而逐渐加重。

2. 体征 早期可无明显体征。急性发作时常可有散在的干、湿啰音，多于肺底听及，咳嗽后可减少或消失。啰音的量与部位常不恒定，合并哮喘者可听到较多的干啰音，并伴呼气延长。

当有阻塞性肺气肿时，可见胸廓呈桶状，肋间隙增宽，呼吸动度减弱，语音共振减弱。双肺

叩诊呈过清音，肺下界下降，并移动度变小。心浊音界缩小或消失，肝浊音界下移。肺泡呼吸音普遍性减弱，呼气相延长，双肺底时可听到湿啰音。

（三）胸腔积液

胸腔积液为胸膜毛细血管内静水压增高（如心力衰竭等）、胶体渗透压降低、胸膜毛细血管壁通透性增加所致的胸膜液体产生增多或吸收减少。胸腔积液的性质按其病因的不同可分为渗出液和漏出液两种。

1. 症状 胸腔积液少于300ml时症状多不明显，但少量炎性积液以纤维素性渗出为主的患者常诉刺激性干咳，患侧胸疼，于吸气时加重，患者喜患侧卧位以减少呼吸动度，减轻疼痛。当积液增多时，胸膜脏层与壁层分开，胸痛可减轻或消失。

胸腔积液大于500ml的患者，常诉气短、胸闷，大量积液时因纵隔脏器受压而出现心悸，呼吸困难，甚至端坐呼吸并出现发绀。此外，除胸腔积液本身所致的症状外，视病因的不同，患者常有其他基础疾病的表现，如炎症引起的渗出液者，可有发热等中毒症状，如为非炎症所致的漏出液者，则常伴有心力衰竭、腹水或水肿等症状。

2. 体征 少量积液者，常无明显体征，或仅见患侧胸廓呼吸动度减弱。中至大量积液时，可见呼吸浅快，患侧呼吸运动受限，肋间隙丰满，心尖搏动及气管移向健侧，语音震颤和语音共振减弱或消失，在积液区可叩得浊音。

大量胸腔积液或伴有胸膜增厚粘连的患者，则叩诊为实音。积液区呼吸音和语音共振减弱或消失。积液区上方有时可听到支气管呼吸音。纤维素性胸膜炎的患者常可听到胸膜摩擦音。

第五节 心脏检查

心脏检查是心血管疾病诊断的基本功，检查结果对进一步正确地选择仪器检查提供了有意义的参考。同时仪器的检查结果往往需结合病史和体检，进行综合考虑，才能对疾病作出正确的诊断。此外，某些物理检查发现的心音的改变、心杂音、奔马律、交替脉等重要的体征，是目前常规仪器检查所不能发现的。在进行心血管检查时，需注意全身性疾病对心血管系统的影响和心血管疾病的全身表现。心脏检查时一方面采取视诊、触诊、叩诊、听诊依次进行，以全面地了解心脏情况；另一方面在确定某一异常体征时，也可同时交替应用两种以上的检查方法加以判断。

一、视诊

患者尽可能取卧位，必要时医生也可将视线与胸廓同高，以便更好地了解心前区有无隆起和异常搏动等。

1. 胸廓畸形 正常人胸廓前后径、横径左右应基本对称。心前区隆起多为先天性心脏病造成心脏肥大。如法洛四联症、肺动脉瓣狭窄等的右心室肥大；少数情况见于儿童期风湿性心瓣膜病的二尖瓣狭窄所致的右心室肥大等。位于胸骨右缘第2肋间其附近局部隆起，多为主动脉弓动脉瘤或升主动脉扩张所致。

2. 心尖搏动 主要由于心室收缩时心脏摆动，心尖向前冲击前胸壁相应部位而形成。正常成人心尖搏动位于第5肋间，左锁骨中线内侧0.5～1.0cm，搏动范围为2.0～2.5cm。正常仰卧时心尖搏动略上移；左侧卧位，右侧卧位、肥胖体形或体形瘦长者、小儿以及妇女妊娠时，心尖搏动可略有移位。有心脏本身因素（如心脏增大）或心脏以外的因素（如纵隔、横膈位置改变）时心尖搏动可出现移位。

（1）心尖搏动强度与范围：生理情况下，胸壁肥厚、乳房悬垂或肋间隙狭窄时心尖搏动较弱，搏动范围也缩小。胸壁薄或肋间隙增宽时心尖搏动相应增强，范围也较大。另外，剧烈运动与情绪激动时，心尖搏动也随之增强。病理情况下心肌收缩力增加也可使心尖搏动增强，如高热、严重贫血、甲状腺功能亢进或左心室肥厚心功能代偿期。然而，心尖搏动减弱可考虑心肌收缩力下降外，如扩张型心肌病和急性心肌梗死等。此外，心包积液、缩窄性心包炎以及心脏以外的病理性因素肺气肿、左侧大量胸水或气胸等也可出现搏动减弱。负性心尖搏动指心脏收缩时，心尖搏动内陷，称负性心尖搏动。见于粘连性心包炎或心包与周围组织广泛粘连。另外，由于重度右室肥大所致心脏顺钟向转位，而使左心室向后移位也可引起负性心尖搏动。

（2）心前区搏动：当心脏收缩时在胸骨左缘第3～4肋间出现强有力而较持久的搏动，为右心室肥厚征象，多见于先天性心脏病所致的右心室肥厚，如房间隔缺损等。剑突下搏动该搏动可能是右心室收缩期搏动，也可由腹主动脉搏动产生。鉴别搏动来自右心室或腹主动脉的方法有两种：其一是患者深吸气后，搏动增强则为右室搏动，减弱则为腹主动脉搏动。其二是手指平放从剑突下向上压入前胸壁后方，右心室搏动冲击手指末端而腹主动脉搏动则冲击手指掌面。另外，消瘦者的剑突下搏动可能来自正常的腹主动脉搏动或心脏垂位时的右心室搏动。心底部搏动收缩期搏动，多见于肺动脉扩张或肺动脉高压，也可见于少数正常青年人（特别是瘦长体形者）在体力活动或情绪激动时。胸骨右缘第2肋间（主动脉瓣区）收缩期搏动，多为主动脉弓动脉瘤或升主动脉扩张。

二、触　　诊

检查者先用右手全手掌开始检查，置于心前区，然后逐渐缩小到用手掌尺侧（小鱼际）或示指和中指指腹并拢同时触诊，必要时也可单指指腹触诊。触诊除可进一步确定心尖搏动的位置外，尚可判断心尖或心前区的抬举性搏动。

1. 心尖区抬举性搏动　为左室肥厚的体征。而胸骨左下缘收缩期抬举性搏动是右心室肥厚的可靠指征。另外，心尖搏动的触诊对于复杂的心律失常患者结合听诊以确定第一、第二心音或收缩期、舒张期也有重要价值。

2. 震颤　为触诊时手掌感到的一种细小震动感，与在猫喉部摸到的呼吸震颤类似，又称猫喘。发现震颤后应首先确定部位及来源（瓣膜、大血管或间隔缺损），其次确定其处于心动周期中的时相（收缩期、舒张期或连续性）。在一般情况下，震颤见于某些先天性心血管病或狭窄性瓣膜病变，临床上凡触及震颤均可认为心脏有器质性病变。

3. 心包摩擦感　可在心前区或胸骨左缘第3、4肋间触及。是由于急性心包炎时心包膜纤维素渗出致表面粗糙，心脏收缩时脏层与壁层心包摩擦产生的振动传至胸壁所致。随渗液的增多，使心包脏层与壁层分离，摩擦感则消失。

三、叩　　诊

叩诊用于确定心界大小及其形状。心浊音界包括相对及绝对浊音界两部分，心脏左右缘被肺遮盖的部分，叩诊呈相对浊音，而不被肺遮盖的部分则叩诊呈绝对浊音。通常心脏相对浊音界反映心脏的实际大小。

叩诊采用间接叩诊法，受检者一般取平卧位，必要时分别进行坐、卧位叩诊，并注意两种体位时心浊音界的不同改变。叩诊时，板指平置于心前区拟叩诊的部位，以右手中指借右腕关节活动均匀叩击板指，并且由外向内逐渐移动板指，以听到声音由清变浊来确定心浊音界。另外，必须注意叩诊时板指每次移动距离不宜过大，并在发现声音由清变浊时，需进一步往返叩诊几次，以免得出的心界范围小于实际大小。

通常的顺序是先叩左界，后叩右界。左侧在心尖搏动外 2～3cm 处开始，由外向内，逐个肋间向上，直至第 2 肋间。右界叩诊先叩出肝上界，然后于其上一肋间由外向内，逐一肋间向上叩诊，直至第 2 肋间。对各肋间叩得的浊音界逐一作出标记，并测量其与胸骨 中线间的垂直距离。

正常心浊音界：自第 2 肋间起向外逐渐形成一外凸弧形，直至第 5 肋间。右界各肋间几乎与胸骨右缘一致，仅第 4 肋间稍超过胸骨右缘。以胸骨中线至心浊音界线的垂直距离（cm）表示正常成人心相对浊音界，并标出胸骨中线与左锁骨中线的间距。正常心脏浊音界（图 3-5-1）。

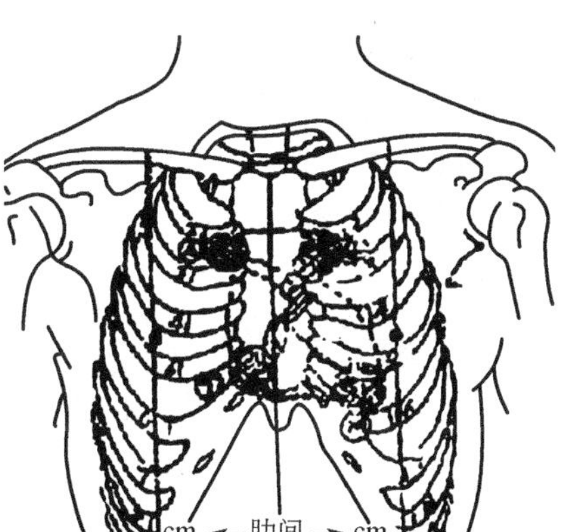

cm	←肋间→	cm
2~3	Ⅱ	2~3
2~3	Ⅲ	3.5~4.5
2~4	Ⅳ	5~6
	Ⅴ	7~9

图 3-5-1 正常心脏浊音界

心浊音界改变及其临床意义：心脏以外因素如一侧大量胸腔积液或气胸、一侧胸膜粘连、增厚与肺不张、大量腹水或腹腔巨大肿瘤可以造成心脏移位或心浊音界改变。心脏本身病变包括心房、心室增大与心包积液等，其心浊音界的改变。心包积液向左下增大，心腰加深，心界似靴形。

四、听　　诊

心脏物理诊断中最重要和较难掌握的方法。听诊需注意心率、心律、心 音、心脏杂音和额外心音等特征，进而对心脏的病理生理状况进行分析。听诊时，患者多取卧位或坐位。然而，对疑有二尖瓣狭窄者，宜嘱患者取左侧卧位；对疑有主动脉瓣关闭不全者宜取坐位且上半身前倾。另外，具备一副高质量的听诊器有利于获得更多和更可靠的信息。

（一）心脏瓣膜听诊区

心脏各瓣膜开放与关闭时所产生的声音传导至体表最易听清的部位称心脏瓣膜听诊区，与其解剖部位不完全一致。通常有 5 个听诊区：

（1）二尖瓣区：位于心尖搏动最强点，又称心尖区；

（2）肺动脉瓣区：在胸骨左缘第 2 肋间；

（3）主动脉瓣区：位于胸骨右缘第 2 肋间；

（4）主动脉瓣第二听诊区：在胸骨左缘第 3 肋间；

（5）三尖瓣区：在胸骨下端左缘，即胸骨左缘第 4、5 肋间。

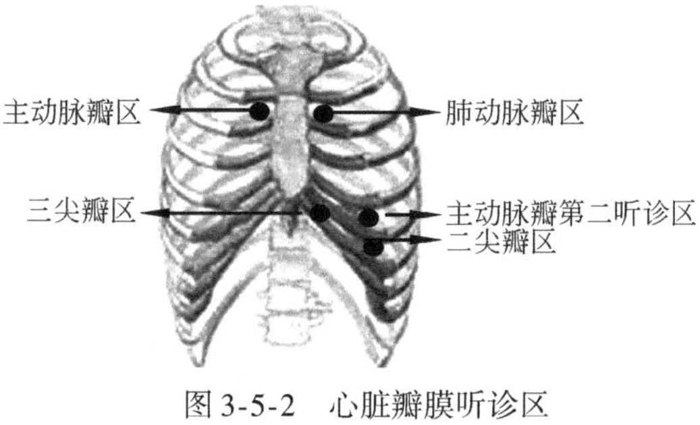

图 3-5-2 心脏瓣膜听诊区

需要指出的是，这些通常的听诊区域是假定心脏结构和位置正常的情况下设定的，在心脏病的心脏结构和位置发生改变时，需根据心脏结构改变的特点和血流的方向，适当移动听诊部位和扩大听诊范围，对于某些心脏结构异常的心脏病尚可取特定的听诊区域。心脏瓣膜听诊区（图 3-5-2）。

（二）听诊顺序

对于初学者，设定一个听诊顺序，有助于防止遗漏和全面地了解心脏状况。通常的听诊顺序可以从心尖区开始，逆时针方向依次听诊：先听心尖区再听肺动脉瓣区，然后为主动脉瓣区、主动脉瓣第二听诊区，最后是三尖瓣区。一些临床医师也有从心底部开始依次进行各个瓣膜区的听诊。

（三）听诊内容

听诊包括心率、心律、心音、额外心 音、杂音和心包摩擦音等。

1. 心率 指每分钟心搏次数。正常成人在安静、清醒的情况下心率范围为60～100次/分，老年人偏慢，女性稍快，儿童较快，<3岁的儿童多在100次/分以上。凡成人心率超过100次/分，婴幼儿心率超过150次/分称为心动过速。心率低于60次/分称为心动过缓。心动过速与过缓可有短暂性或持续性，可由多种生理性、病理性或 药物性因素引起。

2. 心律 指心脏跳动的节律。正常人心律基本规则，部分青年人可出现随呼吸改变的心律，吸气时心率增快，呼气时减慢，称窦性心律不齐，一般无临床意义。

听诊所能发现的心律失常最常见的有期前收缩和心房颤动。

期前收缩是指在规则心律基础上，突然提前出现一次心跳，其后有一较长间歇。如果期前收缩规律出现，可形成联律，例如连续每一次窦性搏动后出现一次期前收缩，称二联律；每两次窦性搏动后出现一次期前收缩则称为三联律，以此类推。

心房颤动的听诊特点是心律绝对不规则、第一心音强弱不等和脉率少于心率，后者称脉搏短绌，产生的原因是过早的心室收缩（心室内仅有少量的血液充盈）不能将足够的血液输送到周围血管所致。心房颤动的常见原因有二尖瓣狭窄、高血压病、冠心病和甲状腺功能亢进症等。少数原因不明称特发性。

（四）心音

1. 正常心音 按其在心动周期中出现的先后次序，可依次命名为第一心音、第二心音、第三心音和第四心音。通常情况下，只能听到第一、第二心音。第三心音可在部分青少年中闻及。第四心音一般听不到，如听到第四心音，属病理性。

心脏听诊最基本的技能是判定第一和第二心音，由此才能进一步确定杂音或额外心音所处的心动周期时相。通常情况下，第一心音与第二心音的判断并无困难：S1音调较S2低，时限较长，在心尖区最响；S2时限较短，在心底部较响；S1至S2的距离较S2至下一心搏S1的距离短。

（1）第一心音：出现在心室收缩早期，标志着心室收缩的开始。心室收缩时二尖瓣、三尖瓣突然关闭，瓣叶突然紧张产生振动而产生。另外，半月瓣的开放及血流冲入大血管所产生的振动、心房、心室肌收缩也参与第一心音的形成。第一心音在心前区各部均可听到，以心尖部最清晰。听诊特点为音调较低钝，强度较响，历时较长，与心尖搏动同时出现。

（2）第二心音：是由血流在主动脉与肺动脉内突然减速和半月瓣突然关闭引起瓣膜振动所产生的，标志心室舒张的开始。听诊特点为音调较高而脆，强度较第一心音弱，历时较短，在心底部最响。

（3）第三心音：出现在心室舒张早期，距第二心音后0.12～0.18s，为低频低振幅的振动。正常情况下只在儿童和青少年中听到。

（4）第四心音：出现在心室舒张末期，约在第一心音前0.1s（收缩期前）。此音较弱，正常时听不到，如能听到常为病理性。

2. 异常心音 包括心音强度、性质的改变，心音分裂和额外心音。额外心音又包括收缩期喷射音、舒张期奔马律、心包叩击音等。

3. 心音的改变及其临床意义 心音强度改变：除肺含气量多少、胸壁或胸腔病变等心外因素和是否心包积液外，影响心音强度的主要因素是心肌收缩力与心室充盈程度（影响心室内压增加的速率），瓣膜位置的高低，瓣膜的结构、活动性等。

（1）第一心音强度改变：S1 增强常见于二尖瓣狭窄。由于心室充盈减慢减少，以致在心室开始收缩时二尖瓣位置低垂，以及由于心室充盈减少，使心室收缩时左室内压上升加速和收缩时间缩短，造成瓣膜关闭振动幅度大，因而 S1 亢进。但是，二尖瓣狭窄时如果伴有严重的瓣叶病变，瓣叶显著纤维化或钙化，使瓣叶增厚、僵硬，瓣膜活动明显受限，则 S1 反而减弱。

另外，在心肌收缩力增强．和心动过速时，如高热、贫血、甲状腺功能亢进等均可使 S1 增强。S1 减弱常见于二尖瓣关闭不全。由于左心室舒张期过度充盈（包括由肺静脉回流的血 液加收缩期反流入左房的血液），使二尖瓣漂浮，以致在心室收缩前二尖瓣位置较高，关闭时振幅小，因而 S1 减弱。其他原因如心电图 P—R 间期延长、主动脉瓣关闭不全以及心肌炎、心肌病、心肌梗死或心力衰竭时，均可致 S1 减弱。S1 强弱不等常见于心房颤动和完全性房室传导阻滞。前者当两次心搏相近时 S1 增强，相距远时则 S2 减弱；后者当心房心室几乎同时收缩时 S1 增 强，又称“大炮音”。

（2）第二心音强度的改变：①S2 增强见于体循环阻力增高或血流增多时，主动脉压增高，主动脉瓣关闭有力，振动大，可呈高调金属撞击音；同样，肺循环阻力增高或血流量增多时，肺动脉压力增高，S2 亢进，如肺源性心脏病、左向右分流的先天性心脏病（如房间隔缺损、室间隔缺损、动脉导管未闭等）、二尖瓣狭窄伴肺动脉高压等。②S2 减弱由于体循环或肺循环阻力降低、血流减少、半月瓣钙化或严重纤维化时均可分别导致第二心音减弱，如低血压、主动脉瓣或肺动脉瓣狭窄等。

（3）心音性质改变：心肌严重病变时，第一心音失去原有性质且明显减弱，第二心音也弱，S1、S2 极相似，可形成“单音律”。当心率增快，收缩期与舒张期时限几乎相等时，听诊类似钟摆声，又称“钟摆律”或“胎心律”，提示病情严重，如大面积急性心肌梗死和重症心肌炎等。心音分裂：当左、右心室收缩明显不同步时，S1 可出现分裂，在心尖或胸骨左下缘可闻及分裂。S2 的分裂一般并不因呼吸而有变异，常见于心室电或机械活动延迟，使三尖瓣关闭明显迟于二尖瓣。见于完全性右束支传导阻滞，机械活动延迟见于肺动脉高压等。

4. 额外心音 听到的病理性附加心音，与心脏杂音不同。多数为病理性，大部分出现在舒张期，与原有的心音 S1、S2 构成三音律，如奔马律、开瓣音和心包叩击音等；也可出现在收缩期，如收缩期喷射音。少数可出现两个附加心音，则构成四音律。

（1）奔马律：系一种额外心音发生在舒张期的三音心律，由于同时常存在的心率增快，额外心音与原有的 S1、S2 组成类似马奔跑时的蹄声，故称奔马律。奔马律是心肌严重损害的体征。按其出现时间的早晚可分三种：舒张早期奔马律，最为常见，是病理性的，又称第三心音奔马律。提示有严重器质性心脏病，常见于心力衰竭、急性心肌梗死、重症心肌炎与扩张性心肌病等。根据舒张早期奔马律不同来源又可分为左室奔马律与右室奔马律，以左室占多数。舒张晚期奔马律又称收缩期前奔马律或房性奔马律，该奔马律的发生与心房收缩有关，是由于心室舒张末期压力增高或顺应性减退。重叠型奔马律为舒张早期和晚期奔马律在快速性心率或房室传导时间延长时在舒张中期重叠出现引起，使此额外音明显增强。当心率较慢时，两种奔马律可没有重叠，则听诊为 4 个心音，称舒张期四音律，常见于心肌病或心力衰竭。开瓣音又称二尖瓣开放拍击声，常位于第二心音后，见于二尖瓣狭窄而瓣膜尚柔软时。

由于舒张早期血液自高压力的左房迅速流入左室，导致弹性尚好的瓣叶迅速开放后又突然停止，使瓣叶振动引起的拍击样声音。听诊特点为音调高、历时短促而响亮、清脆，呈拍击样，在心尖内侧较清楚。

（2）开瓣音：可作为二尖瓣瓣叶弹性及活动尚好的间接指标，是二尖瓣分离术适应证的重要参考条件。心包叩击音见于缩窄性心包炎，在S2后出现的中频、较响而短促的额外心音。为舒张早期心室快速充盈时，由于心包增厚，阻碍心室舒张以致心室在舒张过程中被迫骤然停止，导致室壁振动而产生的声音，在胸骨左缘最易闻及。肿瘤扑落音见于心房黏液瘤患者，在心尖或其内侧胸骨左缘第3、4肋间，出现时间较开瓣音晚，声音类似，但音调较低，且随体位改变。为黏液瘤在舒张期随血流进入左室，撞碰房、室壁和瓣膜，瘤蒂柄突然紧张产生振动所致。

（3）心脏在收缩期也可出现额外心音：可分别发生于收缩早期或中、晚期。收缩早期喷射音又称收缩早期喀喇音，为高频爆裂样声音，其产生机制为扩大的肺动脉或主动脉在心室射血时动脉壁振动，以及在主、肺动脉阻力增高的情况下半月瓣瓣叶用力开启，或狭窄的瓣叶在开启时突然受限产生振动所致。根据发生部位可分为肺动脉收缩期喷射音和主动脉收缩期喷射音。肺动脉收缩期喷射音：在肺动脉瓣区最响，吸气时减弱，呼气时增强。见于肺动脉高压、原发性肺动脉扩张、轻中度肺动脉瓣狭窄和房间隔缺损、室间隔缺损等疾病。

（4）主动脉收缩期喷射音：在主动脉瓣区听诊最响，可向心尖传导，不受呼吸影响。见于高血压、主动脉瘤、主动脉瓣狭窄、主动脉瓣关闭不全与主动脉缩窄等。当瓣膜钙化和活动减弱时，此喷射音可消失。收缩中、晚期喀喇音高调、短促、清脆，如关门落锁的声音，在心尖区及其稍内侧最清楚，改变体位从下蹲到直立可使喀喇音在收缩期的较早阶段发生，而下蹲位或持续紧握指掌可使喀喇音发生时间延迟。喀喇音可由房室瓣（多数为二尖瓣）在收缩中、晚期入左房，瓣叶突然紧张或其腱索的突然拉紧产生震动所致，这种情况临床上称为二尖瓣脱垂。由于二尖瓣脱垂可造成二尖瓣关闭不全，血液由左室反流至左房，因而二尖瓣脱垂患者可同时伴有收缩晚期杂音。收缩中、晚期喀喇音合 并收缩晚期杂音也称二尖瓣脱垂综合征。

（5）医源性额外音：由于心血管病治疗技术的发展，人工器材的置入心脏，可导致额 外心音。常见的主要有两种：人工瓣膜音和人工起搏音。人工瓣膜音：在置换人工金属瓣后均可产生瓣膜开关时撞击金属支架所致的金属乐音。人工二尖瓣关瓣音在心尖部最响而开瓣音在胸骨左下缘最明显。人工主动脉瓣开瓣音在心底及心尖部均可听到，而关瓣音则仅在心底部闻及。安置起搏器后有可能出现额外音。

（五）心脏杂音

心脏杂音是指在心音与额外心音之外，在心脏收缩或舒张过程中的异常声音，杂音性质的判断对于心脏病的诊断具有重要的参考价值。

正常血流呈层流状态，在血流加速、异常血流通道、血管管径异常等情况下，可使层流转变为湍流或旋涡而冲击心壁、大血管壁、瓣膜、腱索等使之振动而在相应部位产生杂音。血流速度越快，就越容易产生旋涡，杂音也越响。例如剧烈运动、严重贫血、高热、甲状腺功能亢进等，使血流速度明显增加时，即使没有瓣膜或血管病变也可产生杂音。

当瓣膜口狭窄时，血流通过狭窄处会产生湍流而形成杂音，是形成杂音的常见原因。如二尖瓣狭窄、主动脉瓣狭窄、肺动脉瓣狭窄、先天性主动脉缩窄等。此外，也可由于心腔或大血管扩张导致的瓣口相对狭窄，血流通过时也可产生旋涡，形成湍流而出现杂音。

心脏瓣膜由于器质性病变瓣膜关闭不全时，血液反流经过关闭不全的部位会产生旋涡而出现杂音，也是产生杂音的常见原因。如主动脉瓣关闭不全的主动脉瓣区舒张期杂音，高血压性心脏病左心室扩大导致的二尖瓣相对关闭不全的心尖区收缩期杂音。在心腔内或大血管间存在异常血流通道，如室间隔缺损、动脉导管未闭等，血流经过这些异常通道时会形成旋涡而产生杂音。心室内乳头肌、腱索断裂的残端漂浮，均可能扰乱血液层流而出现杂音。血液在流经该大血管瘤

（主要是动脉瘤）时会形成涡流而产生杂音。

1. 杂音的特性与听诊要点

（1）最响部位和传导方向：杂音最响部位常与病变部位有关，如杂音在心尖部最响，提示二尖瓣病变；杂音在主动脉瓣区或肺动脉瓣区最响，则分别提示为主动脉瓣或肺动脉瓣病变；如在胸骨左缘第3、4肋间闻及响亮而粗糙的收缩期杂音，应考虑室间隔缺损等。由于许多杂音具有传导性，在心脏任何听诊区听到的杂音除考虑相应的瓣膜病变外，尚应考虑是否由其他部位传导所致。

（2）心动周期中的时期：不同时期的杂音反映不同的病变。可分收缩期杂音、舒张期杂音、连续性杂音和双期杂音（收缩期与舒张期均出现但不连续的杂音）。还可根据杂音在收缩期或舒张期出现的早、晚而进一步分为早期、中期、晚期或全期杂音。一般认为，舒张期杂音和连续性杂音均为器质性杂音，而收缩期杂音则可能系器质性或功能性，应注意鉴别。

（3）性质：指由于杂音的不同频率而表现出音调与音色的不同。临床上常用于形容杂音音调的词为柔和、粗糙。杂音的音色可形容为吹风样、隆隆样（雷鸣样）、机器样、喷 射样、叹气样（哈气样）、乐音样和鸟鸣样等。不同音调与音色的杂音，反映不同的病理变化。杂音的频率常与形成杂音的血流速度成正比。临床上可根据杂音的性质，推断不同的病变。如心尖区舒张期隆隆样杂音是二尖瓣狭窄的特征；心尖区粗糙的吹风样全收缩期杂音，常指示二尖瓣关闭不全；心尖区柔和而高调的吹风样杂音常为功能性杂音；主动脉瓣第二听诊区舒张期叹气样杂音为主动脉瓣关闭不全等。

（4）强度与形态：即杂音的响度及其在心动周期中的变化。

2. 体位、呼吸和运动对杂音的影响 采取某一特定的体位或体位改变、运动后、深 吸气或呼气、屏气等动作可使某些杂音增强或减弱，有助于杂音的判别。比如左侧卧位可使二尖瓣狭窄的舒张期隆隆样杂音更明显；前倾坐位时，易于闻及主动脉瓣关闭不全的叹气样杂音；仰卧位则二尖瓣、三尖瓣与肺动脉瓣关闭不全的杂音更明显。深吸气时，胸腔负压增加，回心血量增多和右心室排血量增加，从而使与右心相关的杂音增强，如三尖瓣或肺动脉瓣狭窄与关闭不全。如深吸气后紧闭声门并用力作呼气动作（Valsalva 动作）时，胸腔压力增高，回心血量减少，经瓣膜产生的杂音一般都减轻，而肥厚型梗阻性心肌病的杂音则增强。杂音的听取对心血管病的诊断与鉴别诊断有重要价值。但是，有杂音不一定有心脏病，有心脏病也可无杂音。根据产生杂音的心脏部位有无器质性病变可区分为器质性杂音与功能性杂音；根据杂音的临床意义又可以分为病理性杂音和生理性杂音（包括无害性杂音）。器质性杂音是指杂音产生部位有器质性病变存在，而功能性杂音包括：生理性杂音；全身性疾病造成的血流动力学改变产生的杂音（如甲状腺功能亢进使血流速度明显增加）；有心脏病理意义的相对性关闭不全或狭窄引起的杂音（也可称相对性杂音）。后者心脏局部虽无器质性病变，但它与器质性杂音又可合称为病理性杂音。

3. 常见的心脏杂音

（1）收缩期杂音

二尖瓣区：①功能性：常见于运动、发热、贫血、妊娠与甲状腺功能亢进等。②器质性：主要见于风湿性心瓣膜病二尖瓣关闭不全等。

主动脉瓣区：①功能性：见于升主动脉扩张，如高血压和主动脉粥样硬化。②器质性：多见于各种病因的主动脉瓣狭窄。杂音为典型的喷射性收缩中期杂音，向颈部传导，常伴有震颤。

肺动脉瓣区：①功能性：其中生理性杂音在青少年及儿童中多见。心脏病理情况下的功能性杂音，为肺淤血及肺动脉高压导致肺动脉扩张产生的肺动脉瓣相对性狭窄的杂音，听诊特点与生理性类似，杂音强度较响。②器质性：见于肺动脉瓣狭窄，杂音呈典型的收缩中期杂音，喷射性、粗糙。

三尖瓣区：①功能性：多见于右心室扩大的患者，需注意与二尖瓣关闭不全的杂音鉴别。②器质性：极少见，听诊特点与器质性二尖瓣关闭不全类似，但不传至腋下，可伴颈静脉和肝脏收缩期搏动。

（2）舒张期杂音

二尖瓣区：①功能性：主要见于中、重度主动脉瓣关闭不全，使二尖瓣基本处于半关闭状态，呈现相对狭窄而产生杂音，称 Austin Flint 杂音。②器质性：主要见于风湿性心瓣膜病的二尖瓣狭窄。主动脉瓣区：主要见于各种原因的主动脉瓣关闭不全所致的器质性杂音。前倾坐位、深呼气后暂停呼吸最清楚。常见原因为风湿性心瓣膜病或先天性心脏病的主动脉瓣关闭不全、特发性主动脉瓣脱垂、梅毒性升主动脉炎和马方综合征所致主动脉瓣关闭不全。肺动脉瓣区：器质性病变引起者极少，多由于肺动脉扩张导致相对性关闭不全所致的功能性杂音，称 Graham Steell 杂音，常见于二尖瓣狭窄伴明显肺动脉高压。三尖瓣区：局限于胸骨左缘第 4、5 肋间，低调隆隆样，见于三尖瓣狭窄，极为少见。连续性杂音：常见于先天性心脏病动脉导管未闭。此外，先天性心脏病主肺动脉间隔缺损也可有类似杂音，但位置偏内而低，约在胸骨左缘第 3 肋间。冠状动静脉瘘、冠状动脉窦瘤破裂也可出现连续性杂音，但前者杂音柔和；后者有冠状动脉窦瘤破裂的急性病史。常见的杂音及其相关疾病见表 3-5-1。

表 3-5-1 常见杂音及其出现部位和提示疾病

出现时间	出现部位	提示疾病
收缩期	胸骨右缘第 2 肋间	主动脉瓣狭窄
	胸骨左缘第 2 肋间	肺动脉瓣狭窄
	胸骨左缘第 3～4 肋间	室间隔缺损
舒张期	心尖部	二尖瓣狭窄
连续性	胸骨左缘第二肋间及其附近	动脉导管未闭

（六）心包摩擦音

心包摩擦音指脏层与壁层心包由于生物性或理化因素致纤维蛋白沉积而粗糙，以致在心脏搏动时产生摩擦而出现的声音。心包摩擦音与心搏一致，屏气时摩擦音仍存在，可据此与胸膜摩擦音相鉴别。见于各种感染性心包炎，当心包腔有一定积液量后，摩擦音可消失。

（汪 蕾）

五、血管检查

血管检查是心血管检查的重要组成部分。包括脉搏、血压、血管杂音和周围血管征。

（一）脉搏检查

在检查脉搏时应注意脉搏脉率、节律、紧张度和动脉壁弹性、强弱和波形变化。详见第三章第二节。

（二）血压

血压通常指体循环动脉血压（blood pressure，BP），是重要的生命体征。

1. 测量方法 临床上常用汞柱式血压计以间接方法测量血压（详见第九章第一节）。

2. 血压标准 正常成人血压标准的制定经历了多次改变，主要根据大规模流行病学资料分析获得。根据中国高血压防治指南（2005 年修订版）的标准（见表 3-5-2）。

表 3-5-2 血压水平的定义和分类

类别	收缩压 mmHg	舒张压 mmHg
正常血压		
理想血压	<120	<80
正常血压	<130	<85
正常高值	130 ~ 139	85 ~ 89
高血压		
1 级高血压（轻度）	140 ~ 159	90 ~ 99
2 级高血压（中度）	160 ~ 179	100 ~ 109
3 级高血压（重度）	⩾180	⩾110
单纯收缩期高血压	⩾140	<90
亚组：临界收缩期高血压	140 ~ 149	<90

注：若患者的收缩压与舒张压分属不同级别时，则以较高的分级为准；
单纯收缩期高血压也可参照收缩压水平分为 1、2、3 级。

3. 血压测量的临床意义

（1）高血压：3 次或 3 次以上非同日血压测量值达到或超过收缩压 140mmHg 和（或）舒张压 90mmHg，即可认为有高血压。血压测值受多种因素的影响，如情绪激动、紧张、运动等；若在安静、清醒的条件下采用标准测量方法，如果仅收缩压达到标准则称为单纯收缩期高血压。

高血压绝大多数是病因不明，以血压增高为主的原发性高血压；约 5% 继发于其他疾病，称为继发性或症状性高血压，如慢性肾炎等。高血压是动脉粥样硬化和冠心病的重要危险因素，也是心力衰竭的重要原因。

（2）低血压：凡血压低于 90/60mmHg 时称低血压。持续的低血压状态多见于严重病症，如休克、心肌梗死、急性心脏压塞等。如果患者平卧 5min 以上后站立 1 min 和 5min，其收缩压下降 20mmHg 以上，并伴有头晕或晕厥，为直立性低血压。

（3）脉压改变：收缩压与舒张压之差称为脉压，当脉压>40mmHg 时，为脉压增大，见于甲状腺功能亢进、主动脉瓣关闭不全等；若脉压<30mmHg，则为脉压减小，可见于主动脉瓣狭窄、心包积液及严重衰竭病人。临床上常用汞柱式血压计以间接方法测量血压。

4. 动态血压监测 近年来在血压监测方面除了重危患者的床旁有创监测外，尚有动态血压监测（ABPM），是高血压诊治中的一项进展。

测量应使用符合国际标准（BHS 和 AAMI）的动态血压检测仪，按设定间期 24h 记录血压。一般设白昼时间为 6am 至 10pm；每 15min 或 20min 测血压一次；晚间为 10pm ~ 次晨 6am，每 30min 记录一次。

动态血压的国内正常参考标准：24h 平均血压值<130/80mmHg；白昼平均值<135/85mmHg；夜间平均值<125/75mmHg。正常情况下，夜间血压值较白昼低 10% ~ 15%。凡是疑有单纯性诊所高血压（白大衣高血压）、隐蔽性高血压、顽固难治性高血压、发作性高血压或低血压，以及降压治疗效果差的患者，均应考虑作动态血压监测作为常规血压的补充手段。

（三）周围血管征

周围血管征主要见于主动脉瓣重度关闭不全、甲状腺功能亢进和严重贫血等。脉压增大除可触及水冲脉外，还有以下体征：

1. 枪击音 在外周较大动脉表面，常选择股动脉，轻放听诊器膜型体件时可闻及与心跳一致短促如射枪的声音。

2. Duroziez 双重杂音 以听诊器钟型体件稍加压力于股动脉，并使体件开口方向稍偏向近心端，可闻及收缩期与舒张期双期吹风样杂音。

3. 毛细血管搏动征 用手指轻压患者指甲末端或以玻片轻压患者口唇黏膜，使局部发白，当心脏收缩和舒张时则发白的局部边缘发生有规律的红、白交替改变即为毛细血管搏动征。

（张燕燕　黄　琰）

六、循环系统常见疾病的主要症状和体征

（一）二尖瓣狭窄

二尖瓣狭窄是我国很常见的心脏瓣膜病，主要病因为风 湿性，是风湿性心脏病反复发作后遗留的慢性心脏瓣膜损害，但近年来发病呈下降趋势，而老年人的瓣膜钙化所致的心脏瓣膜病变在我国日渐增多。少数病因为先天性等。一般将二尖瓣瓣口缩小程度分为三度：

（1）轻度狭窄：瓣口面积缩小至≤2.0cm；

（2）中度狭窄：瓣口面积缩小至≤1.5cm；

（3）重度狭窄：瓣口面积≤1.0cm。

临床表现主要有：

（1）视诊：两颧绀红色呈二尖瓣面容，口唇轻度发绀，由于右心室增大心尖搏动可向左移位。若儿童期即有二尖瓣狭窄，因右心室肥大，心前区可有隆起。

（2）触诊：心尖区常有舒张期震颤，患者左侧卧位时较明显。右心室肥大时，心尖搏动左移，并且胸骨左下缘或剑突下可触及右心室收缩期抬举样搏动。

（3）叩诊：轻度二尖瓣狭窄者的心浊音界无异常。中度以上狭窄造成肺动脉段、左房增大，胸骨左缘第2、3肋间心浊音界向左扩大，正常心腰消失，心浊音界可呈梨形。

（4）听诊：①局限于心尖区的低调、隆隆样、舒张中晚期递增型杂音，左侧卧位时更明显，这是二尖瓣狭窄最重要而又特征性的体征。窦性心律时，由于舒张晚期心房收缩促使血流加速，杂音于此期加强；心房颤动时，舒张晚期杂音可不明显；②心尖区 S1 亢进，为本病听诊之第二个特征；③部分患者于心尖区内侧可闻及一个紧跟 S1 后的高调、短促、响亮的二尖瓣开放拍击音（开瓣音），提示瓣膜弹性及活动度尚好。开瓣音在 S1 后发生越早，提示左房压高和狭窄严重。如瓣叶钙化僵硬，则 S1 减弱和（或）开瓣音消失。

（二）二尖瓣关闭不全

二尖瓣关闭不全可分为急性与慢性两种类型。急性常由感染或缺血坏死引起腱索断裂或乳头肌坏死，也可为人工瓣膜置换术后并发急性瓣周漏，病情危急，预后严重。慢性二尖瓣关闭不全的病因可有风湿性、二尖瓣脱垂、冠心病 乳头肌功能失调、老年性二尖瓣退行性变等。单纯二尖瓣关闭不全的病程往往较长，由于二尖瓣关闭不全，收缩期左室射出的部分血流通过关闭不全的瓣口反流到左房，使左心房充盈度和压力均增加，导致左心房扩张，也因左心房流入左心室的向量较正常增多，亦致使左心室肥厚和扩大。持续的严重过度负 荷，导致左心室心肌功能衰竭，左心室舒张末压和左心房压明显上升，出现肺淤血，最终发生肺动脉高压和右心衰竭。慢性关闭不全的无症状期可达十数年，然而，一旦出现症状 则左心功能急转直下，发生明显的症状。

主要临床表现有：

1. 视诊 左心室增大时，心尖搏动向左下移位，心尖搏动强，发生心力衰竭后减弱。

2. 触诊 心尖搏动有力，可呈抬举样，在重度关闭不全患者可触及收缩期震颤。

3. 叩诊 心浊音界向左下扩大，晚期可向两侧扩大，提示左右心室均增大。

4. 听诊 心尖区可闻及响亮粗糙、音调较高的3/6级以上全收缩期吹风样杂音，向左腋下和左肩胛下区传导。

（三）主动脉瓣狭窄

主动脉瓣狭窄主要病因有风湿性、先天性及老年性主动脉瓣钙化等。主动脉瓣狭窄使左心室排血明显受阻，产生左心室肥厚，使其顺应性降低，引起左心室舒张末压进行性升高，增加左心房后负荷。最终，由于室壁应力增高、心肌缺血和纤维化等导致左心室功能衰竭。同时，由于左心室射血负荷增加，前向性排血阻力增 高，使冠状动脉血流减少，由于左心室壁增厚，使心肌氧耗增加，引起心肌缺血而产生心 绞痛和左心衰竭。又因心排血量减低和（或）心律失常导致大脑供血不足可出现眩晕、昏厥及心脏性猝死。

主要临床表现有：

1. 视诊 心尖搏动增强，位置可稍移向左下。

2. 触诊 心尖搏动有力，呈抬举样。胸骨右缘第二肋间可触及收缩期震颤。

3. 叩诊 心浊音界正常或可稍向左下增大。

4. 听诊 在胸骨右缘第2肋间可闻及3/6级以上收缩期粗糙喷射性杂音呈递增递减型，向颈部传导。

（四）主动脉瓣关闭不全

主动脉瓣关闭不全可由风湿性与非风湿性病因（先天性、瓣膜脱垂、感染性心内膜炎等）引起。主动脉瓣关闭不全，可分为急性与慢性。慢性者也可有很长的无症状期。主动脉瓣关闭不全时左心室的舒张期不仅接受左心房流入的血液，而且接受从主动脉反流的血液，左心室舒张末期容量增加，左心室心搏血量增加，使左心室出现代偿性肥厚和扩张，进而引起左心衰竭。左心室心肌肥厚致心肌氧耗增多，并且主动脉舒张压显著降低，引起冠状动脉供血不足，二者引起心肌缺血，可产生心绞痛。主动脉瓣关闭不全由于舒张压下降、脉压加大，出现周围血管体征。另外，由于左心室舒张期容量增加，使二尖瓣一直处于较高位置而可形成相对性二尖瓣狭窄。

主要临床表现有：

1. 视诊 心尖搏动向左下移位，部分重度关闭不全者颈动脉搏动明显，并可有随心 搏出现的点头运动。

2. 触诊 心尖搏动移向左下，呈抬举样搏动。有水冲脉及毛细血管搏动等。

3. 叩诊 心界向左下增大而心腰不大，因而心浊音界轮廓似靴形。

4. 听诊 主动脉瓣第二听诊区可闻及叹气样、递减型、舒张期杂音，向胸骨左下方和心尖区传导，以前倾坐位最易听清。重度反流者，有相对性二尖瓣狭窄，心尖区出现柔 和、低调、递减型舒张中、晚期隆隆样杂音（Austin Flint 杂音），系主动脉瓣关闭不全时回流血液限制二尖瓣开放所致。周围大血管可听到枪击声和 Duroziez 双重杂音。

（五）心力衰竭

心力衰竭指在静脉回流无器质性障碍的情况下，通常是由于心肌收缩力下降引起心排血量减少，不能满足机体代谢需要的一种综合征。临床上以肺和（或）体循环淤血以及组织灌注不足为特征，又称充血性心力衰竭。心力衰竭的病因很多，可分为心肌本身病变和心室负荷过重两大类，前者如心肌缺血、心肌坏死或心肌炎症；后者又可分为阻力负荷过重（如高血压、主动脉瓣狭窄等）和容量负荷过重（如二尖瓣或主动脉瓣关闭不全等）。心力衰竭的发生除基本病因外，常有诱发因素促使其发病或使其在原有基础上病情加重，如感染、心律失常、钠盐摄入过多、输液过多和（或）过快以及过度劳累等增加心脏负荷的多种因素。

主要临床表现有：

1. 左心衰竭 主要为肺淤血的体征。

（1）视诊：有不同程度的呼吸急促、轻微发绀、高枕卧位或端坐体位。急性肺水肿时可出现自口、鼻涌出大量粉红色泡沫，呼吸窘迫，并大汗淋漓。

（2）触诊：严重者可出现交替脉。

（3）叩诊：除原发性心脏病体征外，通常无特殊发现。

（4）听诊：心率增快，心尖区及其内侧可闻及舒张期奔马律，P2 亢进。根据心力衰竭程度的轻重，单侧或双侧肺由肺底往上有不同程度的细小湿啰音，也可伴少量哮鸣音；急性肺水肿时，则双肺满布湿啰音和哮鸣音。

2. 右心衰竭 主要是体循环系统淤血的体征。①视诊：颈静脉怒张，可有周围性发绀，水肿。②触诊：可触及不同程度的肝大、压痛及肝颈静脉反流征阳性。下肢或腰骶部等下垂部位凹陷性水肿，严重者可全身水肿。③叩诊：可有胸水（右侧多见）与腹水体征。④听诊：由于右心室扩大可在三尖瓣区闻及三尖瓣相对关闭不全的收缩期吹风样杂音，以及右心室舒张期奔马律。除以上所列体征外，尚有原发性心脏病变和心力衰竭诱因的症状与体征。

（汪 蕾）

第六节 腹部检查

腹部主要由腹壁、腹腔和腹腔内脏器组成；腹部范围上起横膈，下至骨盆。腹部体表上以两侧肋弓下缘和胸骨剑突与胸部为界，下至两侧腹股沟韧带和耻骨联合，前面和侧面由腹壁组成，后面为脊柱和腰肌。

腹腔内有消化、泌尿、生殖、内分泌、血液、及血管系统的很多重要脏器，因此腹部检查是体格检查的重要组成部分，是诊断疾病十分重要的方法。腹部检查应用视诊、触诊、叩诊、听诊四种方法，尤以触诊最为重要。腹部检查的顺序为视、听、触、叩，记录时为了统一格式仍按视、触、叩、听的顺序。

一、腹部的体表标志

（一）体表标志

常用腹部体表标志包括：肋弓下缘、剑突、腹上角、脐、髂前上棘、腹直肌外缘、腹中线、腹股沟韧带、耻骨联合、肋脊角（图 3-6-1）。

（二）腹部分区

目前常用的腹部分区有四区法和九区法两种方法：

1. 四区法 通过脐画一水平线与一垂直线，两线相交将腹部分为四区，即左、右上腹部和左、右下腹部（图 3-6-2）。各区所含主要脏器如下：

（1）右上腹部：肝、胆囊、幽门、十二指肠、小肠、胰头、右肾上腺，右肾、结肠肝曲、部分横结肠、腹主动脉、大网膜。

（2）右下腹部：盲肠、阑尾、部分升结肠、小肠、右输尿管、胀大的膀胱、淋巴结、女性右侧卵巢和输卵管、增大的子宫、男性右侧精索。

（3）左上腹部：肝左叶、脾、胃、小肠、胰体、胰尾、左肾上腺、左肾、结肠脾曲、部分横结肠、腹主动脉、大网膜。

（4）左下腹部：乙状结肠、部分降结肠、小肠、左输尿管、胀大的膀胱、淋巴结、女性左侧卵巢和输卵管、增大的子宫、男性左侧精索。

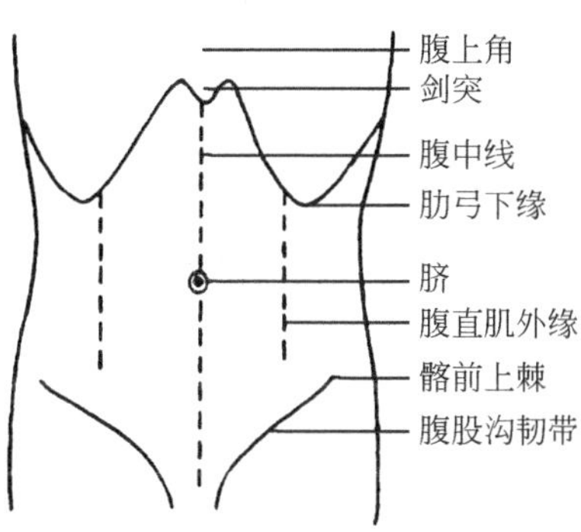

图 3-6-1　腹部体表标志

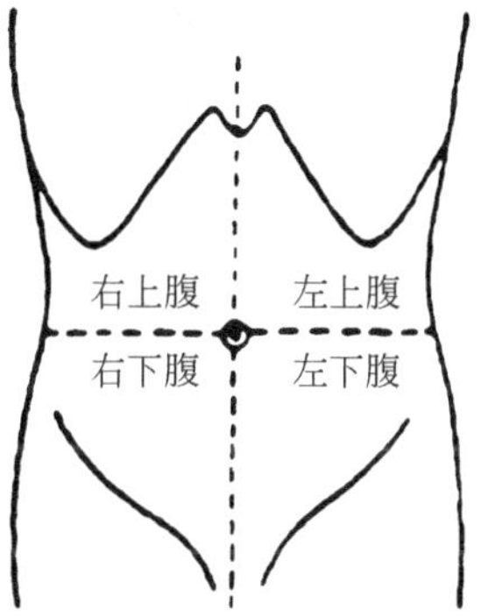

图 3-6-2　腹部体表分区（四分法）

2. 九区法　由两侧肋弓下缘连线和两侧髂前上棘连线为两条水平线，左、右髂前上棘至腹中线连线的中点为两条垂直线，四线相交将腹部划分为井字形九区（图 3-6-3）。九区法较细，定位准确，但因各区较小，某些脏器常超过一个分区，应予注意。

（1）右上腹部（右季肋部）：肝右叶、胆囊、结肠肝曲、右肾上腺、右肾。

（2）右侧腹部（右腰部）：升结肠、空肠、右肾。

（3）右下腹部（右髂部）：盲肠、阑尾、回肠下端、淋巴结、女性右侧卵巢和输卵管、男性右侧精索。

（4）上腹部：胃、肝左叶、十二指肠、胰头、胰体、横结肠、腹主动脉、大网膜。

（5）中腹部（脐部）：十二指肠、空肠、回肠、下垂的胃或横结肠、肠系膜及淋巴结、输尿管、腹主动脉、大网膜。

（6）下腹部（耻骨上部）：回肠、乙状结肠、输尿管、胀大的膀胱、女性增大的子宫。

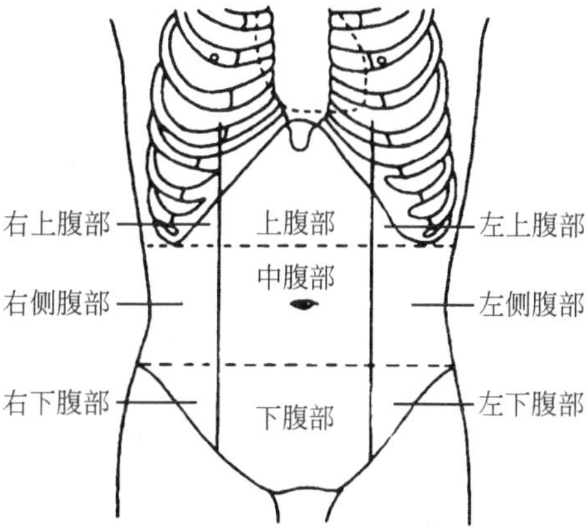

图 3-6-3　腹部体表分区（九分法）

（7）左上腹部（左季肋部）：脾、胃、结肠脾曲、胰尾、左肾上腺、左肾。

（8）左侧腹部（左腰部）：降结肠、空肠、回肠、左肾。

（9）左下腹部（左髂部）：乙状结肠、淋巴结、女性左侧卵巢和输卵管、男性左侧精索。

二、视　诊

进行腹部视诊前，嘱患者排空膀胱，取低枕仰卧位，两手自然置于身体两侧，充分暴露全腹，上自剑突，下至耻骨联合。光线应由前侧方射入视野，宜充足而柔和。医生应站立于患者右侧，按顺序自上而下地观察腹部，当为了查出细小隆起或蠕动波，诊视者应将视线降低至腹平面，从侧面呈切线方向进行观察。

腹部视诊的主要内容包括：腹部外形、呼吸运动，腹壁皮肤、腹壁静脉、胃肠型和蠕动波以及疝等。

（一）腹部外形

应注意腹部外形是否对称，有无全腹或局部的膨隆或凹陷，有腹水或腹部肿块时，还应测量腹围的大小。

1. 健康正常人的腹部外形 健康正常成年人平卧时，前腹壁大致处于肋缘至耻骨联合同一平面或略为低凹，称为腹部平坦，站立或坐起时脐以下部分稍前凸。肥胖者或小儿腹部外形较饱满，前腹壁稍高于肋缘与耻骨联合的平面，称为腹部饱满。消瘦者及老年人，因腹壁皮下脂肪较少，腹部下陷，前腹壁稍低于肋缘与耻骨联合的平面，称为腹部低平。以上均属于正常腹部外形。

2. 腹部膨隆 平卧时前腹壁明显高于肋缘与耻骨联合的平面，外观呈凸起状，称腹部膨隆，可因情况不同表现为：

（1）全腹膨隆：腹部呈球形或椭圆形，因腹腔内容物增多所致者腹壁无增厚，腹压影响使脐突出。常见于下列情况：①腹腔积液：腹腔内有大量积液称腹水。平卧位时腹壁松弛，液体下沉于腹腔两侧，致侧腹部明显膨出扁而宽，称为蛙腹。侧卧或坐位时，因液体移动而使腹下部膨出。常见于肝硬化门静脉高压症，腹水量多致腹压增高，此时可使脐部突出。腹膜有炎症或肿瘤浸润时，腹部常呈尖凸型，称为尖腹。②腹内积气：腹内积气多在胃肠道内，大量积气可引起全腹膨隆，使腹部呈球形，两侧腰部膨出不明显，变动体位时其形状无明显改变，见于各种原因引起的肠梗阻或肠麻痹；积气在腹腔内，称为气腹，见于胃肠穿孔或治疗性人工气腹。③腹内巨大肿块：如足月妊娠、巨大卵巢囊肿、畸胎瘤等，亦可引起全腹膨隆。

当全腹膨隆时，用软尺经脐绕腹一周，测得腹围，通常以厘米为单位记录。定期在同样条件下测量比较，观察腹腔内容物的变化。

（2）局部膨隆：腹部的局限性膨隆常因为脏器肿大，腹内肿瘤或炎性肿块、胃或肠胀气，以及腹壁上的肿物和疝等。视诊时应注意膨隆的部位和外形，是否随呼吸而移位或随体位而改变，有无搏动等。脏器肿大一般都在该脏器所在部位，并保持该脏器的外形特征。如果嘱患者仰卧位作屈颈抬肩动作，使腹壁肌肉紧张，如肿块更加明显，说明肿块位于腹壁上。

（3）局部膨隆近圆形者，多为囊肿、肿瘤或炎性肿块；呈长形者，多为肠管病变如肠梗阻、肠扭转、肠套叠或巨结肠征等。膨隆有搏动者可能是动脉瘤，亦可能是位于腹主动脉上面的脏器或肿块传导其搏动。膨隆随体位变更而明显移位者，可能为游走的脏器（肾、脾等），带蒂肿物（卵巢囊肿等）或大网膜、肠系膜上的肿块。

3. 腹部凹陷 仰卧时前腹壁明显低于肋缘与耻骨联合的平面，称腹部凹陷，凹陷亦分全腹和局部，以前者更具有临床意义。

（1）全腹凹陷：主要见于消瘦和脱水者。严重时前腹壁凹陷几乎贴近脊柱，肋弓、髂嵴和耻骨联合显露，使腹外形如舟状，称舟状腹，见于恶病质，如结核病、恶性肿瘤等慢性消耗性疾病。

（2）局部凹陷：较少见，多由于手术后腹壁瘢痕收缩所致，患者立位或加大腹压时，凹陷可更明显。白线疝、切口疝于卧位时可见凹陷，但立位或加大腹压时，局部反而膨出。

（二）呼吸运动

正常人男性及小儿以腹式呼吸为主，而成年女性则以胸式呼吸为主，腹壁起伏不明显。

腹式呼吸减弱常因腹膜炎症、腹水、急性腹痛、腹腔内巨大肿物或妊娠等。腹式呼吸消失常见于胃肠穿孔所致急性腹膜炎或膈肌麻痹等。腹式呼吸增强不多见，常为癔症性呼吸或胸腔大量积液等。

（三）腹壁静脉

正常人腹壁皮下静脉一般不显露，在较瘦或皮肤白皙的人才隐约可见，老年人因皮肤较薄而松弛，可见静脉显露于皮肤，但常为较直条纹，并不迂曲，仍属正常。腹压增加的情况（腹水、腹腔巨大肿物、妊娠等）也可见静脉显露。

腹壁静脉曲张常见于门静脉高压致循环障碍或上、下腔静脉回流受阻而有侧支循环形成时，此时腹壁静脉可显而易见或迂曲变粗，称为腹壁静脉曲张。门静脉高压显著时，于脐部可见到一簇曲张静脉向四周放射，形状如水母头，常在此处听到静脉血管杂音。

为辨别腹壁静脉曲张的来源，需要检查其血流方向。正常时脐水平线以上的腹壁静脉血流自下向上经胸壁静脉和腋静脉而进入上腔静脉，脐水平以下的腹壁静脉自上向下经大隐静脉而流入下腔静脉。

检查血流方向可选择一段没有分支的腹壁静脉，检查者将右手示指和中指并拢压在静脉上，然后一只手指紧压静脉向外滑动，挤出该段静脉内血液，至一定距离后放松该手指，另一手指紧压不动，看静脉是否充盈，如迅速充盈，则血流方向是从放松的一端流向紧压手指的一端。再同法放松另一手指，观察静脉充盈速度，即可看出血流方向（图3-6-4）。

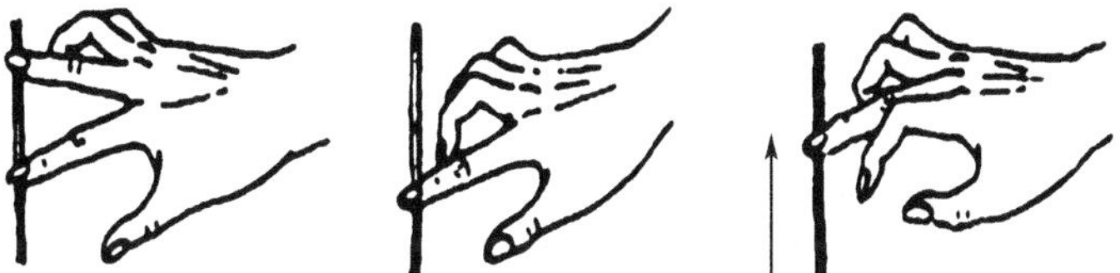

图3-6-4 检查静脉血流方向手法示意图

门静脉阻塞有门静脉高压时，腹壁曲张静脉常以脐为中心向四周伸展，血液经脐静脉脐孔而入腹壁浅静脉流向四方（图3-6-5）。下腔静脉阻塞时，曲张的静脉大都分布在腹壁两侧，有时在臀部及股部外侧，脐以下的腹壁浅静脉血流方向也转流向上（图3-6-6）。上腔静脉阻塞时，上腹壁或胸壁的浅静脉曲张血流方向均转流向下，采用指压法即可鉴别。

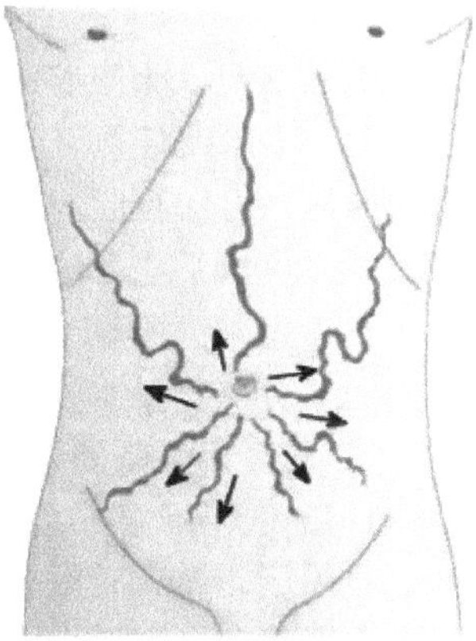

图3-6-5 门静脉高压时腹壁浅静脉血流方向

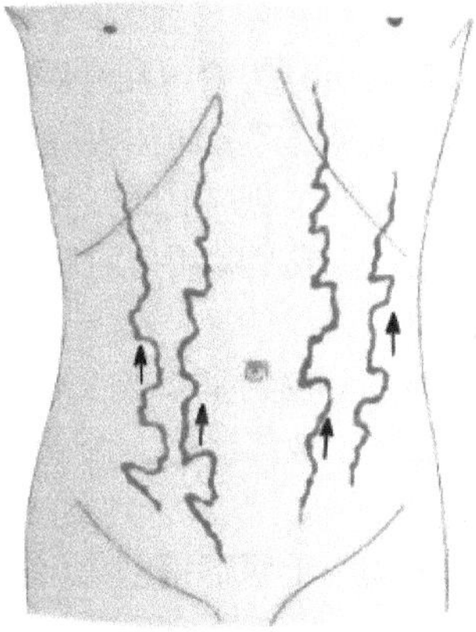

图3-6-6 下腔静脉阻塞时时腹壁浅静脉血流方向

（四）胃肠型和蠕动波

正常人腹部一般看不到胃和肠的轮廓及蠕动波形。胃肠道发生梗阻时，梗阻近端的胃或肠段饱满而隆起，可显出各自的轮廓，称为胃型或肠型（图3-6-7）。伴有该部位的蠕动加强，可以看到蠕动波。

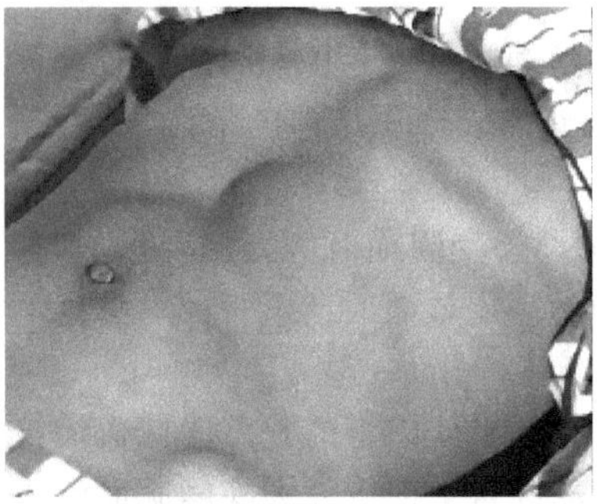

图 3-6-7 肠梗阻时肠型

1. 胃蠕动波 自左肋缘下开始，缓慢地向右推进，到达右腹直肌旁（幽门区）消失，此为正蠕动波。有时尚可见到自右向左的逆蠕动波。

2. 肠梗阻 亦可看到肠蠕动波，小肠梗阻所致的蠕动波多见于脐部，严重梗阻时，胀大的肠襻呈管状隆起，横行排列于腹中部，组成多层梯形肠型，并可看到明显的肠蠕动波，运行方向不一致，此起彼伏，全腹膨胀。结肠远端梗阻时，其宽大的肠型多位于腹部周边，同时盲肠多胀大成球形，随每次蠕动波的到来而更加隆起。如发生了肠麻痹，则蠕动波消失。

（五）腹壁视诊其他情况

1. 皮疹 不同种类的皮疹提示不同的疾病，充血性或出血性皮疹常出现于发疹性高热疾病或某些传染病（如麻疹、猩红热、斑疹伤寒）及药物过敏等。紫癜或荨麻疹可能是过敏性疾病全身表现的一部分。一侧腹部或腰部的疱疹（沿脊神经走行分布）提示带状疱疹的诊断。

2. 色素 正常情况下，腹部皮肤颜色较暴露部位稍淡，散在点状深褐色色素沉着常为血色病。皮肤皱褶处（如腹股沟及系腰带部位）有褐色素沉着，可见于肾上腺皮质功能减退。左腰部皮肤呈蓝色，为血液自腹膜后间隙渗到侧腹壁的皮下所致 Grey-Turner 征，可见于急性出血坏死型胰腺炎。脐周围或下腹壁皮肤发蓝为腹腔内大出血的征象 Cullen 征，见于宫外孕破裂或急性出血坏死型胰腺炎。妇女妊娠时，在脐与耻骨之间的中线上有褐色素沉着，常持续至分娩后才逐渐消退。

3. 腹纹 多分布于下腹部和左、右下腹部，可见于肥胖者或经产妇女。妊娠纹出现于下腹部和髂部，下腹部呈以耻骨为中心略呈放射状，条纹处皮肤较薄，在妊娠期呈淡蓝色或粉红色，产后则转为银白色而长期存在。紫纹是皮质醇增多症的常见征象，出现部位除下腹部和臀部外，还可见于股外侧和肩背部。

4. 瘢痕 腹部瘢痕多为外伤、手术或皮肤感染的遗迹，有时对诊断和鉴别很有帮助，特别是某些特定部位的手术瘢痕，常提示患者的手术史。

5. 疝 腹部疝可分为腹内疝和腹外疝两大类，前者少见，后者较多见。为腹腔内容物经腹壁或骨盆壁的间隙或薄弱部分向体表突出而形成。脐疝多见于婴幼儿；手术瘢痕愈合不良处可有切口疝；股疝位于腹股沟韧带中部，多见于女性；腹股沟疝则偏于内侧。男性腹股沟斜疝可下降至阴囊，该疝在直立位或咳嗽用力时明显，至卧位时可缩小或消失，亦可以手法还纳，如有嵌顿则可引起急性腹痛。

6. 脐部 脐凹分泌物呈浆液性或脓性，有臭味，多为炎症所致。分泌物呈水样，有尿味，为脐尿管未闭的征象。脐部溃烂，可能为化脓性或结核性炎症；脐部溃疡如呈坚硬、固定而突出，多为癌肿所致。

7. 上腹部搏动 上腹部搏动大多由腹主动脉搏动传导而来，可见于正常人较瘦者。腹主动脉瘤和肝血管瘤时，上腹部搏动明显。二尖瓣狭窄或三尖瓣关闭不全引起右心室增大，亦可见明显的上腹部搏动。

三、触　诊

触诊是腹部检查的主要方法，对腹部体征的认知和疾病的诊断具有重要意义，可以进一步确定视诊所见，又可为叩诊、听诊提示重点。有些体征如腹膜刺激征、腹部肿块、脏器肿大等主要靠触诊发现。在腹部触诊时，各种触诊手法都能用到。

（一）触诊方法

腹部触诊时，应嘱被检查者排尿后取低枕仰卧位，两手自然置于身体两侧，两腿屈起并稍分开，以使腹肌尽量松弛。检查肝脏、脾脏时，还可分别取左、右侧卧位。检查肾脏时可用坐位或立位。

医生应站立于被检查者右侧，面对被检查者，前臂应与腹部表面在同一水平，检查时手要温暖，指甲剪短，先以全手掌放于腹壁上部，使患者适应片刻，并感受腹肌紧张度。然后以轻柔动作按顺序触诊，一般自左下腹开始逆时针方向至右下腹，再至脐部，依次检查腹部各区。原则是先触诊健康部位，逐渐移向病变区域，以免造成患者感受的错觉。边触诊边观察被检查者的反应与表情，对精神紧张或有痛苦者给以安慰和解释。亦可边触诊边与患者交谈，转移其注意力而减少腹肌紧张，以保证顺利完成检查。

腹部触诊应用基本检查方法中所列各种触诊手法，浅部触诊使腹壁压陷约1cm，用于发现腹壁的紧张度、表浅的压痛、肿块、搏动和腹壁上的肿物等（如皮下脂肪瘤、结节等）。

深部触诊使腹壁压陷至少2cm以上，有时可达4～5cm，以了解腹腔内脏器情况，检查压痛、反跳痛和腹内肿物等。包括深压触诊、滑动触诊、双手触诊、浮沉触诊、钩指触诊。

（二）触诊内容

1. 腹壁紧张度 正常人腹壁有一定张力，但触之柔软，较易压陷，称腹壁柔软，部分人（尤其儿童）因不习惯触摸或怕痒而发笑致腹肌自主性痉挛，称肌卫增强，在适当诱导或转移注意力后可消失，不属异常。某些病理情况可使全腹或局部腹肌紧张度增加或减弱。

（1）腹壁紧张度增加。全腹壁紧张可分为几种情况：由于腹腔内容物增加如肠胀气或气腹，腹腔内大量腹水者，触诊腹部张力可增加，但无肌痉挛，也无压痛；如因急性胃肠穿孔或脏器破裂所致急性弥漫性腹膜炎，腹膜受刺激而引起腹肌痉挛、腹壁常有明显紧张，甚至强直硬如木板，称板状腹；结核性炎症、癌性腹膜炎和其他慢性病变由于发展较慢，对腹膜刺激缓和，且有腹膜增厚和肠管、肠系膜的粘连，故形成腹壁柔韧而具抵抗力，不易压陷，称揉面感或柔韧感。

局部腹壁紧张常见于脏器炎症波及腹膜而引起，如上腹或左上腹肌紧张常见于急性胰腺炎，右上腹肌紧张常见于急性胆囊炎，右下腹肌紧张常见于急性阑尾炎，但也可见于胃穿孔，此系胃穿孔时胃内容物顺肠系膜右侧流至右下腹，引起该部的肌紧张和压痛。

在年老体弱、腹肌发育不良、大量腹水或过度肥胖的患者腹膜虽有炎症，但腹壁紧张可不明显，盆腔脏器炎症也不引起明显腹壁紧张。

（2）腹壁紧张度减低：多因腹肌张力降低或消失所致。检查时腹壁松软无力，失去弹性，全腹紧张度减低，见于慢性消耗性疾病或大量放腹水后，亦见于经产妇或年老体弱、脱水之患者。脊髓损伤所致腹肌瘫痪和重症肌无力可使腹壁张力消失。局部紧张度降低较少见，如腹壁疝等。

2. 压痛及反跳痛 正常腹部触摸时不引起疼痛，重按时仅有一种压迫感。真正的压痛多来自腹壁或腹腔内的病变。腹壁病变比较表浅，腹腔内的病变，如脏器的炎症、淤血、肿瘤、破裂、扭转以及腹膜的刺激（炎症、出血等）等均可引起压痛。

压痛的部位常提示存在相关脏器的病变。阑尾炎有右下腹压痛。胰体和胰尾的炎症和肿瘤，可有左腰部压痛。盆腔疾病如膀胱、子宫及附件的疾病可在下腹部出现压痛。一些位置较固定的压痛点常反映特定的疾病，如位于右锁骨中线与肋缘交界处的胆囊点压痛标志胆囊的病变，位于脐与右髂前上棘连线中、外1/3交界处的McBurney点（麦氏点）压痛标志阑尾的病变等。腹部常见疾病的压痛点位置见图3-6-8。

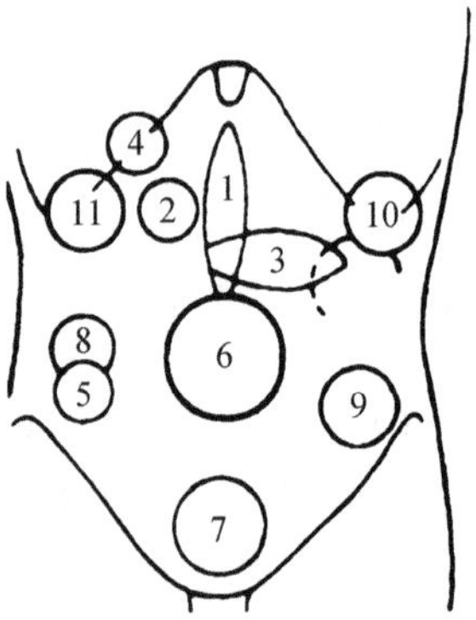

图 3-6-8 腹部常见压痛点

1. 胃炎或溃疡；2. 十二指肠溃疡；3. 胰腺炎或肿瘤；4. 胆囊炎或肿瘤；5. 阑尾炎；6. 小肠疾病；7. 膀胱或子宫病变；8. 回盲部疾病；9. 乙状结肠炎症或肿瘤；10. 脾或结肠脾曲病变；11. 肝或结肠肝曲病变

当医师用手触诊腹部出现压痛后，用并拢的 2～3 个手指（示、中、环指）压于原处稍停片刻，使压痛感觉趋于稳定，然后迅速将手抬起，如此时患者感觉腹痛骤然加重，并常伴有痛苦表情或呻吟，称为反跳痛。反跳痛是腹膜壁层已受炎症累及的征象，当突然抬手时腹膜被激惹所致，是腹内脏器病变累及邻近腹膜的标志。疼痛也可发生在远离受试的部位，提示局部或弥漫性腹膜炎。腹膜炎患者常有腹肌紧张，压痛与反跳痛，称腹膜刺激征。当腹内脏器炎症尚未累及壁腹膜时，可仅有压痛而无反跳痛。

3. 脏器触诊 腹腔内重要脏器较多，如肝、脾、肾、胆囊、胰腺、膀胱及胃肠等，在其发生病变时，常可触到脏器增大或局限性肿块，对诊断有重要意义。

（1）肝脏触诊：触诊时，被检查者处于仰卧位，两膝关节屈曲，使腹壁放松，并做较深腹式呼吸动作以使肝脏在膈下上下移动。检查者立于患者右侧用单手或双手触诊，了解肝脏下缘的位置和肝脏的质地、表面、边缘及搏动等。

1）单手触诊法：较为常用，检查者将右手四指并拢，掌指关节伸直，与肋缘大致平行地放在右上腹部（或脐右侧）估计肝下缘的下方，随患者呼气时，手指压向腹壁深部，吸气时，手指缓慢抬起朝肋缘向上迎触下移的肝缘，如此反复进行，手指逐渐向肋缘移动，直到触到肝缘或肋缘为止（图 3-6-9）。需在右锁骨中线及前正中线上，分别触诊肝缘并测量其与肋缘或剑突根部的距离，以厘米表示。

触诊肝脏时需注意：最敏感的触诊部位是示指前端的桡侧，并非指尖端。故应以示指前外侧指腹接触肝脏；检查腹肌发达者时，右手宜置于腹直肌外缘稍外处向上触诊，否则肝缘易被掩盖或将腹直肌腱划误认为肝缘；触诊时需密切配合呼吸动作，于吸气时手指上抬速度一定要落后于腹壁的抬起速度，而呼气时手指应在腹壁下陷前提前下压，这样就可能有两次机会触到肝缘；当右手示指上移到肋缘仍未触到肝脏时，如右腹部较饱满，亦应考虑巨大肝脏，手指可能自始即在肝脏上面，故触不到肝缘，应下移初始触诊的部位自髂前上棘或更低的平面开始；如遇腹水患者，深触诊法不能触及肝脏时，可应用浮沉触诊法，即用并拢三个手指垂直在肝缘附近冲击式连续按压数次，待排开腹水后脏器浮起时常触及肝脏。

2）双手触诊法：检查者右手位置同单手法，而用左手托住被检查者右腰部，拇指张开置于肋部，触诊时左手向上推，使肝下缘紧贴前腹壁下移，并限制右下胸扩张，以增加膈下移的幅度，这样吸气时下移的肝脏就更易碰到右手指，可提高触诊的效果（图 3-6-10）。

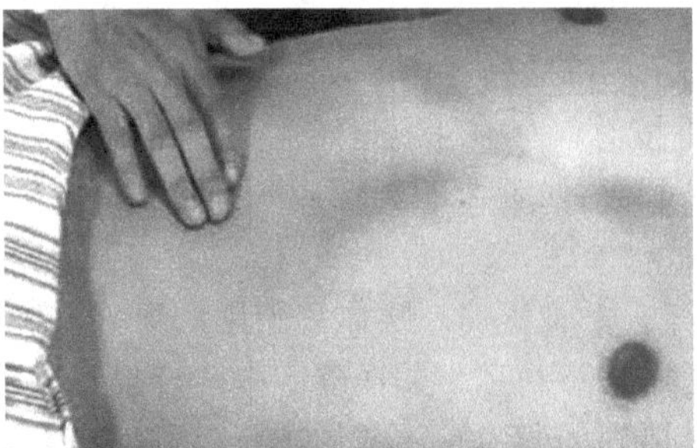

图 3-6-9 肝脏单手触诊法

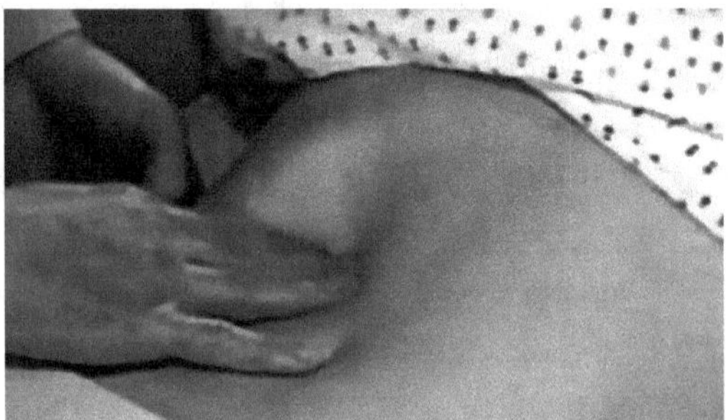

图 3-6-10 肝脏双手触诊法

3）钩指触诊法（hook method）：适用于儿童和腹壁薄软者，触诊时，检查者位于被检查者右肩旁，面向其足部，将右手掌搭在其右前胸下部，右手第2～5指并拢弯曲成钩状，嘱被检查者做深腹式呼吸动作，检查者随深吸气而更进一步屈曲指关节，这样指腹容易触到下移的肝下缘。

4）触及肝脏时，应详细体会并描述下列内容：

大小：正常成人的肝脏，一般在肋缘下触不到，但腹壁松软的瘦长体形，于深吸气时可于肋弓下触及肝下缘，在1cm以内。在剑突下可触及肝下缘，多在3cm以内，在腹上角较锐的瘦高者剑突根部下可达5cm，但是不会超过剑突根部至脐距离的中、上1/3交界处。如超出上述标准，肝脏质地柔软，表面光滑，且无压痛，则首先应考虑肝下移，此时可用叩诊法叩出肝上界，如肝上界也相应降低，肝上下径正常，则为肝下移，如肝上界正常或升高，则提示肝大。

肝脏下移常见于内脏下垂，肺气肿、右侧胸腔大量积液导致膈肌下降。

肝大可分为弥漫性及局限性。弥漫性肿大见于病毒性肝炎、肝淤血、脂肪肝、早期肝硬化、Budd-Chiari综合征、白血病、血吸虫病，华支睾吸虫病等。局限性肝大见于肝脓肿、肝肿瘤及肝囊肿（包括肝包虫病）等。

肝脏缩小见于急性和亚急性重型肝炎，门脉性肝硬化晚期，病情极为严重。

质地：肝脏质地分为三级：质软、质韧（中等硬度）和质硬。正常肝脏质地柔软，如触撅起之口唇；急性肝炎及脂肪肝时肝质地稍韧，慢性肝炎及肝淤血质韧如触鼻尖；肝硬化质硬，肝癌质地最坚硬，如触前额。肝脓肿或囊肿有液体时呈囊性感，大而表浅者可能触到波动感。

边缘和表面状态：触及肝脏时应注意肝脏边缘的厚薄，是否整齐，表面是否光滑、有无结节。正常肝脏边缘整齐、且厚薄一致、表面光滑。肝边缘圆钝常见于脂肪肝或肝淤血。肝边缘锐利，表面扪及细小结节，多见于肝硬化。肝边缘不规则，表面不光滑，呈不均匀的结节状，见于肝癌、多囊肝和肝包虫病。肝表面呈大块状隆起者，见于巨块型肝癌或肝脓肿。

压痛：正常肝脏无压痛，如果肝包膜有炎性反应或因肝大受到牵拉，则有压痛，轻度弥漫性压痛见于肝炎、肝淤血等，局限性剧烈压痛见于较表浅的肝脓肿（常在右侧肋间隙处）。叩击时可有叩击痛。

当右心衰竭引起肝淤血肿大时，用手压迫肝脏可使颈静脉怒张更明显，称为肝-颈静脉回流征阳性。是因压迫淤血的肝脏使回心血量增加，已充血右心房不能接受回心血液而使颈静脉压上升所致。

搏动：正常肝脏以及因炎症、肿瘤等原因引起的肝脏肿大并不伴有搏动。如果触到肝脏搏动，应注意其为单向性亦或扩张性。单向性搏动常为传导性搏动，系因肝脏传导了其下面的腹主动脉的搏动所致。扩张性搏动为肝脏本身的搏动，见于三尖瓣关闭不全。

肝区摩擦感：肝周围炎时，肝表面和邻近的腹膜可因有纤维素性渗出物而变得粗糙，二者的相互摩擦可用手触知，为肝区摩擦感，听诊时亦可听到肝区摩擦音。

肝震颤：检查时需用浮沉触诊法。当手指掌面稍用力按压片刻肝囊肿表面时，如感到一种微细的震动感，称为肝震颤。肝震颤见于肝包虫病。

肝脏触诊时必须逐项仔细检查，认真体验，综合判断其临床意义。如急性肝炎时，肝脏可轻度肿大，表面光滑，边缘钝，质稍韧，但有充实感及压痛。肝淤血时，肝脏可明显肿大，且大小随淤血程度变化较大，表面光滑，边缘圆钝，质韧，也有压痛，肝-颈静脉回流征阳性为其特征。脂肪肝所致肝大，表面光滑，质软或稍韧，但无压痛。肝硬化的早期肝常肿大，晚期则缩小，质较硬，边缘锐利，表面可能触到小结节，无压痛。肝癌时肝脏逐渐肿大，质地坚硬如石，边缘不整，表面高低不平，可有大小不等的结节或巨块，压痛和叩痛明显。

（2）脾脏触诊：正常情况下脾脏不能触及。内脏下垂或左侧胸腔积液、积气时膈下降，可使脾脏向下移位。除此以外，能触到脾脏则提示脾脏肿大至正常2倍以上。

患者仰卧，两腿稍屈曲，医生左手绕过患者腹前方，手掌置于其左胸下部第 9～11 肋处，试将其脾脏从后向前托起，并限制了胸廓运动，右手掌平放于脐部，与左肋弓大致成垂直方向，自脐平面开始配合呼吸，如同触诊肝脏一样，迎触脾尖，直至触到脾缘或左肋缘为止（图 3-6-11）。在脾脏轻度肿大而仰卧位不易触到时，可嘱患者取右侧卧位，双下肢屈曲，此时用双手触诊则容易触到。

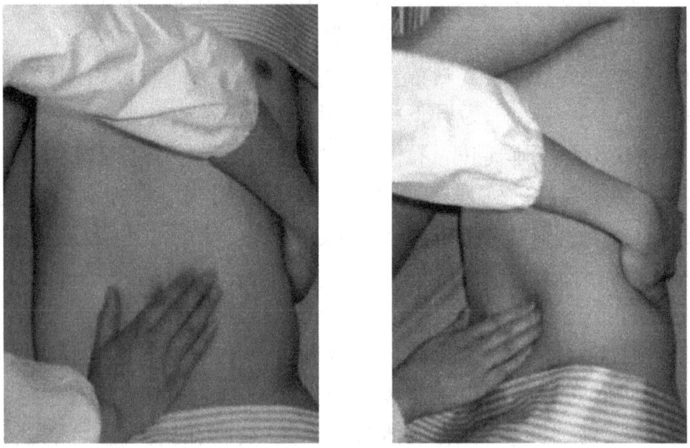

图 3-6-11 脾脏触诊法

脾脏肿大的测量以厘米表示，方法如下（图 3-6-12）：

第Ⅰ线测量：指左锁骨中线与左肋缘交点至脾下缘的距离。脾脏轻度肿大时只作第Ⅰ线测量。

第Ⅱ线测量和第Ⅲ线测量：脾脏明显肿大时，应加测第Ⅱ线和第Ⅲ线，前者系指左锁骨中线与左肋缘交点至脾脏最远点的距离（应大于第Ⅰ线测量），后者指脾右缘与前正中线的距离。如脾脏高度增大向右越过前正中线，则测量脾右缘至前正中线的最大距离，以“+”表示；未超过前正中线则测量脾右缘与前正中线的最短距离，以“-”表示。

临床记录中，常将脾肿大分为轻、中、高三度。脾缘不超过肋下 2cm 为轻度肿大；超过 2cm，在脐水平线以上为中度肿大；超过脐水平线或前正中线则为高度肿大，即巨脾。脾脏高度肿大时，应加测第Ⅱ、第Ⅲ线，并作图表示。

触到脾脏后除注意大小外，还要注意它的质地、边缘和表面情况，有无压痛及摩擦感等。这些常可提示引起脾脏肿大的某些病因。脾脏切迹为其形态特征，有助于鉴别诊断。

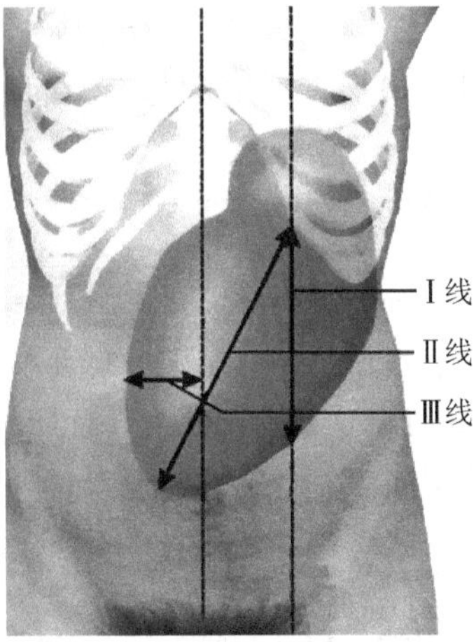

图 3-6-12 脾脏肿大测量

脾脏轻度肿大常见于急慢性肝炎、伤寒、粟粒型结核、急性疟疾、感染性心内膜炎及败血症等，一般质地柔软；脾脏中度肿大常见于肝硬化、疟疾后遗症、慢性淋巴细胞性白血病、慢性溶血性黄疸、淋巴瘤、系统性红斑狼疮等，质地一般较硬；脾脏高度肿大，表面光滑者见于慢性粒细胞性白血病、黑热病、慢性疟疾和骨髓纤维化等，表面不平滑而有结节者见于淋巴瘤和恶性组织细胞病。脾脏表面有囊性肿物者见于脾囊肿。脾脏压痛见于脾脓肿、脾梗死等。脾周围炎或脾梗死时，触诊时有摩擦感且有明显压痛，听诊时也可闻及摩擦音。

（3）胆囊触诊：可用单手滑行触诊法或钩指触诊法进行。正常时胆囊隐存于肝之后，不能触及。胆囊肿大时方超过肝缘及肋缘，此时可在右肋缘下、腹直肌外缘处触到。肿大的胆囊一般呈梨形或卵圆形，表面光滑，张力较高，常有触痛，随呼吸上下移动。如肿大胆囊呈囊性感，并有明显压痛，常见于急性胆囊炎。胆囊肿大呈囊性感，无压痛者，见于壶腹周围癌。胆囊肿大，有实性感者，见于胆囊结石或胆囊癌。

胆囊有炎症，但未肿大到肋缘以下，触诊不能查到胆囊，此时可探测胆囊触痛。检查时医师以左手掌平放于患者右胸下部，以拇指指腹勾压于右肋下胆囊点处（图 3-6-13）然后嘱患者缓慢深吸气，在吸气过程中发炎的胆囊下移时碰到用力按压的拇指，即可引起疼痛，此为胆囊触痛，如因剧烈疼痛而致吸气中止称 Murphy 征阳性。当胰头癌压迫胆总管导致胆道阻塞、黄疸进行性加深时，胆囊也显著肿大，但无压痛，称为 Courvoisier 征阳性。

（4）肾脏触诊：检查肾脏一般用双手触诊法。可采取平卧位或立位。卧位触诊右肾时，嘱患者两腿屈曲并做较深腹式呼吸。医师立于患者右侧，以左手掌托起其右腰部，右手掌平放在右上腹部，手指方向大致平行于右肋缘进行深部触诊右肾，于患者吸气时双手夹触肾脏。如触到光滑钝圆的脏器，可能为肾下极，如能在双手间握住更大部分，则略能感知其蚕豆状外形，握住时患者常有酸痛或类似恶心的不适感。触诊左肾时，左手越过患者腹前方从后面托起左腰部，右手掌横置于患者左上腹部，依前法双手触诊左肾（图 3-6-14）。如卧位未触及肾脏，还可让患者站立床旁，医生于患者侧面用两手前后联合触诊肾脏。当肾下垂或游走肾时，立位较易触到。

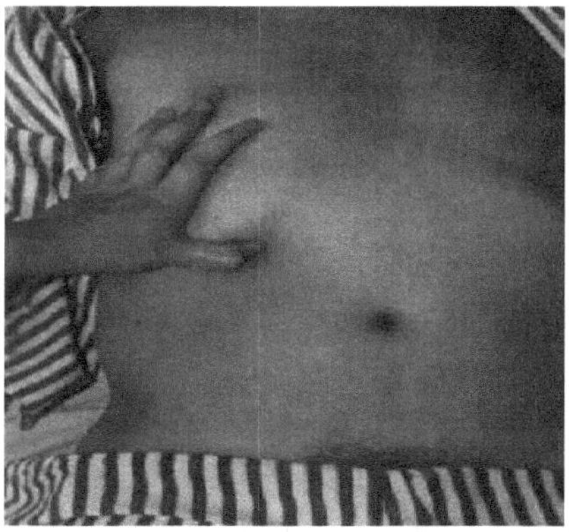

图 3-6-13　墨菲征检查法

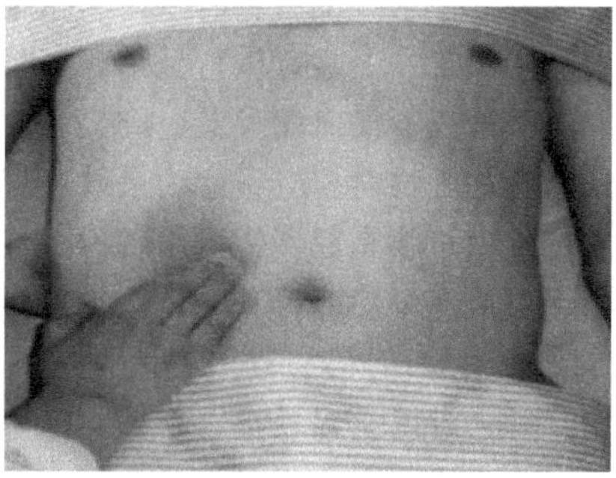

图 3-6-14　肾脏触诊法

正常人肾脏一般不易触及，有时可触到右肾下极。身材瘦长者，肾下垂、游走肾或肾脏代偿性增大时，肾脏较易触到。在深吸气时能触到 1/2 以上的。肾脏肿大见于。肾盂积水或积脓、肾肿瘤、多囊肾等。当肾盂积水或积脓时，肾脏的质地柔软而富有弹性，有时有波动感。多囊肾时，一侧或两侧肾脏为不规则形增大，有囊性感。肾肿瘤则表面不平，质地坚硬。

当肾脏和尿路有炎症或其他疾病时，可在相应部位出现压痛点，如图所示（图 3-6-15）：①季肋点（前肾点）：第 10 肋骨前端，右侧位置稍低，相当于肾盂位置；②上输尿管点：在脐水平线上腹直肌外缘；③中输尿管点：在髂前上棘水平腹直肌外缘，相当于输尿管第二狭窄处；④肋脊点：背部第 12 肋骨与脊柱的交角（肋脊角）的顶点；⑤肋腰点：第 12 肋骨与腰肌外缘的交角（肋腰角）顶点。

肋脊点和肋腰点是肾脏一些炎症性疾患，如肾盂肾炎、肾脓肿和肾结核等常出现的压痛部位。如炎症深隐于肾实质内，可无压痛而仅有叩击痛。季肋点压痛亦提示肾脏病变。上输尿管点或中输尿管点出现压痛，提示输尿管结石、结核或化脓性炎症。

（5）膀胱触诊：正常膀胱空虚时隐存于盆腔内，不易触到。只有当膀胱积尿，充盈胀大时，才越出耻骨上缘而在下腹中部触到。膀胱触诊一般采用单手滑行法。在仰卧屈膝情况下医师以右

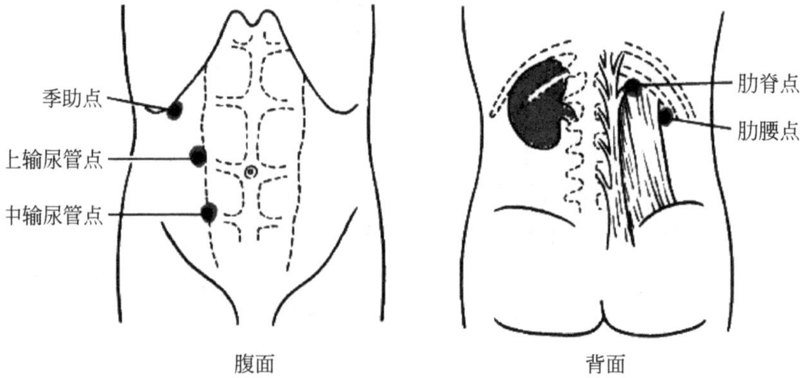

图 3-6-15 肾脏疾病压痛点

手自脐开始向耻骨方向触摸，触及肿块后应详察其性质，以便鉴别其为膀胱、子宫或其他肿物。膀胱增大多由积尿所致，呈扁圆形或圆形，触之囊性感，不能用手推移。按压时憋胀有尿意，排尿或导尿后缩小或消失。

膀胱胀大最多见于尿道梗阻（如前列腺肥大或癌）、脊髓病（如截瘫）所致的尿潴留。也见于昏迷患者、腰椎或骶椎麻醉后、手术后局部疼痛患者。

（6）胰腺触诊：胰腺位于腹膜后，位置深而柔软，故不能触及。在上腹部相当于第1、2腰椎处，胰头及胰颈约于中线偏右，而胰体、胰尾在中线左侧。当胰腺有病变时，则可在上腹部出现体征。在上腹中部或左上腹有横行呈带状压痛及肌紧张，并涉及左腰部者，提示胰腺炎症；如起病急同时有左腰部皮下淤血而发蓝，则提示急性出血坏死型胰腺炎。如在上腹部触及质硬而无移动性横行条索状的肿物时，应考虑为慢性胰腺炎。如呈坚硬块状，表面不光滑似有结节，则可能为胰腺癌。癌发生于胰头部者，可出现梗阻性黄疸及胆囊肿大而无压痛（即 Courvoisier 征阳性）。在上腹部肋缘下或左上腹部触到囊性肿物，多为胰腺假性囊肿。

4. 腹部异常肿块 除以上脏器外，腹部还可能触及一些异常肿块。包括肿大或异位的脏器，炎症性肿块，肿大淋巴结以及良、恶性肿瘤等。触到异常肿块时需注意下列各点：

（1）部位：某些部位的肿块常来源于该部的脏器，如右肋下肿块常与肝和胆有关；两侧腹部的肿块常为结肠的肿瘤；脐周或右下腹不规则，有压痛的肿块常为结核性腹膜炎所致的肠粘连。卵巢囊肿多有蒂，故可在腹腔内游走。

（2）大小：凡触及的肿块均应测量其上下（纵长）、左右（横宽）和前后径（深厚）。前后径难以测出时，可大概估计，明确大小以便于动态观察。为了形象化，也可以用实物作比喻，如拳头、鸡蛋、核桃等。

（3）形态：触到肿块应注意其形状、轮廓、边缘和表面情况。圆形且表面光滑的肿块多为良性，以囊肿或淋巴结居多。形态不规则，表面凸凹不平且坚硬者，应多考虑恶性肿瘤、炎性肿物或结核性肿块。索条状或管状肿物，短时间内形态多变者，多为蛔虫团或肠套叠。左上腹肿块有明显切迹多为脾脏。

（4）质地：肿块若为实质性的，其质地可能柔韧、中等硬或坚硬，见于肿瘤、炎性或结核浸润块，如胃癌、肝癌、回盲部结核等。肿块若为囊性，质地柔软，见于囊肿、脓肿，如卵巢囊肿、多囊肾等。

（5）压痛：炎性肿块有明显压痛。如位于右下腹的肿块压痛明显，常为阑尾脓肿、肠结核或 Crohn 病等。与脏器有关的肿瘤压痛可轻重不等。

（6）搏动：消瘦者可以在腹部见到或触到动脉的搏动。如在腹中线附近触到明显的膨胀性搏动，则应考虑腹主动脉或其分支的动脉瘤。

(7) 移动度：如果肿块随呼吸而上下移动，多为肝、脾、胃、肾或其肿物。肝脏和胆囊的移动度大，不易用手固定。如果肿块能用手推动者，可能来自胃、肠或肠系膜。移动度大的多为带蒂的肿物或游走的脏器。局部炎性肿块或脓肿及腹腔后壁的肿瘤，一般不能移动。

此外，还应注意所触及的肿块与腹壁和皮肤的关系，以区别腹腔内外的病变。

5. 液波震颤 腹腔内有大量游离液体时，如用手指叩击腹部，可感到液波震颤，或称波动感。检查时患者平卧，医师以一手掌面贴于患者一侧腹壁，另一手四指并拢屈曲，用指端叩击对侧腹壁（或以指端冲击式触诊），如有大量液体存在，则贴于腹壁的手掌有被液体波动冲击的感觉，即波动感。为防止腹壁本身的震动传至对侧，可让另一人将手掌尺侧缘压于脐部腹中线上，即可阻止之（图3-6-16）。此法检查腹水，需有3000～4000ml以上液量才能查出，不如移动性浊音敏感。

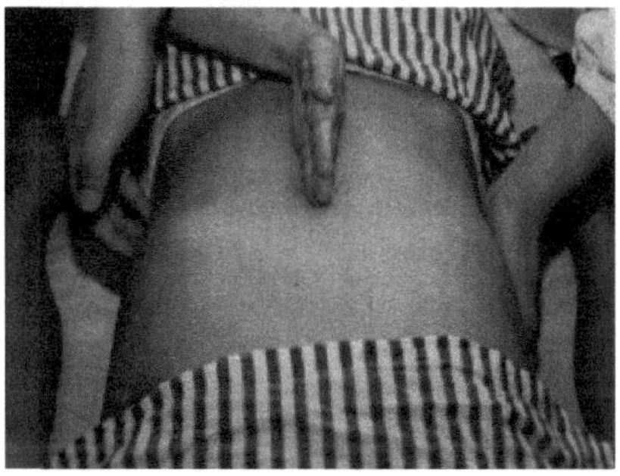

图3-6-16 液波震颤检查法

6. 振水音 在胃内有多量液体及气体存留时可出现振水音。检查时患者仰卧，医生以一耳凑近上腹部，同时以冲击触诊法振动胃部，即可听到气、液撞击的声音，亦可将听诊器膜型体件置于上腹部进行听诊。正常人在餐后或饮进多量液体时可有上腹部振水音、但若在清晨空腹或餐后6～8h以上仍有此音，则提示幽门梗阻或胃扩张。

四、叩 诊

腹部叩诊的主要作用在于叩知某些脏器的大小和叩痛，胃肠道充气情况，腹腔内有无积气、积液和肿块等。一般多采用间接叩诊法，因其较为准确，可靠。腹部叩诊内容如下：

（一）腹部叩诊音

正常情况下，腹部叩诊大部分区域均为鼓音，只有肝、脾所在部位，增大的膀胱和子宫占据的部位，以及两侧腹部近腰肌处叩诊为浊音。鼓音范围缩小见于肝、脾或其他脏器极度肿大，腹腔内肿瘤或大量腹水时，病变部位可出现浊音或实音。鼓音范围明显增大见于胃肠高度胀气和胃肠穿孔致气腹时。叩诊可从左下腹开始逆时针方向至右下腹部，再至脐部。

（二）肝脏及胆囊叩诊

用叩诊法确定肝上界时，一般都是沿右锁骨中线、右腋中线和右肩胛线，由肺区向下叩向腹部。叩指用力要适当，勿过轻或过重。当由清音转为浊音时，即为肝上界。此处相当于被肺遮盖的肝顶部，故又称肝相对浊音界。再向下叩1～2肋间，则浊音变为实音，此处的肝脏不再被肺所遮盖而直接贴近胸壁，称肝绝对浊音界（亦为肺下界）。确定肝下界时，最好由腹部鼓音区沿右锁骨中线或正中线向上叩，由鼓音转为浊音处即是。一般叩得的肝下界比触得的肝下缘高1～2cm，但若肝缘明显增厚，则两项结果较为接近。

在确定肝的上下界时要注意体形，匀称体形者的正常肝脏在右锁骨中线上，其上界在第5肋间，下界位于右季肋下缘。二者之间的距离为肝上下径，约为9～11cm；在右腋中线上，其上界为第7肋间，下界相当于第10肋骨水平；在右肩胛线上，其上界为第10肋间。矮胖体形者肝上下界均可高一个肋间，瘦长体形者则可低一个肋间。

肝浊音界扩大见于肝癌、肝脓肿、肝炎、肝淤血和多囊肝等。肝浊音界缩小见于急性重型肝炎、肝硬化和胃肠胀气等。肝浊音界消失代之以鼓音者，多由于肝表面覆有气体所致，是急性胃肠穿孔的一个重要征象。肝浊音界向上移位见于右肺纤维化、右下肺不张及气腹鼓肠等。肝浊音界向下移位见于肺气肿、右侧张力性气胸等。

肝区叩击痛对于诊断肝炎、肝脓肿或肝癌有一定的意义。

胆囊叩诊仅能检查胆囊区有无叩击痛，胆囊区叩击痛为胆囊炎的重要体征

（三）胃泡鼓音区及脾叩诊

胃泡鼓音区（Traube 区）位于左前胸下部肋缘以上，约呈半圆形，为胃底穹隆含气而形成。其上界为横膈及肺下缘，下界为肋弓，左界为脾脏，右界为肝左缘。正常情况下胃泡鼓音区应该存在（除非在饱餐后），大小则受胃内含气量的多少和周围器官组织病变的影响。此区明显缩小或消失可见于中、重度脾肿大，左侧胸腔积液、心包积液、肝左叶肿大，也见于急性胃扩张或溺水患者。

当脾脏触诊不满意或在左肋下触到很小的脾缘时，宜用脾脏叩诊进一步检查脾脏大小。脾浊音区的叩诊宜采用轻叩法，在左腋中线上进行。正常时在左腋中线第 9 ~ 11 肋之间叩到脾浊音，其长度约为 4 ~ 7cm，前方不超过腋前线。脾浊音区扩大见于各种原因所致之脾肿大。脾浊音区缩小见于左侧气胸、胃扩张、肠胀气等。

（四）移动性浊音

腹腔内有较多的液体存留时，因重力作用，液体多潴积于腹腔的低处，故在此处叩诊呈浊音。检查时先让患者仰卧，腹中部叩诊呈鼓音，两侧腹部因腹水积聚叩诊呈浊音。检查者自腹中部脐水平面开始向患者左侧叩诊，发现浊音时，板指固定不动，嘱患者右侧卧，再度叩诊，如呈鼓音，表明浊音移动（图 3-6-17）。同样方法向右侧叩诊，叩得浊音后嘱患者左侧卧，以核实浊音是否移动。这种因体位不同而出现浊音区变动的现象，称移动性浊音。这是发现有无腹腔积液的重要检查方法。当腹腔内游离腹水在 1000ml 以上时，即可查出移动性浊音。

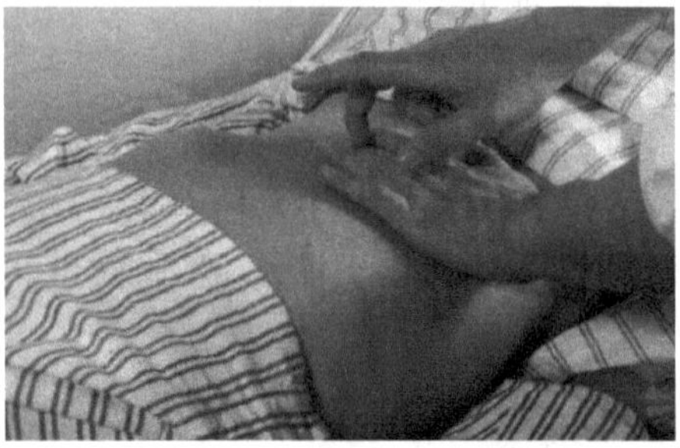

图 3-6-17　移动性浊音检查法

如果腹水量少，用以上方法不能查出时，若病情允许可让患者取肘膝位，使脐部处于最低部位。由侧腹部向脐部叩诊，如由鼓音转为浊音，则提示有腹水的可能（即水坑征）。

当出现下列情况时，应注意鉴别：

（1）肠梗阻时肠管内有大量液体潴留，可因患者体位的变动，出现移动性浊音，但常伴有肠梗阻的征象。

（2）巨大的卵巢囊肿，亦可使腹部出现大面积浊音，其浊音非移动性，于仰卧时常在腹中部，鼓音区则在腹部两侧。

（五）肋脊角叩击痛

肋脊角叩击痛主要用于检查肾脏病变。检查时，患者采取坐位或侧卧位，医师用左手掌平放在其肋脊角处（肾区），右手握拳用由轻到中等的力量叩击左手背。正常时肋脊角处无叩击痛，当有肾炎、肾盂肾炎、肾结石、肾结核及肾周围炎时，肾区有不同程度的叩击痛。

（六）膀胱叩诊

膀胱叩诊在耻骨联合上方进行，通常从上往下，由鼓音转成浊音。膀胱空虚时，因耻骨上方有肠管存在，叩诊呈鼓音，叩不出膀胱的轮廓。当膀胱内有尿液充盈时，耻骨上方叩诊呈圆形浊音区。排尿或导尿后复查，如浊音区转为鼓音，即为尿潴留所致膀胱增大。腹水时，耻骨上方叩

诊也可有浊音区，但此区的弧形上缘凹向脐部，而膀胱肿大时浊音区的弧形上缘凸向脐部。应鉴别女性因妊娠子宫增大，子宫肌瘤或卵巢囊肿时，所致的叩诊浊音。

五、听　　诊

腹部听诊，将听诊器膜形体件置于腹壁上，全面听诊各区。听诊内容主要有：肠鸣音、血管杂音、摩擦音和搔弹音等。妊娠5个月以上的妇女还可在脐下方听到胎儿心音（130～160次/分）。

（一）肠鸣音

肠蠕动时，肠管内气体和液体随之而流动，产生一种断断续续的咕噜声（或气过水声）称为肠鸣音。通常可用右下腹部作为肠鸣音听诊点，在正常情况下，肠鸣音每分钟4～5次，其频率声响和音调变异较大，餐后频繁而明显，休息时稀疏而微弱。

肠鸣音异常见于以下情况：

1. 肠鸣音活跃　肠蠕动增强时，肠鸣音达每分钟10次以上，但音调不特别高亢。见于急性胃肠炎、服泻药后或胃肠道大出血时。

2. 肠鸣音亢进　肠鸣音次数多且响亮、高亢，甚至呈叮当声或金属音。见于机械性肠梗阻。

3. 肠鸣音减弱　肠鸣音3～5分钟才听到一次。见于老年性便秘、腹膜炎、电解质紊乱（低血钾）及胃肠动力低下等。

4. 肠鸣音消失　持续听诊3～5分钟未听到肠鸣音，用手指轻叩或搔弹腹部仍未听到肠鸣音。见于急性腹膜炎或麻痹性肠梗阻。

（二）血管杂音

腹部血管杂音对诊断某些疾病有一定作用，分为动脉性和静脉性杂音。

（1）动脉性杂音常在腹中部或腹部两侧。腹中部的收缩期血管杂音（喷射性杂音）常提示腹主动脉瘤或腹主动脉狭窄。当左叶肝癌压迫肝动脉或腹主动脉时，也可在肿块部位听到吹风样杂音或在肿瘤部位（较表浅时）听到轻微的连续性杂音。

（2）静脉性杂音为连续性潺潺声。常出现于脐周或上腹部，尤其是腹壁静脉曲张严重时，此音提示门静脉高压时的侧支循环形成，称克-鲍综合征。

（三）摩擦音

在脾梗死、脾周围炎、肝周围炎或胆囊炎累及局部腹膜等情况下，可在深呼吸时，于各相应部位听到摩擦音，严重时可触及摩擦感。腹膜纤维渗出性炎症时，亦可在腹壁听到摩擦音。

（四）搔弹音

在腹部听诊搔弹音的改变可协助测定肝下缘和微量腹水。

六、腹部常见病变的主要症状和体征

（一）消化性溃疡

消化性溃疡主要指发生在胃、十二指肠的深达黏膜肌层慢性溃疡。溃疡的形成与胃肠道黏膜在某种情况下被胃酸和胃蛋白酶的消化作用有关，是一种常见病和多发病。

1. 上腹部疼痛　是消化性溃疡的主要症状，其疼痛特点包括：

（1）部位：胃溃疡的疼痛多位于中上腹部稍偏高处，或剑突下和剑突下偏左处。十二指肠溃疡的疼痛多位于中上腹部或脐上方和脐上偏右处。疼痛范围多为数厘米直径大小。

(2) 性质：疼痛性质不一，常为持续性钝痛、隐痛、胀痛、烧灼样痛、饥饿痛等。急性发作时亦可有剧痛，如绞拧或刀割样痛。当溃疡穿透至浆膜层或穿孔，即可出现持续性剧痛。

(3) 节律性：消化性溃疡的疼痛与进餐有一定关系。胃溃疡的疼痛多在餐后1h内发生，经1～2h后逐渐缓解，至下一次餐后再重复出现上述规律，呈进餐—疼痛—缓解的规律。十二指肠溃疡的疼痛则多发生在两餐之间，持续至下一次进餐后缓解，呈疼痛—进餐—缓解的规律，又称空腹痛，也可出现夜间痛。

(4) 周期性：上腹疼痛可持续数天，数周，数月，继以较长时间缓解，以后又复发。好发季节为秋末或春初，与寒冷有明显关系。

(5) 长期性：溃疡愈合后甚易复发，因此常表现为上腹部疼痛屡愈屡发，延续数年至数十年，每次发作持续数周至数月不等。

(6) 影响因素：过度紧张、劳累、焦虑、忧郁、饮食不慎、气候变化、烟酒和药物影响等因素可使消化性溃疡的症状加剧，可用休息、进食和服制酸药物等使症状减轻或缓解。

2. 消化性溃疡的其他症状 常有餐后腹胀、反酸、嗳气、烧心、流涎、恶心、呕吐、食欲不振、便秘，因食后疼痛发作以致惧怕进食而使体重减轻等症状。

3. 消化性溃疡的体征 患者多数瘦长体形，腹上角成锐角。消化性溃疡缺乏特异性体征，在溃疡活动期多数患者有上腹部局限性轻压痛，十二指肠溃疡压痛点常偏右，少数患者可有贫血和营养不良的体征。后壁溃疡穿孔，可有背部皮肤感觉过敏区和明显压痛。

4. 消化性溃疡的主要并发症

(1) 出血：胃、十二指肠溃疡并发出血是上消化道出血的最常见病因，其发生率占20%～25%，表现为呕血和黑粪，因溃疡侵蚀血管所致。出血前因溃疡局部充血疼痛常加重，出血后因充血减轻，碱性血液又可中和胃酸，则可使疼痛减轻。

(2) 穿孔：溃疡可发生急性穿孔，穿孔部位多为十二指肠前壁或胃前壁，腹痛往往突然变得非常剧烈，起始于上腹部，可蔓延至全腹，接着出现腹膜炎的症状和体征，患者可表现为恶心、呕吐、烦躁不安、面色苍白、四肢湿冷、心动过速，甚至可出现休克表现。全腹壁呈板样强直，有明显压痛和反跳痛，肝浊音界缩小或消失，肠鸣音减弱或消失。

(3) 幽门梗阻：十二指肠溃疡和幽门溃疡可引起幽门反射性痉挛、充血、水肿或瘢痕收缩，而产生幽门梗阻。幽门梗阻患者常表现为餐后上腹饱胀、食欲减退、嗳气、反酸、反复发作性呕吐是幽门梗阻的主要症状，多发生于餐后30～60min，每隔1～2天发作1次，每次呕吐量可达1L以上，为大量酸酵宿食，吐后感觉舒服。全身有脱水和消瘦的表现。腹部检查可发现胃型和胃蠕动波，空腹时上腹部可查到振水音。

(4) 癌变：胃溃疡可以癌变，估计癌变率在1%～3%以下，应提高警惕，及早诊断。但十二指肠溃疡不会引起癌变。

（二）急性腹膜炎

当腹膜受到细菌感染或化学物质如胃、肠、胰液及胆汁等的刺激时，即可引起腹膜急性炎症，称为急性腹膜炎。急性腹膜炎按炎症范围分为弥漫性和局限性；按发病来源分为继发性和原发性；按炎症开始时的性质分为无菌性或感染性。

1. 症状 急性弥漫性腹膜炎常见于消化性溃疡急性穿孔和外伤性胃肠穿孔。主要表现为突然发生的上腹部持续性剧烈疼痛，一般以原发病灶处最显著，腹痛迅速扩展至全腹，于深呼吸、咳嗽和转动体位时疼痛加剧。开始是因腹膜受炎症刺激而致反射性恶心与呕吐，呕吐物为胃内容物，有时带有胆汁。以后则出现麻痹性肠梗阻，呕吐转为持续性，呕吐物可有肠内容物，可伴有恶臭。

全身表现可有发热及毒血症，严重者可出现血压下降、休克等征象。

2. 体征 急性弥漫性腹膜炎患者多呈急性危重病容，全身冷汗，表情痛苦，为减轻腹痛常被迫采取两下肢屈曲仰卧位，呼吸浅速。在病程后期因高热，不能进食、呕吐、失水、酸中毒等，使患者出现精神萎靡，面色灰白，皮肤和口舌干燥，眼球及两颊内陷，脉搏频数无力，血压下降等征象。腹部检查可发现典型的腹膜炎三联征—腹肌紧张、压痛和反跳痛。弥漫性腹膜炎患者，望诊时可见腹式呼吸明显减弱或消失，当腹腔内炎性渗出液增多或肠管发生麻痹明显扩张时，可见腹部膨隆。触诊时全腹弥漫均可触及腹肌紧张，压痛和反跳痛，胃溃疡穿孔由于腹膜受胃酸强烈刺激，腹肌强烈收缩可呈现板状腹。叩诊时由于胃肠穿孔游离气体积聚于膈下，可出现肝浊音界缩小或消失，腹腔有多量渗液时，可叩出移动性浊音。听诊时肠鸣音减弱或消失。局限性腹膜炎时，腹肌紧张、压痛、反跳痛局限于腹部的病变局部。

（三）肝硬化

肝硬化是一种常见慢性肝病。引起肝硬化的病因很多，主要有病毒性肝炎，慢性酒精中毒、血吸虫病、营养不良、代谢障碍、药物和工业毒物中毒及慢性心功能不全等。

1. 症状 肝硬化起病隐匿，进展缓慢，肝脏又有较强的代偿功能，所以在肝硬化发生后一段较长时间，甚至数年内并无明显症状及体征。

临床上将肝硬化分为代偿期（早期）和失代偿期（中、晚期），但两期间的分界并不明显或有重叠的现象，不应机械地套用。代偿期肝硬化症状较轻微，常缺乏特征性，可有食欲不振，消化不良，腹胀、恶心、大便不规则等消化系统症状及乏力、头晕、消瘦等全身症状。失代偿期肝硬化时上述症状加重，并可出现水肿、腹水、黄疸、皮肤黏膜出血、发热、肝性脑病、少尿、无尿等症状。

2. 体征 肝脏由肿大而变小，质地变硬，表面不光滑。脾脏轻度至中度肿大，下肢常有水肿，皮肤可有瘀点、瘀斑、苍白等肝功能减退表现。

失代偿期肝硬化均可出现门静脉高压的表现。

1. 腹水 是肝硬化晚期最突出的临床表现。腹壁紧张度增加，患者直立时下腹部饱满，仰卧时则腹部两侧膨隆呈蛙腹状。大量腹水使腹压增高时，脐受压而突出形成脐疝。叩诊有移动性浊音，大量腹水可有液波震颤。

2. 侧支循环的建立与开放 门静脉高压时，静脉回流受阻，使门静脉与腔静脉之间形成侧支循环，临床上重要的侧支循环有三条：

（1）食管和胃底静脉曲张：系门静脉系统的胃冠状静脉和腔静脉系统的食管静脉形成侧支。如粗糙食物、胃酸侵蚀或腹内压突然升高，可致曲张静脉破裂出血，表现为呕血、黑粪、休克，甚至肝性脑病，严重时可危及生命。

（2）腹壁静脉曲张：脐周腹壁静脉曲张，脐以上腹壁静脉血流经胸壁静脉和腋静脉回流入上腔静脉，脐以下腹壁静脉经大隐静脉，髂外静脉回流入下腔静脉。高度腹壁静脉曲张外观可呈水母头状。

（3）痔静脉曲张：门静脉系统的直肠上静脉与腔静脉系统的直肠下静脉和肛门静脉吻合成侧支，明显扩张形成痔核，破裂时引起便血。

3. 脾肿大 门静脉高压时，脾脏由于慢性淤血，脾索纤维增生而轻、中度肿大，脾肿大时可伴脾功能亢进，全血细胞减少。

（四）急性阑尾炎

急性阑尾炎是指阑尾的急性炎症性病变，是外科最常见的急腹症。

1. 症状 腹痛是主要症状，早期为中上腹或脐周范围较弥散疼痛（内脏神经痛），经数小时后炎症波及浆膜和腹膜壁层出现定位清楚的右下腹疼痛（躯体神经痛）。据统计约 70% ~80% 的患者有典型转移性右下腹痛病史。患者常伴有恶心、呕吐、便秘、腹泻及轻度发热。

2. 体征 起病数小时后右下腹 McBurney 点（阑尾点）有显著而固定的压痛和反跳痛，这是诊断阑尾炎的重要依据。若右手加压左下腹降结肠区，再用左手反复按压前上端，病人诉右下腹痛，称为结肠充气征阳性。左侧卧位，两腿伸直，当右下肢被动向后过伸时发生右下腹痛，称为腰大肌征阳性，此征提示炎症阑尾位于盲肠后位。低位或盆腔内阑尾炎症时，可有直肠右前壁触痛或触及肿块。

患者可有低热，无寒战，体温常低于 38℃，但可随病情发展而升高，当阑尾炎进展至坏死穿孔后，出现高热，右下腹压痛和反跳痛更明显，并伴局部腹肌紧张。形成阑尾周围脓肿时，可触及有明显压痛的肿块。

（五）肠梗阻

肠梗阻是肠内容物在肠道通过受阻所产生的一种常见的急腹症。

肠梗阻根据产生原因可分以下几种：

1. 机械性肠梗阻 临床上最常见，是由于各种原因引起肠腔狭小，影响肠内容物顺利通过，如肠粘连、肠扭转、肠套叠、绞窄性疝、蛔虫团或粪块堵塞肠腔等原因所致。

2. 动力性肠梗阻 肠腔无狭窄，由于肠壁肌肉运动功能紊乱，使肠内容物不能通过，动力性肠梗阻又分为麻痹性肠梗阻和痉挛性肠梗阻。前者常见于腹部大手术后，急性弥漫性腹膜炎，腹膜后出血、感染和低血钾症等情况，后者较少见，于肠腔受外伤，异物或炎症刺激或铅中毒时等刺激所致。

3. 血运性肠梗阻 由于肠系膜血管有栓塞或血栓形成而致肠管缺血，继而肠壁平滑肌发生麻痹，肠内容物运行停滞，较少见，但病情凶险。

此外，根据肠壁有无血液循环障碍，分为单纯性和绞窄性肠梗阻，根据肠腔梗阻的程度，分为完全性和不完全性肠梗阻，根据肠梗阻发展的快慢，分为急性和慢性肠梗阻。

1. 症状 临床表现为腹痛、呕吐、排便排气停止和腹胀。腹痛是最主要症状，机械性肠梗阻时，梗阻近端肠段平滑肌产生强烈收缩，而出现阵发性剧烈绞痛，约数分钟一次。高位小肠梗阻时一般腹痛在上腹部，低位小肠梗阻时腹痛常位于脐周，结肠梗阻时腹痛常位于下腹部。早期即有反射性呕吐，吐出胃肠内容物，高位小肠梗阻呕吐发生早，可吐出胃肠液及胆汁，呕吐量大，低位小肠梗阻呕吐出现较晚，先吐胃液和胆汁，以后可吐出粪臭味小肠内容物，如有肠管血供障碍，可吐出咖啡色血性液体，麻痹性肠梗阻可有溢出性严重呕吐。

肠道积气积液可产生腹胀，小肠梗阻时以上腹和中腹部腹胀明显，结肠梗阻以上腹和两侧腹部腹胀明显。患者常无排便和排气，但在完全性小肠梗阻的早期，可排出大肠内积存的少量气体和粪便。

2. 体征 呈痛苦重病面容，眼球凹陷呈脱水貌，呼吸急促，脉搏细数，甚至血压下降、休克等征象。

腹部检查见腹部膨胀，小肠梗阻可见脐周不规则呈梯形多层排列的肠型和蠕动波，结肠梗阻可见腹部周边明显膨胀。腹肌紧张且伴压痛，绞窄性肠梗阻患者可出现反跳痛。机械性肠梗阻患者可听到肠鸣音明显亢进，呈金属音调。麻痹性肠梗阻患者肠鸣音减弱或消失。当腹腔有渗液时，出现移动性浊音。

第七节 其他部位检查

一、生殖器、肛门、直肠检查

生殖器、肛门和直肠的检查是全身体格检查的一部分，全面正确地检查对临床诊断和治疗具有重要意义。因此，对有检查指征的患者应对其说明检查的目的、方法和重要性，使之接受并配合检查。男医师检查女患者时，须有女医务人员在场。

（一）男性生殖器检查

男性生殖器包括阴茎、阴囊、前列腺和精囊等。阴囊内有睾丸、附睾及精索等。检查时应让患者充分暴露下身，双下肢取外展位，视诊与触诊相结合。先检查外生殖器阴茎及阴囊，后检查内生殖器前列腺及精囊。

1. 阴茎 为前端膨大的圆柱体，分头、体、根三部分。正常成年人阴茎长7～10cm，由3个海绵体构成。其检查顺序如下：

（1）包皮：阴茎的皮肤在阴茎颈前向内翻转覆盖于阴茎表面称为包皮。成年人包皮不应掩盖尿道口，翻起包皮后应露出阴茎头，若翻起后仍不能露出尿道外口或阴茎头者称为包茎。见于先天性包皮口狭窄或炎症、外伤后粘连。若包皮长度超过阴茎头，但翻起后能露出尿道口或阴茎头，称包皮过长。包皮过长或包茎易引起尿道外口或阴茎头感染、嵌顿；污垢在阴茎颈部易于残留，常被视为阴茎癌的重要致病因素之一。

（2）阴茎头与阴茎颈：检查时应将包皮上翻暴露全部阴茎头及阴茎颈，观察其表面的色泽、有无充血、水肿、分泌物及结节等。正常阴茎头红润、光滑，如有硬结并伴有暗红色溃疡、易出血或融合成菜花状，应考虑阴茎癌的可能性。阴茎颈部发现单个椭圆形质硬溃疡称为下疳，愈后留有瘢痕，此征对诊断梅毒有重要价值。阴茎头部如出现淡红色小丘疹融合成蕈样，呈乳突状突起，应考虑为尖锐湿疣。

（3）尿道口：检查尿道口时医师用示指与拇指，轻轻挤压龟头使尿道张开，观察尿道口有无红肿、分泌物及溃疡。观察尿道口是否狭窄，先天性畸形或炎症粘连常可出现尿道口狭窄。并注意有无尿道口异位，尿道下裂时尿道口位于阴茎腹面。

（4）阴茎大小与形态：成年人阴茎过小呈婴儿型阴茎，见于垂体功能或性腺功能不全患者；在儿童期阴茎过大呈成人型阴茎，见于性早熟，如促性腺激素过早分泌。假性性早熟见于睾丸间质细胞瘤患者。

2. 阴囊 检查时患者取站立位或仰卧位，两腿稍分开。先观察阴囊皮肤及外形，后进行阴囊触诊，方法是医师将双手的拇指置于患者阴囊前面，其余手指放在阴囊后面，起托护作用，拇指作来回滑动触诊，可双手同时进行。阴囊检查按以下顺序进行：

（1）阴囊皮肤及外形：正常阴囊皮肤呈深暗色，多皱褶。视诊时注意观察阴囊皮肤有无皮疹、脱屑溃烂等损害，观察阴囊外形有无肿胀肿块。阴囊常见病变有：

1）阴囊湿疹：阴囊皮肤增厚呈苔藓样，并有小片鳞屑；或皮肤呈暗红色、糜烂，有大量浆液渗出，有时形成软痂，伴有顽固性奇痒，此种改变为阴囊湿疹的特征。

2）阴囊水肿：阴囊皮肤常因水肿而紧绷，可为全身性水肿的一部分，如肾病综合征。也可为局部因素所致，如局部炎症或过敏反应、静脉血或淋巴液回流受阻等。

3）阴囊象皮肿：阴囊皮肤水肿粗糙、增厚如象皮样，称为阴囊象皮肿或阴囊象皮病。多为血丝虫病引起的淋巴管炎或淋巴管阻塞所致。

4）阴囊疝：是指肠管或肠系膜经腹股沟管下降至阴囊内所形成；表现为一侧或双侧阴囊肿大，触之有囊样感，有时可推回腹腔。但患者用力咳嗽使腹腔内压增高时可再降入阴囊。

5）鞘膜积液：阴囊肿大触之有水囊样感。透光试验时阴囊呈橙红色均质的半透明状，而阴囊疝和睾丸肿瘤则不透光。

（2）精索：检查时医师用拇指和示指触诊精索，从附睾摸到腹股沟环。正常精索呈柔软的索条状，无压痛。若呈串珠样肿胀，见于输精管结核；若有挤压痛且局部皮肤红肿多为精索急性炎症；靠近附睾的精索触及硬结，常由丝虫病所致；精索有蚯蚓团样感多为精索静脉曲张所致。

（3）睾丸：左、右各一，椭圆形，表面光滑柔韧。检查时医师用拇指和示、中指触及睾丸注意其大小、形状、硬度及有无触压痛等，并作两侧对比。睾丸急性肿痛，压痛明显者，见于急性睾丸炎，常继发于流行性腮腺炎、淋病等。睾丸慢性肿痛多由结核引起；一侧睾丸肿大、质硬并有结节，应考虑睾丸肿瘤或白血病细胞浸润。睾丸萎缩可因流行性腮腺炎或外伤后遗症及精索静脉曲张所引起；睾丸过小常为先天性或内分泌异常引起，如肥胖性生殖无能症等。当阴囊触诊未触及睾丸时，应触诊腹股沟管内或阴茎根部、会阴部等处，或作超声检查腹腔。如睾丸隐藏在以上部位，称为隐睾症。

（4）附睾：是贮存精子和促进精子成熟的器官，位于睾丸后外侧，上端膨大为附睾头，下端细小如囊锥状为附睾尾。检查时医师用拇指和示、中指触诊。触诊时应注意附睾大小，有无结节和压痛；急性炎症时肿痛明显，且常伴有睾丸肿大，附睾与睾丸分界不清；慢性附睾炎则附睾肿大而压痛轻。若附睾肿胀而无压痛，质硬并有结节感，伴有输精管增粗且呈串珠状，可能为附睾结核。

3. 前列腺 位于膀胱下方、耻骨联合后约2cm处，形状像前后稍扁的栗子，其上端宽大，下端窄小，后面较平坦，正中有纵行浅沟，将其分为左、右两叶。尿道从前列腺中纵行穿过。检查时患者取肘膝卧位，跪卧于检查台上，也可采用右侧卧位或站立弯腰位。医师示指戴指套（或手套），指端涂以润滑剂，徐徐插入肛门，向腹侧触诊。正常前列腺质韧而有弹性，左、右两叶之间可触及正中沟。良性前列腺肥大时正中沟消失，表面光滑有韧感，无压痛及粘连，多见于老年人。前列腺肿大且有明显压痛，多见于急性前列腺炎；前列腺肿大、质硬、无压痛，表面有硬结节者多为前列腺癌。前列腺触诊时可同时作前列腺按摩留取前列腺液做化验检查。

4. 精囊 位于前列腺外上方，为菱锥形囊状非成对的附属性腺，其排泄管与输精管末端汇合成射精管。正常时，肛诊一般不易触及精囊。如可触及则视为病理状态。精囊呈索条状肿胀并有触压痛多为炎症所致；精囊表面呈结节状多因结核引起，质硬肿大应考虑癌变。精囊病变常继发于前列腺，如炎症波及，结核扩散和前列腺癌的侵犯。

（二）女性生殖器检查

女性生殖器包括内外两部分，一般情况下女性患者的生殖器不作常规检查，如全身性疾病疑有局部表现时可作外生殖器检查，疑有妇产科疾病时应由妇产科医师进行检查。检查时患者应排空膀胱，暴露下身，仰卧于检查台上，两腿外展、屈膝，医师戴无菌手套进行检查。检查顺序与方法如下：

1. 外生殖器

（1）阴阜：阴阜位于耻骨联合前面，为皮下脂肪丰富、柔软的脂肪垫。性成熟后皮肤有阴毛，呈倒三角形分布，为女性第二性征。若阴毛先浓密后脱落而明显稀少或缺如，见于性功能减退症或席汉病等；阴毛明显增多，呈男性分布，多见于肾上腺皮质功能亢进。

（2）大阴唇：为一对纵行长圆形隆起的皮肤皱襞，皮下组织松软，富含脂肪及弹力纤维。性成熟后表面有阴毛，未生育妇女两侧大阴唇自然合拢遮盖外阴；经产妇两侧大阴唇常分开；老年人或绝经后则常萎缩。

（3）小阴唇：位于大阴唇内侧，为一对较薄的皮肤皱襞，两侧小阴唇常合拢遮盖阴道外口。小阴唇表面光滑、呈浅红色或褐色，前端融合后包绕阴蒂，后端彼此会合形成阴唇系带。小阴唇炎症时常有红肿疼痛。局部色素脱失见于白斑症；若有结节、溃烂应考虑癌变可能。如有乳突状或蕈样突起见于尖锐湿疣。

（4）阴蒂：为两侧小阴唇前端会合处与大阴唇前连合之间的隆起部分，外表为阴蒂包皮，其内具有男性阴茎海绵体样组织，性兴奋时能勃起。阴蒂过小见于性发育不全；过大应考虑两性畸形；红肿见于外阴炎症。

（5）阴道前庭：为两侧小阴唇之间的菱形裂隙，前部有尿道口，后部有阴道口。前庭大腺分居于阴道口两侧，如黄豆粒大，开口于小阴唇与处女膜的沟内。如有炎症则局部红肿、硬痛并有脓液溢出。肿大明显而压痛轻，可见于前庭大腺囊肿。

2. 内生殖器

（1）阴道：检查时，医师用拇、示指分开两侧小阴唇，在前庭后部可见阴道外口，其周围有处女膜。正常阴道黏膜呈浅红色，柔软、光滑。检查时应注意其紧张度，有无瘢痕、肿块、分泌物、出血等并观察宫颈有无溃烂及新生物形成。

（2）子宫：触诊子宫应以双合诊法进行检查（图3-7-1）。正常宫颈表面光滑，妊娠时质软着紫色，检查时应注意宫颈有无充血、糜烂、肥大及息肉。环绕宫颈周围的阴道分前后，左右穹隆，后穹隆最深，为诊断性穿刺的部位。子宫体积匀称性增大见于妊娠；非匀称性增大见于各种肿瘤。

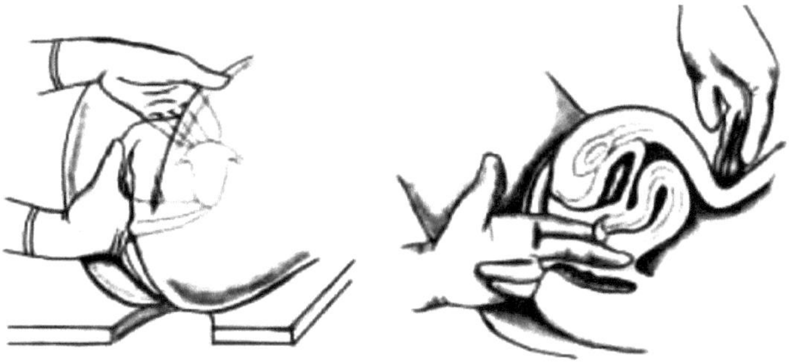

图3-7-1 子宫应以双合诊法

（3）输卵管：输卵管表面光滑、质韧无压痛。输卵管肿胀、增粗或有结节，弯曲或僵直，且常与周围组织粘连、固定，明显触压痛者，多见于急、慢性炎症或结核。明显肿大可为输卵管积脓或积水。

（4）卵巢：卵巢为一对扁椭圆形性腺，卵巢触诊多用双合诊，增大有压痛常见于卵巢炎症；卵巢囊肿常可出现卵巢不同程度肿大。

（三）肛门与直肠检查

直肠全长12～15cm，下连肛管。肛管下端在体表的开口为肛门，位于会阴中心体与尾骨尖之间。肛门与直肠的检查以视诊和触诊为主，常能发现许多有重要临床价值的体征。

1. 体位 检查肛门与直肠时可根据病情需要，让患者采取不同的体位，以便达到所需的检查目的，常用的体位有：

（1）肘膝位：患者两肘关节屈曲，置于检查台上，胸部尽量靠近检查台，两膝关节屈曲成直角跪于检查台上，臀部抬高。此体位最常用于前列腺、精囊及内镜检查（图3-7-2）。

（2）左侧卧位：患者取左侧卧位，右腿向腹部屈曲，左腿伸直，臀部靠近检查台右边。该体位适用于病重、年老体弱或女性患者（图3-7-3）。

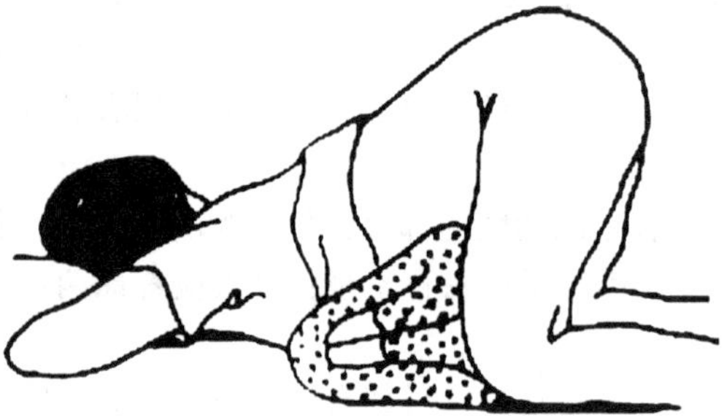
图3-7-2 肘膝位

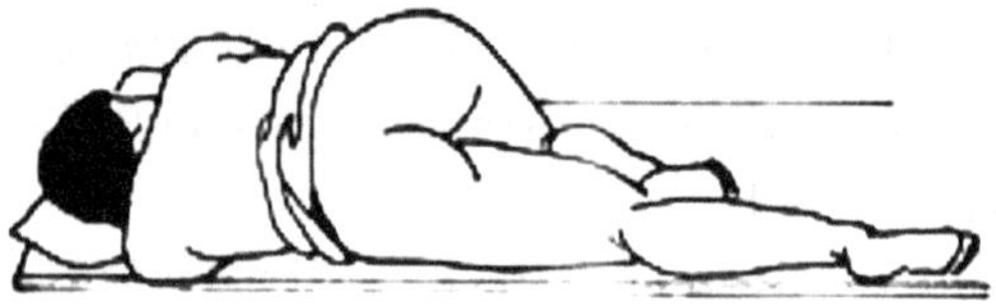
图3-7-3 左侧卧位

（3）截石位：患者仰卧于检查台上，臀部垫高，两腿屈曲、抬高并外展。适用于重症体弱患者或膀胱直肠窝的检查，亦可进行直肠双合诊（图3-7-4）。

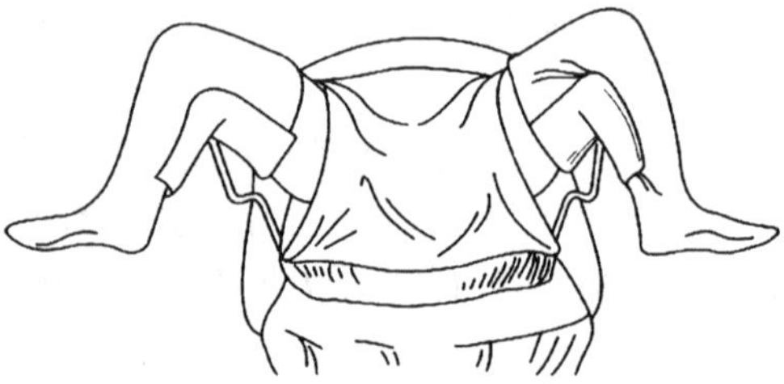
图3-7-4 截石位

（4）蹲位患者下蹲呈排大便的姿势，屏气向下用力。适用于检查直肠脱出、内痔及直肠息肉等。

肛门与直肠检查所发现的病变如肿块、溃疡等应按时针方向进行记录，并注明检查时病人所取体位。肘膝位时肛门后正中点为12点钟位，前正中点为6点钟位，而仰卧位的时钟位则与此相反。

2. 视诊 医师用手分开患者臀部，观察肛门及其周围皮肤颜色及皱褶，正常颜色较深，皱褶自肛门向外周呈放射状。还应观察肛门周围有无脓血、黏液、肛裂、外痔、瘘管口或脓肿等。

（1）肛门闭锁与狭窄：肛门闭锁与狭窄多见于新生儿先天性畸形；因感染、外伤或手术引起的肛门狭窄，常可在肛周发现瘢痕。

（2）肛门瘢痕与红肿：肛门周围瘢痕，多见于外伤或手术后；肛门周围有红肿及压痛，常为肛门周围炎症或脓肿。

（3）肛裂：是肛管下段（齿状线以下）深达皮肤全层的纵行及梭形裂口或感染性溃疡。患者自觉排便时疼痛，排出的粪便周围常附有少许鲜血。检查时肛门常可见裂口，触诊时有明显触压痛。

（4）痔：是直肠下端黏膜下或肛管边缘皮下的内痔静脉丛或外痔静脉丛扩大和曲张所致的静脉团。患者常有大便带血、痔块脱出、疼痛或瘙痒感。内痔位于齿状线以上。表面被直肠下端黏膜所覆盖，在肛门内口可查到柔软的紫红色包块，排便时可突出肛门口外；外痔位于齿状线以下，表面被肛管皮肤所覆盖，在肛门外口可见紫红色柔软包块；混合痔是齿状线上、下均可发现紫红色包块，下部被肛管皮肤所覆盖，具有外痔与内痔的特点。

（5）肛门直肠瘘：简称肛瘘，有内口和外口，内口在直肠或肛管内，瘘管经过肛门软组织开口于肛门周围皮肤，肛瘘多为肛管或直肠周围脓肿与结核所致，不易愈合，检查时可见肛门周围皮肤有瘘管开口，有时有脓性分泌物流出，在直肠或肛管内可见瘘管的内口或伴有硬结。

（6）直肠脱垂：又称脱肛。是指肛管、直肠或乙状结肠下端的肠壁，部分或全层向外翻而脱出于肛门外。检查时患者取蹲位，让患者屏气作排便动作时肛门外可见紫红色球状突出物。直肠部分脱垂（黏膜脱垂），停止排便时突出物常可回复至肛门内；若突出物呈椭圆形块状物，表面有环形皱襞，即为直肠完全脱垂（直肠壁全层脱垂），停止排便时不易回复。

3. 触诊 肛门和直肠触诊通常称为肛诊或直肠指诊。患者可采取肘膝位、左侧卧位或仰卧位等。触诊时医师右手示指戴指套或手套，并涂以润滑剂，如肥皂液、凡士林、液状石蜡后，将示指置于肛门外口轻轻按摩，等患者肛门括约肌适应放松后，再徐徐插入肛门、直肠内（图 3-7-5）。先检查肛门及括约肌的紧张度，再查肛管及直肠的内壁。注意有无压痛及黏膜是否光滑，有无肿块及搏动感。男性还可触诊前列腺与精囊，女性则可检查子宫颈、子宫、输卵管等，必要时配用双合诊。对以上器官的疾病诊断有重要价值，此外对盆腔的其他疾病如阑尾炎，髂窝脓肿也有诊断意义。

直肠指诊时应注意有无以下异常改变，如直肠病变病因不明，应进一步作内镜检查，如直肠镜和乙状结肠镜（见内镜检查），以助鉴别。

（1）直肠剧烈触痛，常因肛裂及感染引起；

（2）触痛伴有波动感见于肛门、直肠周围脓肿；

（3）直肠内触及柔软、光滑而有弹性的包块常为直肠息肉；

（4）触及坚硬凹凸不平的包块，应考虑直肠癌；

（5）指诊后指套表面带有黏液、脓液或血液，应取其涂片镜检或作细菌学检查。

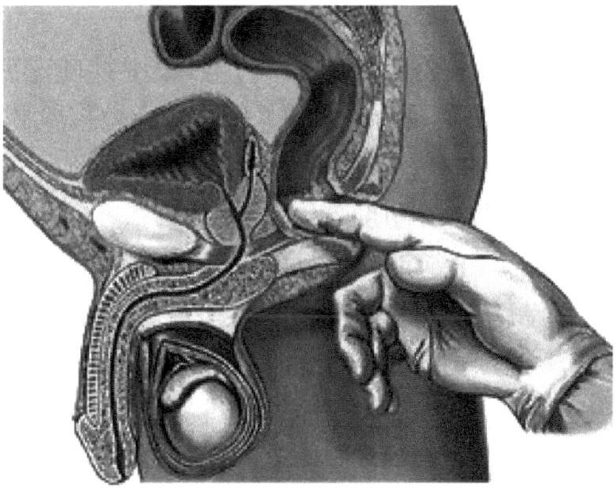

图 3-7-5 直肠指诊

二、脊柱与四肢检查

（一）脊柱检查

脊柱由 7 个颈椎、12 个胸椎、5 个腰椎、5 个骶椎、4 个尾椎组成。脊柱有病变时表现为局部疼痛、姿势或形态异常以及活动度受限等。脊柱检查时患者可处站立位和坐位，按视、触、叩的顺序进行。

1. 脊柱弯曲度

（1）生理性弯曲：正常人直立时，脊柱从侧面观察有四个生理弯曲，即颈段稍向前凸，胸段稍向后凸，腰椎明显向前凸，骶椎则明显向后凸。让患者取站立位或坐位，从后面观察脊柱有无侧弯。检查方法是检查者用示、中指或拇指沿脊椎的棘突以适当的压力往下划压，划压后皮肤出现一条红色充血痕，以此痕为标准，观察脊柱有无侧弯。除外还应侧面观察脊柱各部形态，了解有无前后突出畸形。

（2）病理性变形

1）颈椎变形：颈部检查需观察自然姿势有无异常，如患者立位时有无侧偏、前屈、过度后伸和僵硬感。颈侧偏见于先天性斜颈，患者头向一侧倾斜，患侧胸锁乳突肌隆起。

2）脊柱后凸；脊柱过度后弯称为脊柱后凸，也称为驼背，多发生于胸段脊柱。脊柱后凸时前胸凹陷，头颈部前倾。脊柱胸段后凸的原因甚多，表现也不完全相同，常见病因如下：

佝偻病：多在儿童期发病，坐位时胸段呈明显均匀性向后弯曲，仰卧位时弯曲可消失。

结核病：多在青少年时期发病，病变常在胸椎下段及腰段。由于椎体被破坏、压缩，棘突明显向后凸出，形成特征性的成角畸形。常伴有全身其他脏器的结核病变如肺结核等。

强直性脊柱炎：多见于成年人，脊柱胸段成弧形（或弓形）后凸，常有脊柱强直性固定，仰卧位时亦不能伸直。.

脊椎退行性变：多见于老年人，椎间盘退行性萎缩，骨质退行性变，胸腰椎后凸曲线增大，造成胸椎明显后凸，形成驼背。

其他：如外伤所致脊椎压缩性骨折，造成脊柱后凸，可发生于任何年龄；青少年胸段下部均匀性后凸，见于脊椎骨软骨炎。

3）脊柱前凸：脊柱过度向前凸出性弯曲，称为脊柱前凸。多发生在腰椎部位，病人腹部明显向前突出，臀部明显向后突出，多由于晚期妊娠、大量腹水、腹腔巨大肿瘤、第五腰椎向前滑脱等所致。

4）脊柱侧凸：脊柱离开后正中线向左或右偏曲称为脊柱侧凸。侧凸严重时可出现肩部及骨盆畸形。根据侧凸发生部位不同，分为胸段侧凸、腰段侧凸及胸腰段联合侧凸；并根据侧凸的性状分为姿势性和器质性两种。

2. 脊柱活动度

（1）正常活动度：正常人脊柱有一定活动度，但各部位活动范围明显不同。颈椎段和腰椎段的活动范围最大；胸椎段活动范围最小；骶椎和尾椎已融合成骨块状，几乎无活动性。

检查脊柱的活动度时，应让患者作前屈、后伸、侧弯、旋转等动作，以观察脊柱的活动情况及有无变形。已有脊柱外伤可疑骨折或关节脱位时，应避免脊柱活动，以防止损伤脊髓。正常人直立、骨盆固定的条件下，颈段、胸段、腰段的活动范围参考值（表3-7-1）。

表3-7-1　颈、胸、腰椎及全脊椎活动范围

前屈	后伸	左右侧弯	旋转度（一侧）
颈椎	35°～45°	35°～45°	45°
胸椎	30°	20°	20°
腰椎	75°～90°	30°	20°～35°
全脊柱	128°	125°	73.5°

注：由于年龄、活动训练以及脊柱结构差异等因素，脊柱运动范围存在较大的个体差异。

（2）活动受限：检查脊柱颈段活动度时，医师固定患者肩部，嘱患者做前屈后仰，侧弯及左右旋转，颈及软组织有病变时，活动常不能达以上范围，否则有疼痛感，严重时出现僵直。

脊柱颈椎段活动受限常见于：颈部肌纤维组织炎及韧带受损；颈椎病；结核或肿瘤浸润；颈椎外伤、骨折或关节脱位。

脊柱腰椎段活动受限常见于：腰部肌纤维组织炎及韧带受损；腰椎椎管狭窄；椎间盘突出；腰椎结核或肿瘤；腰椎骨折或脱位。

3. 脊柱压痛与叩击痛

（1）压痛：脊柱压痛的检查方法是嘱患者取端坐位，身体稍向前倾。检查者以右手拇指从枕骨粗隆开始自上而下逐个按压脊椎棘突及椎旁肌肉，正常时无压痛。如有压痛，提示压痛部位可能有病变。除颈椎外，颈旁组织的压痛也提示相应病变，如落枕时斜方肌中点处有压痛；颈部肌纤维组织炎时压痛点在颈肩部。胸腰椎病变如结核、椎间盘突出及外伤或骨折，均在相应脊椎棘突有压痛，若椎旁肌肉有压痛，常为腰背肌纤维炎或劳损。

（2）叩击痛：常用的脊柱叩击方法有两种。

1）直接叩击法：即用中指或叩诊锤垂直叩击各椎体的棘突，多用于检查胸椎与腰椎。颈椎疾病，特别是颈椎骨关节损伤时，因颈椎位置深，一般不用此法检查。

2）间接叩击法：嘱患者取坐位，医师将左手掌置于其头部，右手半握拳以小鱼际肌部位叩击左手背，了解病人脊柱各部位有无疼痛。如疼痛阳性见于脊柱结核、脊椎骨折及椎间盘突出等。叩击痛的部位多为病变部位。如有颈椎病或颈椎间盘脱出症，间接叩诊时可出现上肢的放射性疼痛。

（二）四肢与关节检查

四肢及其关节的检查通常运用视诊与触诊，两者相互配合，特殊情况下采用叩诊和听诊。四肢检查除大体形态和长度外，应以关节检查为主。

1. 上肢

（1）长度：双上肢长度可用目测，嘱被检者双上肢向前手掌并拢比较其长度，也可用带尺测量肩峰至桡骨茎突或中指指尖的距离为全上肢长度。上臂长度则从肩峰至尺骨鹰嘴的距离。前臂长度测量是从鹰嘴突至尺骨茎突的距离。长度不一见于先天性短肢畸形、骨折重叠和关节脱位等，如肩关节脱位时。

（2）肩关节

1）外形：嘱被检者脱去上衣，取坐位，观察以下内容，双肩姿势外形有无倾斜。正常双肩对称，双肩呈弧形，如肩关节弧形轮廓消失肩峰突出，呈“方肩”，见于肩关节脱位或三角肌萎缩。两侧肩关节一高一低，颈短耸肩，见于先天性肩胛高耸症及脊柱侧弯。锁骨骨折，远端下垂，使该侧肩下垂，肩部突出畸形如戴肩章状，见于外伤性肩锁关节脱位（图 3-7-6）。

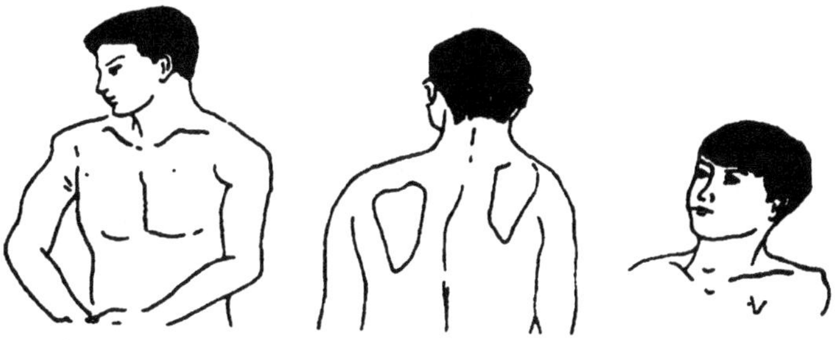

图 3-7-6 肩关节外形异常

A. 方肩；B. 耸肩；C. 肩章状肩

2）运动：嘱患者做自主运动，观察有无活动受限，或检查者固定肩胛骨，另一手持前臂进行多个方向的活动。肩关节外展可达90°，内收45°，前屈90°，后伸35°旋转45°。肩关节周围炎时，关节各方向的活动均受限，称冻结肩。肩关节炎时，肩关节外展开始即痛，但仍可外展；肩肱关节或肩锁骨关节脱位搭肩试验（Dugas 氏征）常为阳性，做法是嘱患者用患侧手掌平放于对侧肩关节前方，如不能搭上而前臂不能自然贴紧胸壁。

3）压痛点：肩关节周围不同部位的压痛点，对鉴别诊断很有帮助，肱骨结节间的压痛见于肱二头肌长头腱鞘炎，肱骨大结节压痛可见于冈上肌腱损伤。肩峰下内方有触痛，可见于肩峰下滑囊炎。

（3）肘关节：①形态：正常肘关节双侧对称、伸直时肘关节轻度外翻，称携物角，约 5°～15°，检查此角时嘱病人伸直两上肢，手掌向前，左右对比。此角>15°为肘外翻；<15°为肘内翻。肘部骨折，脱位可引起肘关节外形改变，如髁上骨折时，可见肘窝上方突出，为肱骨下端向前移位所致；桡骨头脱位时，肘窝外下方向桡侧突出；肘关节后脱位时，鹰嘴向肘后方突出。检查肘关节时应注意双侧及肘窝部是否饱满、肿胀。肘关节积液和滑膜增生常出现肿胀。②运动：肘关节活动正常时屈 135°～150°，过伸 10°，旋前（手背向上转动）80°～90°，旋后（手背向下转动）80°～90°。③触诊：注意肘关节周围皮肤温度，有无肿块，肱动脉搏动，桡骨小头是否压痛，滑车淋巴结是否肿大。

（4）腕关节及手

1）外形：手的功能位置为腕背伸30°并稍偏尺侧，拇指于外展时掌屈曲位，其余各指屈曲，呈握茶杯姿势。手的自然休息姿势呈半握拳状，腕关节稍背伸约20°，向尺侧倾斜约10°。

2）局部肿胀与隆起：腕关节肿胀可因外伤、关节炎、关节结核而肿胀，腕关节背侧或旁侧局部隆起见于腱鞘囊肿，腕背侧肿胀见于腕肌腱腱鞘炎或软组织损伤。下尺桡关节半脱位可使尺骨小头向腕背侧隆起。手指关节出现梭形肿胀见于类风湿性关节炎，骨性关节炎也出现指关节梭形肿胀，但有特征性的Heberden' s结节。如单个指关节出现梭形肿胀，可能为指骨结核或内生软骨瘤。

3）畸形：腕部手掌的神经、血管、肌腱及骨骼的损伤或先天性因素及外伤等均可引起畸形，常见的有：桡神经损伤所致腕垂症；正中神经损伤所致猿掌；尺神经损所致伤爪形手；Colles骨折所致餐叉样畸形。

杵状指（趾）：手指或足趾末端增生、肥厚、增宽、增厚，指甲从根部到末端拱形隆起呈杵状（图3-7-7）。杵状指（趾）常见于：慢性肺脓肿、支气管扩张、支气管肺癌、发绀型先天性心脏病、亚急性感染性心内膜炎、营养障碍性疾病。

匙状甲：又称反甲，特点为指甲中央凹陷，边缘翘起，指甲变薄，表面粗糙有条纹（图3-7-8）常见于缺铁性贫血和高原疾病，偶见于风湿热及甲癣。

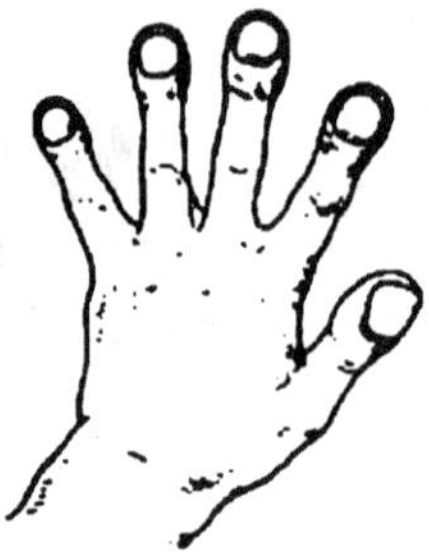
图3-7-7 杵状指

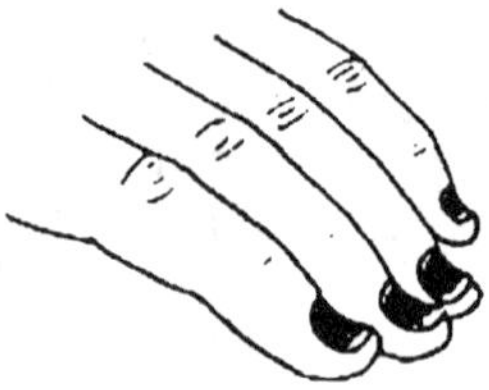
图3-7-8 匙状甲

4）运动：腕关节及指关节运动范围（表3-7-2）。

表3-7-2 腕关节及指关节运动范围

关节	背伸	掌屈	内收（桡侧）	外展（尺侧）
腕关节	30°~60°	50°~60°	25°~30°	30°~40°
掌指	0	屈60°~90°		
近端指间	0	90°		
远端指间	0	60°~90°		
拇指 掌拇关节		20°~50°	可并拢桡侧示指	40°
指间关节		90°	可横越手掌	

2. 下肢 包括臀、大腿、膝、小腿、踝和足。检查下肢时应充分暴露以上部位，双侧对比先做一般外形检查，如双下肢长度是否一致，可用尺测量或双侧对比，并观察双下肢皮肤有无出血点，皮肤溃疡及色素沉着，下肢慢性溃疡时常有皮肤色素沉着，然后作下肢各关节的检查。

（1）髋关节

视诊：①步态：由髋关节疾患引起的异常步态主要有：髋关节结核和小儿麻痹症后遗症所致跛行；先天性双侧髋关节脱位，髋内翻和小儿麻痹症所致鸭步；髋关节强直，化脓性髋关节炎所致呆步。②畸形：患者取仰卧位，双下肢伸直，使病侧髂前上棘连线与躯干正中线保持垂直，腰部放松，腰椎放平贴于床面观察关节有无下列畸形，如果有多为髋关节脱位，股骨干及股骨头骨折错位。主要有内收畸形、外展畸形和旋转畸形。③肿胀及皮肤皱褶：腹股沟异常饱满，示髋关节肿胀；臀肌是否丰满，如髋关节病变时臀肌萎缩；臀部皱褶不对称，示一侧髋关节脱位。④肿块、窦道瘢痕：注意髋关节周围皮肤有无肿块，窦道及瘢痕，髋关节结核时常有以上改变。

触诊：①压痛：髋关节位置深，只能触诊其体表位置。腹股沟韧带中点后下 1cm，再向外 1cm，触及此处有无压痛及波动感，髋关节有积液时有波动感，如此处硬韧饱满时，可能为髋关节前脱位，若该处空虚，可能为后脱位。②活动度：髋关节检查方法及活动范围（表 3-7-3）。

表 3-7-3 髋关节检查方法及活动范围

检查内容	检查方法	活动度
屈曲	患者仰卧，医师一手按压髂嵴，另一手将屈曲膝关节推向前胸	130°~140°
后伸	患者俯卧，医师一手按压臀部，另一手握小腿下端，屈膝 90°后上提	15°~30°
内收	仰卧，双下肢伸直，固定骨盆，一侧下肢自中立位向对称下肢前面交叉内收	20°~30°
外展	患者仰卧，双下肢伸直，固定骨盆，使一侧下肢自中立位外展	30°~45°
旋转	患者仰卧，下肢伸直，髌骨及足尖向上，医师双手放于患者大腿下部和膝部旋转大腿，也可让患者屈髋屈膝 90°，医师一手扶患者臀部，另一手握踝部，向相反方向运动，小腿作外展、内收动作时，髋关节则为外旋、内旋	45°

叩诊：患者下肢伸直，医师以拳叩击足跟，如髋部疼痛，则示髋关节炎或骨折。

听诊：令患者做屈髋和伸髋动作，可闻及大粗隆上方有明显的“咯噔”声，系紧张肥厚的阔筋膜张肌与股骨大粗隆摩擦声。

（2）膝关节

视诊：①膝外翻：令患者暴露双膝关节，处站立位及平卧位进行检查，直立时双腿并拢，二股骨内髁及二胫骨内踝可同时接触，如两踝距离增宽，一小腿向外偏斜，双下肢呈“X”状，称“X 形腿”，见于佝偻病（图 3-7-9）。②膝内翻：直立时，患者双股骨内髁间距增大，小腿向内偏斜，膝关节向内形成角度，双下肢形成“O”状，称“O 形腿”，见于小儿佝偻病（图 3-7-10）。③膝反张：膝关节过度后伸形成向前的反屈状，称膝反屈畸形，见于小儿麻痹后遗症、膝关节结核（图 3-7-11）。④肿胀：膝关节匀称性胀大，双侧膝眼消失并突出，见于膝关节积液。髌骨上方明显隆起见于髌上囊内积液；髌骨前面明显隆起见于髌前滑囊炎；膝关节呈梭形膨大，见于膝关节结核。检查关节肿胀的同时应注意关节周围皮肤有无发红，灼热及窦道形成。⑤肌萎缩：膝关节病变时，因疼痛影响步行，常导致相关肌肉的失用性萎缩，常见为股四头肌及内侧肌萎缩。

触诊：①压痛：膝关节发炎时，双膝眼处压痛；髌骨软骨炎时髌骨两侧有压痛；膝关节间隙压痛提示半月板损伤；侧副韧带损伤，压痛点多在韧带上下两端的附着处，胫骨结节骨骺炎时，压痛点位于髌韧带在胫骨的止点处。②肿块：对膝关节周围的肿块，应注意大小、硬度、活动度，有无压痛及波动感。髌骨前方肿块，并可触及囊性感，见于髌前滑囊炎，膝关节间隙处可触及肿块，且伸膝时明显，屈膝后消失，见于半月板囊肿；胫前上端或股骨下端有局限性隆起，无压痛，多为骨软骨瘤；腘窝处出现肿块，有囊状感，多为腘窝囊肿。③摩擦感：医师一手置于患膝前方，另一手握住患者小腿做膝关节的伸屈动作，如膝部有摩擦感，提示膝关节面不光滑，见于炎症后遗症及创伤性关节炎。推动髌骨作上下左右活动，如有摩擦感，提示髌骨表面不光滑，见于炎症及创伤后遗留的病变。④活动度：膝关节屈曲可达 120°~150°，伸 5°~10°，内旋 10°，外旋 20°。⑤浮髌试验：患者取平卧位，下肢伸直放松，医师一手虎口卡于患膝髌骨上极，并加压压迫髌上囊，使关节液集中于髌骨底面，另一手示指垂直按压髌骨并迅速抬起时髌骨与关节面有碰触感，松手时髌骨浮起，按压即为浮髌试验阳性，提示有中等量以上关节积液（50ml）（图 3-7-12）。

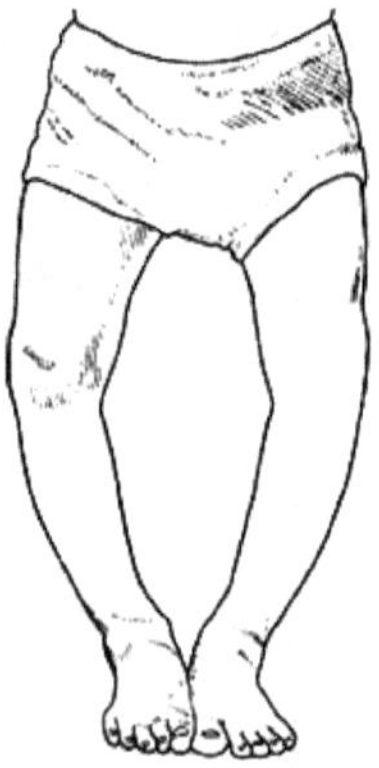

图 3-7-9　膝外翻

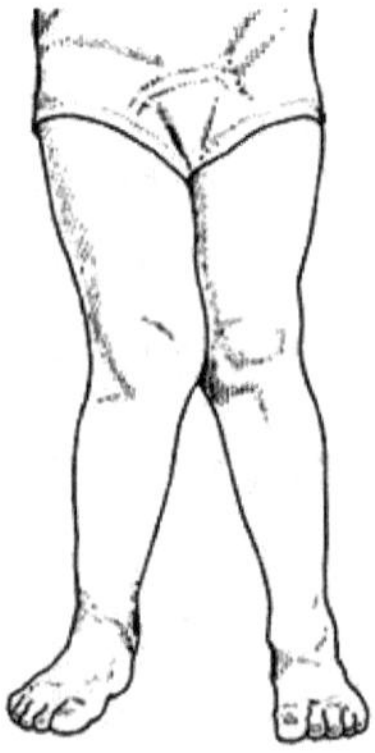

图 3-7-10　膝内翻

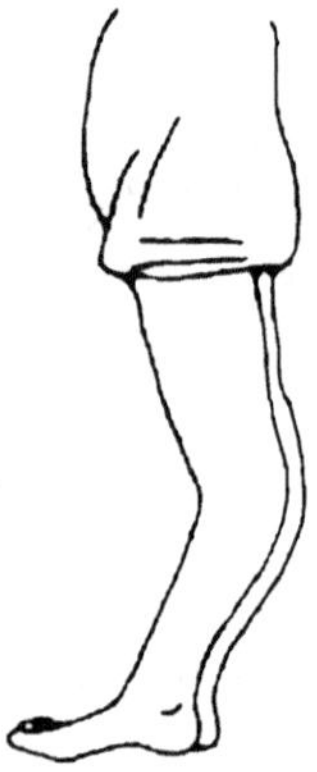

图 3-7-11　膝反张

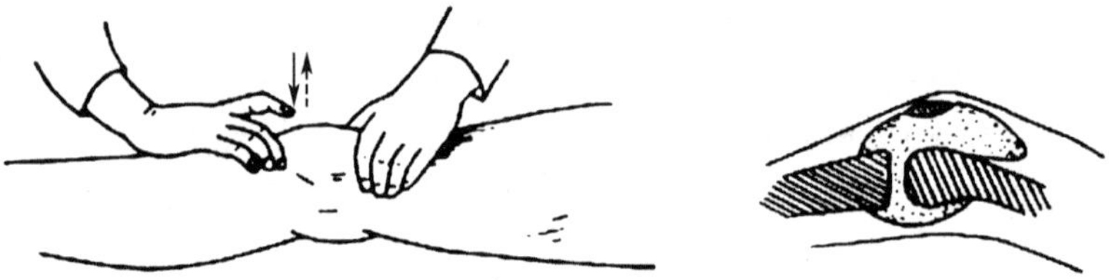

图 3-7-12　浮髌试验

（3）踝关节与足

视诊：踝关节与足部检查一般让患者取站立或坐位时进行，有时需患者步行，从步态观察正常与否。①肿胀：匀称性肿胀见于踝关节扭伤、结核、化脓性关节炎及类风湿关节炎；局限性肿胀见于腱鞘炎、腱鞘囊肿、跟腱周围炎等。②局限性隆起：足背部骨性隆起可见于外伤，骨质增生或先天性异常，内外踝明显突出，见于胫腓关节分离，内外踝骨折；踝关节前方隆起，见于距骨头骨质增生。③畸形：足部常见畸形有如下几种：扁平足、弓形足、马蹄足、足内翻、足外翻（图 3-7-13）。

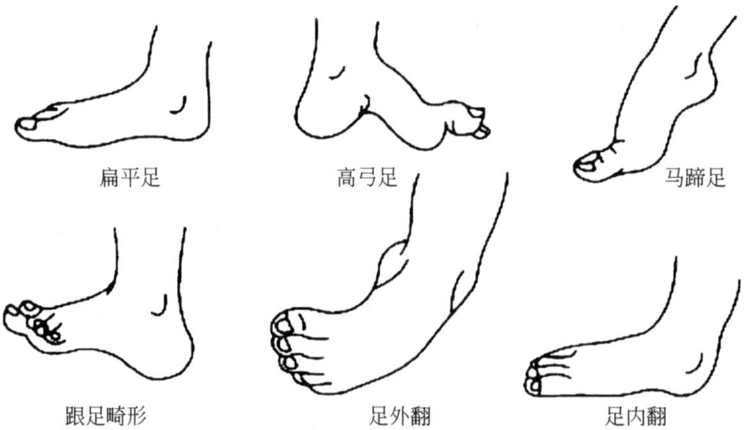

图 3-7-13　足部常见畸形

触诊：①压痛点：内外踝骨折，跟骨骨折，韧带损伤局部均可出现压痛，第二、三跖骨头处压痛，见于跖骨头无菌性坏死；第二、三跖骨干压痛，见于疲劳骨折；跟腱压痛，见于跟腱腱鞘炎；足跟内侧压痛，见于跟骨骨棘或跖筋膜炎。②其他：踝足部触诊应注意跟腱张力，足底内侧跖筋膜有无挛缩，足背动脉搏动有无减弱。方法是医师将示、中和环指末节指腹并拢，放置于足背1～2趾长伸肌腱间触及有无搏动感。③活动度：可令患者主动活动或医师检查时作被动活动。踝关节与足的活动范围如下：踝关节背伸20°～30°，跖屈40°～50°；跟距关节：内、外翻各30°。跗骨间关节：内收25°，外展25°；跖趾关节：跖屈30°～40°，背伸45°。

三、神经系统检查

神经系统的基本检查方法，能获取对疾病的定位与定性诊断信息。在进行神经系统检查时，首先要准确判断患者对外界刺激的反应状态，即意识状态。神经系统的许多检查均要在患者意识清晰状态下完成。完成神经系统检查常需具备的一定检查工具有：叩诊锤、棉签、大头针、音叉、双规仪、电筒、眼底镜及失语测试用具等。

（一）脑神经检查

脑神经共12对，检查脑神经对颅脑病变的定位诊断极为重要。检查时应按序进行，以免遗漏，同时注意双侧对比。

1. 嗅神经 系第Ⅰ对脑神经。检查前先确定患者是否鼻孔通畅、有无鼻黏膜病变。然后嘱患者闭目，依次检查双侧嗅觉。先压住一侧鼻孔，用患者熟悉的、无刺激性气味的物品（如香水、酒精和醋等）置于另一鼻孔下，让患者辨别嗅到的各种气味。然后，换另一侧鼻孔进行测试，注意双侧比较。

根据检查结果可判断患者的一侧或双侧嗅觉状态。嗅觉功能障碍，常见于同侧嗅神经损害，如嗅沟病变压迫嗅球、嗅束可引起嗅觉丧失。

2. 视神经 系第Ⅱ对脑神经。检查包括视力、视野检查和眼底检查，详见第三章第三节。

3. 动眼神经、滑车神经、展神经 分别为第Ⅲ、Ⅳ、Ⅵ对脑神经，共同支配眼球运动，合称眼球运动神经，可同时检查。检查时需注意眼裂外观、眼球运动、瞳孔及对光反射、调节反射等。

检查中，如发现眼球运动向内、向上及向下活动受限，以及上睑下垂、调节反射消失均提示有动眼神经麻痹。如眼球向下及向外运动减弱，提示滑车神经有损害。眼球向外转动障碍则为展神经受损。瞳孔反射异常可由动眼神经或视神经受损所致。另外，眼球运动神经的麻痹可出现相应眼外肌的功能障碍导致麻痹性斜视，单侧眼球运动神经的麻痹可导致复视。

4. 三叉神经 系第Ⅴ对脑神经，是混合性神经。分为眼支、上颌支和下颌支。感觉神经纤维分布于面部皮肤、眼、鼻、口腔黏膜；运动神经纤维支配咀嚼肌、颞肌和翼状内外肌。

（1）面部感觉：嘱患者闭眼，以针刺检查痛觉、棉絮检查触觉和盛有冷或热水的试管检查温度觉。两侧及内外对比，观察患者的感觉反应，同时确定感觉障碍区域。

（2）角膜反射：嘱患者睁眼向内侧注视，以捻成细束的棉絮从患者视野外接近并轻触外侧角膜，避免触及睫毛，正常反应为被刺激侧迅速闭眼和对侧也出现眼睑闭合反应，前者称为直接角膜反射，而后者称为间接角膜反射。直接与间接角膜反射均消失见于三叉神经病变（传入障碍）；直接反射消失，间接反射存在，见于患侧面神经瘫痪（传出障碍）。

（3）运动功能：检查者双手触按患者颞肌、咀嚼肌，嘱患者作咀嚼动作，对比双侧肌力强弱；再嘱患者作张口运动或露齿，以上下门齿中缝为标准，观察张口时下颌有无偏斜。当一侧三叉神经运动纤维受损时，病侧咀嚼肌肌力减弱或出现萎缩，张口时下颌偏向病侧。

5. 面神经 系第Ⅶ对脑神经，主要支配面部表情肌和具有舌前2/3味觉功能。

（1）运动功能：检查面部表情肌时，首先观察双侧额纹、眼裂、鼻唇沟和口角是否对称。然后，嘱患者做皱额、闭眼、露齿、微笑、鼓腮或吹哨动作。面神经受损可分为周围性和中枢性损害两种，一侧面神经周围性（核或核下性）损害时，病侧额纹减少、眼裂增大、鼻唇沟变浅，不能皱额、闭眼，微笑或露齿时口角歪向健侧，鼓腮及吹口哨时病变侧漏气。中枢性（核上的皮质脑干束或皮质运动区）损害时，由于上半部面肌受双侧皮质运动区的支配，皱额、闭眼无明显影响，只出现病灶对侧下半部面部表情肌的瘫痪。

（2）味觉检查：嘱患者伸舌，将少量不同味感的物质（食糖、食盐、醋）以棉签涂于一侧舌面测试味觉，患者不能讲话、缩舌和吞咽，用手指指出事先写在纸上的甜、咸、酸或苦四个字之一。先试可疑侧，再试另侧。面神经损害者则舌前2/3味觉丧失。

6. 位听神经 系第Ⅷ对脑神经，包括前庭及耳蜗两种感觉神经。

（1）听力检查。

（2）前庭功能检查：询问患者有无眩晕、平衡失调，检查有无自发性眼球震颤。通过外耳道灌注冷、热水试验或旋转试验，观察有无前庭功能障碍所致的眼球震颤反应减弱或消失。

7. 舌咽神经、迷走神经 系第Ⅸ、第Ⅹ对脑神经，两者在解剖与功能上关系密切，常同时受损。

（1）运动：检查时注意患者有无发音嘶哑、带鼻音或完全失音，是否呛咳、有无吞咽困难。观察患者张口发“啊”音时悬雍垂是否居中，两侧软腭上抬是否一致。当一侧神经受损时，该侧软腭上抬减弱，悬雍垂偏向健侧；双侧神经麻痹时，悬雍垂虽居中，但双侧软腭上抬受限，甚至完全不能上抬。

（2）咽反射：用压舌板轻触左侧或右侧咽后壁，正常者出现咽部肌肉收缩和舌后缩。

（3）感觉：可用棉签轻触两侧软腭和咽后壁，观察感觉。另外，舌后1/3的味觉减退为舌咽神经损害，检查方法同面神经。

8. 副神经 系第Ⅺ对脑神经，支配胸锁乳突肌及斜方肌。检查时注意肌肉有无萎缩，嘱患者作耸肩及转头运动时，检查者给予一定的阻力，比较两侧肌力。副神经受损时，向对侧转头及同侧耸肩无力或不能，同侧胸锁乳突肌及斜方肌萎缩。

9. 舌下神经 系第Ⅻ对脑神经。检查时嘱患者伸舌，注意观察有无伸舌偏斜、舌肌萎缩及肌束颤动。单侧舌下神经麻痹时伸舌舌尖偏向病侧，双侧麻痹者则不能伸舌。

（二）运动功能检查

运动包括随意和不随意运动，随意运动由锥体束司理，不随意运动（不自主运动）由锥体外系和小脑司理。

1. 肌力 是指肌肉运动时的最大收缩力。检查时令患者作肢体伸屈动作，检查者从相反方向给予阻力，测试患者对阻力的克服力量，并注意两侧比较。

肌力的记录采用0～5级的六级分级法：

0级：完全瘫痪，测不到肌肉收缩。

1级：仅测到肌肉收缩，但不能产生动作。

2级：肢体在床面上能水平移动，但不能抵抗自身重力，即不能抬离床面。

3级：肢体能抬离床面，但不能抗阻力。

4级：能作抗阻力动作，但不完全。

5级：正常肌力。

临床意义：不同程度的肌力减退可分别称为完全性瘫痪和不完全性瘫痪。不同部位或不同组合的瘫痪可分别命名为：①单瘫：单一肢体瘫痪，多见于脊髓灰质炎；②偏瘫：为一侧肢体（上、下肢）瘫痪，常伴有同侧脑神经损害，多见于颅内病变或脑卒中；③交叉性偏瘫：为一侧肢体瘫痪及对侧脑神经损害，多见于脑干病变；④截瘫：为双侧下肢瘫痪，是脊髓横贯性损伤的结果，见于脊髓外伤、炎症等。

2. 肌张力 是指静息状态下的肌肉紧张度和被动运动时遇到的阻力，其实质是一种牵张反射。检查时嘱患者肌肉放松，检查者根据触摸肌肉的硬度以及伸屈其肢体时感知肌肉对被动伸屈的阻力作判断。

（1）肌张力增高：触摸肌肉，坚实感，伸屈肢体时阻力增加。可表现为：①痉挛状态：在被动伸屈其肢体时，起始阻力大，终末突然阻力减弱，也称折刀现象，为锥体束损害现象；②铅管样强直：即伸肌和屈肌的肌张力均增高，做被动运动时各个方向的阻力增加是均匀一致的，为锥体外系损害现象。

（2）肌张力降低：肌肉松软，伸屈其肢体时阻力低，关节运动范围扩大，见于下运动神经元病变（如周围神经炎、脊髓前角灰质炎等）、小脑病变和肌源性病变等。

3. 不自主运动 是指患者意识清楚的情况下，随意肌不自主收缩所产生的一些无目的的异常动作，多为锥体外系损害的表现。

（1）震颤：为两组拮抗肌交替收缩引起的不自主动作，可有以下几种类型：①静止性震颤：静止时表现明显，而在运动时减轻，睡眠时消失，常伴肌张力增高，见于震颤麻痹；②意向性震颤：又称动作性震颤。震颤在休息时消失，动作时发生，愈近目的物愈明显，见于小脑疾患。

（2）舞蹈样运动：为面部肌肉及肢体的快速、不规则、无目的、不对称的不自主运动，表现为做鬼脸、转颈、耸肩、手指间断性伸屈、摆手和伸臂等舞蹈样动作，睡眠时可减轻或消失，多见于儿童期脑风湿性病变。

（3）手足徐动：为手指或足趾的一种缓慢持续的伸展扭曲动作，见于脑性瘫痪、肝豆状核变性和脑基底节变性。

4. 共济运动 机体任一动作的完成均依赖于某组肌群协调一致的运动，称共济运动。这种协调主要靠小脑的功能以协调肌肉活动、维持平衡和帮助控制姿势；也需要运动系统的正常肌力，前庭神经系统的平衡功能，眼睛、头、身体动作的协调，以及感觉系统对位置的感觉共同参与作用。这些部位的任何损伤均可出现共济失调。

（1）指鼻试验：嘱患者先以示指接触距其前方 0.5m 检查者的示指，再以示指触自己的鼻尖，由慢到快，先睁眼、后闭眼，重复进行。小脑半球病变时同侧指鼻不准；如睁眼时指鼻准确，闭眼时出现障碍则为感觉性共济失调。

（2）跟-膝-胫试验：嘱患者仰卧，上抬一侧下肢，将足跟置于另一下肢膝盖下端，再沿胫骨前缘向下移动，先睁眼、后闭眼重复进行。小脑损害时，动作不稳；感觉性共济失调者则闭眼时足跟难以寻到膝盖。

（3）其他：①快速轮替动作：嘱患者伸直手掌并以前臂作快速旋前旋后动作，或一手用手掌、手背连续交替拍打对侧手掌，共济失调者动作缓慢、不协调；②闭目难立征：嘱患者足跟并拢站立，闭目，双手向前平伸，若出现身体摇晃或倾斜则为阳性，提示小脑病变。如睁眼时能站稳而闭眼时站立不稳，则为感觉性共济失调。

（三）感觉功能检查

检查时，患者必须意识清晰，检查前让患者了解检查的目的与方法，以取得充分合作。检查时要注意左右侧和远近端部位的差别。检查时必须注意嘱患者闭目，以避免主观或暗示作用。如果患者无神经系统疾病的临床症状或其他体征，感觉功能的检查可以简要地分析远端指、趾的正常感觉是否存在，检查仅仅选择触觉、痛觉和震动觉。否则，患者需依次进行下列的感觉功能检查。

1. 浅感觉检查 ①痛觉：用别针的针尖均匀地轻刺患者皮肤，询问患者是否疼痛。注意两侧对称比较，同时记录痛感障碍类型（正常、过敏、减退或消失）与范围。痛觉障碍见于脊髓丘脑侧束损害。②触觉：用棉签轻触患者的皮肤或黏膜，询问有无感觉。触觉障碍见于脊髓丘脑前束和后索病损。③温度觉：用盛有热水（40～50℃）或冷水（5～10℃）的玻璃试管交替接触患者皮肤，嘱患者辨别冷、热感。温度觉障碍见于脊髓丘脑侧束损害。

2. 深感觉检查 ①运动觉：检查者轻轻夹住患者的手指或足趾两侧，上或下移动，令患者根据感觉说出“向上”或“向下”。运动觉障碍见于后索病损。②位置觉：检查者将患者的肢体摆成某一姿势，请患者描述该姿势或用对侧肢体模仿，位置觉障碍见于后索病损。③震动觉：用震动着的音叉（128Hz）柄置于骨突起处（如内、外踝，手指、桡尺骨茎突、胫骨、膝盖等），询问有无震动感觉，判断两侧有无差别，障碍见于后索病损。

3. 复合感觉检查 复合感觉也称皮质感觉，是大脑综合分析的结果。

（1）皮肤定位觉：检查者以手指或棉签轻触患者皮肤某处，让患者指出被触部位。该功能障碍见于皮质病变。

（2）两点辨别觉：以钝脚分规轻轻刺激皮肤上的两点（小心不要造成疼痛），检测患者辨别两点的能力，再逐渐缩小双脚间距，直到患者感觉为一点时，测其实际间距，两侧比较。检查时应注意个体差异，必须两侧对照。当触觉正常而两点辨别觉障碍时则为额叶病变。

（3）实体觉：嘱患者用单手触摸熟悉的物体，如钢笔、钥匙、硬币等，并说出物体的名称。先测功能差的一侧，再测另一手。功能障碍见于皮质病变。

（4）体表图形觉：在患者的皮肤上画图形（方、圆、三角形等）或写简单的字（一、二、十等），观察其能否识别，须双侧对照。如有障碍，常为丘脑水平以上病变。

（四）神经反射检查

神经反射由反射弧完成，反射弧包括感受器、传入神经元、中枢、传出神经元和效应器等。反射弧中任一环节有病变都可影响反射，使其减弱或消失；反射又受高级神经中枢控制，如锥体束以上病变，可使反射活动失去抑制而出现反射亢进。反射包括生理反射和病理反射，根据刺激的部位，又可将生理反射分为浅反射和深反射两部分。

1. 浅反射 系刺激皮肤、黏膜或角膜等引起的反应。

（1）角膜反射：见三叉神经检查。

（2）腹壁反射：检查时，患者仰卧，下肢稍屈曲，使腹壁松弛，然后用钝头竹签分别沿肋缘下（胸髓7～8节）、脐平（胸髓9～10节）及腹股沟上（胸髓11～12节）的方向，由外向内轻划两侧腹壁皮肤（图3-7-14），分别称为上、中、下腹壁反射。正常反应是上、中或下部局部腹肌收缩。反射消失分别见于上述不同平面的胸髓病损。双侧上、中、下部反射均消失也见于昏迷和急性腹膜炎患者。一侧上、中、下部腹壁反射均消失见于同侧锥体束病损。肥胖、老年及经产妇由于腹壁过于松弛也会出现腹壁反射减弱或消失。

（3）提睾反射：竹签由下而上轻划股内侧上方皮肤，可引起同侧提睾肌收缩，睾丸上提。双侧反射消失为腰髓1～2节病损。一侧反射减弱或消失见于锥体束损害。局部病变如腹股沟疝、阴囊水肿等也可影响提睾反射（图3-7-14）。

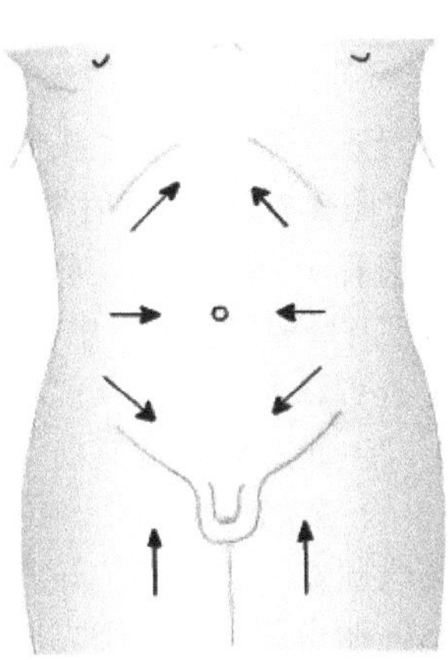

图 3-7-14 腹壁反射和提睾反射检查

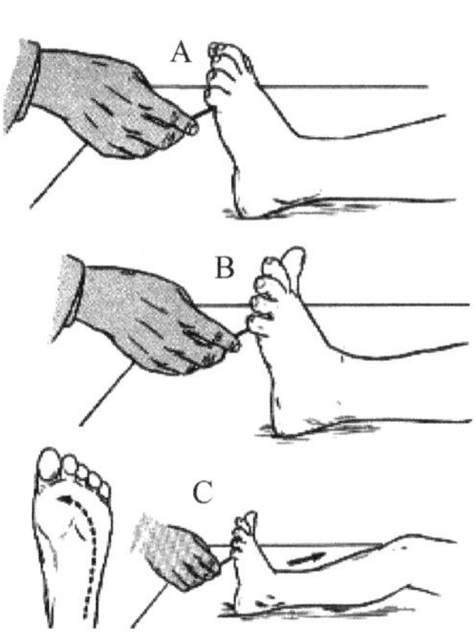

图 3-7-15 跖反射检查

(4) 跖反射：患者仰卧，下肢伸直，检查者手持患者踝部，用钝头竹签划足底外侧，由足跟向前至近小趾跖关节处转向踇趾侧（图 3-7-15），正常反应为足跖屈曲（即 Babinski 征阴性）。反射消失为骶髓 1～2 节病损。

(5) 肛门反射：用大头针轻划肛门周围皮肤，可引起肛门外括约肌收缩。反射障碍为骶髓 4～5 节或肛尾神经病损。

2. 深反射 刺激骨膜、肌腱经深部感受器完成的反射称深反射，又称腱反射。检查时患者要合作，肢体肌肉应放松。检查者叩击力量要均等，两侧要对比（图 3-7-16）。

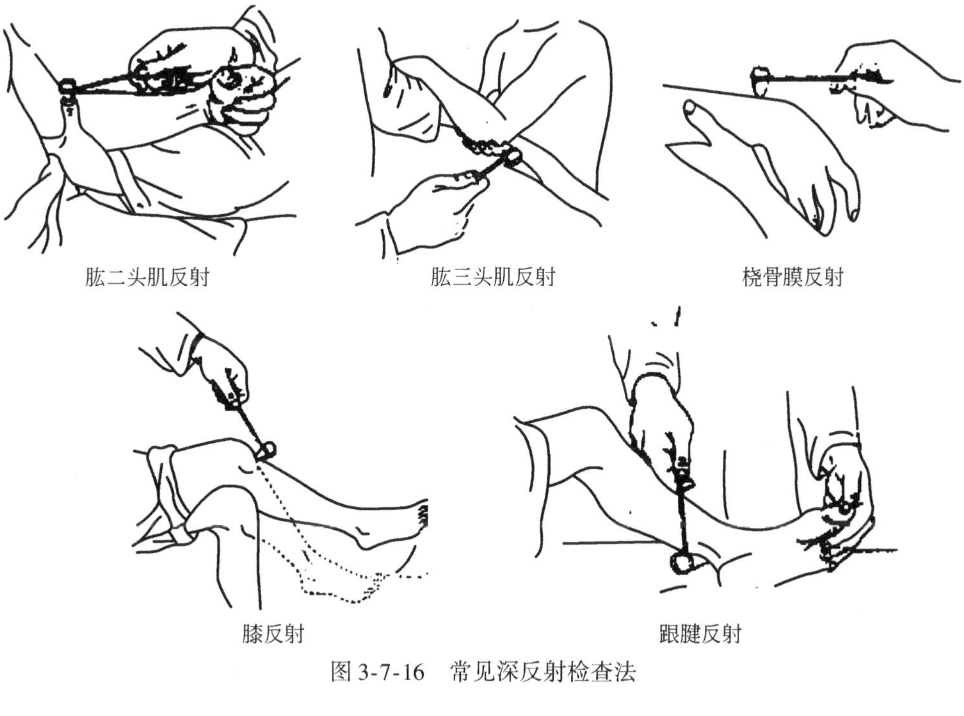

图 3-7-16 常见深反射检查法

反射强度通常分为以下几级：

0：反射消失。

1+：肌肉收缩存在，但无相应关节活动，为反射减弱。

2+：肌肉收缩并导致关节活动，为正常反射。

3+：反射增强，可为正常或病理状况。

4+：反射亢进并伴有阵挛，为病理状况。

（1）肱二头肌反射：患者前臂屈曲，检查者以左拇指置于患者肘部肱二头肌腱上，然后右手持叩诊锤叩击左拇指，可使肱二头肌收缩，前臂快速屈曲（图3-7-16）。反射中枢为颈髓5~6节。

（2）肱三头肌反射：患者外展前臂，半屈肘关节，检查者用左手托住其前臂，右手用叩诊锤直接叩击鹰嘴上方的肱三头肌腱，可使肱三头肌收缩，引起前臂伸展。反射中枢为颈髓6~7节。

（3）桡骨膜反射：被检者前臂置于半屈半旋前位，检查者以左手托住其前臂，并使腕关节自然下垂，随即以叩诊锤叩桡骨茎突，可引起肱桡肌收缩，发生屈肘和前臂旋前动作。反射中枢在颈髓5~6节。

（4）膝反射：坐位检查时，患者小腿完全松弛下垂与大腿成直角；卧位检查则患者仰卧，检查者以左手托起其膝关节使之屈曲约120°，用右手持叩诊锤叩击膝盖髌骨下方股四头肌腱，可引起小腿伸展。反射中枢在腰髓2~4节。

（5）跟腱反射：又称踝反射。患者仰卧，髋及膝关节屈曲，下肢取外旋外展位。检查者左手将患者足部背屈成直角，以叩诊锤叩击跟腱，反应为腓肠肌收缩，足向跖面屈曲。反射中枢为骶髓1~2节。

（6）阵挛：在锥体束以上病变，深反射亢进时，用力使相关肌肉处于持续性紧张状态，该组肌肉发生节律性收缩，称为阵挛（图3-7-17）。常见的有以下两种：

1）踝阵挛：患者仰卧，髋与膝关节稍屈，医生一手持患者小腿，一手持患者足掌前端，突然用力使踝关节背屈并维持之。阳性表现为腓肠肌与比目鱼肌发生连续性节律性收缩，而致足部呈现交替性屈伸动作，系腱反射极度亢进。

2）髌阵挛：患者仰卧，下肢伸直，检查者以拇指与示指控住其髌骨上缘，用力向远端快速连续推动数次后维持推力。阳性反应为股四头肌发生节律性收缩使髌骨上下移动，意义同上。

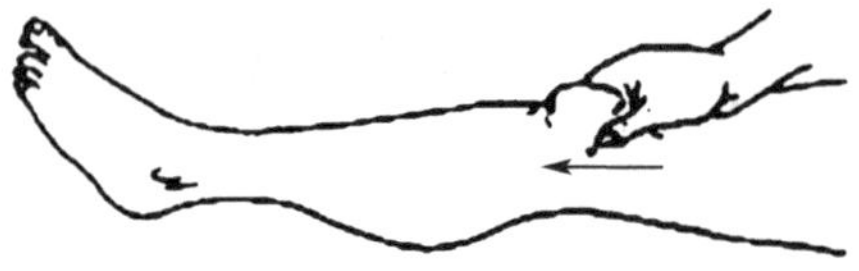

髌阵挛

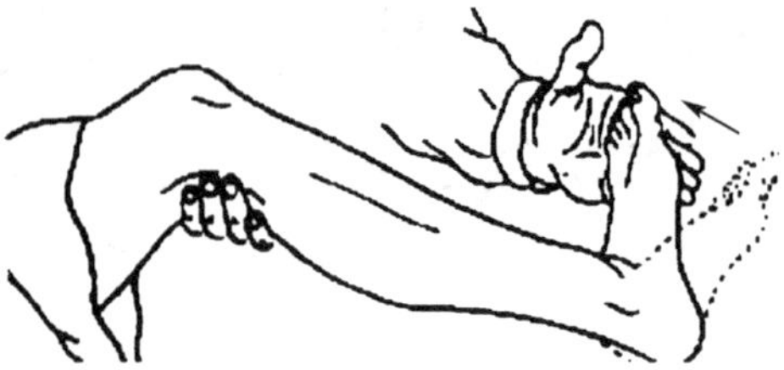

踝阵挛

图3-7-17　髌阵挛和踝阵挛检查

3. 病理反射　指锥体束病损时，大脑失去了对脑干和脊髓的抑制作用而出现的异常反射。1岁半以内的婴幼儿由于神经系统发育未完善，也可出现这种反射，不属于病理性（图3-7-18）。

（1）Babinski征：取位与检查跖反射一样，用竹签沿患者足底外侧缘，由后向前至小趾近跟部并转向内侧，阳性反应为踇趾背伸，余趾呈扇形展开。

（2）Oppenheim征：检查者用拇指及示指沿患者胫骨前缘用力由上向下滑压，阳性表现同Babinski征。

（3）Gordon征：检查时用手以一定力量捏压腓肠肌，阳性表现同Babinski征。

以上3种体征临床意义相同，其中Babinski征是最典型的病理反射。

（4）Hoffmann征：通常认为是病理反射，但也有认为是深反射亢进的表现，反射中枢为颈髓7节至胸髓1节。检查者左手持患者腕部，然后以右手中指与示指夹住患者中指并稍向上提，使腕部处于轻度过伸位。以拇指迅速弹刮患者的中指指甲，引起其余四指掌屈反应则为阳性。

4. 脑膜刺激征　为脑膜受激惹的体征，见于脑膜炎、蛛网膜下腔出血和颅压增高等。

（1）颈强直：患者仰卧，检查者以一手托患者枕部，另一只手置于胸前作屈颈动作。如这一被动屈颈检查时感觉到抵抗力增强，即为颈部阻力增高或颈强直。在除外颈椎或颈部肌肉局部病变后，即可认为有脑膜刺激征。

（2）Kernig 征：患者仰卧，一侧下肢髋、膝关节屈曲成直角，检查者将患者小腿抬高伸膝。正常人膝关节可伸达135°以上（图 3-7-19）。如伸膝受阻且伴疼痛与屈肌痉挛，则为阳性。

（3）Brudzinski 征：患者仰卧，下肢伸直，检查者一手托起患者枕部，另一手按于其胸前（图 3-7-20）。当头部前屈时，双髋与膝关节同时屈曲则为阳性。

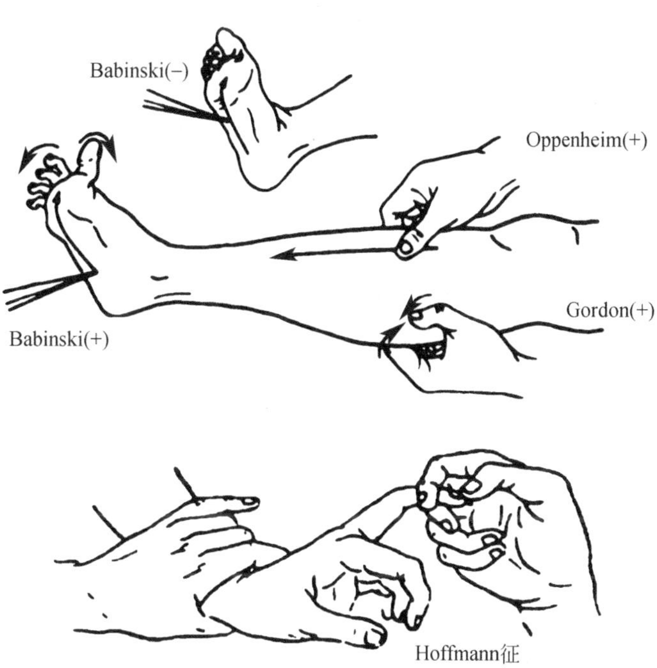

图 3-7-18　常见的病理反射检查

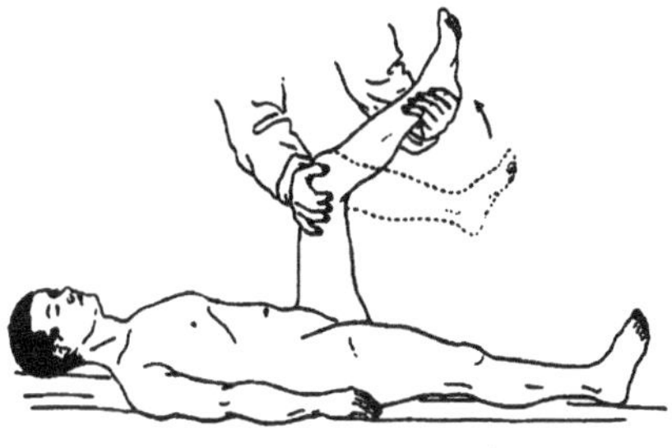
图 3-7-19　Kernig 征检查

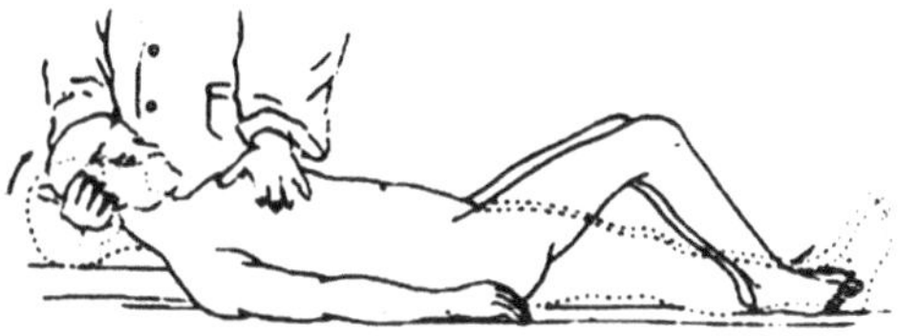
图 3-7-20　Brudzinski 征检查

（五）自主神经功能检查

自主神经可分为交感与副交感两个系统，主要功能是调节内脏、血管与腺体等活动。大部分内脏接受交感和副交感神经纤维的双重支配，在大脑皮质的调节下，协调整个机体内、外环境的平衡。临床常用检查方法有以下几种。

1. 眼心反射　患者仰卧，双眼自然闭合，计数脉率。检查者用左手中指、示指分别置于患者眼球两侧，逐渐加压，以患者不痛为限。加压 20 ~ 30s 后计数脉率，正常可减少 10 ~ 12 次/分，超过 12 次/分提示副交感（迷走）神经功能增强，迷走神经麻痹则无反应。如压迫后脉率非但不减慢反而加速，则提示交感神经功能亢进。

2. 卧立位试验　平卧位计数脉率，然后起立站直，再计数脉率。如由卧位到立位脉率增加超过 10 ~ 12 次/分为交感神经兴奋性增强。由立位到卧位，脉率减慢超过 10 ~ 12 次/分则为迷走神经兴奋性增强。

3. 皮肤划痕试验　用钝头竹签在皮肤上适度加压划一条线，数秒钟后，皮肤先出现白色划痕（血管收缩）高出皮面，以后变红，属正常反应。如白色划痕持续较久，超过 5 分钟，提示交感神经兴奋性增高。如红色划痕迅速出现、持续时间较长、明显增宽甚至隆起，提示副交感神经兴奋性增高或交感神经麻痹。

4. 竖毛反射 竖毛肌由交感神经支配。将冰块置于患者颈后或腋窝，数秒钟后可见竖毛肌收缩，毛囊处隆起如鸡皮。根据竖毛反射障碍的部位来判断交感神经功能障碍的范围。

5. 发汗试验 常用碘淀粉法，即以碘1.5g，蓖麻油10.0ml，与95%酒精100ml混合成淡碘酊涂布于皮肤，干后再敷以淀粉。皮下注射毛果芸香碱10mg，作用于交感神经节后纤维而引起出汗，出汗处淀粉变蓝色，无汗处皮肤颜色不变，可协助判断交感神经功能障碍的范围。

6. Valsalva 动作 患者深吸气后，在屏气状态下用力作呼气动作10～15s。计算此期间最长心搏间期与最短心搏间期的比值，正常人大于或等于1.4，如小于1.4则提示压力感受器功能不灵敏或其反射弧的传入纤维或传出纤维损害。

（朱　敏）

思　考　题

1. 体格检查有哪些基本方法？
2. 叩诊音有几种？其正常叩诊部位何在？
3. 生命体征包括哪几项？成人其正常值如何？
4. 怎样检查语颤？语颤有何临床意义？
5. 正常呼吸音有哪些？
6. 心脏瓣膜听诊区有几个？其部位如何？心脏听诊内容包括哪些？

第四章　病　历

第一节　病历书写概述

概　述

（一）病历的概念

病历是指医务人员在对患者进行问诊、查体、辅助检查、诊断、治疗、护理等医疗活动中形成的文字、图表、影像等资料，并经整理归纳后形成的记录。因此，病历涵盖了患者的病情及医师对患者诊疗的全过程，包括各级医师查房和会诊的意见。一般病历包括门（急）诊病历和住院病历，此外还有观察病历和随诊病历等。

（二）病历书写的重要性

（1）完整、优良的病历是临床医师在诊疗工作中的全面记录和总结，它反映了疾病诊疗的全过程，包括患者的发病、病情演变、转归和诊疗情况，是医生确定诊断、制定治疗和预防措施的依据。

（2）书写完整而规范的病历是医疗工作中的重要环节，是每个临床医师必须掌握的一项基本功，对医师的培养及考核起着至关重要的作用。

（3）病历具有重要的科研价值，通过对一定数量的病历进行分析和研究，能总结出经验和科研成果，对医师临床治疗和提高医疗水平意义重大，也可用于指导卫生防疫工作，所以病历可以作为科研工作的基础资料和依据。

（4）在处理医疗纠纷、伤残事故等不良事件时，病历是法律依据的第一手资料。其意义对患者来说，有一个清晰明确，科学公正的说法，对医师及医院来说，是一种自我保护。

（5）病历质量的好坏、病历保存时间的长短及保存质量反映了一个医院的管理水平高低，也是卫生部门对医院进行考核时的一项内容。

综上，病历是确定诊断、制定治疗和预防措施的依据，也是临床、教学、科研真实可靠的素材，也是重要的法律依据，可以反映出医师的诊疗思维，也可以反映出医院的管理水平，因此医学生和各级医师必须以极端负责的精神和实事求是的科学态度进行病历的书写。

（三）病历书写的基本要求

1. 书写一定要及时　入院记录尽可能于次晨主治医师巡诊前完成，最迟要在患者入院后24小时内完成。大批收容时，由主任医师酌情规定完成病历的时间。入出院记录或入院死亡记录也应在患者出院后或者患者死亡后的24小时内完成。病历书写要标明日期和时间，时间采用24小时制记录，并需要住院医师和主治医师签名或盖章，以明确责任。

2. 病历内容要客观真实、全面完整　病历书写要实事求是地反映患者的病情和诊治经过，不能够主观臆断和虚构。其内容的真实性来自于认真而仔细的问诊、全面而细致的体格检查、客观的分析及科学的判断。病历的真实性关乎病历的质量和医师的工作态度。另外，病历表所列各项均要填写，不可遗漏，确保病历的完整性。

3. 用语规范、准确、恰当 病历记录要使用通用的医学词汇和术语，描述要力求准确、恰当。病史中要尽量用患者描述的语言，但要避免使用俗语或俚语。比如患者自述“跑肚、拉稀”，可记为“腹泻”或“稀水样便”。要避免记流水账，要将患者的诉说和其他搜集到的资料进行综合分析后，系统、完整地记录。

4. 格式规范 按规定格式进行书写，不能随意更改。

5. 字迹清晰，切忌涂改 病历记录一定要做到字迹清晰可辨，不可潦草或涂改。若书写过程中出现错别字，应当用双线划在错字上，保留原记录清楚、可辨，并注明修改时间，修改人签名。不能采用刮、黏、涂等方法掩盖或去除原来的字迹。病历书写要使用中文，通用的外文缩写和无正式中文译名的症状、体征、疾病名称等可以使用外文。

6. 病历书写完毕 要有相应的医务人员签字上级医务人员有审查修改下级医务人员书写病历的责任。实习医务人员、试用期医务人员书写的病历要经过本医疗机构注册的医务人员的审阅、修改并签名。

第二节 病历格式和内容

病历以入院病历和门诊病历最为常用，以下做逐一介绍。

一、门诊病历

门（急）诊病历内容，包括门诊病历首页（门诊手册封面）、病历记录、化验单（检验报告）、医学影像检查资料等。门（急）诊病历记录分为初诊病历记录和复诊病历记录。抢救危重病人时，应当书写抢救记录。对收入急诊观察室的病人，应当书写留观期间的观察记录。急诊病历书写就诊时间应当具体到分钟。对门诊抢救无效而死亡的病例，应记录抢救经过、死亡时间和死亡原因。

1. 门（急）诊病历记录内容及一般要求

（1）门（急）诊病历记录，应当由接诊医师在病人就诊时及时完成。

（2）门（急）诊病历首页内容应当包括病人姓名、性别、出生年月、民族、婚姻状况、职业、工作单位、住址、药物过敏史等项目。门诊病案首页要逐项填写，如有错误或遗漏，应及时更正及补充。病人职业须具体，工人写明工种，军人写明兵种及职务。姓名、工作单位、地址，必须准确。

（3）病案须用蓝黑墨水写书。记录文字须清晰易辨，勿用作废的简化字、杜撰怪字、怪异符号。症状、体征用医学术语记录。

（4）记录每页写明病人姓名、门诊病案号，每次诊疗记明年月日，急诊加注时刻，如 1990 年 6 月 30 日下午 9：15，写作 1990-6-30，21：15。

（5）眼科、口腔科、产科等专用记录用纸，他科不宜移用。

（6）体温记录均以摄氏表为准，37.5 摄氏度记作 37.5℃。腋表与肛表须注明，如 38.4℃（腋或 A），38.3℃（肛或 R），口表不加注。

2. 初诊病历记录要求

（1）主诉：扼要记录促使病人来诊的主要症状及病程。

（2）简要病史：确切扼要记述现病史，主病多项、复杂者酌情予以分段，次要病、他科病及重要的过去史、伤残及家族史可扼要记录。

（3）体检：全面、重点记录阳性体征及有关的阴性体征。

（4）辅助检查：分行列举各项检查的结果及意见。

（5）初步诊断或诊断：写在病历纸的右半部。分行列举确诊或拟诊的疾病，重要、急性、本科的在前，次要、慢性、他科的在后，勿用症状代替诊断，勿用“待查”“待诊”字样，诊断难定时可在病名后加“?”号，如“慢性胃炎?”。诊断先写病名后写部位。

（6）处理措施：写在记录纸左半部。分行列举药名、剂量、用法及拟作各项检验、检查项目，生活注意事项，休息方式及日期。必要时记录预约下次门诊日期及随访要求等。可用中文或外文书写。

（7）处方记录：应明确记载药名、剂量、用法及所给总量。每药或各疗法分行列举，可用中文或外文。

（8）签名：写在右边，须清晰易辨。

3. 复诊病历记录要求

（1）重点记录上次检查后送回的报告单主要内容、病情变化、药物反应等，注意新出现症状及其可能原因，避免用“病情同前”字样。

（2）体检可重点进行，复查上次所见阳性体征，注意新见体征。

（3）诊断无变化免再填，有改变则改写诊断。对疑诊病人经 3 次复诊后尽可能作出明确诊断。

（4）其余同初诊病历。

4. 随访记录要求

（1）出院病人应按病情需要在门诊定期随访，由门诊医师负责记录出院后病情、体检、检验、诊断、治疗、处理情况，今后注意事项等，应与病室医师取得联系。

（2）随访期限依病情决定，一般每月或数月 1 次，直至病情稳定或痊愈、恢复工作为止。

附　中医门诊病案的内容与要求

对于初诊病历，记录中医四诊所得资料；中医诊断或辨证结论（病、证或型）治则处方；对于复诊病历，应记上次治疗后病情变化及本次立证处方。

标准的门诊病历的格式如下：

门诊病历

姓名：	籍贯：
性别：	婚况：
年龄：	地址：
民族：	就诊时间：
职业：	门诊病历号：

主诉：患者就诊的主要症状、体征及持续时间。要求重点突出，高度概括，简明扼要。

现病史：围绕主诉系统记录患者从发病到就诊前疾病的发生、发展、变化和诊治经过。记录的内容要求准确具体，避免流水账式的记录。具有鉴别意义的阴性症状亦应列入。内容应包括：

1. 起病情况　发病的时间地点、起病缓急、前驱症状、可能的病因和诱因。
2. 主要症状、特点及演变情况　要准确具体地描述每一个症状的发生、发展及其变化。
3. 伴随症状　描述伴随症状的有关情况。
4. 结合中医“十问”，记录目前情况。
5. 诊治情况　如果入院前经过诊治，应按时间顺序记录与本病有关的重要检查结果及所接受过的主要治疗方法（药物治疗应记录药物名称、用量、用法等）及其使用时间、效果。诊断名称应加引号。

6. 如果两种或两种以上疾病同时发病，应分段记录。
7. 如果怀疑自杀、被杀、被打或其他以外情况者，应注意真实记录，不得加以主观推断、评论或猜测。
既往史：系统全面记录既往健康状况，防止遗漏。包括以下内容：
1. 健康情况　虚弱还是健康。
2. 患过哪些疾病　传染病、地方病、职业病及其他疾病应按时间顺序记录诊断、治疗情况。
3. 手术、外伤、中毒及输血史等。
家族史：记录直系亲属及本人生活有密切关系的亲属的健康状况与患病情况。
过敏史：记录过敏药物、食物等名称及其表现。
查体：中医查体
　　　西医查体
辅助检查：
辩证分析：
诊断：中医诊断
　　　西医诊断
中医治疗：治法：
　　　　　方药：
　　　　　用法：
西医治疗：具体用药剂量及用法
医嘱：

体会：

二、住院病历

住院期间的病历主要包括住院病案首页、入院记录、体温单、医嘱单、化验单（检验报告）、医学影像检查资料、特殊检查（治疗同意书）、手术同意书、麻醉记录单、手术及手术护理记录单、病理资料、护理记录、病程记录（含抢救记录）、会诊记录、转科记录、出院记录、死亡记录、死亡病历讨论记录等。因相同疾病再次住院者可书写再次入院记录。完整病历要求病人入院24小时内完成，一般由实习医师书写。

（一）住院病历格式内容

住院病历

姓名：	出生地：
性别：	现住址：
年龄：	工作单位：
民族：	入院时间：年　月　日　时
婚姻：	记录时间：年　月　日　时
籍贯：	病史陈述者：
职业：	病史可靠程度：

主诉：（参考病史采集部分）
现病史：
既往史：

个人史：

婚姻史：

月经生育史：

家族史：

体格检查

体温（T） 脉搏（P） 呼吸（R） 血压（BP）

一般情况：

皮肤、黏膜及淋巴结：

头面部：头颅、眼、耳、鼻、口腔。

颈项：形、态、气管、甲状腺、颈脉。

胸部：胸廓、乳房、肺脏、心脏、血管。

腹部：肝脏、胆囊、脾脏、肾脏、膀胱。

二阴及排泄物：

脊柱四肢：脊柱、四肢、指（趾）甲

神经系统：感觉、运动、浅反射、深反射、病理反射。

专科检查：按各专科特点进行书写。

辅助检查：入院前所做的与本次疾病相关的主要检查及其结果。应分类按检查时间顺序记录检查结果，如系在其他医疗机构所做的检查，需注明该机构名称及检查时间。

实验室及特殊检查

实验室检查：记录与诊断有关的实验室及器械检查结果，包括入院 24 小时内的三大常规检查及其他检查结果。如系入院前所做的检查，应注明检查地点及日期。

血常规：

尿常规：

大便常规：

特殊检查：X 线，超声波、胃镜等特殊实验室检查。

摘要

将病史、体格检查、实验室检查及器械检查等主要资料摘要综合，重点突出阳性发现，作为提示诊断的根据。

初步诊断

写在病历最后的右半侧，按疾病的主次列出，与主诉有关或对生命有威胁的疾病排列在前。诊断除疾病全称外，还应尽可能包括病因、疾病解剖部位和功能的诊断。

入院诊断

入院诊断由主治医师在病人入院后 72 小时内作出。用红墨水笔书写在病历最后的左半侧（与初步诊断同高处），标出诊断确定日期并签名。

记录 审阅者签名

（二）入院记录

入院记录的内容与住院病历大致相同，是完整病历的缩影，应能反映疾病的概况和要点。其主诉现病史与住院病历内容相同，其他病史（既往史、个人史、家族史）和体格检查可简明记录，免去摘要。

再次或多次入院记录是指患者因同一种疾病再次或多次住入同一医疗机构时书写的记录。要求及内容基本同入院记录。

患者入院不足 24 小时出院的，可以书写 24 小时内入出院记录。内容包括患者姓名、性别、年龄、职业、入院时间、出院时间、主诉、入院情况、入院诊断、诊疗经过、出院情况、出院诊断、出院医嘱、医师签名等。

患者入院不足24小时死亡的，可以书写24小时内入院死亡记录。内容包括患者姓名、性别、年龄、职业、入院时间、死亡时间、主诉、入院情况、入院诊断、诊疗经过（抢救经过）、死亡原因、死亡诊断、医师签名等。

（三）病程记录

病程记录是指继住院之后，对患者病情和诊疗过程所进行的连续性记录。内容包括患者的病情变化情况、重要的辅助检查结果及临床意义、上级医师查房意见、会诊意见、医师分析讨论意见、所采取的诊疗措施及效果、医嘱更改及理由、向患者及其近亲属告知的重要事项等。

首次病程记录：是指患者入院后由经治医师或值班医师书写的第一次病程记录，应当在患者入院8小时内完成。首次病程记录的内容包括病例特点、诊断依据及鉴别诊断、诊疗计划等。

日常病程记录：是指对患者住院期间诊疗过程的经常性、连续性记录。对病危患者应当根据病情变化随时书写病程记录，每天至少1次，记录时间应当具体到分钟。对病重患者，至少2天记录一次病程记录。对病情稳定的患者，至少3天记录一次病程记录。对病情稳定的慢性病患者，至少5天记录一次病程记录。

上级医师查房记录：是指上级医师查房时对患者病情、诊断、鉴别诊断、当前治疗措施疗效的分析及下一步诊疗意见等的记录。主治医师首次查房记录应当于患者入院48小时内完成。内容包括查房医师的姓名、专业技术职务、补充的病史和体征、诊断依据与鉴别诊断的分析及诊疗计划等。科主任或具有副主任医师以上专业技术职务任职资格医师查房的记录，内容包括查房医师的姓名、专业技术职务、对病情的分析和诊疗意见等。

（四）会诊记录

会诊记录（含会诊意见）：是指患者在住院期间需要其他科室或者其他医疗机构协助诊疗时，分别由申请医师和会诊医师书写的记录。申请会诊记录应当简要载明患者病情及诊疗情况、申请会诊的理由和目的，申请会诊医师签名等。会诊意见记录应当有会诊意见、会诊医师所在的科别或者医疗机构名称、会诊时间及会诊医师签名等。

（五）转科记录

转科记录：是指患者住院期间需要转科时，经转入科室医师会诊并同意接收后，由转出科室和转入科室医师分别书写的记录。包括转出记录和转入记录。转出记录由转出科室医师在患者转出科室前书写完成（紧急情况除外）；转入记录由转入科室医师于患者转入后24小时内完成。转科记录内容包括入院日期、转出或转入日期、患者姓名、性别、年龄、主诉、入院情况、入院诊断、诊疗经过、目前情况、目前诊断、转科目的及注意事项或转入诊疗计划、医师签名等。

（六）病例讨论记录

病例讨论记录包括疑难病例讨论记录、手术前讨论记录、死亡病例讨论记录。除死亡病例讨论记录外，其他不必另立专页。

（七）出院记录

出院记录是指经治医师对患者此次住院期间诊疗情况的总结，应当在患者出院后24小时内完成。内容主要包括入院日期、出院日期、入院情况、入院诊断、诊疗经过、出院诊断、出院情况、出院医嘱、医师签名等。

（八）死亡记录

死亡记录是指经治医师对死亡患者住院期间诊疗和抢救经过的记录．应当在患者死亡后24小时内完成。内容包括入院日期、死亡时间、入院情况、入院诊断、诊疗经过（重点记录病情演变、抢救经过）、死亡原因、死亡诊断等。记录死亡时间应当具体到分钟。

病历的排列顺序

1. 住院期间病历资料排列顺序 ①体温单；②医嘱记录单；③入院记录与入院病历；④诊断分析及诊疗计划；⑤病程记录；⑥转科记录；⑦手术记录（包括麻醉记录、手术报告、手术后病程记录）；⑧特殊病情治疗记录；⑨会诊记录；⑩X线检查报告单；⑪病理检查报告单（包括尸检报告单）；⑫特殊检查报告单；⑬检验记录单；⑭检验报告单；⑮中医处方记录单；⑯护理记录单（包括护理计划和特护记录）；⑰病历首页（包括住院证）；⑱门诊病历；⑲上次住院病历；⑳院外医疗资料及有关证明。

2. 出院后的病案资料排列次序 ①住院目录页（在本院2次以上住院者用）；②病历首页（包括住院证）；③死亡报告单；④入院记录；⑤入院病历同住院期间病历资料之④～⑩排序；⑥医嘱记录；⑦体温单；⑧其他；⑨门诊病历（限编号系统的集中管理制，分开管理制者分开排存）。

3. 门诊病历排列顺序 ①病历首页；②病历副页（续页）；③各科检查报告；④各科治疗记录单。

三、病历举例

住院病历

住院病历

姓名：宋××	出生地：北京市
性别：女	现住址：北京北三环东路×号
年龄：73	工作单位：北京××公司
民族：汉	入院时间：2014-10-24 10：24
婚姻：已婚	记录时间：2014-10-24 11：06
籍贯：河北省保定县	病史陈述者：患者本人及家属
职业：其他	病史可靠程度：基本可靠

主诉：刺激性干咳4个月，加重伴头痛、呕吐1周。

现病史：病人4个月前无明显诱因出现咳嗽，为刺激性干咳，无发热、盗汗、咳血，无喘息、呼吸困难，间断自服罗红霉素（150mg，每日2次）及复方甘草片（3片，每日3次）治疗无好转，近1周干咳进行性加重，影响睡眠，并出现头部剧痛，呈撕裂样，弥漫性，咳嗽及用力时加重，伴轻度恶心、纳差，无视物模糊及肢体活动障碍，无泛酸，无流脓涕。3天前在我院就诊，行肺部CT检查示：右肺门大，考虑中心型肺癌，右肺下叶炎症。因呼吸内科无床，病人拒绝留观，自动回家。今晨头痛难忍，恶心，呕吐2次，为胃内容物，喷射性，不能进食，无腹痛、腹泻，无眩晕、耳鸣，急诊行头颅CT示：左侧小脑及鞍旁占位性病变，转移瘤可能性大，两侧基底节去腔隙性脑梗死。以“右肺肿瘤、肺部感染、肺癌脑转移、高血压病”收治我科，发病来纳差，精神可，睡眠可，大小便正常，体重无变化。

既往史：无肝炎、结核等传染病史，预防接种史随社会进行。近30年来未做预防接种。

系统回顾：

五官：双眼无畏光、迎风流泪及眼痛史，无听力障碍、耳鸣、耳痛，无鼻塞、流脓涕，无牙痛史。

呼吸系统：见现病史。

循环系统：3 年前出现头晕，当时测血压 160/95mmHg，口服复方降压片 1 片/日，血压控制在正常范围，无心悸、气短、发绀、水肿、心前区疼痛史。

消化系统：偶有泛酸、剑突下疼痛史，未系统诊治，自服复方氢氧化铝症状可缓解，无腹泻、呕血、黑粪史。

血液系统：无鼻出血、牙龈出血史，无皮下瘀斑史。

泌尿系统：无尿急、尿痛、尿频。

内分泌及代谢系统：无多饮、多食、消瘦史。无多汗、易激动史。

神经系统：2006 年出现头晕，当时查头颅 CT 提示脑梗死，给予静脉滴注曲克芦丁通半月，症状缓解，无头痛、晕厥、意识障碍史。

运动系：无游走性关节疼痛，无肢体活动障碍、骨折史。

外伤、手术史：无

中毒及药物过敏史：对“氨茶碱”过敏，无中毒史及其他药物过敏史。

个人史：生活及饮食规律，未到过流行病疫区，无外地长时间居住史，无烟酒嗜好。月经 16 6/30 48，孕 4 产 4.

家族史：子女及爱人均健康。无家族遗传病史。

体格检查

T：36.5　　P：80 次/分　　R：18 次/分　　BP：125/70mmHg

一般情况：发育正常，营养中等，自动体位，查体合作。

皮肤黏膜：皮肤黏膜无黄染，皮肤色泽正常，弹性较好，无水肿、皮疹、皮下出血，未见血管痣及皮下结节。

淋巴结：全身浅表淋巴结无肿大。

头部：头形正常，头发灰白，分布均匀，头部无瘢痕，面色较暗。

眼：眼睑无水肿，睑结膜未见出血，巩膜无黄染，角膜透明，瞳孔等大等圆，对光反射灵敏。

耳：听力粗测正常，乳突无压痛，外耳道无流脓。

鼻：无流涕，鼻窦无压痛，鼻腔通畅，鼻中隔无弯曲。

口腔：口唇无发绀，牙齿排列整齐，牙龈无红肿，舌苔较薄，双侧扁桃体无肿大，声音无嘶哑。

颈部：无强直，两侧对称，气管居中，甲状腺无肿大，颈静脉无怒张，血管无杂音。

胸部：胸廓对称，腹式呼吸为主，节律规整，乳房正常，无硬结。

肺脏：视诊：呼吸运动对称，节律规则。触诊：两侧呼吸运动一致，语音震颤俩侧无明显差别，无胸膜摩擦感及皮下气肿握雪感。叩诊：双侧肺叩诊呈清音，双侧肺下界在肩胛下角第 10 肋间，呼吸移动度 3cm。听诊：右肺呼吸音减弱，双肺可闻及散在哮鸣音。

心脏：视诊：心尖区无隆起，心尖搏动能够在左侧锁骨中线第 5 肋间内 1cm。触诊：心尖搏动在左侧锁骨中线第 5 肋间内 1cm，未触及震颤。叩诊：心脏无扩大，心浊音界详见表 4-2-1)。听诊：心率 80 次/分，心律整齐，主动脉瓣第二心音正常，肺动脉瓣第二心音正常，P2 小于 A2，各瓣膜听诊区无病理性杂音，无心包摩擦音。

表 4-2-1　心脏相对浊音界

右侧（cm）	肋间	左侧（cm）
2.0	Ⅱ	2.5
2.5	Ⅲ	4.0
3.5	Ⅳ	5.5
	Ⅴ	8.0

注：左锁骨中线距前正中线 9cm。

周围血管征：无毛细血管搏动征、枪击音及水冲脉，动脉无异常搏动。

腹部：视诊：腹部平坦，腹壁静脉无曲张，未见肠型及蠕动波。触诊：腹壁柔软，全腹无压痛及反跳痛，肝脾肋下未触及，全腹未及包块。叩诊：肝上界右锁骨中线第5肋间，无移动性浊音，两季肋部及肾区无叩击痛。听诊：肠鸣音4次/分，无血管杂音。

外生殖器及肛门：无瘢痕及溃疡，无脱肛及痔核。

脊柱及四肢：脊柱无畸形，无压痛，四肢无畸形，无杵状指（趾），双下肢无水肿，肌力及肌张力均正常，关节无红肿、畸形，无运动障碍，甲床无血管波动，股动脉及肱动脉无枪机音，桡动脉搏动正常。

神经系统：上、下肢肌张力正常，无静止震颤。无肌萎缩及肌纤维束震颤。四肢肌力V级。共济运动：左侧指鼻试验差，无意向震颤，左侧快复轮替试验欠灵活，反跳试验正常，跟膝胫试验正常，闭目难立征阳性，蹒跚步态。皮肤痛觉正常，温度觉正常，触觉正常，音叉震动觉正常，位置觉正常，复合感觉正常。反射：腹壁反射正常，掌颏反射正常，跖反射存在。肱二头肌腱反射正常，肱三头肌腱反射正常，桡骨膜反射正常，膝腱反射正常，跟腱反射正常。髌阵挛、踝阵挛反未引出。左右Hoffmann征（-），左右Rosssolimi征（-），左右Babinski征（-），左右Chaddock征（-）。脑膜刺激征：颈软，Kernig征阴性，Brudzinski征阴性。

检验及其他检查

血常规示：WBC 10.8×10^9/L　N 0.81，L 0.18，Hb120g/L。

心电图示大致正常。

头颅CT示：左侧小脑及鞍旁占位性病变，转移瘤可能的大，两侧基底节区腔隙性脑梗死。

小结：病人因刺激性干咳4个月，加重伴头痛、呕吐1周入院。1周前干咳进行性加重，影响睡眠，并出现头部剧痛，呈撕裂样，弥漫性，咳嗽及用力时加重，伴轻度恶心、纳差。既往“高血压病、脑梗死”史3年余。查体：两肺叩诊呈清音，呼吸音粗糙，右肺呼吸音减弱，双肺可闻及散在哮鸣音。心律齐，心尖搏动位于左锁骨中线第5肋间，腹软，无压痛及反跳痛，肝脾肋下未触及，未触及包块。上下肢肌张力正常，四肢肌力V级。左侧指鼻试验差，无意向震颤，左侧快复轮替试验欠灵活，病理征阴性。辅助检查血常规正常，门诊行肺部CT检查示：右肺门大，右肺下叶炎症；行头颅CT示：左侧小脑及鞍旁占位性病变，转移瘤可能的大，两侧基底节区腔隙性脑梗死。

初步诊断：①右肺中心型肺癌；②肺癌脑转移；③脑梗死（两侧基底节区）；④原发性高血压3级；⑤肺部感染?

医师签名：

时间：

病程记录

2006-1-17

患者反复发作性胸痛2个月，加重3天入院。胸痛发作与疾走、登楼及持重物有关，休息后五分钟左右可缓解。3天来胸痛发作加重，次数增多，持续时间有时达15分钟左右。发作时心电图提示有$V_4\sim V_6$导联ST段水平型压低1~1.5mm，伴T波浅倒。有血压偏高病史3年，血胆固醇偏高病史2年，未做正规治疗。入院诊断为：①冠状动脉粥样硬化性心脏病（不稳定型心绞痛）；②高血压病；③高脂血症。

昨天胸痛发作3次，含服硝酸甘油均即可缓解，发作时心电图改变同前。体格检查：神情，气平。两肺呼吸音清，未闻及啰音。心界不大，心率80次/分，律齐，各瓣膜未及杂音。腹软，全腹无压痛，肝、脾肋下未触及，肝颈静脉反流征（-），下肢无可凹性水肿。血压140/85mmHg。目前已予硝酸酯类、肠溶阿司匹林、调脂治疗。因患者胸痛发作较为频繁，拟用低分子量肝素脐周皮下注射，已请示主治医师，同意使用。

进一步明确病情需做血脂、心肌酶、胸片等检查，必要时做冠状动脉造影，行冠状动脉介入治疗。目前仍需密切随访心电图，警惕病情进一步发展加重。已向家属告知病情。

医师签名：

2006-1-19

入院第4天，患者已用抗心绞痛药物及低分子量肝素治疗4天，胸痛发作次数明显减少。但入院后心电图发现有 $V_2 \sim V_6$ 广泛冠状T波及ST段水平型压低，并有动态变化，伴有心肌酶谱异常，肌钙蛋白T升高。昨日起有心悸，心电图提示有频发室性早搏。已给予胺碘酮口服抗心律失常。今日××主治医师查房，详细了解病史，并认真查体后认为患者病情仍未稳定。体格检查：神志清楚，呼吸平稳。两肺呼吸音清，未闻及啰音。心率76次/分，律齐，可及早搏8次/分。根据患者临床表现考虑本次为急性冠脉综合征（急性非ST段抬高性心肌梗死），且伴频发室性早搏，宜予以心电监护，以防突发心血管事件，故今日转入CCU监护治疗。

医师签名：

2006-1-22

××主任医师查房，同意急性冠脉综合征（非ST段抬高性心肌梗死）的诊断。入院后患者病情进一步发展，出现频发室性早搏和阵发性室性心动过速，经低分子量肝素及胺碘酮治疗，胸痛基本无发作，室性心动过速得以控制，心肌酶已降至正常范围，病情趋于稳定。目前心电监护中仍可见室性早搏，建议请中医科会诊，联合使用中药辨证治疗。入院2周后考虑做冠状动脉造影和介入治疗。近日完成家属谈话。胺碘酮治疗中除需随访心电图，了解有无QT间期及PR间期变化外，还需随访甲状腺功能，该药在部分患者中可引起甲状腺功能亢进或减退。

医师签名：

门诊病历（以消化内科为例）

门诊记录

姓名：孙××　　性别：男　　年龄：21岁　　诊号：×××

初诊记录

2008年8月19日

主诉：间断便脓血5年，加重1周。

病人于2003年开始因进食不洁食物后出现便次增多，便中带脓血，每日约排便5~7次，为不成形稀便，伴左下腹隐痛，以排便后为甚，疼痛无明显放散，无发热。曾在外院行肠镜检查，诊断为“溃疡性结肠炎”，经口服柳氮磺胺吡啶片及灌肠治疗后，病情好转，但仍有间断发作性脓血便，1周前上述症状加重，每日排便8~10次，伴左下腹隐痛再次来诊。病人无发热，体重无变化。过去无其他疾病病史。

体检：脉搏70次/分，血压110/70mmHg，一般情况可，心肺未查及阳性体征，腹部平软，左下腹压痛，无反跳痛及肌紧张，肝脾肋下未触及，未触及包块，肝肺浊音界位于右锁骨中线第5肋间，无移动性浊音，肠鸣音正常。双下肢无水肿。

诊断：溃疡性结肠炎。

处理：①预约电子结肠镜检查；②手术感染八项，肝功全套；③柳氮磺胺吡啶片1.0g口服，4次/日。

医师签字：

复诊记录

2008年8月22日

病人肠镜检查结果提示溃疡性结肠炎（以左半结肠为著），病人目前病情仍无明显缓解，便中脓血较多，伴低热，体温最高38℃。

体检：体温38℃，脉搏70次/分，血压110/70mmHg，一般情况可，心肺未查及阳性体征，腹部平软，左下腹压痛，无反跳痛及肌紧张，肝脾肋下未触及，未触及包块。

诊断：溃疡性结肠炎。

处理：收入院治疗。

医师签字：

急诊记录

姓名：王×× 性别：男 年龄：45岁 门诊号：×××

2008年9月21日19：30

主诉工地干活时从2楼摔下，伤及头部出现昏迷及左耳流血40分钟。

40分钟前工地干活时从2楼高处摔下，后枕部着地，当时即出现昏迷及左耳流血，由120急救车送来。途中呕吐2次，为胃内容物。伤后持续昏迷，未再清醒，无抽搐发作。

检查呼吸15次/分，脉搏60次/分，血压21.3/13.3 kPa（160/100mmHg），深昏迷，强刺激无反应。后枕部有头皮擦伤，左耳流血，其他无特殊。颈软，凯尔尼格征阴性，胸部心、肺及腹无特殊。脊柱无畸形，四肢无明显骨折。

神经系统 左侧瞳孔散大0.6cm，对光反射消失。右侧瞳孔直径0.4cm，对光反射减弱。角膜反射及咳嗽反射均消失。其他脑神经无法检查。右侧肢体肌张力高，腱反射较左侧亢进，右侧Barbinskis征（+），腹壁及提睾反射不能引出。

初步诊断 ①颅脑外伤，特重型；②左侧颅内血肿；③颅底骨折（左中颅窝）；④头皮裂伤（右枕）；⑤头皮擦伤（左前额）。

处理 ①头颅正侧位X线片（床旁）；②急查血常规及出血时间、凝血时间；③急查头CT；④剃光头；⑤配血800ml；⑥与家属交代病情，准备行急诊开颅，探查颅内血肿清除术。

医师签名：程××

出院记录

2014-12-16

范××，女性，28岁，工人，2000年6月12日出院，共住院22天。患者因寒战、发热伴腰痛、尿频、尿急3天入院。入院时体温38.8℃，双侧上输尿管点有压痛，双肾区叩击痛。尿常规：尿蛋白微量，白细胞（++），红细胞4~8/高倍镜视野，脓细胞（++）。入院后做中段尿培养，结果为大肠埃希菌生长，菌落数>10^3个/L。临床诊断为急性肾盂肾炎。入院后给予抗感染治疗及中药辅助治疗，症状消失，尿常规正常，尿培养阴性，故予出院，门诊继续治疗。

出院诊断：急性肾盂肾炎

出院后注意事项：

(1) 注意预防感冒和避免过度疲劳。

(2) 门诊随访，继续维持中药治疗，抗生素服满1个月。

(3) 复查尿液，停药后连做3次尿培养。

主治医师（签名）/住院医师（签名）：

抢救记录

2010-7-11 5：05

患者于在7月11日3：30突然出现呼吸停止，随即心跳停止，血压测不出，口唇及肢体末端发绀，立即给予吸痰，开放呼吸道，给予持续胸外心脏按压、气囊一面罩给氧、电除颤，请二线刘×副主任医师到场指导抢救，通知五官科及麻醉科更换气管套管，呼吸机辅助通气，并给予多次肾上腺素强心、多巴胺及阿托品升压、尼可刹米及洛贝林兴奋呼吸及多次电除颤等抢救，至5：04患者呼吸心跳未恢复，血压测不出，患者家属放弃继续抢救，宣布临床死亡。死亡时间2010年7月11日5：04。家属对死因无异议，拒绝尸检。在场抢救人员：刘×副主任医师、闻×主治医师，赵×护士、孙××护士。

死亡病例讨论

时间：2010年9月18日　　　　地点：脑病科医生办公室

主持人：张×科主任

参加人员：李××主治医师，赵×主治医师，田×主治医师，郑×主治医师，曾××护士长。

郑×医师报告病例：

患者李××，女，72岁，主因“发热伴痰多1天”由门诊以“肺部感染”于2010年6月27日6：00收入院。患者入院主症：患者呈植物状态，发热，痰多，留置胃管，二便通。查体：患者呈植物状态，平车推入病房，查体欠配合。听诊双肺呼吸音粗，可闻及明显痰鸣音，心率100次/分，律不齐。腹软，无压痛、反跳痛及肌紧张，肝脾肋下未及，双下肢无水肿。舌质红，苔黄腻，脉弦滑。专科情况：呈植物状态，双侧瞳孔等大等圆，直径约为3mm，对光反射灵敏，左上肢及右下肢肌张力增高，右上肢肌张力减低，肌力检查不能配合，右上、下肢腱反射减低，双侧巴氏征阳性，双侧戈登征可疑阳性。深、浅感觉检查及共济运动检查不配合。脑膜刺激征（-）。患者入院后给予抗感染、化痰、抗血小板凝集，抗癫痫，降压，改善心肌供血，纠正电解质紊乱等对症治疗，经治疗后患者肺部感染控制尚可，于8月18日肺部感染再次加重，患者于9月16日12：30pm出现呕吐1次，吐出物为胃内容物，量约100ml，给予甲氧氯普胺注射液10mg im（肌内注射）止呕，随即患者心电监护示血氧饱和度下降至56%，考虑呕吐引起误吸入肺，阻塞呼吸道引起，给予吸痰，血氧饱和度上升至70%左右，急查血气分析示：ph 7.21、PO_2 55mmHg、K^+ 3.4mmol/L、SaO_2 81%，给予0.9% NS 500ml+尼可刹米3支+洛贝林3支/ivgtt（静脉葡萄糖耐量试验）兴奋呼吸。向患者家属详细交代病情，患者家属表示理解，放弃有创抢救，仅用药物抢救。14：00pm心电监护示血氧饱和度为60%，给予尼可刹米1支+洛贝林1支/入壶兴奋呼吸，效果不佳，于14：15pm再次给予尼可刹米1支+洛贝林1支/入壶兴奋呼吸，14：30pm血压下降至88/43mmHg，给予多巴胺20mg入壶升血压，14：40pm再次给予尼可刹米1支+洛贝林1支/入壶兴奋呼吸。15：20pm患者心电监护示心率40次/分左右、呼吸0次/分，给予盐酸肾上腺素1mg入壶抗休克，尼可刹米1支+洛贝林1支/入壶兴奋呼吸，15：23pm心电监护示心率为0次/分，给予盐酸肾上腺素3mg入壶抗休克，15：24pm心电监护示：血压42/25mmHg，给予多巴胺20mg入壶升血压，15：26pm血压测不到，给予多巴胺20mg入壶升血压、盐酸肾上腺素1mg入壶抗休克，给予阿托品0.5mg入壶提高心率。15：30pm患者呼吸心跳停止，心电图呈一直线，瞳孔散大至边，患者家属放弃所有抢救措施，宣布临床死亡。死亡原因：肺部感染。死亡诊断：中医诊断：风温肺热 痰热阻肺，西医诊断：①肺部感染；②脑胶质细胞瘤、脑室-腹腔引流术后；③症状性癫痫；④高血压病3级，极高危险组；⑤冠状动脉粥样硬化性心脏病；⑥电解质紊乱：低钠血症 低氯血症 低钾血症；⑦贫血；⑧低蛋白血症；⑨躯干皮下脓肿；⑩头部皮肤脓肿；⑪泌尿系感染；⑫外阴阴道念珠菌病。

各级医师讨论内容：

李××主治医师：患者老年女性，患脑胶质细胞瘤10余年，半年前行脑室-腹腔分流术后，长期卧床，并发肺部感染，反复出现，最终肺部感染控制不佳，导致死亡。患者于9月16日病情进一步加重，心率、血压下降，最终呼吸、心跳停止，中医辨证应为脱证，患者久病长期卧床，五脏之气衰竭，加之邪毒反复侵扰，最终脱气亡阳，阴阳之气离决而死亡。

田×主治医师：患者老年女性，主因“发热伴痰多1天”由门诊以“肺部感染”于2010年6月27日6：00收入院。患者罹患脑胶质细胞瘤10余年，后继发肺部感染，低蛋白血症，药物治疗后效果欠佳，肺部感染控制不佳，最终导致死亡。

赵×主治医师：患者老年女性，营养状态差，继发肺部感染，入院诊断为：中医诊断：风温肺热 痰热阻肺，西医诊断：①肺部感染；②脑胶质细胞瘤 脑室-腹腔引流术后；③症状性癫痫；④高血压病3级，极高危险组；⑤冠状动脉粥样硬化性心脏病；⑥电解质紊乱、低钠血症、低氯血症。药物治疗后效果不明显，痰液较多且较黏稠，不能咳出，肺部感染控制欠佳，导致呼吸衰竭，最终导致死亡。

张×主任总结意见：

同意上述医师讨论意见，患者老年女性，患脑胶质细胞瘤10余年，半年前行脑室-腹腔分流术后，长期卧床，并发肺部感染，肺部控制欠佳，患者出现呕吐一次，误吸入肺，阻塞呼吸道，患者家属拒绝气管插管、气管切开等有创抢救措施，仅用药物抢救，最终患者呼吸衰竭，导致死亡。医生及护士给予了积极抢救，抢救措施得当。死亡原因：肺部感染。死亡诊断：中医诊断：风温肺热 痰热阻肺，西医诊断：①肺部感染；②脑胶质细胞瘤 脑室-腹腔引流术后；③症状性癫痫；④高血压病3级，极高危险组；⑤冠状动脉粥样硬化性心脏病；⑥电解质紊乱：低钠血症、低氯血症、低钾血症；⑦贫血；⑧低蛋白血症；⑨躯干皮下脓肿；⑩头部皮肤脓肿；⑪泌尿系感染；⑫外阴阴道念珠菌病。

记录医师：王×

（田 昕）

思 考 题

1. 请简述病历书写的重要性。
2. 病史采集的常用方法有哪些？
3. 试述病史采集的内容。

第五章 心电图检查

第一节 临床心电学基本概论

心电图（electrocardiogram，ECG）是将心脏电生理活动和变化所产生的生物电信号通过仪器放大和描记出的曲线图形。

一、心电图产生原理

（一）心肌细胞电位变化规律

静止的心肌细胞处于极化状态，细胞膜外为正电荷，细胞膜内为负电荷，保持动态平衡，不产生电位变化。当心肌细胞膜的任何一点受到阈刺激时，引起细胞膜内外正、负离子分布发生逆转，早期主要是钠离子内流。受到刺激处的细胞膜发生除极，此时细胞膜内带正电荷、膜外带负电荷，形成动作电位。

细胞膜外受到刺激处的细胞膜与未受到刺激处静止状态的细胞膜形成一对电偶，电源在前，电穴在后。除极化从细胞膜受刺激点开始，然后向周围扩布性传导，产生动作电流，一直到整个细胞完成除极化。如果此时将探查电极朝向电源（正电位）描记出一向上的波形，若将探查电极朝向电穴（负电位）描记出一向下的波形（图 5-1-1）。

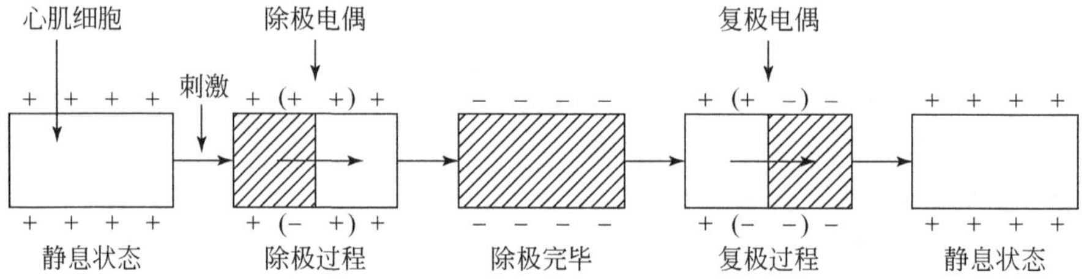

图 5-1-1 单个心肌细胞的除极和复极过程及产生的电偶变化

当心肌细胞全部除极完成后，出现极化状态的恢复过程称为心肌细胞的复极。此时心肌细胞膜外产生的电偶为电穴在前，电源在后。因此记录的复极波方向与除极波相反。

在正常人的心电图中，记录到的复极波方向常与除极波主波方向一致，与单个心肌细胞不同。这是因为正常人心室的除极从心内膜向心外膜，而复极则从心外膜开始，向心内膜方向推进。

（二）心电向量基本概念

由体表所采集到的心脏电位强度与下列因素有关：①与心肌细胞数量（心肌厚度）呈正比关系；②与探查电极位置和心肌细胞之间的距离呈反比关系；③与探查电极的方位和心肌除极的方向所构成的角度有关，夹角愈大，心电位在导联上的投影愈小，电位愈弱。

1. 心电向量 这种既有一定大小又有一定方向的物理量，称为向量。心肌细胞在除极与复极时可产生电偶。电偶两极的电荷数量聚集得越多，则两极间的电位差（电动势）就越大。电偶的大小就是电偶电动势的大小。电偶的方向是由电穴指向电源。电偶既有数量大小，又有方向，因此称为心电向量（vector）。心电向量常用箭头来表示，箭头的方位代表电偶的方向，箭杆的长度代表电偶电动势的大小。除（复）极时产生的心电向量分别称为除（复）极向量。

2. 瞬间综合心电向量 心脏在除极或复极的过程中，每个瞬间都有许多心肌细胞同时发生除极或复极，产生许多大小和方向各不相同的心电向量。许多向量又可用向量综合法归并为瞬间的综合向量。心脏的除极或复极过程可以看成是由无数个依次发生的瞬间综合向量组成。

若2个向量方向相同，综合向量为两者之和，其方向与原来的方向相同；若方向相反，综合向量为两者之差，其方向与较大的向量一致；若2个向量互成角度，综合向量以平行四边形求得（图5-1-2）。

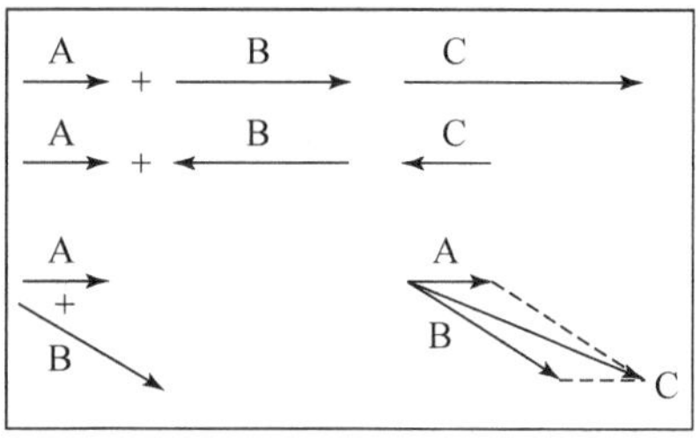

图5-1-2 向量综合示意图

二、心电图各波段的组成和命名

1. P波 是心电图中描记的第一个波，表示心房除极时的电位、时间和方向变化。

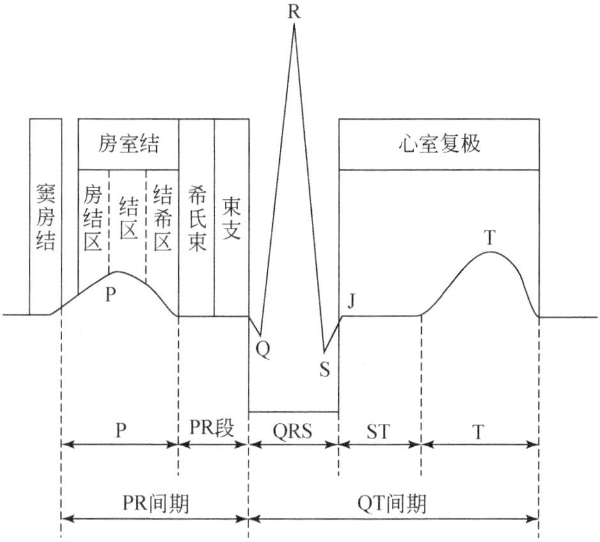

图5-1-3 心脏除极、复极与心电图

2. PR间期 指心房开始除极到心室除极开始的时间。

3. QRS波群 振幅最大的波群，反映心室肌除极的全过程。

4. ST段 指QRS波群终点至T波起点之间的线段，代表心室缓慢复极过程。

5. T波 表示心室快速复极时的电位变化。

6. QT间期 指从QRS波群开始到T波结束，表示心室肌除极和复极全过程所需要的时间。

7. U波 在T波之后0.02～0.04s出现的一个小波，代表心室后继电位，其方向与T波相同（图5-1-3）。

三、心电图导联体系

心电图导联是指将电极板置于人体表面任何两点，并用导线分别与心电图机相连所构成的电路，称为心电图导联。电极位置和连接方法不同，可组成不同的导联。目前广泛采纳国际通用导联体系（lead system），称为常规十二个导联体系。

1. 肢体导联 包括标准导联（又称为双极肢体导联）Ⅰ、Ⅱ、Ⅲ和单极肢体加压导联aVR、aVL、aVF。标准导联反映两肢体间的电位变化。加压单极肢体导联属单极导联，基本上反映检测部位电位变化（表5-1-1）。

表5-1-1 双极肢导联连接法

导联名称	正极（探查电极）	负极
Ⅰ	左上肢	右上肢
Ⅱ	左下肢	右上肢
Ⅲ	左下肢	左上肢

肢体导联电极主要放在右臂、左臂、左腿，连接此三点形成 Einthoven 三角。在每一个标准导联正负极之间均可画出一假想的直线，称为导联轴。将Ⅰ、Ⅱ、Ⅲ导联平行移动，使之与 aVR 、aVL 、aVF 导联一并通过坐标图的轴心点，便构成额面六轴系统（图 5-1-4）。

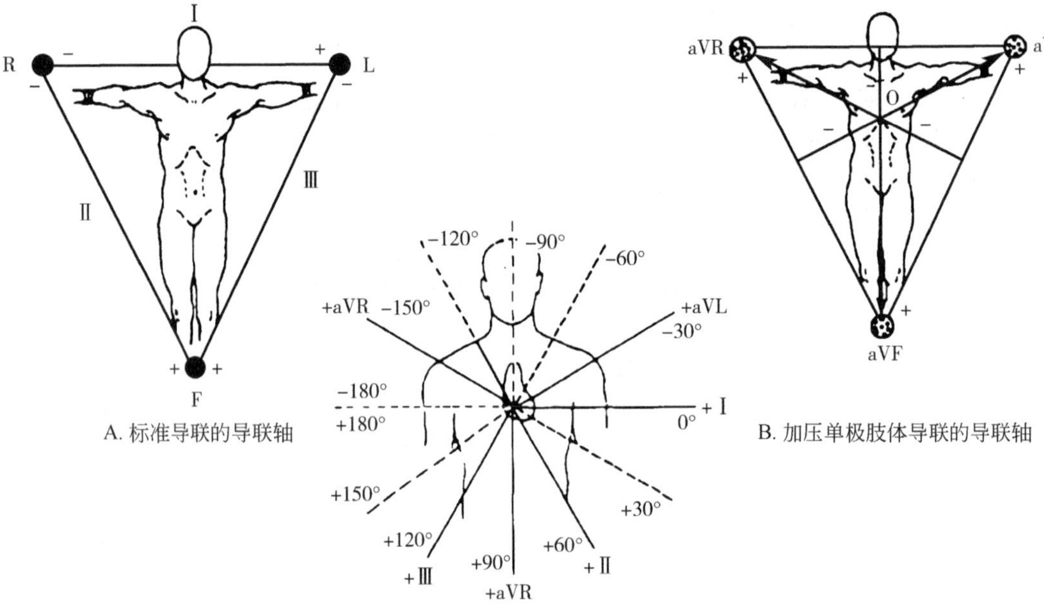

A. 标准导联的导联轴　B. 加压单极肢体导联的导联轴

C. 肢体导联额面六轴系统

图 5-1-4　肢体导联的导联轴

2. 胸导联　属单极导联，包括 V_1 ~ V_6导联。

探查电极具体安放位置为：V_1置于胸骨右缘第 4 肋间；V_2置于胸骨左缘第 4 肋间；V_3置于 V_2与 V_4连线的中点；V_4置于左第 5 肋间与锁骨中线相交处；V_5置于左腋前线与 V_4导联水平线相交处；V_6置于左腋中线与 V_4水平线相交处（表 5-1-2）。

表 5-1-2　胸导联探查电极体表位置

导联符号	探查电极位置
V_1	胸骨右缘第 4 肋间
V_2	胸骨左缘第 4 肋间
V_3	V_3 与 V_4 连线中点
V_4	左锁骨中线平第 5 肋间
V_5	左腋前线上与 V_5 同一水平
V_6	左腋中线上与 V_6 同一水平

对疑有右室肥大、右位心、右心室心肌梗死等时，可以加做 V_3R ~ V_6R 导联。若疑有后壁心肌梗死时可加做 V_7 ~ V_9导联。

第二节　正常心电图

一、正常心电图的测量

心电图是一组具有正、负向波的综合曲线，可以显示在心电示波器上，也可以用描笔将图形记录在有正方形小格的记录纸上。心电图记录纸由横线和纵线划分成各为1mm²的小方格。

当走纸速度为25mm/s时，则横坐标上1.0mm的距离等于0.04s，可以检测各波的宽度，即时间。

当标准电压1mV=10mm时，心电图记录纸上的纵向坐标1.0mm的距离相当于0.1mV，可以检测各波的振幅（图5-2-1）。

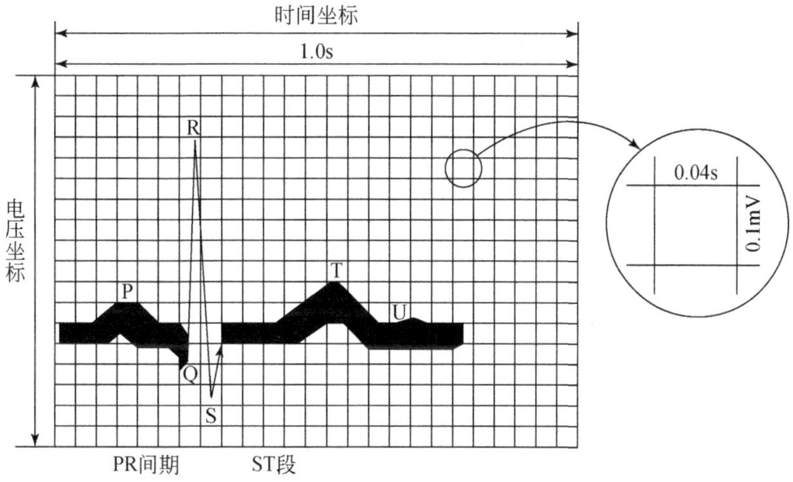

图5-2-1　正常心电图构造示意图

（一）心率的计算

测量PP（或RR）间期的秒数，然后被60除即可求出。例如：R-R间期为0.8s，则心率为60/0.8=75次/分。

（二）各波段振幅与时间的测量

1. 振幅的测量　①P波振幅测量参考水平应以P波起始前的水平线为准。②测量QRS波群、J点、ST段、T波和U波振幅，统一采用QRS起始部水平线作为参考水平。如果QRS起始部为一斜段（例如受心房复极波影响，预激综合征等情况），应以QRS波起点作为测量参考点。

2. 时间的测量　可使用12导联同步心电图仪记录心电图各波段时间。①测量P波时间应从12导联同步记录中最早的P波起点测量至最晚的P波终点；②QRS波时间应从最早QRS波起点测量至最晚的QRS波终点；③PR间期应从12导联同步心电图中最早的P波起点测量至最早的QRS波起点；④QT间期应是12导联同步心电图中最早的QRS波起点至最晚的T波终点的间距。

采用单导联心电图仪记录，仍应采用既往的测量方法：P波及QRS波时间应选择12个导联中最宽的P波及QRS波进行测量；PR间期应选择12个导联中P波宽大且有Q波的导联进行测量；QT间期测量应取12个导联中最长的QT间期。一般规定，测量各波时间应自波形起点的内缘测量至波形终点的内缘。

（三）平均心电轴

每一次心动周期的心电活动，可以用一系列顺序出现的瞬间综合心电向量来表达。左、右心室除极向量环的最大向量在额面上投影的角度，称为平均心电轴，简称心电轴。

一般采用心电轴与Ⅰ导联正侧端所构成夹角表示，并规定Ⅰ导联左（正）侧端为0°，右（负）侧端为±180°，循0°的顺钟向的角度为正，逆钟向者为负。正常心电图的额面平均心电轴指向左下。

通常采用的目测法是一种较简单测量方法。

根据Ⅰ与Ⅲ导联QRS波群的主波方向来判定心电轴是否有偏移；

（1）Ⅰ、Ⅲ导联QRS波群主波均向上，表明电轴不偏移；

（2）Ⅰ导联主波向上，Ⅲ导联主波向下，表明电轴左偏（口对口向左走）；

（3）Ⅰ导联主波向下，Ⅲ导联主波向上，表明电轴右偏（尖对尖向右偏）；（图5-2-2）。

Ⅰ、Ⅲ导联主波方向均向下，表明心电轴重度右偏，又称为“假性电轴左偏”。

另外还可采用振幅法（作图法）及查表法（略）来求得平均心电轴。

正常心电轴的范围在0°～+90°之间；心电轴在0°～−30°之间称为“轻度左偏”；−30°～−90°者为显著左偏；电轴在+90°～+110°则称为电轴轻度右偏；电轴>+110°者为电轴显著右偏。左偏见于横位心（肥胖、妊娠晚期、大量腹水等）及左室肥大、左前分支阻滞等。右偏见于正常垂位心、右室肥厚及左后分支阻滞等（图5-2-3）。

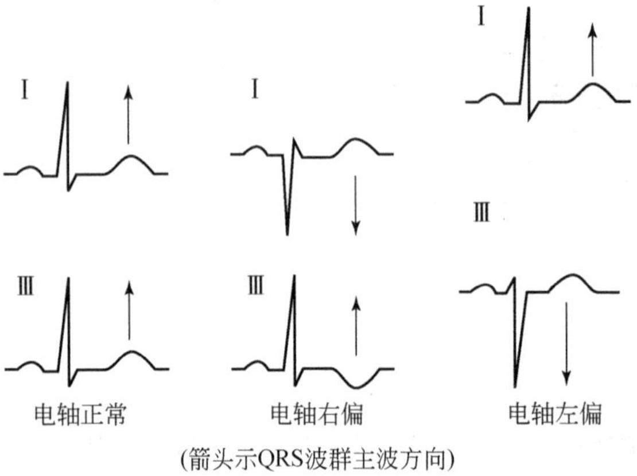

图5-2-2 平均QRS心电轴目测法示意图

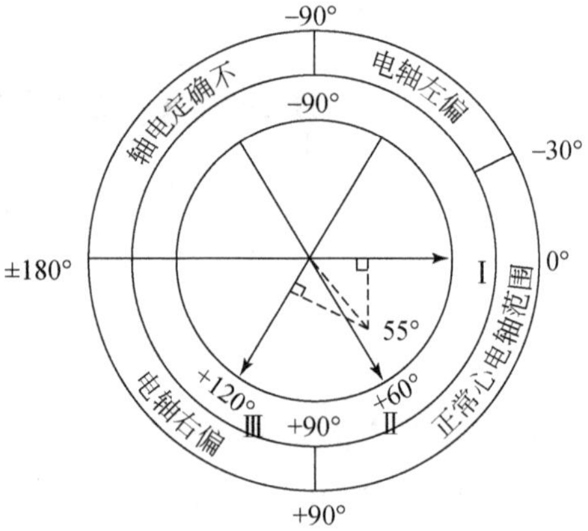

图5-2-3 心电轴示意图

二、正常心电图波形和正常值

正常12导联心电图波形特点见图5-2-4。

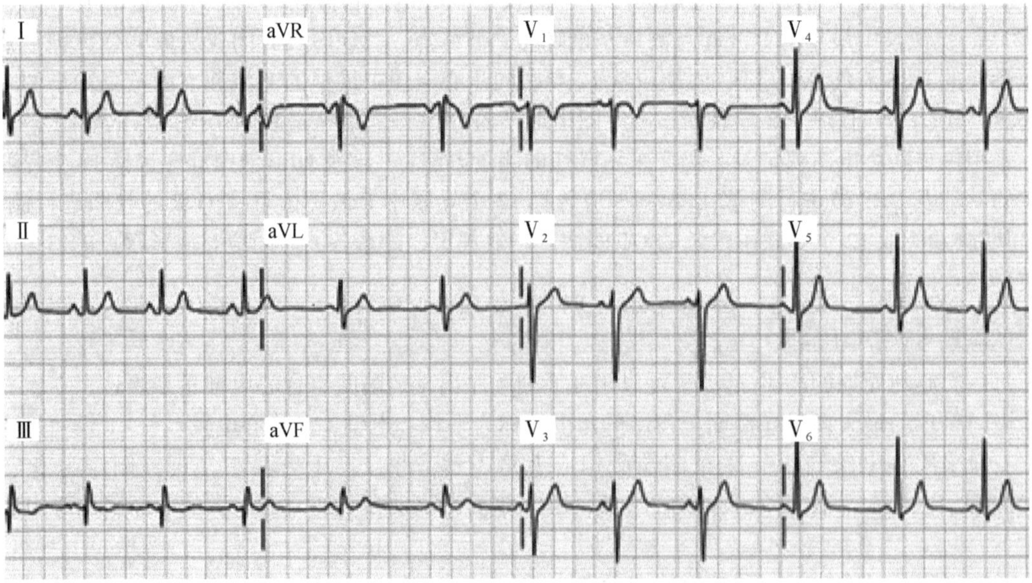

图5-2-4 正常心电图

(一) P 波

(1) 在大部分导联上呈钝圆形，可有轻度切迹；

(2) P 波方向在 I、Ⅱ、aVF、V_4 ~ V_6导联直立，aVR 导联倒置，其余导联可呈双向、倒置或低平。

(3) P 波宽度不超过 0.11s。

(4) P 波振幅在肢体导联不超过 0.25mV，胸导联不超过 0.2mV。

(二) PR 间期

PR 间期正常范围是 0.12 ~ 0.20s。PR 间期与心率快慢有关，成年人心率在 60 ~ 100 次/分钟，心率越快 PR 间期越短，反之越长。在老年人和心率过缓者 PR 间期可略延长，但不能超过 0.22s。

PR 间期延长，表示有房室传导阻滞。

(三) QRS 波群

1. 波形与振幅（电压） 正常成人 QRS 波群形态较恒定。

(1) 胸导联：①V_1 ~ V_2导联多呈 rS 形；R/S<1，V_1导联 R 波不超过 1.0mV，V_1导联 R 波加 V_5导联 S 波不超过 1.05mV；②从 V_1 ~ V_6导联 R 波逐渐增高，而 S 波逐渐减小；③V_5、V_6导联可以呈 qRs、qR、Rs 或 R 形，R/S>1；④V_5导联 R 波不超过 2.5mV，V_5导联 R 波加 V_1导联 S 波在男性不超过 4.0mV，女性不超过 3.5mV；V_3导联多呈 RS 形，R/S 大致等于 1；

(2) 肢导联：aVR 导联的 QRS 波群，主波向下，aVR 导联 R 波不超过 0.5mV；aVL 导联的 R 波不超过 1.2mV，aVF 导联的 R 波不超过 2.0mV。

标准导联的 QRS 波群在没有电轴偏移情况下，其主波向上，I 导联的 R 波不超过 1.5mV。

2. 时间 正常成年人 QRS 波群时间为 0.06 ~0.10s，不超过 0.11s。

3. 命名 QRS 波群在等电位线上第一个向上的波，称为 R 波。R 波之前向下的波，称为 Q 波。R 波之后向下的波，称为 S 波。如果 S 波之后还有向上的波称为 R′波。R′波之后还有向下的波称为 S′波。如果整个 QRS 波群均向下时，称为 QS 波。

4. Q 波 正常 Q 波时间一般不超过 0.04s，振幅不超过同导联 R 波的 1/4。正常 V_1导联不应有 Q 波，但可呈 QS 形。V_5、V_6常有正常 Q 波。超过正常范围的 Q 波，即 Q 波过深或过宽均称为异常 Q 波，常见于心肌梗死。

(四) J 点

QRS 波群终末与 ST 段起始之交点称为 J 点，亦称连接点，多在等电位线上，可随 ST 段的偏移而发生位移。

(五) ST 段

正常 ST 段为一等电位线，可以有轻微向上或向下移位。在任何导联中，ST 段下移不应超过 0.05mV；ST 段抬高，在胸导联 V_1、V_2不应超过 0.3mV，V_3导联不应超过 0.5mV，V_4 ~ V_6和肢体导联均不应超过 0.1mV。

(六) T 波

正常时 T 波圆钝，占时较长。T 波方向与 QRS 波群主波方向一致，即 I、Ⅱ、V_4 ~ V_6导联 T 波直立；aVR 倒置；Ⅲ、aVL、aVF、V_1 ~ V_3导联 T 波可直立、倒置或双向。

如果 V_1导联 T 波直立，V_2 ~ V_6导联 T 波均不应倒置。在以 R 波为主导联中，T 波振幅不应低于同导联 R 波的 1/10。胸导联 T 波可达 1.2 ~ 1.5mV。

（七）QT 间期

从 QRS 波群起点至 T 波终了，代表心室肌除极和复极全过程所需的时间。正常心率时 QT 间期的范围为 0.32～0.44s。QT 间期的长短与心率快慢有密切关系，心率快 QT 间期短，反之则长。

（八）U 波

U 波方向与 T 波相同。以 V_3 导联最明显。U 波过高者见于低血钾。

（张燕燕　黄　琰）

第三节　心脏肥大

由心房、心室内血容量增加或血流阻力增加，均可引起心房、心室肥大。

一、心房肥大

心房肥大多表现为心房的扩大而较少表现心房肌肥厚。心房扩大引起心房肌纤维增长变粗以及房间传导束牵拉和损伤，导致整个心房肌除极综合向量的振幅和方向发生变化。心电图上主要表现为 P 波振幅、除极时间及形态改变。

（一）右房肥大

正常情况下右心房先除极，左心房后除极。当右房肥大时，因除极时间延长，往往与稍后除极的左房时间重叠，故总的心房除极时间并未延长，心电图主要表现为心房除极波振幅增高：

（1）P 波尖而高耸，其振幅≥0.25mV，以Ⅱ、Ⅲ、aVF 导联的表现最为突出，又称“肺型 P 波”。

（2）V_1 导联 P 波直立时，振幅≥0.15mV，如 P 波呈双向时，其振幅的算术和≥0.20mV。常见于慢性肺源性心脏病及某些能引起右心房负荷过重的先天性心脏病。

（3）P 波电轴右移超过 75°（图 5-3-1）。

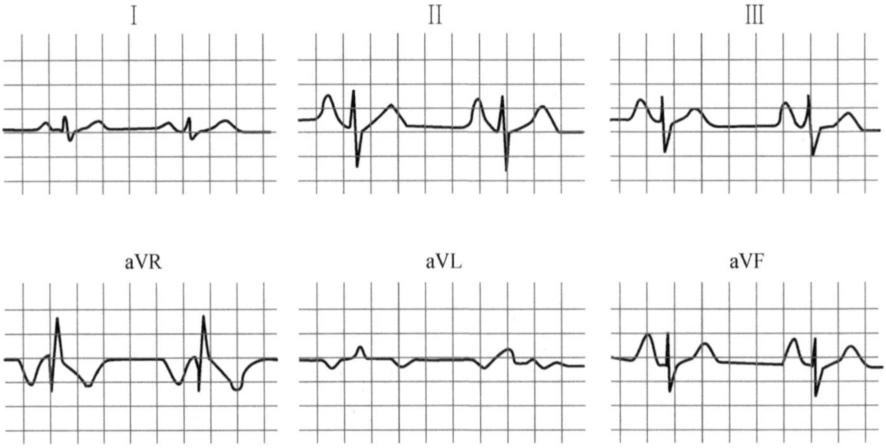

图 5-3-1　右房肥大

（二）左房肥大

由于左房最后除极，当左房肥大时心电图主要表现为心房除极时间延长。

（1）Ⅰ、Ⅱ、aVR、aVL 导联 P 波增宽，其时限≥0.12s，P 波常呈双峰型，两峰间距≥0.04s，以Ⅰ、Ⅱ、aVL 导联为明显，又称“二尖瓣型 P 波”；

（2）PR 段缩短，P 波时间与 PR 段时间之比>1.6；

（3）V_1 导联上 P 波常先正而后出现深宽的负向波。将 V_1 负向 P 波的时间乘以负向 P 波的振幅，称为 P 波终末电势（Ptf）。左房肥大时，Ptf_{V1}（绝对值）≥0.04mm·s（图 5-3-2）。

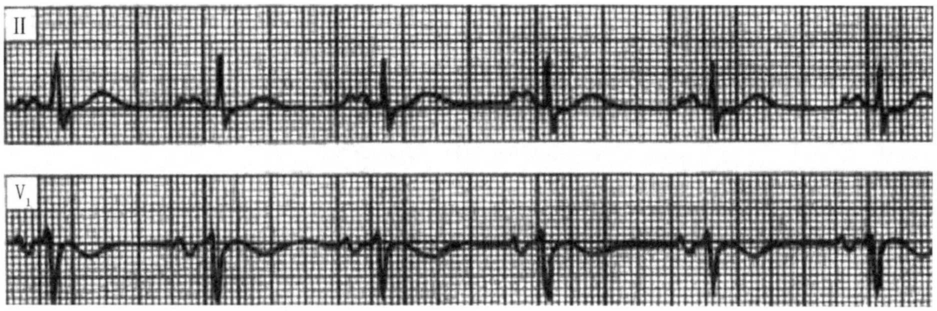

图 5-3-2　Ⅱ导联上可见“二尖瓣型 P 波”，V_1 导联上 Ptf_{V1} 负值增大

（三）双心房肥大

双心房肥大的心电图表现如下：

（1）P 波增宽≥0.12s，其振幅≥0.25mV。

（2）V_1 导联 P 波高大双相，上下振幅均超过正常范围（图 5-3-3）。

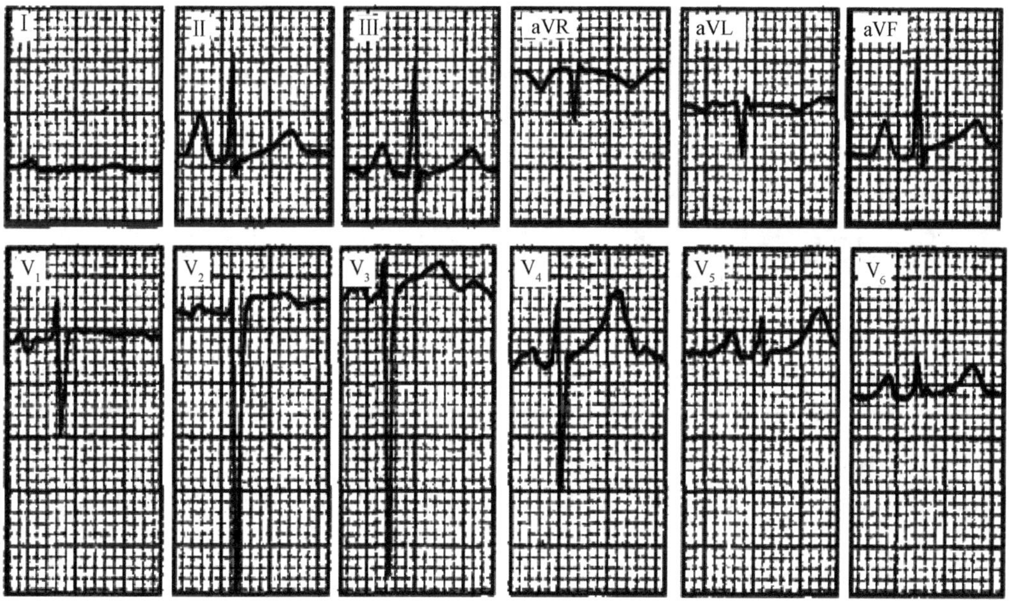

图 5-3-3　双心房肥大

心房壁相对心室壁较薄，通常对于容量超负荷和压力超负荷这两种超负荷都会出现相应的特征性心电图改变。

由于左右心房起始激动的时间不同以及激动传播方向不同，因此在心电图上可以评估、区分右房肥大和左房肥大。V_1导联是区分左侧与右侧心脏活动的最佳导联，其正极位于胸骨右缘第4肋间隙。右房先激动，其激动来源于窦房结并向下、向前方传播，由此产生了P波起始的偏移，在除aVR之外的所有导联上表现为正向。随后左房开始激动，它起始于房间隔的高位，向左、向下、向后传播，这产生P波终末的偏移，在长轴Ⅱ导联上表现为正向，在短轴V_1导联上可表现为负向，因此左房肥大的特征是P波终末偏移的增加。在其他的大部分标准导联中，左房和右房在P波的组成部分表现为相似的偏移方向。P波的起始和终末部分都增加则提示双房增大，同时具有右房肥大和左房肥大两者的特征。

右房极度增大时，在V_1导联P波可能倒置，出现类似于左房肥大的假象。左房极度增大时，Ⅱ、Ⅲ、aVF导联的P波振幅也可能增加，并且其终末部分可能为负向。

二、心 室 肥 大

心室扩大或（和）肥厚系由心室舒张期或/和收缩期负荷过重所引起，是器质性心脏病的常见后果。在舒张期接受过量的血液时，心室将发生扩张；在收缩期需要产生更大的压力时，室壁会变得肥厚。心室容量超负荷的产生往往是由于血液通过瓣膜向已部分排空的心室腔反流所造成。压力超负荷多是由于血液通过狭窄的流出道瓣膜时出现阻塞所引起的。

当心室肥大达到一定程度时可引起心电图发生变化。一般认为其心电的改变与下列因素有关：①心肌纤维增粗、截面积增大，心肌除极产生的电压增高；②心室壁增厚、心室腔扩大以及由心肌细胞变性所致传导功能低下，使心肌激动的总时程延长；③心室壁肥厚、劳损以及相对供血不足引起心肌复极顺序发生改变。

上述心电变化可以作为诊断心室肥大及有关因素的重要依据。但心电图在诊断心室肥大方面存在一定局限性，不能仅凭某一项指标而作出肯定或否定的结论，主要是因为：①来自左、右心室肌相反方向的心电向量进行综合时，有可能互相抵消而失去两者各自的心电图特征，以致难于作出肯定诊断。②除心室肥大外，同样类型的心电图改变尚可由其他因素所引起。

因此，作出心室肥大诊断时，需结合临床资料以及其他的检查结果，通过综合分析，才能得出正确结论。左室或右室的肥大通常伴随相应心房的肥大，因此，心电图上发现心房肥大时，图示可能合并有心室肥大。

（一）左室肥大

正常左心室的位置位于心脏的左后方，且左心室壁明显厚于右心室，故正常时心室除极综合向量表现左心室占优势的特征。

在胎儿发育期，肺循环阻力比体循环阻力更大，因此新生儿的右室比左室肥厚。当肺内充满空气后，右侧的阻力明显减少；胎盘去除后，左侧的阻力明显增加，因此，以后左室变得比右室更肥厚，右室占优势的心电图特征逐渐消失。左室肥大时，可使左室优势的情况显得更为突出，引起面向左室的导联（Ⅰ、aVL、V_5和V_6）其R波振幅增加，而面向右室的导联（V_1和V_2）则出现较深的S波。

左室肥大时，心电图上可出现如下改变：

（1）QRS波群电压增高

1）胸导联：V_5或V_6导联的R波>2.5mV或V_5导联的R波+V_1导联的S波>4.0mV（男性）或>3.5mV（女性）；

2）肢导联：aVL导联的R波>1.2mV；aVF导联的R波>2.0mV；Ⅰ导联的R波>1.5mV或Ⅰ

导联的 R 波+Ⅲ导联的 S 波>2.5mV；

QRS 波群电压因受到年龄、性别及体形差异等诸多因素的影响，心电图电压标准诊断对左心室肥厚的敏感性和特异性是不同的，通常左心室肥厚的敏感性较低（<50%），而特异性较高（85% ~90%）。

（2）可出现额面 QRS 心电轴左偏，一般不超过-30o。

（3）QRS 波群时间延长到 0.10 ~0.11s，但一般仍<0.12s。

（4）在 R 波为主的导联（如 V_5、V_6导联），其 ST 段可呈下斜型压低达 0.05mV 以上，T 波低平、双向或倒置。在以 S 波为主的导联（如 V_1导联）则反而可见直立的 T 波。此类 ST-T 改变多为继发性改变，可能同时伴有心肌缺血（图 5-3-4）。

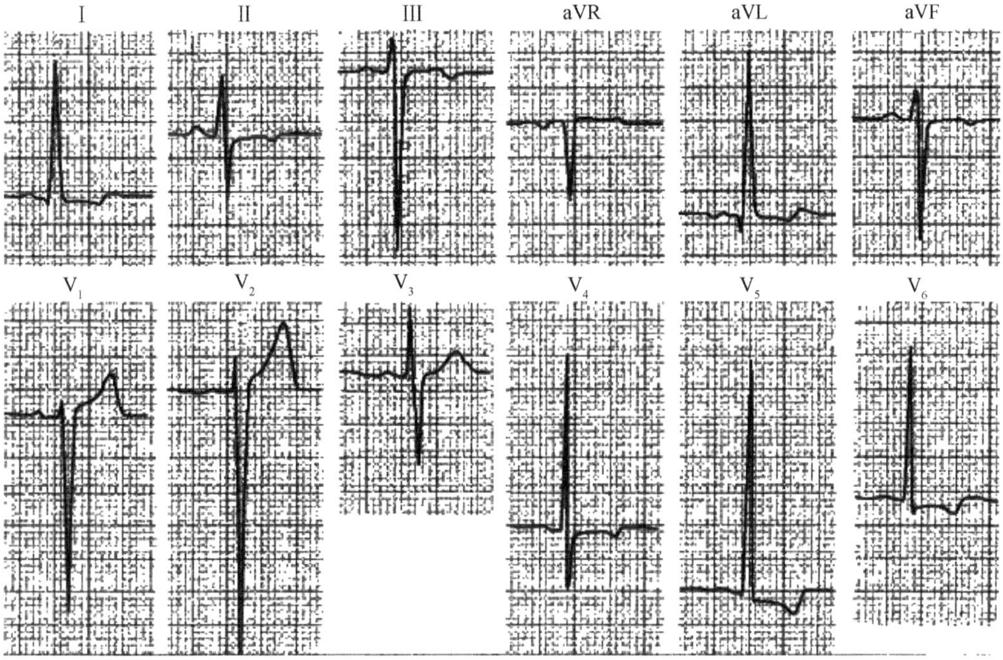

图 5-3-4 左心室肥厚

当 QRS 波群电压增高同时伴有 ST-T 改变者，称左室肥大伴劳损。

上述诊断标准中，以左心室电压增高意义最大。电压增高加 ST-T 改变诊断左室肥厚最为准确。

在符合一项或几项 QRS 电压增高标准的基础上，结合其他阳性指标之一，一般可以成立左室肥大的诊断。符合上述条件越多超过正常值越大者，诊断可靠性越大。如仅有 QRS 电压增高，而无其他任何阳性指标者，诊断左室肥大应慎重。

（二）右室肥大

右心室壁厚度仅有左心室壁的 1/3，只有当右心室壁的厚度达到相当程度时，才会使综合向量由左心室优势转向为右心室优势，并导致位于右室面导联（V_1、aVR）的 R 波增高，而位于左室面导联（I、aVL、V_5）的 S 波变深。右室肥大可具有如下心电图表现：

（1）V_1导联 R/S≥1，呈 R 型或 Rs 型，重度右室肥大可使 V_1导联呈 qR 型（除外心肌梗死）；V_5导联 R/S≤1 或 S 波比正常加深；aVR 导联以 R 波为主，R/q 或 R/S≥1。

（2）V_1导联的 R 波+V_5导联的 S 波>1.05mV（重症者>1.2mV）。

（3）aVR 导联中 R/S 或 R/Q≥1（或 R>0.5mV）；

（4）电轴右偏，额面平均电轴≥90°（重症可>110°）。

（5）以上心电图表现常同时伴有右胸导联（V_1、V_2）ST 段压低及 T 波倒倒置，属继发性 ST-T 改变（图 5-3-5）。

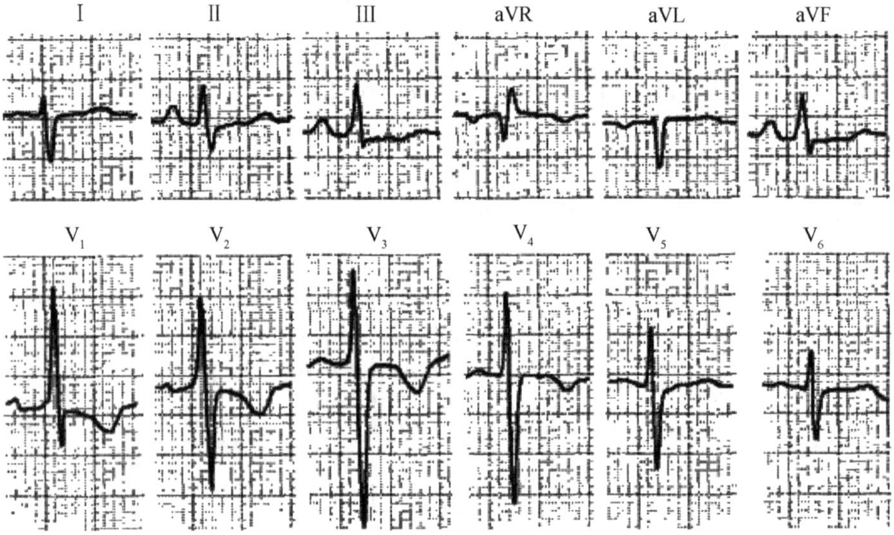

图 5-3-5　右心室肥厚

慢性阻塞性肺疾病是临床上引起右心肥大的常见疾病，除了上述的典型右心室肥大心电图表现外，V_1 ~ V_6导联呈 rS 型（R/S<1），即所谓极度顺钟向转位；I 导联 QRS 低电压；心电轴右偏；常伴有 P 波电压增高。这些心电图表现是由于心脏在胸腔中的位置改变、肺体积增大及右心室肥厚等因素综合作用的结果。

（三）双侧心室肥大

与诊断双心房肥大不同，双侧心室肥大的心电图表现并不是简单地把左、右心室壁异常表现相加，可出现如下心电图表现：

1. 大致正常心电图　由于双侧心室电压同时增高，增加的除极向量方向相反互相抵消；

2. 单侧心室肥大心电图　只表现出一侧心室肥大，而另一侧心室肥大的图形被掩盖；

3. 双侧心室肥大心电图　既表现出右室肥大的心电图特征，又存在左室肥大的某些特征（图 5-3-6）。

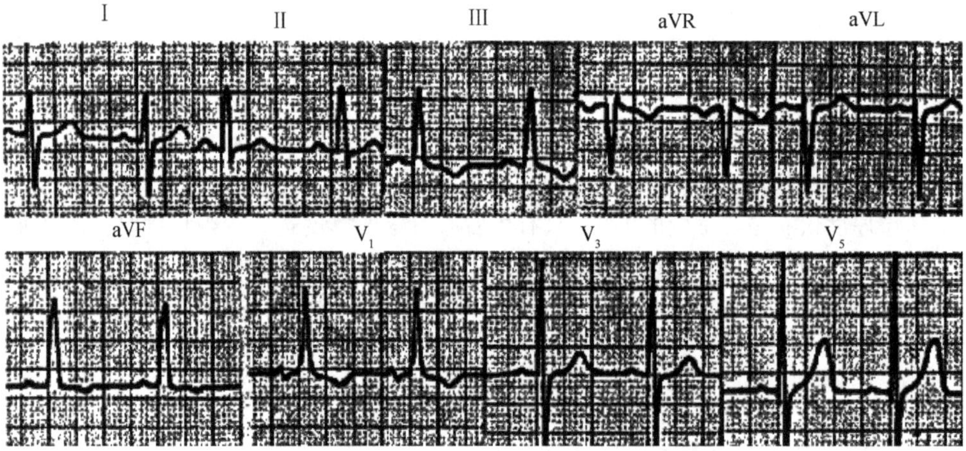

图 5-3-6　双侧心室肥厚

心室扩大和肥厚这两种形式都可以引起心室增大，对心电图波形的影响在某些程度上有一些不同。

右室扩大出现在对容量超负荷的代偿，或者出现在心室肥厚之后、最终对压力负荷失代偿。由于心室的扩张，右室激动比正常时需要更多的时间。正常时，右室在 QRS 波群的中间部分完成其激动（除极），而扩张的右室在左室激动完成时产生前向、右向的向量。因此在 V_1 和 V_2 导联出现类似于不完全性右束支传导阻滞的 RSR'图形，右室扩张的 QRS 波群时限可能延长得像完全性右束支传导阻滞那样。这些心电图改变可出现在容量超负荷的早期或代偿期，也可出现在压力超负荷的进展期或失代偿期。

右室肥厚是因为右室对压力超负荷的代偿。正常时 QRS 波群的最后 1/3 是由室壁较厚的左室和室间隔的激动所产生。当右室肥厚时，它对 QRS 波群的早期部分产生影响，同时也对 QRS 波群的终末部分产生影响。从左至右的方向上，V_1 导联是观察两侧心室的电学优势之间竞争的最佳导联。

正常成人 QRS 波群在 V_1 导联主波向下，小 r 波后，紧跟着的是明显的大 S 波。当压力负荷使右室肥厚时，负向优势消失，可能产生明显的大 R 波和小 s 波。轻度的右室肥厚时，左室仍然保持优势，这时既没有心电图改变，QRS 波群电轴也没有右偏。中度的右室肥厚，起始的 QRS 波群的向量明显向前（V_1 导联 R 波增加），并且 QRS 波群终末部分也可能出现右侧优势。这些心电图的改变也可见于正后壁心肌梗死。严重的右室肥厚，QRS 波群典型表现为 I 导联以负向波为主，而 V_1 导联以正向波为主。右室心肌复极的延迟，在 V_1 ~ V_3 等导联上 ST 段压低，T 波倒置，称之为右室劳损。

左室扩张的原因与上述的右室扩张的原因大致相同，电激动在经过扩张的左室传播时，需要更长的时间，从而产生类似于不完全性左束支传导阻滞的图形。QRS 波群的时限也可能变得延长，以至于左室扩张的心电图改变很像完全性左束支传导阻滞。心室扩张不仅使得心室表面积增大，而且使心肌更贴近于心前区电极，这增加了 QRS 波形向左和向后的振幅。V_2 和 V_3 导联 S 波振幅增加，I、aVL、V_5 和 V_6 导联 R 波振幅增加。T 波的振幅也可能增加，增加的方向可以同 QRS 波群振幅一致，也可能相反，这种情况提示左室劳损。

第四节　心肌缺血与 ST-T 改变

一、概　　述

心肌缺血通常发生在冠状动脉粥样硬化、冠状动脉供血不足的基础上。当心肌某一部分缺血时，将影响到心室复极的正常进行，并可使缺血区相关导联发生 ST-T 异常改变。心肌缺血的心电图改变类型取决于缺血的严重程度、持续时间和缺血发生部位。

维持心肌细胞的正常生存和功能发挥所需要的能量是通过“有氧代谢”的过程产生的，在这个过程中，氧气是产生能量所必需的。血液中的氧气及基本的营养成分通过冠状动脉供给心肌细胞，这就是“心肌灌注”。如果心肌的血液供应不足，就出现能量不足。为了代偿有氧代谢的减少，心肌细胞就会开始一种不同的代谢过程，即“无氧代谢”，这种代谢不需要氧气。在无氧代谢的过程中，细胞利用糖原分子储备来供应葡萄糖和产生能量。然而，无氧代谢比有氧代谢的效率低，它能够产生的能量只够维持生存，但不足以发挥心肌细胞的功能。这个过程也是短暂的，作用维持至糖原耗尽。

在血液灌注不足，不能够同时满足心肌细胞维持生存和发挥功能所需要的能量时，心肌细胞处于缺血状态。为了维持自身的生存，能量不足的心肌细胞必须使它们的电-机械活动脱偶联，保持静息状态。因此，缺血区的心肌不能参与心脏的泵血过程。

不同的心肌部位受缺血影响的易感性有所不同，下面是几个决定性的因素：①邻近腔内供血：心肌细胞的内层（心内膜）有第二种营养成分来源，就是腔内血，它能为缺血提供保护。左右心房包含的细胞层数极少，几乎就是心内膜及内膜下层。而在左右心室，仅有最里面的细胞层受到类似保护。浦肯野纤维系统位于这些细胞层内，因此能够较好地避免缺血。②与主要的冠状动脉的距离：心室由多种心肌层组成，依靠冠状动脉为其提供血液供应。冠状动脉起源于主动脉，沿着心外膜表面走行，然后相继经过心外膜、中膜、心内膜下层，直到穿入心肌内。因为心内膜下层是最远的，为心肌最里层，所以最易受缺血影响。又由于左室壁较厚，而且左室工作负荷较大，故壁厚的左心室比壁薄的右心室更易受到血流灌注不足的影响。③泵血所需的压力负荷：心腔泵血所需的压力越大，心脏负荷及代谢对氧气的需求就越大。心房的工作负荷最小，右心室居中，左心室最大。因此，缺血的易感性-心房最低，右心室居中，左心室最大。

缺血是一种相对的状态，它依赖于冠状动脉血供、血氧水平及心肌工作负荷间的平衡。理论上而言，冠状动脉及血液氧合正常时，如果由于动脉血压的极度升高或心率极快而导致工作负荷增加，可能会发生心肌缺血。另外，冠状动脉及心肌工作负荷正常时，如果血液氧合减少，也可能发生心肌缺血。相反地，冠状动脉严重狭窄时，如果心脏负荷保持低水平及血液氧合良好，心肌可能不会发生缺血。由于工作负荷增加而导致的缺血，在心肌糖原储备完全耗竭之前，常可通过回复静息状态而逆转。然而，由冠状动脉血供减少而引起的心肌缺血状态可能没有这么容易逆转。

在动脉粥样硬化的慢性过程中，冠状动脉可被斑块部分地阻塞。即使在静息状态下血供是充足的，但当因为情绪紧张或体力活动增加致使工作负荷增加时，血供就会变得不充足，产生缺血。动脉粥样硬化病变逐渐进展的过程伴随着侧支动脉的形成，侧支动脉可在阻塞的冠状动脉之外继续为心肌提供血供。如果原有的冠状动脉完全被粥样硬化斑块堵塞，这些侧支动脉可能足以完全取代其供血能力。

粥样硬化斑块引起冠状动脉部分闭塞，可因平滑肌层的痉挛或残留管腔内血栓急性形成导致完全闭塞。发生上述两种情况中的任何一种情形，缺血即刻发生。如果在受累细胞的糖原储备严重耗竭之前，痉挛得到缓解或血栓溶解（溶栓），细胞可立刻恢复功能。但是，如果急性、完全的阻塞持续存在，心肌细胞糖原严重耗竭，细胞则变得“顿抑”，即由于心肌缺血，心脏部分区域的心肌细胞进行无氧代谢，失去收缩功能，但这些心肌细胞并没有梗死。即使血运重建，一直到这些细胞的糖原储备恢复，它们才能恢复收缩功能。如果完全阻塞进一步持续到心肌细胞的糖原完全耗竭，这些细胞不能维持自身的生存，发生不可逆的损害，形成坏死，这个过程就称为“心肌梗死”。

二、心肌缺血和损伤的心电图类型

（一）缺血型心电图改变

正常情况下，心外膜处的动作电位时程较心内膜短，心外膜完成复极早于心内膜，因此心室肌复极过程可看作是从心外膜开始向心内膜方向推进。发生心肌缺血时，复极过程发生改变，心电图上可出现T波变化。

1. 若心内膜下心肌缺血 这部分心肌复极时间较正常时更加延长，使原来存在的与心外膜复极向量相抗衡的心内膜复极向量减小或消失，致使T波向量增加，出现高大的T波。例如下壁心内膜下缺血，下壁导联Ⅱ、Ⅲ、aVF可出现高大直立的T波；前壁心内膜下缺血，胸导联可出现高耸直立的T波。

2. 若心外膜下心肌缺血（包括透壁性心肌缺血） 心外膜动作电位时程比正常时明显延长，从而引起心肌复极顺序的逆转，即心内膜开始先复极，膜外电位为正，而缺血的心外膜心肌尚未复极，膜外电位仍呈相对的负性，于是出现与正常方向相反的T波向量。此时面向缺血区的导联记录出倒置的T波。例如下壁心外膜下缺血，下壁导联Ⅱ、Ⅲ、aVF可出现倒置的T波；前壁心外膜下缺血，胸导联可出现T波倒置。

（二）损伤型心电图改变

心肌缺血除了可出现T波改变外，还可出现损伤型ST改变。损伤型ST段改变可表现为ST段压低及ST段抬高两种类型。

心肌损伤时，ST向量从正常心肌指向损伤心肌。①心内膜下心肌损伤时，ST向量背离心外膜面指向心内膜，使位于心外膜面的导联出现ST段压低；②心外膜下心肌损伤时（包括透壁性心肌缺血），ST向量指向心外膜面导联，引起ST段抬高。发生损伤型ST改变时，对侧部位的导联常可记录到相反的ST改变。

此外，发生透壁性心肌缺血时，心电图表现为心外膜下缺血（T波深而倒置）或心外膜下损伤（ST段抬高）。有学者认为引起这种现象的原因：①透壁性心肌缺血时，心外膜缺血范围常大于心内膜。②由于检测电极靠近心外膜缺血区，因此透壁性心肌梗缺血在心电图上主要表现为心外膜缺血改变。

心肌缺血的心电图可仅仅表现ST段改变或者T波改变，也可同时出现ST-T改变，临床上发现约一半的冠心病患者未发作心绞痛时，心电图可以正常，而仅仅在心绞痛发作时记录到ST-T改变。还有约10%的冠心病患者在心肌缺血时心电图可以正常或仅有轻度ST-T改变。

典型的心肌缺血发作时，面向缺血部位的导联常显示缺血型ST段压低（水平型或下斜型下移≥0.1mV）和（或）T波倒置（图5-4-1）。有些冠心病患者心电图可呈持续性ST改变（水平型或下斜型下移≥0.5mV）和（或）T波低平、负正双向和倒置，而在心绞痛发作时出现ST-T改变加重或伪性改善。

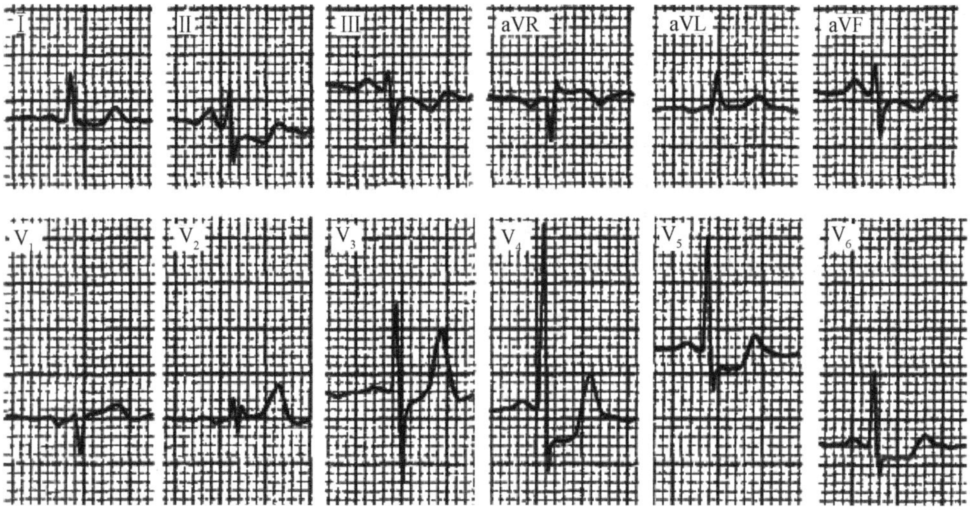

图5-4-1 心肌缺血 心绞痛发作时，Ⅱ、Ⅲ、aVF导联及V_4～V_6导联ST水平或下斜型压低>0.1 mV

冠心病患者心电图上出现倒置深尖、双肢对称的T波，称之为冠状T波，反映先外膜下心肌缺血或有透壁性心肌缺血，这种T波改变亦见于心肌梗死患者。

变异型心绞痛（冠状动脉痉挛为主要因素）多引其暂时性ST段抬高并常伴有高耸T波和相应导联的ST段下移，这是急性严重心肌缺血的表现。

上述心电图上ST-T改变可以是各种原因引起的心肌复极异常的共同表现。除冠心病外，其他疾病如心肌病、心肌炎、瓣膜病、心包炎、脑血管意外（尤其颅内出血）等均可出现此类ST-T改变。

低钾、高钾等电解质紊乱，药物（洋地黄、奎尼丁等）影响以及自主神经调节障碍也可引起非特异性 ST–T 改变。此外，心室肥大、束支传导阻滞、预激综合征等可引起继发性 ST–T 改变。在作出缺血或“冠状动脉供血不足”的心电图诊断之前，必须结合临床资料进行鉴别诊断。

第五节 心肌梗死

一、概　　述

绝大多数心肌梗死是在冠状动脉粥样硬化基础上发生完全性或不完全性闭塞所致，属于冠心病的严重类型。除了出现临床症状及心肌坏死标志物升高外，心电图的特征性改变及其演变规律是确定心肌梗死诊断和判断病情和预后的重要依据。

冠状动脉发生闭塞后，随着时间的推移在心电图上可先后出现缺血、损伤和坏死 3 种类型的图形。各部分心肌接受不同冠状动脉分支的血液供应，因此图形改变常具有明显的区域特点。心电图显示的电位变化是梗死后心肌多种心电变化综合的结果。

1. “缺血型”改变 冠状动脉急性闭塞后，最早出现的变化是缺血性 T 波改变。通常缺血最早出现在心内膜下肌层，使对向缺血区的导联出现高而直立的 T 波。若缺血发生在心外膜下肌层，则面向缺血区的导联出现 T 波倒置。缺血使心肌复极时间延长，特别是 3 位相延缓，引起 QT 间期延长。

2. “损伤型”改变 随着缺血时间延长，缺血程度进一步加重，就会出现“损伤型”图形改变，主要表现为面向损伤心肌的导联出现 ST 段抬高。

关于 ST 段抬高的机制，目前有两种解释：①“损伤电流学说”：认为心肌发生严重损害时，引起该处细胞膜的极化不足，使细胞膜外正电荷分布较少而呈相对负电位，而正常心肌由于充分极化使细胞膜外正电荷分布较多而呈相对正电位，二者之间因有电位差而产生“损伤电流”。如将电极放于损伤区，即描记出低电位的基线。当全部心肌除极完毕时，此区完全处于负电位而不产生电位差，于是等电位的 ST 段就高于除极前低电位的基线，形成 ST 段“相对”抬高。ST 段明显抬高可形成单向曲线。一般来说损伤不会持久，要么恢复，要么进一步发生坏死。②“除极受阻学说”：当部分心肌受损时，产生保护性除极受阻，即大部分正常心肌除极后呈负电位时，而损伤心肌不除极，仍为正电位，结果出现电位差，产生从正常心肌指向损伤心肌的 ST 向量，使面向损伤区的导联出现 ST 段抬高（图 5-5-1）。

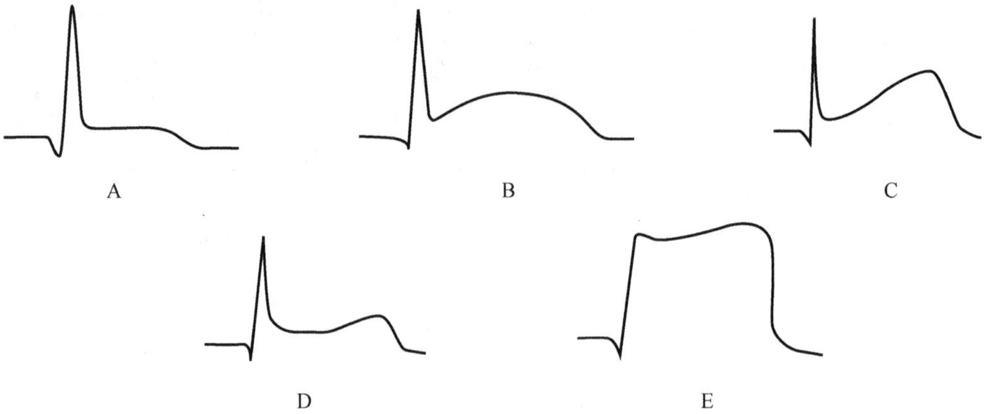

图 5-5-1　常见的“损伤型 ST 段抬高的形态”

A. 平抬型；B. 弓背型；C. 上斜型；D. 凹面向上型；E. 单向曲线型

3. “坏死型”改变　表现为面向坏死区的导联出现异常 Q 波（宽度≥0.04s，深度≥1/4R）或者呈 QS 波。一般认为，梗死的心肌直径>20～30mm 或厚度>5mm 才可产生病理性 Q 波。

这主要是因为缺血导致细胞变性、坏死。坏死的心肌细胞丧失了电活动，该部位心肌不再产生心电向量，而正常健康心肌仍照常除极，致使产生一个与梗死部位相反的综合向量。

临床上，当冠状动脉某一分支发生闭塞，则受损伤部位的心肌发生坏死，直接置于坏死区的电极记录到异常 Q 波或 QS 波；靠近坏死区周围受损心肌呈损伤型改变，记录到 ST 段抬高；而外边受损较轻的心肌呈缺血型改变，记录到 T 波倒置。体表心电图导联可同时记录到心肌缺血、损伤和坏死的图形改变。因此，若上述 3 种改变同时存在，则急性心肌梗死的诊断基本确立。

二、心肌梗死的图形演变及分期

急性心肌梗死发生后，心电图的变化随着心肌缺血、损伤、坏死的发展和恢复而呈现一定演变规律。

根据心电图图形的演变过程和演变时间可分为超急性期、急性期、近期（亚急性期）和陈旧期（图 5-5-2）。

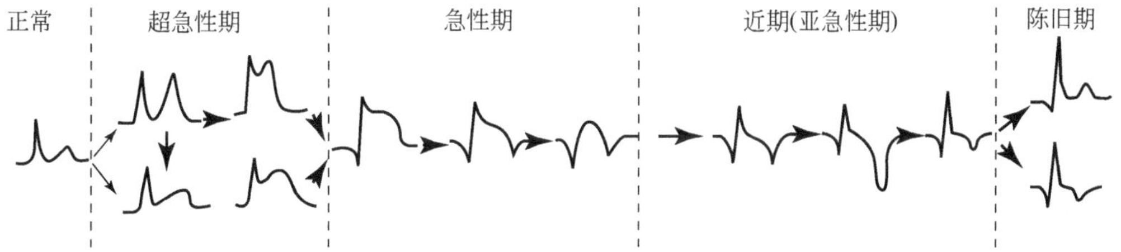

图 5-5-2　典型的急性心肌梗死的图形演变过程及分期

1. 超急性期（亦称超急性损伤期）　急性心肌梗死发生数分钟后，首先出现短暂的心内膜下心肌缺血，心电图上产生高大的 T 波，以后迅速出现 ST 段呈上斜型或弓背向上型抬高，与高耸直立 T 波相连。由于急性损伤性阻滞，可见 QRS 振幅增高，并轻度增宽，但尚未出现异常 Q 波。这些表现一般仅持续数小时，临床上多因持续时间太短而不易记录到。此期若能得到及时而有效的治疗，有可能避免发展为心肌梗死或使已发生梗死的范围趋于缩小。

2. 急性期　此期开始于梗死后数小时或数日，可持续到数周，心电图呈现一个动态演变过程。ST 段呈弓背向上抬高，抬高显著者可形成单向曲线，继而逐渐下降；心肌坏死导致面向坏死区导联的 R 波振幅降低或丢失，出现异常 Q 波或 QS 波；T 波由直立开始倒置，并逐渐加深。坏死型的 Q 波、损伤型的 ST 段抬高和缺血型的 T 波倒置在此期内可同时并存。

3. 近期（亚急性期）　出现于梗死后数周至数月，此期以坏死及缺血图形为主要特征。抬高的 ST 段恢复至基线，缺血型 T 波由倒置较深逐渐变浅，坏死型 Q 波持续存在。

4. 陈旧期（愈合期）　常出现在急性心肌梗死 3～6 个月之后或更久，ST 段和 T 波恢复正常或 T 波持续倒置、低平，趋于恒定不变，残留下坏死型的 Q 波。理论上异常 Q 波将持续存在终生。但随着瘢痕组织的缩小和周围心肌的代偿性肥大，其范围在数年后有可能明显缩小。小范围梗死的图形改变有可能变得很不典型，异常 Q 波甚至消失。

心肌梗死的临床过程包括以下阶段：

1. 梗死阶段　由侧支血管或缺血预适应阶段提供保护的数小时。在急性心肌缺血/心肌梗死患者中，心电图评估包括对这个病理过程中的三个关键方面的线索的评价：范围、急性程度及严重性。每一个方面都已经建立了运算法则。出现前壁或下壁 ST 段抬高性心肌梗死患者的心电图可以通过 Aldrich 评分计算范围、Anderson-Wilkins 评分计算急性程度、Sclarovsky-Birnbaum 分级计算严重性。

2. 再灌注阶段 自发的或治疗性的冠状动脉血流重建后数分钟。

(1) ST 段偏移消失，朝向梗死方向：一旦受损的心肌经过再灌注治疗被挽救，在损伤期间出现的典型 ST 段变化就会消失。在大多数受累导联的 ST 段抬高下降≥70% 视为再灌注成功的标志，当观察到 ST 段再次抬高，提示进一步的损伤。再灌注阶段可能并发起始缺血区域周边的心肌梗死，起始闭塞的血栓可能栓塞下游动脉，干扰下游已经通过侧支循环挽救的心肌。在某些患者，心肌梗死再灌注阶段行进，ST 段抬高没有完全消失及没有出现 T 波倒置。相对于左室其他的位置，这种情况通常出现在前壁梗死。缺乏 ST 段偏移，与急性期再灌注失败及慢性期时梗死后扩展引起的左室壁变薄有关。梗死病变进展最极端的表现是室壁瘤的形成，而成功的再灌注治疗可以防止其发生。

(2) T 波迁移，远离梗死方向：随着损害心肌的恢复，朝向左心室受累区域的 T 波迁移也消失。然而，不像 ST 段偏移消失，T 波通常不仅仅是恢复到原来的位置，T 波迁移可以通过等电位水平线，直到远离受累区域方向为止。典型的表现是 T 波末端部分首先倒置，随之中间及开始部分倒置。

(3) 演变的 QRS 波群，远离梗死方向：QRS 波群是评价心肌梗死愈合期/慢性期的出现、位置及范围最重要的波形。在冠状动脉完全性阻塞后，QRS 波群几乎即刻偏向受累的心肌区域，主要原因是由于心肌活动的延迟，次要原因是由于心外膜的损伤电流，由于梗死过程起始于心肌最少关注的心内膜层，朝向缺血区域的 QRS 波形终末的偏移被背离梗死区域的 QRS 波形的起始偏移所取代，

3. 愈合阶段 包括：坏死心肌由瘢痕组织替代、挽救的心肌重新恢复功能、可能出现重构。

QRS 波变化消失，心肌梗死愈合过程存在广泛的变异，其范围可从瘢痕扩展和室壁瘤壁变薄等最大程度的心室重构，到瘢痕收缩及邻近心肌代偿性肥厚。现今开通梗死相关动脉的冠状动脉内介入治疗已经促使长期愈合向最佳愈合发展。

4. 慢性阶段 在梗死和非梗死心肌中的变化已经稳定，代偿性过程已经完成。心电图对心肌梗死过程中各个阶段提供了诊断性的信息。

QRS 波群电轴的起始部分显著性偏离梗死区域，在心电图上表现为 Q 波时程增宽，除了 V_1 ~ V_3 导联外，其他导联的 QRS 波起始可以是负向。在标准 12 导联心电图上，V_1 ~ V_3 这三个导联中出现 Q 波就被认为是异常的（表 5-5-1）。

表 5-5-1 各个导联出现正常 Q 波时程的上限

肢导联		胸导联	
导联	异常标准	导联	异常标准
Ⅰ	≥0.03s	V_1	任何 Q 波
Ⅱ	≥0.03s	V_2	任何 Q 波
Ⅲ	没有	V_3	任何 Q 波
aVR	没有	V_4	≥0.02s
aVL	≥0.03s	V_5	≥0.03s
aVF	≥0.03s	V_6	≥0.03s

除了心肌梗死外，许多其他的心脏情况也能够使得心电图中起始的 QRS 波表现异常。通常存在 Q 波时程增宽的异常情况是：①心室肥厚；②室内传导异常；③心室预激。

在评估心肌梗死出现异常Q波时，应考虑下列步骤：①异常Q波出现在哪些导联；②是否存在能够产生异常Q波的其他心脏情况；③Q波的异常程度是否超过其他心脏原因引起的Q波异常。

在缺乏异常Q波的导联，可能出现R波消失，某些导联R波低于一定的振幅和时程，提示可能有心肌梗死（表5-5-2）。

表5-5-2　异常的R波

肢导联		胸导联	
导联	异常标准	导联	异常标准
Ⅰ	R波振幅≤0.20mV	V_1	没有
Ⅱ	没有	V_2	R波时限≤0.01s或振幅≤0.10mV
Ⅲ	没有	V_3	R波时限≤0.02s或振幅≤0.20mV
aVR	没有	V_4	R波振幅≤0.70mV或≤Q波振幅
aVL	R波振幅≤Q波振幅	V_5	R波振幅≤0.70mV或≤2倍Q波振幅
aVF	R波振幅≤2倍Q波振幅	V_6	R波振幅≤0.60mV或≤3倍Q波振幅

需要指出：近年来，急性心肌梗死的检测水平、诊断手段及治疗技术已取得突破性进展。通过对急性心肌梗死患者早期实施有效治疗（溶栓、抗栓或介入性治疗等），已显著缩短整个病程，并可改变急性心肌梗死的心电图表现，可不再呈现上述典型的演变过程。

三、心肌梗死的定位诊断及梗死血管的判断

冠状动脉闭塞引起冠状动脉所分布区域的心肌供血中断并导致缺血坏死，即心肌梗死，心肌梗死的范围基本上与冠状动脉的分布一种。因此，心电图的定位基本上与病理一致。心肌梗死的部位主要根据心电图坏死型图形（异常Q波或QS波）出现于哪些导联而作出判断。

（一）冠状动脉解剖

左、右冠状动脉是从主动脉发出的，也是极端重要的第一个分支，完全靠它们向心脏提供血液。

1. 左冠状动脉　初为一总干，长0.1～2.8cm，总干在左房室沟内分为前降支和旋支，42%的人在两支之间发出一对角支，个别也有发出两个对角支的。

①前降支和旋支：它们是左冠状动脉的主干，它们在走行途中又分出心房分支和心室分支。②左房分支：均来自旋支，计有左房前支、左房中间动脉及左房后支。③左室分支：大致可分为左室前和左室后两组，它们分别是：对角支、左室支、左缘支、室中膈前支、左室后支及前降支。

2. 右冠状动脉　右冠状动脉沿途发出分支到右心室，右心房，室间隔后部和左心室后壁等处。右冠状动脉有如下分支：①右房支：按分布的部位，又可分为三群：右房前支、右房中支及右房后支。②右室支：右室前支、右缘支、右室后支、左室后支及后降支。

3. 冠状动脉类型　在整个心脏，由于左室心肌所占比重大，左冠状动脉对心脏提供的血液总是大于右冠状动脉所提供的，大体上是心脏所需血量的三分之二以上。

4. 冠状动脉的侧支循环　主要指冠状动脉及其分支之间的交通吻合分支，冠状动脉与心外动脉之间的交通支，以及冠脉循环与心腔间的交通。冠状动脉的侧支血管还是比较广泛的，但口径甚小，与心外动脉的连接不过30～70μm，主要冠状动脉及其主要分支一旦急性阻塞，这些侧支是

难以迅速和足够补偿的。

（二）心肌梗死定位基础

心肌梗死发生部位多与相应的冠状动脉发生闭塞相关，因此根据心电图确定的梗死部位，可大致确定与梗死相关的病变血管。

（1）前间壁或前壁心肌梗死常为左前降支发生闭塞。前间壁梗死时，V_1 ~ V_3导联出现异常 Q 波或 QS 波；前壁心肌梗死时，异常 Q 波或 QS 波主要出现在 V_3、V_4（V_5）导联（图 5-5-3）。

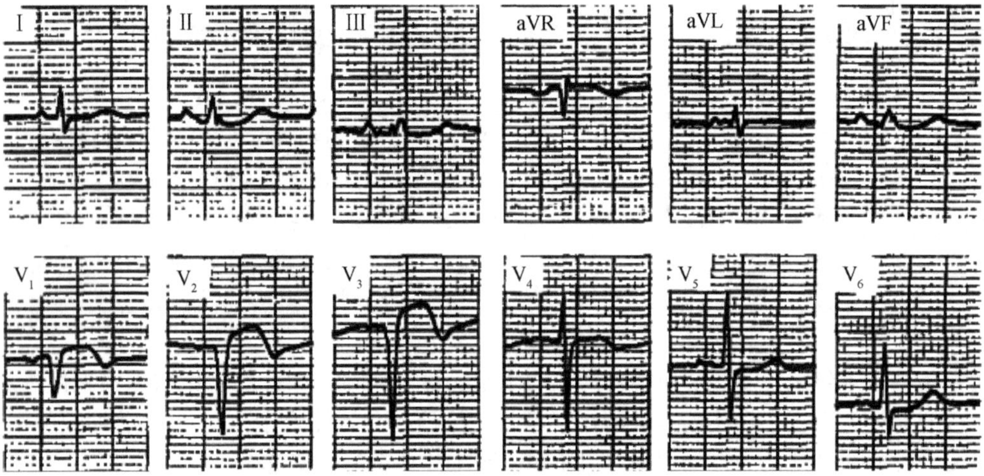

图 5-5-3　急性前间壁心肌梗死

如果大部分或所有胸导联（V_1 ~ V_6）都出现异常 Q 波或 QS 波，则称为广泛前壁心肌梗死（图 5-5-4）。

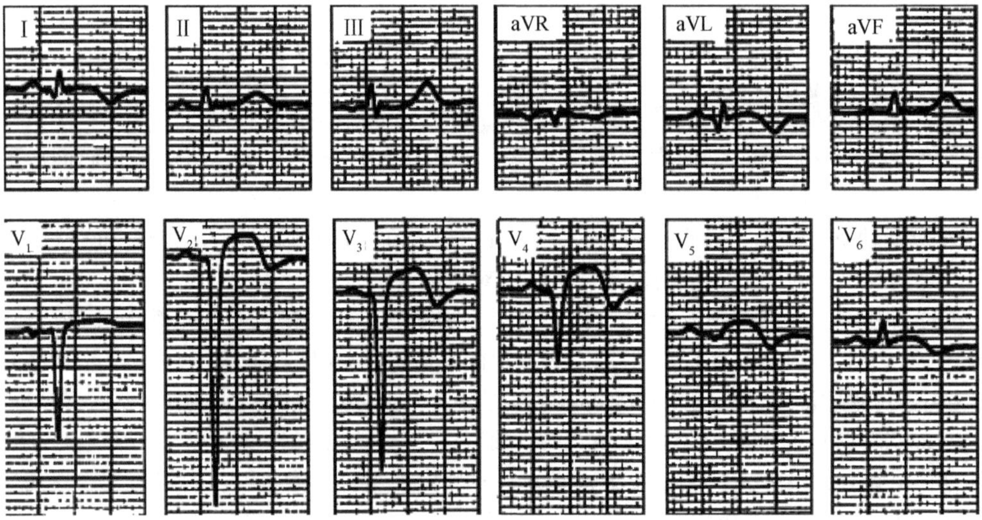

图 5-5-4　急性广泛前壁心肌梗死

（2）侧壁和后壁同时发生梗死多为做回旋支发生闭塞。侧壁心肌梗死时在 I、aVL、V_5、V_6导联出现异常 Q 波，如异常 Q 波仅出现在 V_5、V_6导联称为前侧壁心肌梗死，如异常 Q 波仅出现在 I、aVL 导联称为高侧壁心肌梗死。

（3）下壁梗死大多为由冠状动脉闭塞所致，少数为左回旋支闭塞所致；下壁梗死同时合并右心室梗死时，往往是有冠状动脉近端发生闭塞。下壁心肌梗死时，在Ⅱ、Ⅲ、aVF导联出现异常Q波或QS波；正后壁心肌梗死时，V_7、V_8、V_9导联记录到异常Q波或QS波，而与正后壁导联相对应的V_1、V_2导联出现R波增高、ST段压低及T波增高（图5-5-5）。

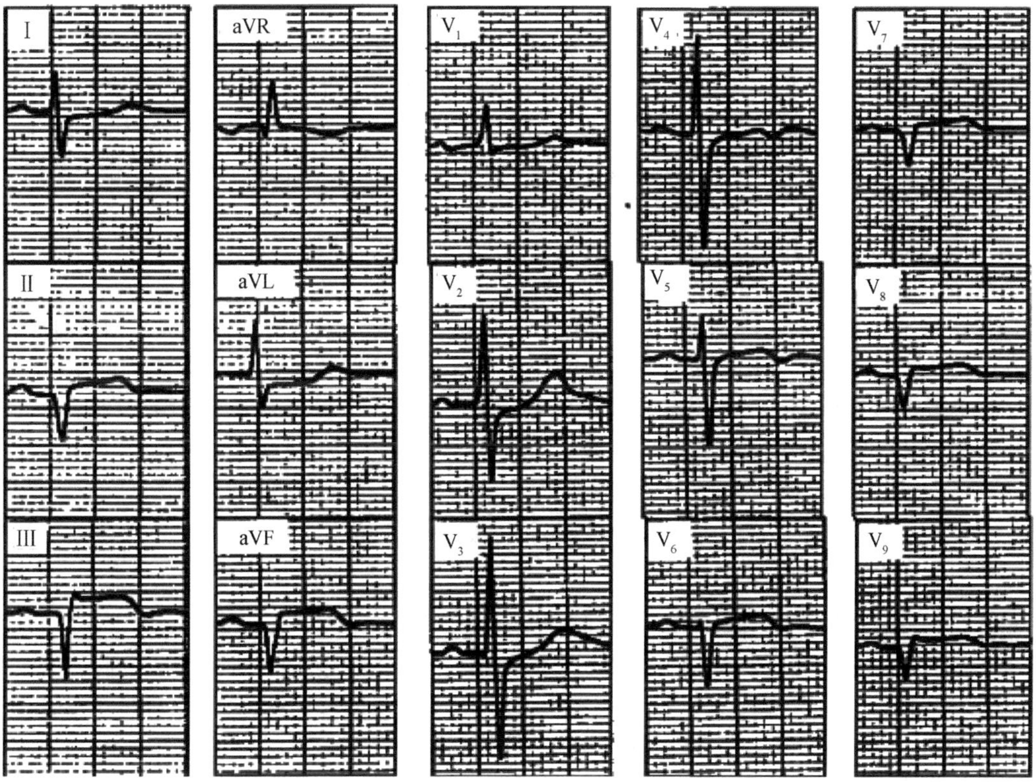

图5-5-5　急性下壁及后壁心肌梗死

孤立的右心室心肌梗死很少见，常与下壁梗死并存。因此，急性下壁心肌梗死时，若V3RV4R导联出现ST段抬高≥0.1mV，提示合并右心室心肌梗死。

在急性心肌梗死早期，尚未出现坏死型Q波，可根据ST-T异常（ST段抬高或压低，或T波异常变化）出现于哪些导联来判断梗死的部位。

下表阐明了室壁病变部位与冠状动脉分支之间的关系，为心肌梗死的定位提供了基础（表5-5-3）。

表5-5-3　心肌梗死定位基础

导联	心室部位	供血的冠状动脉
Ⅱ、Ⅲ、aVF	下壁	左冠状动脉或左回旋支
Ⅰ、aVL、V_5、V_6	侧壁	左前降支的对角支或左回旋支
V_1 ~ V_3	前间壁	左前降支
V_3 ~ V_5	前壁	左前降支
V_1 ~ V_5	广泛前壁	左前降支
V_7 ~ V_9	正后壁	右冠状动脉或左回旋支
V_{3R} ~ V_{4R}	右心室	右冠状动脉

由于左前降支供血不足而产生的梗死，局限在室间隔时被称为“前间壁梗死”。当梗死延及前壁和（或）延及其他壁的心尖段，通常被称为“广泛前壁梗死”。尽管这两种情况都是由于左前降支阻塞而导致梗死，但心肌梗死区在解剖上可能是分开来的。大多数人是“右优势型”的，它的完全阻塞常产生“下壁”梗死，累及下壁心底段及中段，导致异常Q波。

当右冠状动脉占优势时，左回旋支动脉典型的分布是在左前降支及后降支动脉分布之间的左室游离壁。侧壁的心底段及中段定位背离标准12导联心电图上所有导联的正极。因此，非优势左回旋支完全阻塞出现一个正向而不是负向的QRS波群偏移，被称为“侧壁”梗死（以前称为“后壁”或“后侧壁”）。需要加做后胸额外的导联来记录由心外膜损伤引起的ST段抬高及由这个区域心肌梗死引起的QRS波负向偏移。

当左冠状动脉占优势时，右冠状动脉发生突然完全闭塞仅导致右心室梗死，在心电图上QRS波部产生改变。左回旋支对侧壁及下壁中部及底部供血，它的闭塞可导致下侧壁的梗死。当右冠状动脉占优势，其分支之一延伸到左回旋支的分布区域，这时左室存在两者同时供血的部位。这种情况下心电图可以确定梗死部位，但并不能提示是由右冠状动脉还是左回旋支病变引起。当优势的右冠状动脉或左回旋支急性阻塞，可能心尖的侧壁区，同时在12导联心电图上会出现一系列明显的下壁、侧壁和心尖位置的梗死。

四、心肌梗死的分类

（一）Q波型和非Q波型心肌梗死

非Q波型心肌梗死过去称为“非透壁性心肌梗死”，或“心内膜下心肌梗死”。部分患者发生急性心肌梗死后，心电图可只表现为ST段抬高或压低及T波倒置，ST-T改变可呈规律性演变，但不出现异常Q波，需要根据临床表现及其他检查指标明确诊断。近年研究发现：非Q波型梗死既可是非透壁性，亦可是透壁性。与典型的Q波型心肌梗死比较，此种不典型的心肌梗死较多见于多支冠状动脉病变。此外，发生多部位梗死（不同部位的梗死向量相互作用发生抵消）、梗死范围弥漫或局限、梗死区位于心电图常规导联记录的盲区（如右心室、基底部、孤立正后壁梗死等）均可产生不典型的心肌梗死图形。

（二）ST段抬高和非ST段抬高心肌梗死

临床研究发现：ST段抬高心肌梗死可以不出现Q波，而非ST段抬高梗死有的可出现Q波，心肌梗死后是否出现Q波通常是回顾性诊断。为了最大程度地改善心肌梗死患者的预后，近年提出把急性心肌梗死分类为ST段抬高和非ST段抬高梗死，并且与不稳定心绞痛一起统称为急性冠脉综合征。ST段抬高型梗死是指2个或2个以上相邻的导联出现ST段抬高，ST段抬高的标准为：V_1～V_3导联J点抬高≥0.2mV，其他导联J点抬高≥0.1mV（图5-5-6）。非ST段抬高型梗死是指心电图上表现为ST段压低和（或）T波倒置、或无ST-T异常。

以ST段改变对急性心肌梗死进行分类突出了早期干预的重要性。在Q波出现之前及时进行干预（溶栓、抗栓、介入治疗等），可挽救濒临坏死的心肌或减小梗死面积。另外，ST段抬高梗死和非ST段抬高梗死二者的干预对策是不同的，可以根据心电图ST段是否抬高而选择正确和合理的治疗方案。在作出ST段抬高或非ST段抬高心肌梗死诊断时，应该结合临床病史并注意排除其他原因引起的ST段改变。ST段抬高型和非ST段抬高型心肌梗死如不及时治疗都可演变为Q波型或非Q波型梗死。

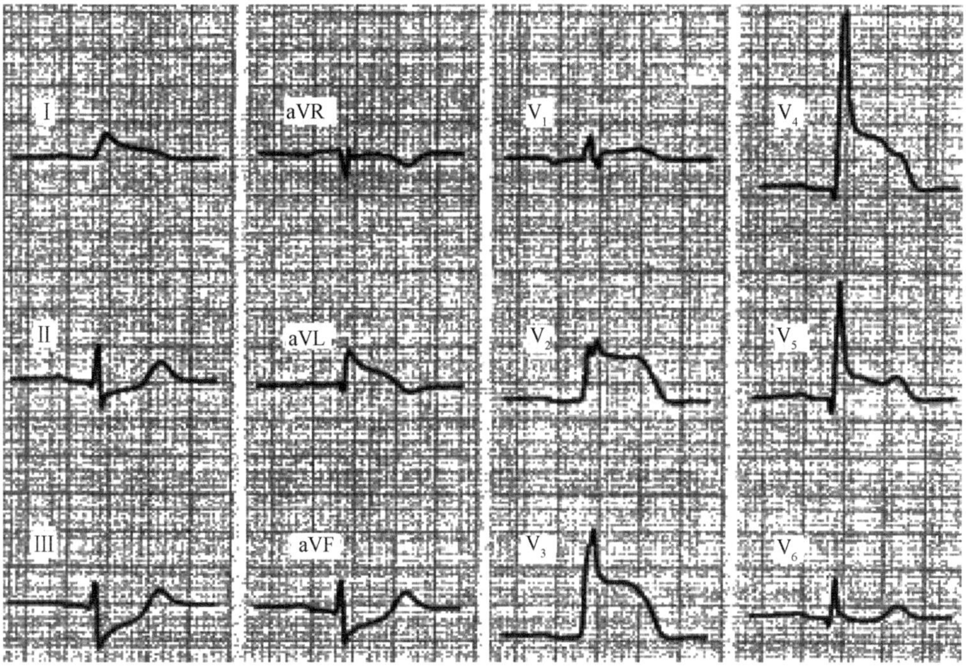

图 5-5-6　ST 段抬高型心肌梗死 V_1 ~ V_5导联及 I 、aVL 导联 ST 段抬高冠状动脉造影：左前降支近端闭塞

（三）心肌梗死合并其他病变

1. 心肌梗死合并室壁瘤时　可见升高的 ST 段持续存在达半年以上，ST 段抬高幅度常≥0.2mV，同时伴有坏死型 Q 波或 QS 波。

2. 心肌梗死合并右束支阻滞时　心室除极初始向量表现出心肌梗死特征，终末向量表现出右束支阻滞特点，一般不影响二者的诊断。

3. 心肌梗死合并左束支阻滞　梗死图形常被掩盖，按原标准进行诊断比较困难。不过，在急性心肌梗死的早期，通过观察 ST 段的异常偏移（抬高或下移）及动态演变，仍可判断是否合并急性心肌缺血或心肌梗死。在 QRS 波群为正向（R 波为主）的导联，出现 ST 段抬高≥0.1mV；在 V_1 ~ V_3导联，出现 ST 段压低≥0.1mV；在 QRS 波群为负向（S 波为主）的导联，出现 ST 段抬高≥0.5mV，均提示左束支阻滞可能合并急性心肌缺血或心肌梗死。

第六节　心律失常

一、概　　述

正常人的心脏起搏点位于窦房结，并按正常传导系统顺序激动心房和心室。如果心脏激动的起源异常和（或）传导异常，称为心律失常。

（一）心律失常的心肌电生理

心肌细胞具有自律性、兴奋性、传导性和收缩性，其中前三种特性与心律失常密切相关。

1. 自律性　心肌在不受外界刺激的影响下，能自动地、有规律地产生兴奋及发生冲动，这种生理功能称为自律性。心房肌和心室肌细胞一般不具有这种起搏功能，属非自律性细胞，亦称为工作肌细胞。起搏细胞常成簇存在，构成起搏点。窦房结内有数千个起搏（自律）细胞。正常情况下窦房结起搏点频率最高，主导心脏节律，称窦性心律。当某一异位起搏点的频率超过窦性频率，取代为主导节律而构成快速异位心律。

2. 兴奋性 心肌细胞对受到的刺激做出应答性反应的能力称为兴奋性或应激性。表现为细胞膜通透性发生改变，产生动作电位，并以一定的形式向周围扩布，工作心肌细胞引起收缩。心肌细胞在一次兴奋之后，可出现以下时相变化：①绝对不应期：心肌开始除极后在一段时间内用任何强度刺激都不能引起反应，这段时间称为绝对不应期。②相对不应期：此期间兴奋性由低逐渐恢复至正常。心肌细胞对较强的刺激虽可引起兴奋反应，但这种对刺激反应的程度较正常为低，传导减慢，由此新产生的不应期较短，故易发生心律失常。③易颤期：从绝对不应期到相对不应期前半段时间内，心肌细胞的兴奋性已开始恢复，但各部分心肌的兴奋性和传导速度有显著差异，此时受到一适当强度的刺激，可发生多处的单向阻滞和折返激动而引起颤动。④超常期：在相对不应期之后，用稍低于阈值的刺激也能激发动作电位的反应。心肌的不应期较其他肌肉组织为长，这就保证了心肌细胞不会因接受过频的刺激而发生频繁收缩。

3. 传导性 心肌某一处的激动能自动地向周围扩布称为心肌的传导性。一部分心肌细胞的主要功能就是传导，再加上起搏细胞群共同构成了特殊的起搏传导系统即窦房结、结间束、房室结、房室束、束支及其分支、浦肯野纤维。

（二）心律失常的产生

心律失常的产生可由于：①激动起源异常，可分为两类，一类为窦房结起搏点本身激动的程序与规律异常，另一类为心脏激动全部或部分起源于窦房结以外的部位，称为异位节律，异位节律又分为主动性和被动性。②激动的传导异常，最多见的一类为传导阻滞，包括传导延缓或传导中断；另一类为激动传导通过房室之间的附加异常旁路，使心肌某一部分提前激动，属传导途径异常。③激动起源异常和激动传导异常同时存在，相互作用，此可引起复杂的心律失常表现。

心脏激动起源异常（自律性异常）导致的心律失常，可来源于心脏起搏和传导系统中具有“自动除极”功能的任何细胞，这些细胞称为“起搏细胞”，通过自动除极改变电冲动（称为动作电位）从而起到起搏的作用。当心脏细胞的自律性严重受损，可使用人工心脏起搏器。心脏起搏细胞存在电冲动形成的最高频率，限制了自律性的无限增加，因此正常情况下很少产生有临床意义的心动过速。“起搏细胞”存在于窦房结、分散于心房中的浦肯野细胞、希氏束、左右束支及其分支和心室内膜网络末梢中的浦肯野细胞。

正常情况下。窦房结的自律性高于心脏起搏和传导系统的其他部分，使其能够控制整个心脏的节律和频率。

激动传导异常-“阻滞”表示冲动传导减慢或完全不能通过。心脏冲动可以是部分性阻滞，导致传导延迟（如PR间期延长），或完全性阻滞，导致传导失败（如完全性房室传导阻滞）。当出现冲动部分性阻滞时，受累部位的频率未受影响，但当出现冲动完全性阻滞时，受累部位将出现缓慢型心率失常。无论是部分性阻滞还是完全性阻滞，均可以在心脏起搏和传导系统的任何一个位点出现（表5-6-1）。

表5-6-1 激动传导阻滞部位和受累部位

阻滞部位	主要受累部位
1. 窦房结	1. 心房肌
2. 房室结	2. 希氏束
3. 希氏束	3. 束支
4. 束支	4. 心室肌

激动传导异常“折返”：能产生传导阻滞的传导异常只能发生于起搏细胞和传导系统，而不均匀的或不均一性传导可以发生于心脏的各个部位。这种电冲动的不均一性扩散能导致电冲动折返进入刚刚已经完成除极和复极的额区域。折返导致冲动形成循环运动，只要遇到合适的心肌细胞，这种循环运动可以长时间持续下去，产生单个早搏、频发早搏、非持续性心动过速及持续性心动过速。

心律失常的发生机制决定了其治疗的方法。自律性异常者通过消除其异常的原因，而非处理异常本身，才可以得到很好的治疗。当自律性异常源自于窦房结时，其病因是各种全身性因素导致的交感神经激活，如用力、焦虑、发热、心脏搏出量下降或甲状腺毒症。当自律性异常源自于其他部位时，最常见的原因是缺血和洋地黄中毒。因此，治疗自律性异常者，需要去除相应的原因。

“心律失常”一词的含义非常广泛，包括除了规律的窦性心律之外的其他所有心律，甚至在呼吸周期中由于自主神经平衡的改变而出现的轻微窦性心律变异亦被称为“窦性心律失常”。

出现心律失常并非一定有心脏疾病，在各个年龄阶段的健康人中可出现广泛的异常心律。许多研究已经证实在各年龄阶段的正常人中各种各样的心率失常有较高的发生率。

心律失常主要根据其心率的快慢来划分。心率低于60次/分的各种心律失常称为“缓慢性心律失常”，而“快速性心律失常”则代表各种心率高于100次/分的心律失常，还有一些心律失常其频率没有超出正常心率的范围。

在心律失常中存在很多不同的心房和心室的频率关系：①心房律和心室律相关并有相同的频率；②心房律和心室律相关但心房频率快于心室频率；③心房律和心室律相关但心室频率快于心房频率；④心房律和心室律相互独立，心房频率与心室频率相同、心房频率快于心室频率或心室频率快于心房频率。

当心房律与心室律相关但频率不相同的时候，心律失常应根据其所起源的心腔（心房或心室）命名，比如一个快速的心房心律同时伴有缓慢的心室律时，称为房性快速性心律失常。当心房律与心室律相互分离时，需要根据两种心律来命名，如房性快速性心律失常伴室性快速性心律失常。与“缓慢性心律失常”和“快速性心律失常”的概念不同，“心动过缓”和“心动过速”特指某些心律失常，如窦性心动过缓和窦性心动过速。

（三）心律失常的临床检查方法

1. 冠心病监护病房（CCU）的出现 促进了心律失常诊断和治疗的极大进展。在CCU中，那些出现心律失常或因为急性心肌梗死等情况而导致发生心律失常风险性升高的患者均可持续性地进行监测。常用多导联显示作为传播及中心监测，可以提供多个角度的心脏电活动，从而能对心律失常做出更为准确的判断。

2. 动态（Holter）监测 同样在20世纪60年代由Holter发明了一种能对非住院卧床的患者进行持续地心电图监测的方法，这种方法通过连接患者胸前的电极与一个便携性记录仪，持续24小时记录1～3个心电图导联。患者保持日常活动，以便能将症状、活动与心律失常联系起来。因心律失常在正常人群中有相当的发生率，故而Holter监测被用来明确心律失常与心悸、头晕、胸痛等症状之间的相关性。在某些特殊心脏疾病或者当心脏节律对患者预后及处理有重要作用时，Holter监测也有意义，包括缺血性心脏病、二尖瓣脱垂、起搏器功能的评估等。Holter监测对常规检查发现心律失常而未出现症状的患者可能也有帮助。另外，Holter监测也有助于抗心律失常药物疗效的评价以及剂量的调整。

3. 侵入性方法记录心电图 当通过体表电极的监测系统不能给出一个明确的心律失常诊断，改变体表电极的位置后仍然不能显示心房电活动时，可能需要用到经食管或心房内记录。经三尖瓣放置一个多极导管，直接测量记录希氏束，可以提供更为准确的心脏节律诊断。使用一个更近端的右房内电极，可以心内多部位同步记录，这对于体表心电图不能明确房室传导阻滞的部位是位于房室结还是希氏束浦肯野纤维时，能提供有重要临床意义的诊断信息。

二、窦性心律及窦性心律失常

凡起源于窦房结的心律，称为窦性心律。窦性心律属于正常节律。

（一）窦性心律的心电图特征

一般心电图机描记不出窦房结激动电位，都是以窦性激动发出后引起的心房激动波 P 波特点来推测窦房结的活动。

窦性心律的心电图特点为：P 波规律出现，且 P 波形态表明激动来自窦房结（即 P 波在 Ⅰ、Ⅱ、aVF、$V_4 \sim V_6$导联直立，在 aVR 导联倒置）。

正常人窦性心律的频率呈生理性波动，传统上静息心率的正常范围一般定义为 60～100 次/分。近年，国内大样本健康人群调查发现：国人男性静息心率的正常范围为 50～95 次/分，女性为 55～95 次/分。

（二）窦性心动过速

传统上规定成人窦性心律的频率>100 次/分，称为窦性心动过速。窦性心动过速时，PR 间期及 QT 间期相应缩短，有时可伴有继发性 ST 段轻度压低和 T 波振幅降低。常见于运动、精神紧张、发热、甲状腺功能亢进、贫血、失血、心肌炎和肾上腺素类药物作用等情况（图 5-6-1）。

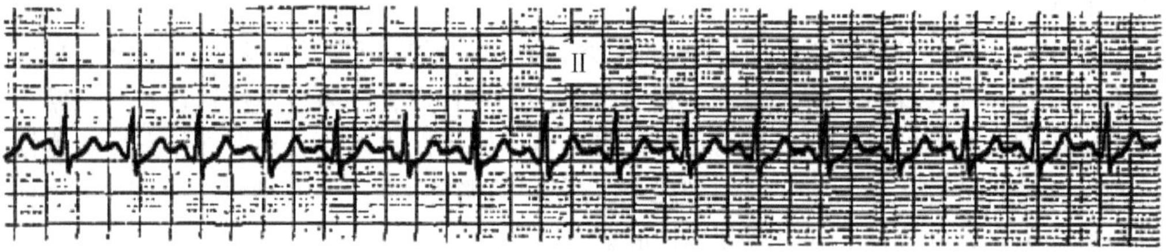

图 5-6-1 窦性心动过速

心脏电生理产生的频率受自主（非随意）神经系统的交感和副交感成分之间的平衡所调节。起搏细胞的位点越高。受自主神经系统调节的程度越大。副交感神经张力增加导致电冲动产生速度减慢，而交感神经活动的增加导致电冲动产生速度增快。由此产生的窦性心动过速是对集体需要增加的一种生理性反应，而不是病理性心脏疾病。根据这个原则，窦性心动过速的治疗必须着眼于基础疾病的处理，而不是抑制窦性心动过速的本身。交感刺激能使窦房结最快心率达到 200 次/分，少数情况下在年轻人中能达到 220 次/分。

窦性心动过速时，每一个 QRS 波群前均有一个正常的 P 波，但如果同时存在房室传导异常，这种关系可能会改变。PR 间期比正常窦性心律时缩短，因为交感神经张力增加导致窦性心动过速的同时也会使房室结传导加快。QRS 波群形态通常正常，但也可能出现形态异常，可能因为固定性心室内传导异常（比如束支传导阻滞、心肌肥厚或心肌梗死），或者因为快速激动使心室内传导系统未来得及在下一个激动到来之前完全恢复。

窦性心动过速与其他各种折返性心动过速的鉴别诊断如下：①注意心电图上 P 波形态、PR 间期和 QRS 波时限情况。如果出现清楚的 P 波、短 PR 间期和正常的 QRS 波群时限，最大可能诊断是窦性心动过速。当一个窦性心动过速出现 PR 间期延长，必须怀疑这可能不是一个真正的窦性心动过速。②观察心电图上心律失常发生或终止时的情况。心率逐渐改变有助于确立窦性心动过速的诊断，心律失常的突然停止有助于折返性快速心律失常的诊断。③当体表心电图不能诊断时，可能需要经食管或心房内记录。

（三）窦性心动过缓

传统上规定窦性心律的频率<60 次/分时，称为窦性心动过缓。近年大样本健康人群调查发现，约 15% 正常人静息心率可<60 次/分，尤其是男性。另外，老年人及运动员心率可以相对较缓。窦房结功能障碍、颅内压增高、甲状腺功能低下、服用某些药物（例如β-受体阻滞剂）等亦可引起窦性心动过缓。

（四）窦性心律不齐

窦性心律的起源未变，但节律不整，在同一导联上 PP 间期差异>0. 12s。窦性心律不齐常与窦性心动过缓同时存在。

较常见的一类心律不齐与呼吸周期有关，称呼吸性窦性心律不齐，多见于青少年，一般无临床意义。

另有一些比较少见的窦性心律不齐与呼吸无关，例如与心室收缩排血有关的（室相性）窦性心律不齐以及窦房结内游走性心律不齐等（图 5-6-2）。

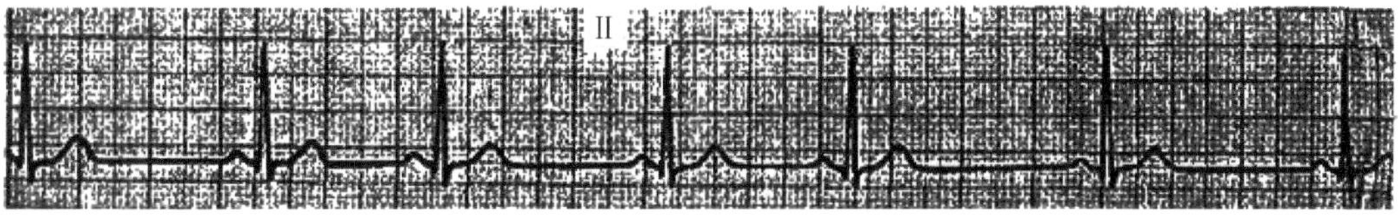

图 5-6-2 窦性心动过缓及窦性心律不齐

（五）窦性停搏

亦称窦性静止。在规律的窦性心律中，有时因迷走神经张力增大或窦房结功能障碍，在一段时间内窦房结停止发放激动，心电图上见规则的 PP 间距中突然出现 P 波脱落，形成长 PP 间距，且长 PP 间距与正常 PP 间距不成倍数关系。窦性停搏后，常出现逸搏或逸搏心律（图 5-6-3）。

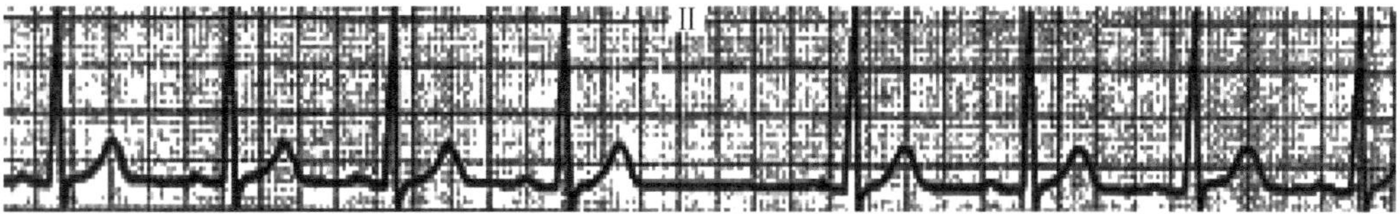

图 5-6-3 窦性停搏

（六）病态窦房结综合征（SSS）

近年发现，起搏传导系统退行性病变以及冠心病、心肌炎（尤其是病毒性心肌炎）、心肌病等疾患，可累及窦房结及其周围组织而产生一系列缓慢性心律失常，并引起头昏、黑矇、晕厥等临床表现，称为病态窦房结综合征。

其主要的心电图表现有：①持续的窦性心动过缓，心率<50 次/分，且不易用阿托品等药物纠正；②窦性停搏或窦房阻滞；③在显著窦性心动过缓基础上，常出现室上性快速心律失常（房速、房扑、房颤等），又称为慢-快综合征；④若病变同时累及房室交界区，可出现房室传导障碍，或发生窦性停搏时，长时间不出现交界性逸搏，此即称为双结病变（图 5-6-4）。

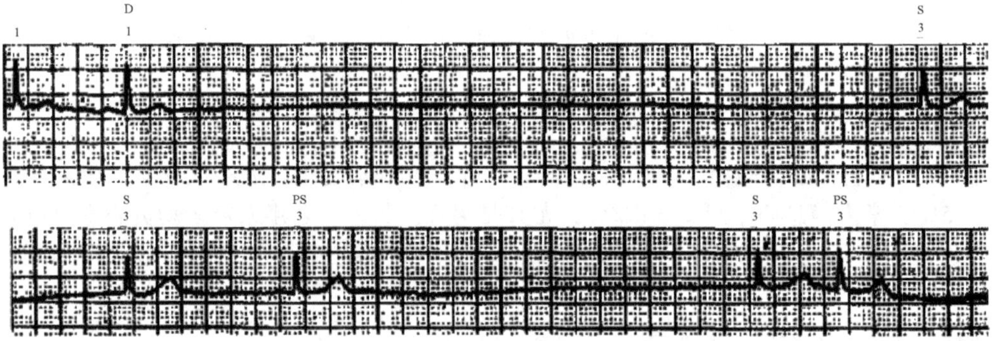

图 5-6-4　动态心电图监测中出现的病态窦房结综合征

三、期前收缩

“期前收缩”是指起源于窦房结以外的异位起搏点提前发出的激动，又称“期前搏动”、“额外收缩”、“过早收缩”和“异位收缩”，简称“早搏”，是临床上最常见的心律失常。一般早搏按顺序出现的事件依次为：①早搏出现于心动周期的早期；②早搏的出现阻碍了下一个正常心搏的出现；③早搏后出现一个暂停，直到下一个正常心搏的出现。

期前收缩的产生机制包括：①折返激动；②异位起搏点的兴奋性增高。期前收缩可来源于除了窦房结以外的心脏任何部位。根据异位搏动发生的部位，可分为室上性（房性、交界性）和室性期前收缩，其中以室性期前收缩最为常见，房性次之，交界性比较少见。这种划分很有意义，因为来源于希氏束分支以上各个部位的室上性早搏，可以产生正常形态或异常的 QRS 波群，取决于是否通过心室内传导系统正常传导或差异性传导。然而，来源于希氏束分支以下各个部位的室性早搏，只能产生>0. 12s 的异常宽大 QRS 波群，因为它们没有相等的左束支和右束支传导机会。

描述期前收缩心电图特征时常用到下列术语：

1. 联律间期　指异位搏动与其前窦性搏动之间的时距，折返途径与激动的传导速度等可影响联律间期长短。房性期前收缩的联律间期应从异位 P 波起点测量至其前窦性 P 波起点，而室性期前收缩的联律间期应从异位搏动的 QRS 起点测量至其前窦性 QRS 起点。

2. 代偿间歇　指期前出现的异位搏动代替了一个正常窦性搏动，其后出现一个较正常心动周期为长的间歇。由于房性异位激动，常易逆转侵入窦房结，使其提前释放激动，引起窦房结节律重整，因此房性期前收缩大多为不完全性代偿间歇。而交界性和室性期前收缩，距窦房结较远，不易侵入窦房结，故往往表现为完全性代偿间歇。

3. 间位性期前收缩　又称插入性期前收缩，指夹在两个相邻正常窦性搏动之间的期前收缩，其后无代偿间歇。

4. 单源性期前收缩　指期前收缩来自同一异位起搏点或有固定的折返径路，其形态、联律间期相同。

5. 多源性期前收缩　指在同一导联中出现 2 种或 2 种以上形态及联律间期互不相同的异位搏动。如联律间期固定，而形态各异，则称为多形性期前收缩，其临床意义与多源性期前收缩相似。

6. 频发性期前收缩　依据出现的频度可分为偶发和频发性期前收缩。

常见的二联律与三联律就是一种有规律的频发性期前收缩。前者指期前收缩与窦性心搏交替出现；后者指每 2 个窦性心搏后出现 1 次期前收缩。

（一）室性期前收缩

心电图表现：①期前出现的 QRS-T 波前无 P 波或无相关的 P 波；②期前出现的 QRS 形态宽大畸形，时限通常>0.12s，T 波方向多与 QRS 的主波方向相反；③往往为完全性代偿间歇，即期前收缩前后的两个窦性 P 波间距等于正常 PP 间距的两倍（图 5-6-5）。

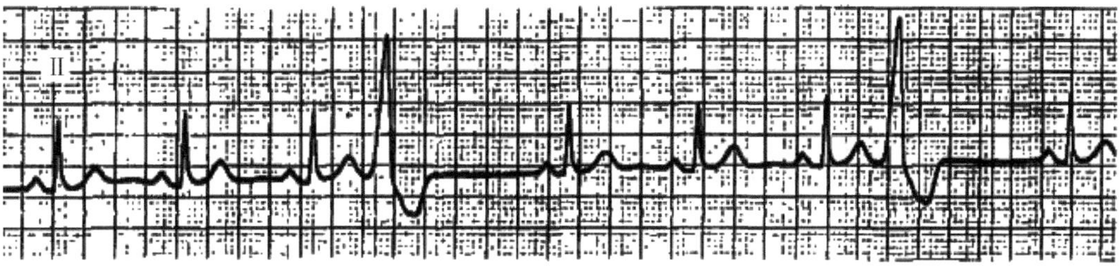

图 5-6-5　室性期前收缩

（二）房性期前收缩

心电图表现：①期前出现的异位 P′波，其形态与窦性 P 波不同；②P′R 间期>0.12s；③大多为不完全性代偿间歇，即期前收缩前后两个窦性 P 波的间距小于正常 PP 间距的两倍。某些房性期前收缩的 P′R 间期可以延长，如异位 P′后无 QRS-T 波，则称为未下传的房性期前收缩。有时 P′下传心室引起 QRS 波群增宽变形，多呈右束支阻滞图形，称房性期前收缩伴室内差异性传导（图 5-6-6）。

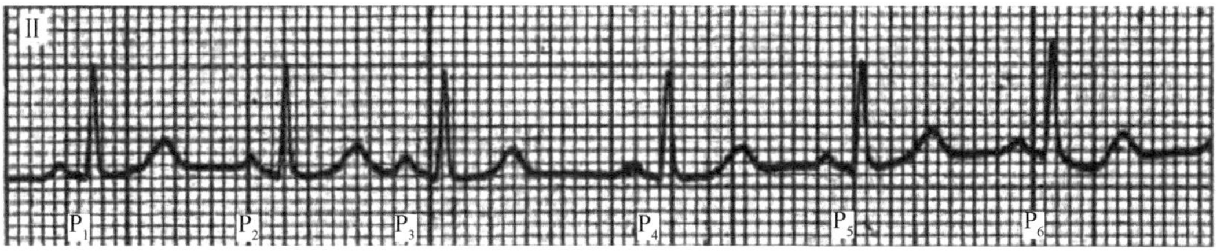

图 5-6-6　房性期前收缩

（三）交界性期前收缩

心电图表现：①期前出现的 QRS-T 波，其前无窦性 P 波，QRS-T 形态与窦性下传者基本相同；②出现逆行 P′波（P 波在Ⅱ、Ⅲ、aVF 导联倒置，aVR 导联直立），可发生于 QRS 波群之前（P′R 间期<0.12s）或 QRS 波群之后（P′R 间期<0.20s），或者与 QRS 相重叠。③大多为完全性代偿间歇（图 5-6-7）。

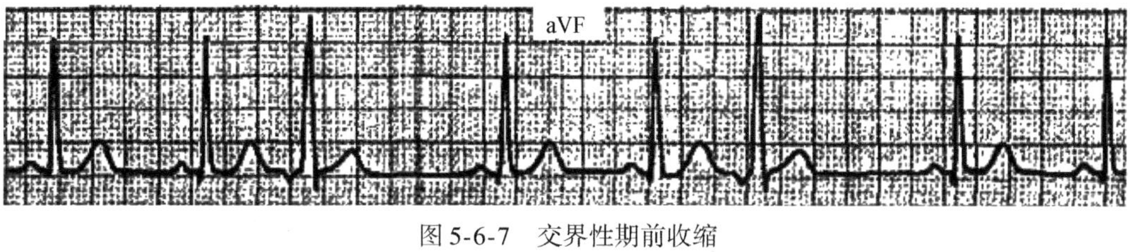

图 5-6-7　交界性期前收缩

（四）宽大 QRS 波群早搏的鉴别诊断

当室上性早搏出现异常延长或宽大的 QRS 波群（>0.12s），通过观察早搏对基础窦性心律规律性的影响，有助于将室上性从室性的早搏中鉴别出来。室性早搏一般不能干扰窦性心律，因为它不能通过传导缓慢的房室结而逆行向窦房结传导。虽然窦房结准时发放冲动。但是由于室性早搏后心室的不应期，窦性冲动不能向心室方向传导。室性早搏与随后下传的心搏之间的暂停被称为“代偿间歇”，因为它代偿了室性早搏的提前性。从室性早搏前的窦性心律到早搏后的窦性心律之间的间期，相当于窦性周期的2倍。

与室性早搏相反，室上性早搏能干扰窦性心律。室上性早搏可以向窦房结逆向传导，造成窦房结提前发放电冲动，导致随后的心动周期提前出现。因此室上性早搏与随后的窦性心律之间的间歇期短于完全性代偿间歇。从室上性早搏前的窦性心律到早搏后的窦性心律之间的间期，短于窦性周期的2倍。

然而，在室上性早搏导致窦房结发放冲动时，有时可以抑制窦房结的自律性，这种“超速抑制”可能延迟下一个窦性冲动的产生，以致产生代偿性间歇或者甚至长于代偿间歇。因此不能把代偿性间歇作为判断宽QRS波群早搏起源的唯一指标。

右室早搏（来源于右室）和左室早搏（来源于左室）的鉴别：

异位心搏的心室起源在V_1导联上能最清楚地识别，此导联的向量可以鉴别右室和左室的活动。如果室性早搏在V_1导联上主要呈正向（V_1正向），其激动起源于左室后壁并向右前方传导，如果室性早搏在V_1导联上主要呈负向（V_1负向），其冲动经常起源于右室前壁并向左后方传导。

区分室性早搏来源于左室还是右室具有重要的临床意义：①左室早搏常与心脏疾病相关，而右室早搏常见于正常心脏。②在急性心肌梗死期间，左室早搏比右室早搏更易于诱发室颤。

四、异位性心动过速

位于窦房结、心房内多个部位以及整个希氏束-浦肯野细胞纤维系统内的“起搏细胞”具有自动除极的能力。心房肌细胞、心室肌细胞以及房室结细胞则没有起搏功能，起搏细胞产生冲动的频率取决于其自动除极的速度，起搏细胞的位置越高，其发生除极的速度越快。

正常窦房结细胞和心房细胞自律性的上限是100次/分，当这些细胞自律性增高、心室率超过100次/分时，称之为心动过速，包括窦性心动过速和异位性心动过速。

正常情况下，心脏的节律由窦房结所控制。以下几种情况，来自窦房结意外的加速性起搏活动也可以成为心脏的主导心律：①某些药物选择性增加下位起搏细胞的自律性；②窦性冲动不能通过房室传导系统，导致希氏束的逸搏位点控制了心室节律；③局部病理情况（尤其是缺血）诱导有起搏功能的下位组织自律性增高；④局部病理情况降低窦房结的自律性。

异位性心动过速是指异位节律点兴奋性增高或折返激动引起的快速异位心律（期前收缩连续出现3次或3次以上）。根据异位节律点发生的部位，可分为房性、交界性及室性心动过速。

（一）阵发性室上性心动过速

房性以及与房室交界区相关的心动过速，因P′不易辨别，故统称为室上性心动过速（室上速）。该类心动过速发作时有突发、突止的特点，频率一般在160～250次/分，节律快而规则，QRS形态一般正常（伴有束支阻滞或室内差异性传导时，可呈宽QRS波心动过速）。临床上最常见的室上速类型为预激旁路引发的房室折返性心动过速以及房室结双径路引发的房室结折返性心动过速。心动过速通常可由一个房性期前收缩诱发。这两类心动过速患者多不具有器质性心脏病，由于解剖学定位比较明确，可通过导管射频消融术根治。房性心动过速包括自律性和房内折返性心动过速两种类型，多发生于器质性心脏病基础上（图5-6-8）。

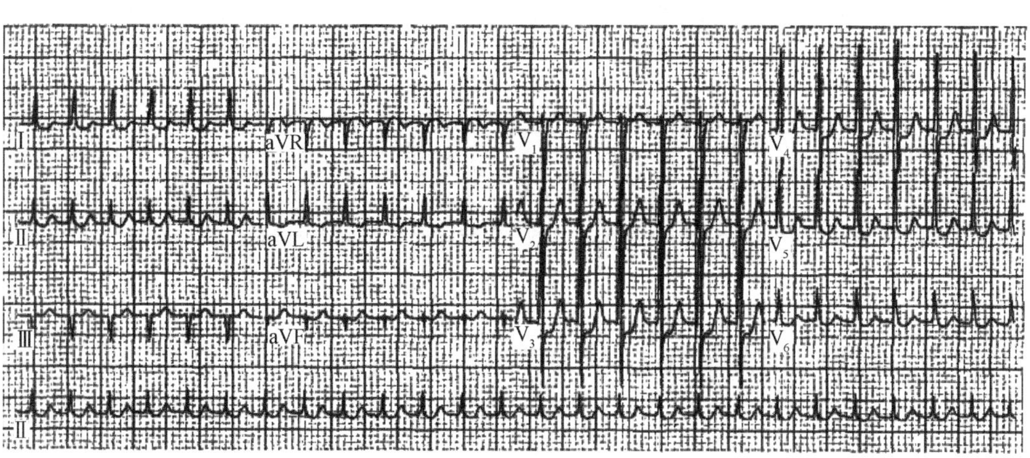

图 5-6-8 室上性心动过速

（二）室性心动过速

属于宽 QRS 波心动过速类型，心电图表现为：①频率多在 140～200 次/分，节律可稍不齐；②QRS 波群形态宽大畸形，时限通常>0. 12s；③如能发现 P 波，并且 P 波频率慢于 QRS 波频率，PR 无固定关系（房室分离），则可明确诊断；④偶尔心房激动夺获心室或发生室性融合波，也支持室性心动过速的诊断（图 5-6-9）。

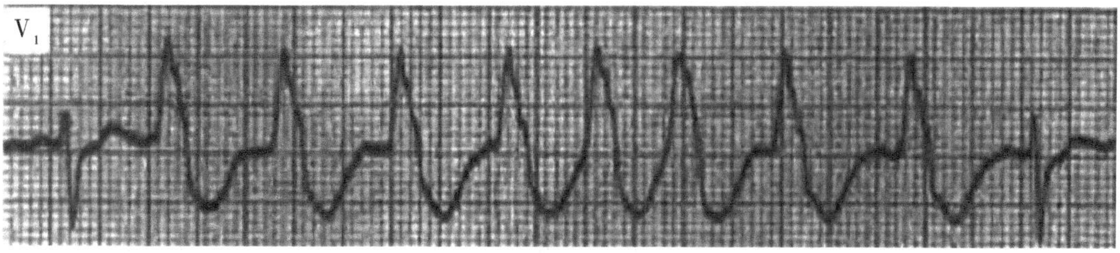

图 5-6-9 阵发性室性心动过速

除了室性心动过速外，室上速伴心室内差异性传导，室上速伴原来存在束支阻滞或室内传导延迟，室上性心律失常（房速、房扑或房颤）经房室旁路前传，经房室旁路前传的房室折返性心动过速等，亦可表现为宽 QRS 波心动过速类型，应注意鉴别诊断。

（三）非阵发性心动过速

可发生在心房、房室交界区或心室，又称加速的房性、交界性或室性自主心律。此类心动过速发作多有渐起渐止的特点。心电图主要表现为：频率比逸搏心律快，比阵发性心动过速慢，交界性心律频率多为 70～130 次/分，室性心律频率多为 60～100 次/分。由于心动过速频率与窦性心律频率相近，易发生干扰性房室脱节，并出现各种融合波或夺获心搏。此类型心动过速的机制是异位起搏点自律性增高，多发生于器质性心脏病。

（四）扭转型室性心动过速（TDP）

此类心动过速是一种严重的室性心律失常。发作时可见一系列增宽变形的 QRS 波群，以每 3～10个心搏围绕基线不断扭转其主波的正负方向，每次发作持续数秒到数十秒而自行终止，但极易复发或转为心室颤动。临床上表现为反复发作心源性晕厥或称为阿-斯综合征（图 5-6-10）。

扭转型室性心动过速可由不同病因引起，临床上常见的原因有：①先天性长 QT 间期综合征；

②严重的房室传导阻滞，逸搏心律伴有巨大的T波；③低钾、低镁伴有异常的T波及u波；④某些药物（例如奎尼丁、胺碘酮等）所致。

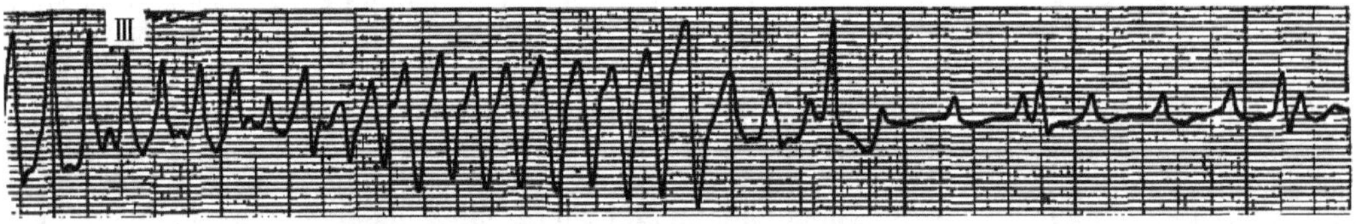

图5-6-10 扭转型室性心动过速

（五）双向性室性心动过速

双向性室性心动过速是一种少见的心律失常，是室性心动过速的一种特殊类型。心电图的特征为：心动过速时，QRS波群的主波方向出现上、下交替改变。此类心律失常最常见于洋地黄中毒。另外，儿茶酚胺敏感性多形性室性心动过速患者（心脏结构作出），发生心律失常时也常表现为此类典型的双向性室性心动过速。

五、扑动与颤动

扑动、颤动可出现于心房或心室。主要的电生理基础为心肌的兴奋性增高，不应期缩短，同时伴有一定的传导障碍，形成环形激动及多发微折返。

（一）心房扑动（AFL）

关于典型房扑的发生机制已比较清楚，属于房内大折返环路激动。房扑大多为短阵发性，少数可呈持续性。总体而言，心房扑动不如心房颤动稳定，常可转为心房颤动或窦性心律。

心电图特点是：正常P波消失，代之连续的大锯齿状扑动波（F波），多数在Ⅱ、Ⅲ、aVF导联中清晰可见；F波间无等电位线，波幅大小一致，间隔规则（图5-6-11）。典型的房扑F波频率为200～350次/分，大多不能全部下传，常以固定房室比例（2∶1或4∶1）下传，故心室律规则。如果房室传导比例不恒定或伴有文氏传导现象，则心室律可以不规则。房扑时QRS波时间一般不增宽。心房扑动如伴1∶1房室传导可引起严重的血流动力学改变，应及时处理。近年来，对于典型的心房扑动通过射频消融三尖瓣环到下腔静脉口之间的峡部区域，可以阻断折返环，从而达到根治心房扑动的目的。

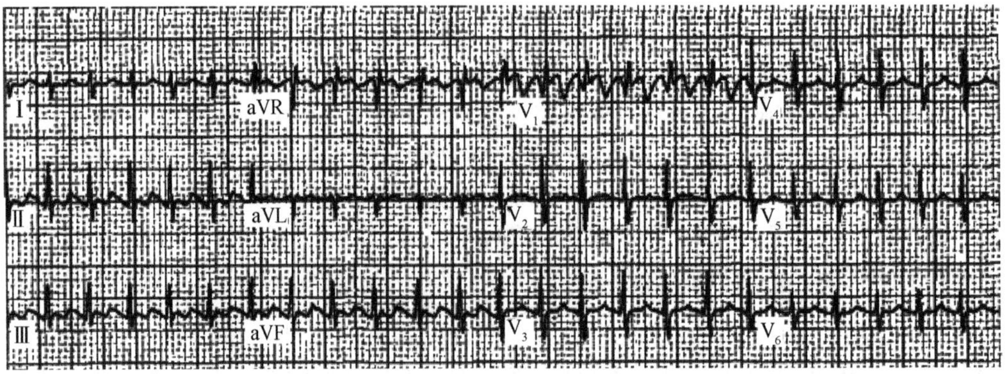

图5-6-11 心房扑动呈2∶1传导，Ⅱ、Ⅲ、aVF导联扑动波呈锯齿状

在成人中，房扑比房颤少见。房扑常见于缺血性心脏病患者中，在二尖瓣疾病患者中尤其少见。房扑可并发于各种类型的心脏病，可能被各种急性疾患诱发，常在心脏手术后一过性出现。在儿童，房扑比房颤常见，其原因估计可能是房颤需要更多的心房肌。

（二）心房颤动（AF）

心房颤动是临床上很常见的心律失常。心房颤动可以是阵发性或持续性，大多发生在器质性心脏病基础上，多与心房扩大、心肌受损、心力衰竭等有关。但也有少部分房颤患者无明显器质性心脏病。发生心房颤动的机制比较复杂，至今仍未完全清楚，多数可能系多个小折返激动所致。近年的研究发现：一部分房颤可能是局灶触发机制（起源于肺静脉）。房颤时整个心房失去协调一致的收缩，心排血量降低，易形成附壁血栓。

心电图特点是：正常 P 波消失，代以大小不等、形状各异的颤动波（f 波），通常以 V_1 导联最明显；心房颤动波可较粗大，亦可较细小；房颤波的频率为 350～600 次/分；RR 绝对不齐，QRS 波一般不增宽；若是前一个 RR 间距偏长而与下一个 QRS 波相距较近时，易出现一个增宽变形的 QRS 波，此可能是房颤伴有室内差异传导，并非室性期前收缩，应注意进行鉴别。心房颤动时，如果出现 RR 绝对规则，且心室率缓慢，常提示发生完全性房室传导阻滞（图 5-6-12 和图 5-6-13）。

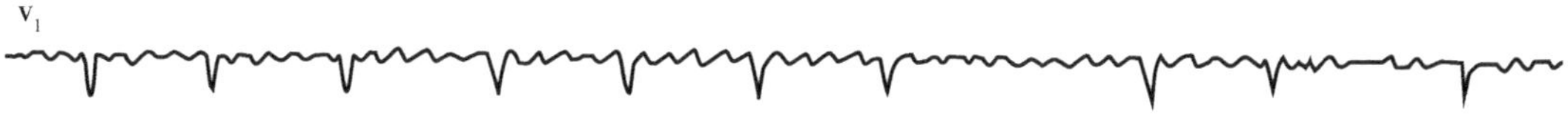

图 5-6-12　心房颤动　粗颤

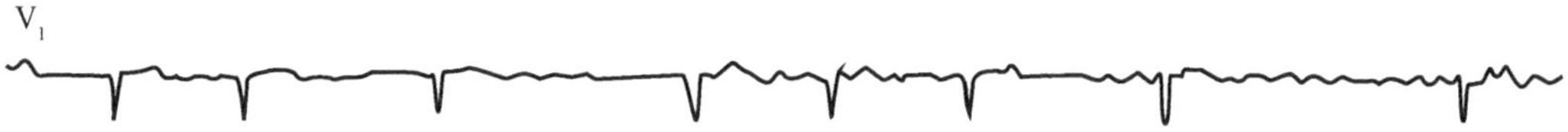

图 5-6-13　心房颤动　细颤

房颤可见于各种心脏疾病，有时也可见于没有明显心脏疾患的患者（孤立性房颤），导致房颤的 5 种最常见情况是：①风湿性心脏病，尤其是二尖瓣狭窄；②缺血性心脏病；③高血压性心脏病；④各种原因导致的心衰竭；⑤甲状腺毒症。高龄和左房扩大也可导致房颤的发生，老年患者中的慢性房颤常有潜在的窦房结病变。慢性房颤一旦出现，常持续终身。缺血性心脏病中有两个阶段常出现房颤：急心肌梗死和慢性心力衰竭。

心房扑动/颤动的起始和终止：当房性早搏落入一个狭小的心房不应期内，可产生典型的自发性和电诱导性房扑/房颤。因此，如同其他折返性心律失常一样，典型的房扑/房颤突然起始。房扑/房颤可自发性终止，其原因被认为是折返性冲动不能遇到有反应的细胞所以无法向他处传导。当折返活动持续存在并导致急性心功能不全或慢性临床情况时，可以通过药物干预或者电刺激来终止或者打破这种折返性心动过速。药物通过加快折返冲动的传导速度以使其只能遇到仍处于不应期的细胞，或者延长有关细胞的不应期，从而终止这种心动过速。没有药物既能加快传导也能延长不应期。目前可使用的药物其主要治疗作用是延长不应期。电刺激通过瞬间除极心脏所以细胞包括没有处于除极状态的细胞，从而终止心动过速发生，这种方法消除了心动过速维持时所需要的对折返的反应性。

心房扑动/颤动中心房频率及其规律性：典型的房扑 F 波频率为 200～350 次/分。当 F 波的大小和间距有差异，且频率>350 次/分时，称不纯性房扑或称非典型房扑。可能是心房波同时具有房扑、房颤的特性，也可能是在房扑和房颤之间变化，此时更确切的名称是“房扑-颤动”。房颤从粗颤到细颤不等，在粗颤时，突出的 f 波在心电图的各个导联上清晰可见，而在细颤中，可能存在细小的 f 波或者心房活动根本不可见。

某些患者的房性心动过速可能自发性的从房扑转为房颤，而某些患者只在服用某些药物后才出现这种转变。洋地黄通过缩短折返环路中心肌细胞的不应期，使心房频率加快并向房颤端靠拢。相反的，奎尼丁与普鲁卡因胺等药物通过延长心房肌细胞的不应期，使心房频率减慢并向房扑端靠拢。

心房扑动/颤动中心室频率及其规律性：房扑时心室律从绝对规则到不规律各不相同，但是房颤则常出现不规律的心室率。因此当房颤出现规律心室律时，心房律和心室律间存在分离。

房扑期间，心房波和心室波的比率从 1∶1 到 2∶1 到 6∶2 到 4∶1 不等，因此心室可能出现或不出现快速收缩频率。心房波和心室波之间的比率取决于缓慢传导的房室结将心房冲动传递到希氏束的能力。当心房心室传导比率恒定保持在 1∶1、2∶1 或 4∶1，其心室律是规律的。当传导比率是 6∶2，因为心房冲动在房室结中的两个层面被阻滞，心室律呈有规律性的不规则。但房室传导比率多变时，比如在 2∶1 和 6∶2 传导比率间波动，其心室律绝对不规则。

当出现房颤，大量的 f 波互相竞争以通过房室结，导致大部分发热冲动很难下传到希氏束，因此心室率常比较低。典型情况下，在运动中或者其他导致交感刺激增加的情况下，1∶1 房室传导关系持续存在直到心房率的上限，但是当心房率因为其他机制（如人工心房起搏或者折返性心动过速）而增加，1∶1 房室传导关系只在心房率达到 150 ~ 160 次/分前保持，超过这个频率上限，房室结的生理性延迟导致下传到心室的心房冲动减少。当心房率更进一步增加，由于房室结内的竞争，心室率反而下降。非下传性心房冲动在进入房室结一定距离后被阻滞。它们隐匿性传导导致部分房室结除极，并使其对随后的心房冲动无反应。

（三）心室扑动与心室颤动

多数人认为心室扑动是心室肌产生环形激动的结果。出现心室扑动一般具有两个条件：①心肌明显受损、缺氧或代谢失常；②异位激动落在易颤期。心电图特点是无正常 QRS-T 波，代之以连续快速而相对规则的大振幅波动，频率达 200 ~ 250 次/分，心脏失去排血功能。室扑常不能持久，不是很快恢复，便会转为室颤而导致死亡。

心室颤动往往是心脏停搏前的短暂征象，也可以因急性心肌缺血或心电紊乱而发生。由于心脏出现多灶性局部兴奋，以致完全失去排血功能。心电图上 QRS-T 波完全消失，出现大小不等、极不匀齐的低小波，频率为 200 ~ 500 次/分。心室扑动和心室颤动均是极严重的致死性心律失常（图 5-6-14）。

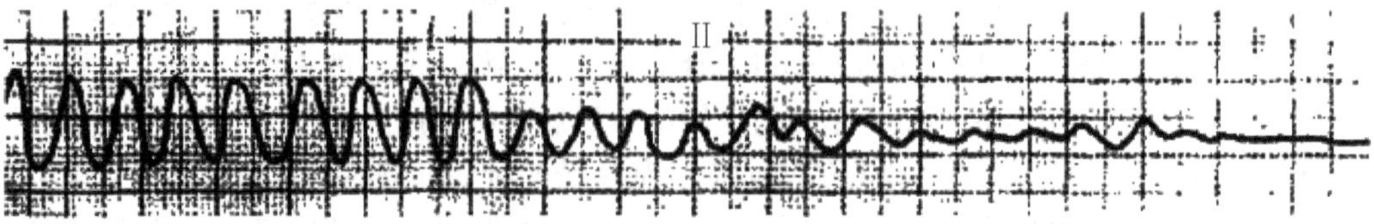

图 5-6-14　心室扑动与心室颤动

心室扑动类似大的心房扑动，但保持规律、有序的时间是短暂的，因为快速而微弱的心肌收缩难以保证足够的冠状动脉血流，其结果迅速恶化为不规则的心室颤动。在心脏手术时电诱发心室折返（减少了心肌的能量供应），通过一个体外泵来维持冠状动脉血流，慢-粗的心室扑动一直持续到手术结束后被电终止。当心室扑动/颤动自发产生的时候，会迅速恶化，此时电击通常不能有效终止其发生。当心室颤动诱发的心跳骤停使用了最大能量电除颤后仍然不能终止其折返过程，这时常常需要使用β肾上腺素能激动剂或者钙。通过 Holter 记录偶尔捕捉到“猝死”的发生，证实其原因常常是心室颤动，发作前可有另外的折返性室性快速心律失常。

室性快速性心律失常发生的原因有浦肯野细胞的自律性增高或者局部折返（微折返环）、大范围心肌的折返（大折返环）。大多数室性快速性心律失常是由于折返引起的。

室速通常是严重心脏病的一种并发症，但偶尔也会发生在健康人。健康人的室速要么起源于右室流出道，要么起源于左束支前分支或后分支。起源于这些部位的室速通常可以通过射频消融“治愈”。室速是缺血性心脏病的一个主要并发症，通常出现在急性心肌梗死最开始的几个小时，或者大面积梗死的慢性期。如果一支主要冠状动脉近端发生完全阻塞，室速可能会立即出现，这时仅出现心外膜损伤而还没有出现梗死。这种情况下，常导致心室颤动。在大面积梗死后的数周或者数月，更稳定形势的室速可能会出现。室速也是其他各种各样的非缺血性心肌病的并发症，包括“特发性扩张型心肌病”、“肥厚性梗阻型心肌病”以及“致心律失常性右室心肌病”等形势。很多抗心律失常的药物同时也有致心律失常的作用。

如果室上性快速心律失常的冲动在心室内都是正常传导，室速和室上速就很容易进行鉴别了。然而，由于常常出现束支和分支传导阻滞以及显性旁道传导，导致室上性冲动异常传导，室速和室上速并没有那么容易区分。

目前，推荐应用一套结构严谨、系统的方法来分步诊断宽 QRS 波心动过速：第一步：浏览12导联心电图的P波；第二步：观察心前区导联是否出现RS图形；第三步：仔细观察胸前区特定导联的QRS波形态。

第七节 传导异常

心脏传导异常包括病理性传导阻滞、生理性干扰脱节及传导途径异常。

一、传导阻滞

传导阻滞的病因可以是传导系统的器质性损害，也可能是迷走神经张力增高引起的功能性抑制或是药物作用影响。心脏传导阻滞按发生的部位分为窦房阻滞、房内阻滞、房室传导阻滞和室内阻滞。按阻滞程度可分为一度（传导延缓）、二度（部分激动传导发生中断）和三度（传导完全中断）。按传导阻滞发生情况，可分为永久性、暂时性、交替性及渐进性。

（一）窦房阻滞

常规心电图不能直接描记出窦房结电位，故一度窦房阻滞不能观察到。三度窦房阻滞难与窦性停搏相鉴别。只有二度窦房阻滞出现心房和心室漏搏（P-QRS-T均脱漏）时才能诊断。窦房传导逐渐延长，直至一次窦性激动不能传入心房，心电图表现为PP间距逐渐缩短，于出现漏搏后PP间距又突然延长，呈文氏现象，称为二度Ⅰ型窦房阻滞，应与窦性心律不齐相鉴别。在规律的窦性PP间距中突然出现一个长间歇，这一长间歇恰等于正常窦性PP间距的倍数，此称二度Ⅱ型窦房阻滞（图5-7-1）。

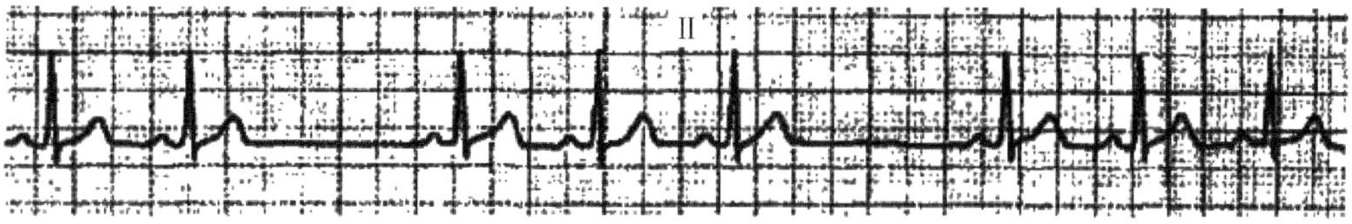

图5-7-1 二度Ⅱ型窦房阻滞

（二）房内阻滞

心房内有前、中、后三条结间束连接窦房结与房室结，同时也激动心房。房内阻滞一般不产生心律不齐，以不完全性房内阻滞多见。心电图表现为P波增宽≥0.12s，出现双峰，切迹间距≥0.04s，要注意与左房肥大相鉴别。完全性房内传导阻滞少见，其产生原因是局部心房肌周围形成传入、传出阻滞，引起心房分离。心电图表现为：在正常窦性P波之外，还可见与其无关的异位P′波或心房颤动波或心房扑动波，自成节律。

（三）房室传导阻滞（AVB）

是临床上常见的一种心脏传导阻滞。房室传导阻滞可发生在不同水平：在房内的结间束（尤其是前结间束）传导延缓即可引起PR间期延长；房室结和希氏束是常见的发生传导阻滞的部位；若左、右束支或三支（右束支及左束支的前、后分支）同时出现传导阻滞，也归于房室传导阻滞。阻滞部位愈低，潜在节律点的稳定性愈差，危险性也就愈大。房室传导阻滞多数是由器质性心脏病所致，少数可见于迷走神经张力增高的正常人。

1. 一度房室传导阻滞 心电图主要表现为PR间期延长。在成人若PR间期>0.20s（老年人PR间期>0.22s），或对两次检测结果进行比较，心率没有明显改变而PR间期延长超过0.04s，可诊断为一度房室传导阻滞（图5-7-2）。

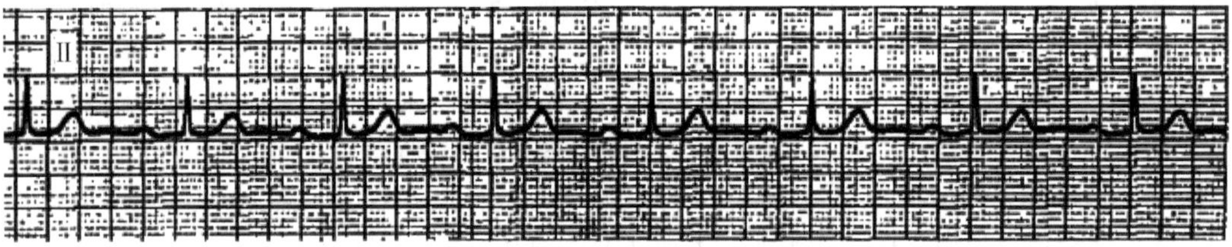

图5-7-2 一度房室传导阻滞 PR间期0.30s

2. 二度房室传导阻滞 心电图主要表现为部分P波后QRS波脱漏，分两种类型：

（1）二度Ⅰ型房室传导阻滞，亦称莫氏Ⅰ型（Morbiz Ⅰ型）：表现为P波规律地出现，PR间期逐渐延长（通常每次延长的绝对增加值多呈递减），直到1个P波后脱漏1个QRS波群，漏搏后房室传导阻滞得到一定改善，PR间期又趋缩短，之后又复逐渐延长，如此周而复始地出现，称为文氏现象。

（2）二度Ⅱ型房室传导阻滞，亦称莫氏Ⅱ型（MorbizⅡ型）：表现为PR间期恒定（正常或延长），部分P波后无QRS波群。一般认为，绝对不应期延长为二度Ⅱ型房室传导阻滞的主要电生理改变，且发生阻滞部位偏低。凡连续出现2次或2次以上的QRS波群脱漏者，称高度房室传导阻滞，例如呈3∶1、4∶1传导的房室传导阻滞等。

二度Ⅰ型房室传导阻滞较Ⅱ型常见。前者多为功能性或病变位于房室结或希氏束的近端，预后较好。后者多属器质性损害，病变大多位于希氏束远端或束支部位，易发展为完全性房室传导阻滞，预后较差。

3. 三度房室传导阻滞 又称完全性房室传导阻滞。当来自房室交界区以上的激动完全不能通过阻滞部位时，在阻滞部位以下的潜在起搏点就会发放激动，出现交界性逸搏心律（QRS形态正常，频率一般为40～60次/分）或室性逸搏心律（QRS形态宽大畸形，频率一般为20～40次/分），以交界性逸搏心律为多见。如出现室性逸搏心律，往往提示发生阻滞的部位较低。由于心房与心室分别由两个不同的起搏点激动，各保持自身的节律，心电图上表现为：P波与QRS波毫无关系（PR间期不固定），心房率快于心室率。如果偶尔出现P波下传心室者，称为几乎完全性房室传导阻滞。

（四）束支与分支阻滞

希氏束穿膜进入心室后，在室间隔上方分为右束支和左束支分别支配右室和左室。左束支又分为左前分支和左后分支。它们可以分别发生不同程度的传导障碍。一侧束支阻滞时，激动从健侧心室跨越室间隔后再缓慢地激动阻滞一侧的心室，在时间上可延长 40～60ms 以上。根据 QRS 波群的时限是否≥0. 12s 而分为完全性与不完全性束支阻滞。所谓完全性束支阻滞并不意味着该束支绝对不能传导，只要两侧束支的传导时间差别超过 40ms 以上，延迟传导一侧的心室就会被对侧传导过来的激动所激动，从而表现出完全性束支阻滞的图形改变。

1. 右束支阻滞（RBBB） 右束支细长，由单侧冠状动脉分支供血，其不应期比左束支长，故传导阻滞比较多见。右束支阻滞可以发生在各种器质性心脏病，也可见于健康人。右束支阻滞时，心室除极仍始于室间隔中部，自左向右方向除极，接着通过普肯耶纤维正常快速激动左室，最后通过缓慢的心室肌传导激动右室。因此 QRS 波群前半部接近正常，主要表现在后半部 QRS 时间延迟、形态发生改变。

（1）完全性右束支阻滞的心电图表现：①成人 QRS 波群时间≥0. 12s；② V_1 或 V_2 导联 QRS 波呈 rsR′型或 M 形，此为最具特征性的改变；Ⅰ、V_5、V_6 导联 S 波增宽而有切迹，其时限≥0. 04s；aVR 导联呈 QR 型，其 R 波宽而有切迹；③ V_1 导联 R 峰时间>0. 05s；④ V_1、V_2 导联 ST 段轻度压低，T 波倒置；Ⅰ、V_5、V_6 导联 T 波方向一般与终末 S 波方向相反，仍为直立（图 5-7-3）。

（2）不完全性右束支阻滞时，QRS 形态和完全性右束支阻滞相似，仅 QRS 波群时间<0. 12s。

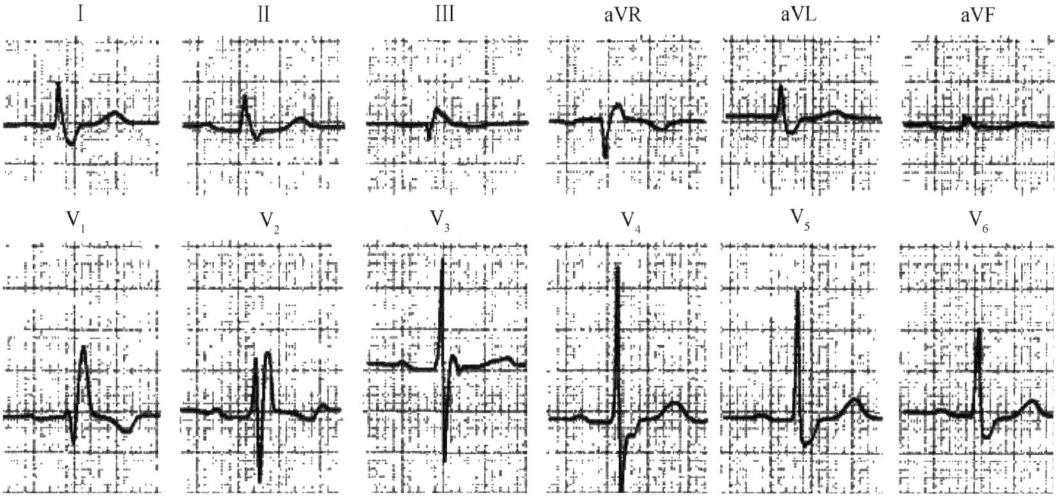

图 5-7-3 完全性右束支阻滞

2. 左束支阻滞（LBBB） 左束支粗而短，由双侧冠状动脉分支供血，不易发生传导阻滞。如有发生，大多为器质性病变所致。左束支阻滞时，激动沿右束支下传至右室前乳头肌根部才开始向不同方向扩布，引起心室除极顺序从开始就发生一系列改变。由于初始室间隔除极变为右向左方向除极，导致Ⅰ、V_5、V_6 导联正常室间隔除极波（q 波）消失；左室除极不是通过浦肯野纤维激动，而是通过心室肌缓慢传导激动，故心室除极时间明显延长；心室除极向量主要向左后，其 QRS 向量中部及终末部除极过程缓慢，使 QRS 主波（R 或 S 波）增宽、粗钝或有切迹。

完全性左束支阻滞的心电图表现：①成人 QRS 波群时间≥0. 12s；② V_1、V_2 导联呈 rS 波（其 r 波极小，S 波明显加深增宽）或呈宽而深的 QS 波；Ⅰ、aVL、V_5、V_6 导联 R 波增宽、顶峰粗钝或有切迹；③Ⅰ、V_5、V_6导联 q 波一般消失；④V_5、V_6导联 R 峰时间>0.06s；⑤ST-T 方向与 QRS 主波方向相反。左束支阻滞时，QRS 心电轴可有不同程度的左偏。

如 QRS 波群时间<0.12s，为不完全性左束支阻滞，其图形有时与左室肥大心电图表现十分相似，需要鉴别诊断。

3. 左前分支阻滞（LAFB） 左前分支细长，支配左室左前上方，易发生传导障碍。左前分支阻滞时，主要变化在前额面，其初始向量朝向右下方，在 0.03 秒之内经左下转向左上，使此后的主向量位于左上方。其心电图表现：①心电轴左偏在-45°～-90°，以等于或超过-45°有较肯定的诊断价值；②Ⅱ、Ⅲ、aVF 导联 QRS 波呈 rS 型，Ⅰ、aVL 导联呈 qR 型，aVL 导联的 R 波大于Ⅰ导联的 R 波；③QRS 时间轻度延长，但<0.12s。

4. 左后分支阻滞（LPFB） 左后分支较粗，向下向后散开分布于左室的隔面，具有双重血液供应，故左后分支阻滞比较少见。其心电图表现：①心电轴右偏在+90°～+180°，以超过+120°有较肯定的诊断价值；②Ⅰ、aVL 导联 QRS 波呈 rS 型，Ⅲ、aVF 导联呈 qR 型，且 q 波时限<0.025s；Ⅲ导联 R 波大于Ⅱ导联 R 波；③QRS 时间<0.12。临床上诊断左后分支阻滞时应首先排除引起心电轴右偏的其他原因。

二、干扰与脱节

正常的心肌细胞在一次兴奋后具有较长的不应期，因而对于两个相近的激动，前一激动产生的不应期必然影响后面激动的形成和传导，这种现象称为干扰。当心脏两个不同起搏点并行地产生激动时，可引起一系列干扰，称为干扰性房室脱节。干扰所致心电图的许多变化特征（如传导延缓、中断、房室脱节等）都与传导阻滞图形相似，必须与病理性传导阻滞相区别。干扰是一种生理现象，常可使心律失常分析变得更加复杂。干扰现象可以发生在心脏的各个部位，最常见的部位是房室交界区。

三、预激综合征

预激综合征属传导途径异常，是指在正常的房室结传导途径之外，沿房室环周围还存在附加的房室传导束（旁路）。预激综合征有以下类型：

（一）WPW 综合征

WPW 综合征又称经典型预激综合征，属显性房室旁路。其解剖学基础为房室环存在直接连接心房与心室的一束纤维（Kent 束）。窦房结激动或心房激动可经传导很快的旁路纤维下传预先激动部分心室肌，同时经正常房室结途径下传激动其他部分心室肌，形成特殊的心电图特征：①PR 间期缩短<0.12s；②QRS 增宽≥0.12s；③QRS 波起始部有预激波（delta 波）；④PJ 间期正常；⑤出现继发性 ST-T 改变（图 5-7-4）。

（二）LGL 综合征

LGL 综合征又称短 PR 综合征。目前 LGL 综合征的解剖生理有两种观点：①存在绕过房室结传导的旁路纤维 James 束；②房室结较小发育不全，或房室结内存在一条传导异常快的通道引起房室结加速传导。心电图上表现为 PR 间期<0.12s，但 QRS 起始部无预激波。

（三）Mahaim 型预激综合征

Mahaim 纤维具有类房室结样特征，传导缓慢，呈递减性传导，是一种特殊的房室旁路。心电

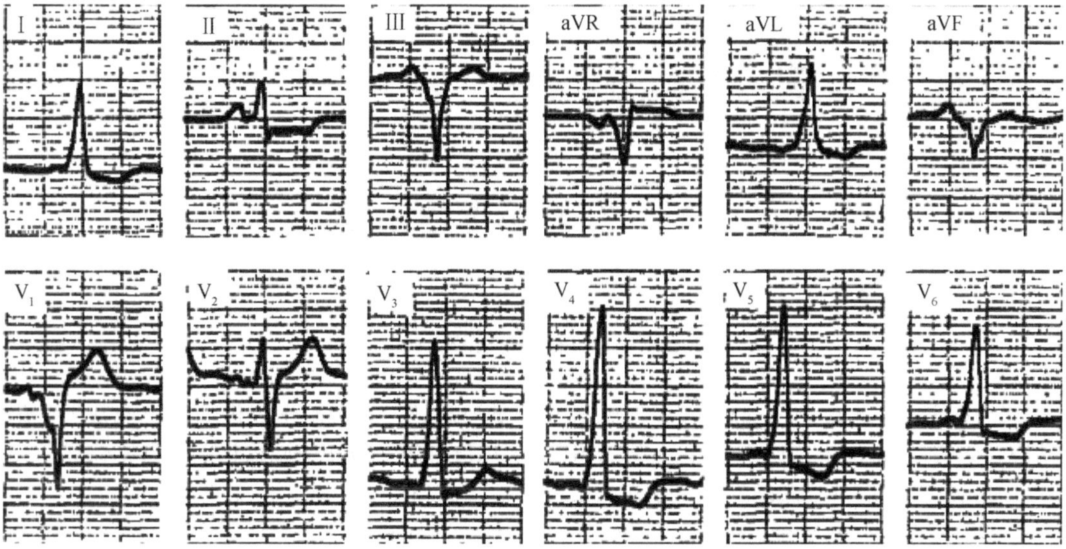

图 5-7-4　WPW 综合征

图上表现为 PR 间期正常或长于正常值，QRS 波起始部可见预激波。Mahaim 型旁路可以引发宽 QRS 波心动过速并呈左束支阻滞图形。

预激综合征多见于健康人，其主要危害是常可引发房室折返性心动过速。WPW 综合征如合并心房颤动，还可引起快速的心室率，甚至发生室颤，属一种严重心律失常类型。

四、逸搏与逸搏心律

当高位节律点发生病变或受到抑制而出现停搏或节律明显减慢时（如病态窦房结综合征），或者因传导障碍而不能下传时（如窦房或房室传导阻滞），或其他原因造成长的间歇时（如期前收缩后的代偿间歇等），作为一种保护性措施，低位起搏点就会发出一个或一连串的冲动，激动心房或心室。仅发生 1～2 个称为逸搏，连续 3 个以上称为逸搏心律。按发生的部位分为房性、房室交界性和室性逸搏。其 QRS 波群的形态特点与各相应的期前收缩相似，二者的差别是期前收缩属提前发生，为主动节律，而逸搏则在长间歇后出现，属被动节律。临床上以房室交界性逸搏最为多见，室性逸搏次之，房性逸搏较少见。

（杨慧敏　张燕燕　黄　琰）

思 考 题

1. 何为心电图？
2. 正常心电图一个心动周期有哪些波？其意义分别是什么？
3. 试述心肌梗死的心电图表现。
4. 室早的心电图特点是哪些？
5. 试述房颤的心电图特点。
6. 心脏传导阻滞的分类有哪些？

第六章　实验诊断概论

第一节　实验诊断学的概念

一、基本概念

实验诊断（laboratory diagnosis）是以临床检验学为基础，将检验学提供的结果或数据，由医师结合临床病史/家族史、症状/体征、影像资料/病理检查等，应用于临床诊断、鉴别诊断、疗效观察和预后判断的医学临床活动。包括实验室前、实验室和实验室后三个部分。

1. 实验室前　包括医生对患者的分析、化验项目的选择和组合、与上级医生的商讨、医嘱的制定、检验申请、患者的准备、原始样品的采集，运到实验室并在实验室内进行传输。

2. 临床实验室　以诊、防、治人体疾病或提供评估人体健康信息为目的，对取自人体的材料进行生物学、微生物学、免疫学、化学、血液学、生理学、细胞学、病理学或其他检验学的分析。并提供检查范围内的咨询性服务，包括结果解释和进一步的检查提供咨询性服务。

3. 实验室后　包括系统性的审核、规范格式和解释、权威发布、结果的报告与传递和检验样品的储存。通过上述过程得到的实验室数据和信息与临床资料结合进行综合分析。实验诊断是诊断学中一个重要组成部分，是临床医生必须掌握的基本知识。

二、实验诊断学与检验医学

实验诊断学与检验医学的研究和教学的目的各有所侧重。实验诊断学是以检验结果的临床应用为目的，而检验医学则是以实验方法的研究和改进为目的。实验诊断学是临床医学各专业诊断学教学的主要内容。教学重点是使学生掌握临床思维，运用实验结果，综合为临床所用。通过检验结果所反映的机体功能状态、病理变化或病因等客观资料，进行全面系统的综合分析，来判断健康状况及指导临床诊断、病情监测、疗效观察和预后评估等。检验医学则是着重在检验的仪器、试剂、方法的研究和改进，为临床提供正确的检验结果、检验项目的建立、检验技术的思维和选择以及检验的质量控制等为主要内容。

三、实验诊断学的分类和检验内容

（一）按临床检验的分类和检验内容

传统上按临床检验分类，任务是应用仪器、试剂和方法对标本进行检验，并做好质量控制，得出准确、可靠的检验结果，供临床应用。其检验内容包括：

1. 临床检验基础（临床一般检验）　包括血常规、尿常规、粪常规以及体液、分泌物、排泄物等检验。

2. 临床血液学检验　血细胞计数、骨髓细胞学、贫血、血栓与止血以及输血等检验。

3. 临床生物化学检验　氨基酸、蛋白质、肝脏/肾脏功能、血糖/血脂、钙磷/骨代谢、水电解质平衡/酸碱代谢失调、临床酶学以及内分泌激素等检验。

4. 临床免疫学检验 体液免疫、细胞免疫、感染免疫、肿瘤免疫、自身免疫、移植免疫和细胞因子等检验。

5. 临床病原学检验 细菌感染、病毒感染、真菌感染、性传播性疾病感染、寄生虫感染和医院感染等检验。

6. 临床遗传病检验 染色体病、基因突变、产前诊断和新生儿筛查等检验。

（二）按器官、系统疾病的分类和检验内容

近年来，国内、外趋向于按器官、系统疾病的分类，其检验内容包括：

（1）红细胞疾病、白细胞疾病、血栓与止血疾病和造血系统肿瘤的实验诊断；血型鉴定与交叉配血试验的临床应用等。

（2）心脏疾病、糖尿病、肝脏病、肾脏病、内分泌病和恶性肿瘤等的实验诊断。

（3）水电解质紊乱、酸碱平衡失调、骨代谢紊乱疾病等的实验诊断。

（4）风湿病、变态反应病、免疫缺陷病、免疫增殖病和器官移植等的实验诊断。

（5）感染性疾病、医院内感染和性传播疾病的实验诊断。

（6）遗传病、产前诊断、新生儿筛查的实验诊断等。

四、实验诊断学的应用范围和局限性

实验诊断学以往主要是为临床诊断所用，随着医学模式由单纯的疾病诊断逐渐向健康保健、预防、康复和心理等多方面相结合的方向发展，其职能和应用价值也逐渐拓宽和不断充实。

（一）为临床医疗工作服务

根据实验诊断提供的信息，为临床医学提供：

1. 确定诊断 如白血病的骨髓细胞学检查，人类免疫缺陷病毒抗体/病毒核酸检查，寄生虫病查到虫卵/成虫等。

2. 鉴别诊断 如细菌与病毒感染的鉴别，白血病与类白血病反应的鉴别，原发性纤溶与继发性纤溶的鉴别等。

3. 辅助诊断 通过肝功能和肾功能的检查，可以辅助肝脏病和肾脏病的诊断。

4. 治疗方案的选择 如不同病原体引起的感染性疾病选用合适的抗生素治疗，不同类型白血病选择不同化疗方案等。

5. 疗效观察 如血糖监测决定选择胰岛素的种类和剂量，活化部分凝血活酶时间（APTT）和国际正常化比值（INR）监测分别决定使用肝素和华法林的剂量。

6. 预后判断 如肝功能和肾功能检查，可以分别判断肝衰竭和肾衰竭的预后等。

7. 复发检测 如肿瘤手术切除后，动态观察相应肿瘤标志物可以早期发现肿瘤的复发等。

（二）为开展预防工作提供依据

进行流行病学调查，能早期发现传染性疾病的传染源以及损害人体的各种致病因素，为制定预防措施，防止传染病的传播、流行提供重要资料。

（三）进行健康普查服务

可了解社会群体的卫生状况和健康水平，及时发现潜在性疾病、遗传性疾病等，为制定卫生条例，提高防病治病的主动性，保护环境卫生，规划保健机构设置等提供依据。

（四）开展健康咨询

通过临床基础检验，为社会群体提供健康咨询，以保证健康，减少疾病，建立正确的生活规律，延长寿命。还可以开展对计划生育、优生优育等提供实验依据，杜绝遗传性疾病的世代繁衍，提高人口素质和健康水平。

（五）实验诊断学的局限性

实验检测所得的结果或数据，仅反映患者届时一瞬间个体的现象或状况，用来判断个体动态变化中复杂的生理、病理和病理生理过程，存在一定的局限性。由于个体处于可变的生理或病理状态下，机体反应也因个体的差异而不同。患有同一疾病的不同个体检测同一项目，可因健康状况、病期、病情的不同，出现不尽相同的实验结果；然而，患有不同疾病的个体，进行同一项目的实验却会出现相似的结果。

因此，在分析实验结果时必须紧密结合临床表现和治疗情况，才能恰当地作出合理的结论，从而指导临床诊治。

五、实验诊断学的现状及发展趋势

近年来医学基础学科和边缘学科基础理论和技术的飞速发展，与临床检验之间的联系更为广泛密切，相互交叉渗透日益深入，实验手段和内容不断丰富，形成了一门现代医学中新兴的独立的科学—实验诊断学。

（一）实验诊断学的现状

当前我国已经自己研制生产或引进多种现代化精密检验仪器设备，使临床医学检验日新月异。

1. 仪器的自动化 现今约有 80% 以上的临床检验项目都用自动化仪器检测，如自动血细胞分析仪、自动尿液分析仪、自动生物化学分析仪、自动酶标仪、自动细菌培养和鉴定仪、流式细胞仪等，形成一个自动化的临床检验体系。这些仪器具有高精度、多参数、高智能、高准确度、高微量和高速度等特点。

2. 试剂的多样化 由于所用试剂都是经过严格验证的高质量试剂，因此，可以根据检验项目的不同，选择针对性强的试剂。选择原则是：①按检验的精密度、敏感度和特异性选用合理的试剂；②按仪器的性能不同，选择与仪器相匹配的试剂；③严格按照和遵循产品说明书，选用商品化试剂等。

3. 方法的标准化 理想的检验方法要求有国际标准化，其精密度和准确度达到国际最佳水平，简便、快速，能适应和满足检验的需求。例如，测定血浆纤维蛋白原含量的方法有：①功能测定法；②理化测定法；③免疫学测定法；④衍生（导出）法等。目前 WHO 推荐的 Clauss 法（凝血酶法）作为标准方法，该法被国际公认，在美国的使用率高达 95%。

4. 质量的规范化 普遍采取室内质控（IQC）和室间质评（EQA）等科学方法和管理措施。采取实验监测的评估：重复性、敏感度、特异度、似然比等对实验方法做出技术评估，有效的保证实验结果的准确度和临床应用的可靠性。

（二）实验诊断学的发展趋势

已从手工操作发展到快速的高度自动化分析；从化学定性的实验发展到高精密度的定量实验；从应用常量标本一次检测一个项目发展到应用微量或超微量标本一次检测多个项目；从采血标本检测发展到部分项目经皮检测的无创性检测方法；从单项目的分析发展到多项生物信息网的分析等。高难新尖实验项目的研究和推广，使检验内容更加完善，诊断水平不断提高，使临床医学检验成为发展迅速、应用高新精尖技术最为集中的学科之一，目前实验诊断工作者为早日真正把后基因时代的生物信息及时应用到诊断中来而不懈努力。高通量检测方法的建立、系统生物信息处理模式的引进、网络信息节点疾病诊断模式的建立是体外诊断的发展趋势。

1. 个体化诊断　主要是指被检个体的基因背景及病理生理状态的综合分析结果应用于该个体的预防、诊断和治疗上，这种诊断称为个体化诊断。后基因时代在短时间内认识到大量的基因单位，并在积极分析研究过程中产生了个体化医疗诊断，个体化诊断需要大量的生物信息。目前主要应从大量累积信息和部分诊断来尝试。如对药物的使用前个体化评价，如体表、吸收代谢、血中浓度、靶器官受体、P450 分析即能诊断出该个体的治疗所需状态。个体化诊断包括遗传基因、后天突变、疾病基因、代谢特征、药物敏感性等内容。

2. 床边检查（POCT）　是指在病人医疗现场进行的医学检验。该技术最早用于在家庭或医院病人在床边检测糖尿病人的尿糖和血糖水平，因此，将其称为床边检验。随着免疫及更为复杂的技术，如芯片技术的应用，使床边检查更为便捷，监测和应用范围更广，即已从检测糖的水平扩展为检测凝血状态、心肌损伤、酸碱平衡状态、感染性疾病和治疗药物水平，部分常规项目从常规病房延伸到急诊室、监护病房、外科手术室和事故现场等。医生可在抢救和急诊中充分利用 POCT 来辅助诊断提高效果。其缺点是与常规检测结果相比缺乏连续性，价格高。

3. 循证实验医学（EBLM）　强调实验方法的溯源性以及对方法作系统的评价，并要求实验医学与临床医学紧密结合。在认真评价实验性能的基础上，从全面、多项目的单一检测转向重点项目的组合检测，临床专家与检验专家共同优化组合检验项目，为临床和患者提供最直接、最准确、最经济和最有价值的实验诊断。

第二节　实验诊断的影响因素和质量体系

一、实验诊断影响因素概述

常见的实验诊断影响因素主要存在以下三方面：

1. 实验（分析）前　人种、民族、性别、年龄、月经周期和妊娠、精神状态、采血时间等生理因素，运动、体位、进食、吸烟、饮酒和咖啡等生活因素，居住条件、居住地区和海拔高度等环境因素，标本的采集保存、输送等人为因素均可影响检验结果和数据，尤其重要的是标本采集和药物干预的影响。

2. 实验（分析）中　常见的影响因素有标本的处理和质量、仪器与试剂、人员的技能与学识、操作的技术与方法、质控物与标准品以及安全性与成本等。

3. 实验（分析）后　例如，检验的记录、结果的书写、计算机的输入以及临床状况的分析等。医师应仔细分析实验结果与临床诊治的符合率或吻合度，若完全符合才有准确性、可靠性；若不符合应寻找原因：是药物/治疗干扰，是病程/病情干扰，还是实验技术/器材干扰等。

二、实验诊断的主要影响因素

从美国疾控中心和临床病理学院的统计材料上看检验结果出错的 60% 以上原因来自分析前，主要是标本的采集和处理上。

（一）标本

标本由离体的组织、排泄物、血液和体液等组成，是临床检验的对象。

1. 血液标本 分为全血、血浆和血清等。全血标本主要用于临床血液学检查，例如血细胞计数、分类、形态学检查；血清用于大部分临床生化检查和免疫学检查；血浆适用于内分泌激素检查，血栓与止血检测等。

按照采血部位不同，分为毛细血管血、静脉血和动脉血三种。

（1）毛细血管采血：主要用于床边项目和急诊项目，其结果代表局部的状态，与全身性样品系列观察时应注意到这些因素。成人常在指端、婴幼儿可用拇指或足跟、烧伤患者可选择皮肤完整处采血。采血部位应无炎症或水肿，采血时穿刺深度要适当，切忌用力挤压，防止不客观结果的出现。

（2）静脉采血：需血量较多时采用。通常多在肘部静脉、腕部静脉或手背静脉，婴幼儿在颈外静脉采血。静脉血是最常用的实验室检查用标本。真空采血法是最好的静脉血采集技术，其所使用的标准真空采血管采用国际通用的头盖和标签颜色显示采血管内添加剂种类和检测用途，可根据需要选择相应试管。

1）普通血清管：红色头盖，管内不加添加剂，用于常规血清生化、血库和血清学相关检测。

2）快速血清管：橘红色头盖，管内有促凝剂，可激活凝血酶，使采集的血液在5分钟内凝固，适用于急症血清生化检测。

3）惰性分离胶促凝管：金黄色头盖，采血管内添加惰性分离胶和促凝剂。标本离心后，惰性分离胶能将血液中液体成分（血清和血浆）和固体成分（红细胞、白细胞、血小板、纤维蛋白等）彻底分开，标本在48小时内保持稳定。促凝剂可快速激活凝血系统，加速凝血过程，适用于急诊血清生化检测。

4）肝素抗凝管：绿色头盖，管内添加肝素。适用于红细胞脆性试验、血气分析、血细胞比积、血沉及普通生化检测，不适于做血凝试验。过量的肝素会引起白细胞聚集，不能用于白细胞计数。因肝素可使血片染色后背景呈淡蓝色，也不适合白细胞分类。

5）血浆分离管：浅绿色头盖，在惰性分离胶管内加入肝素锂抗凝剂，可达到快速分离血浆的目的。是电解质检测的最佳选择，也可用于常规血浆生化检测和急诊血浆生化检测等。血浆标本可直接上机并在冷藏状态下保持48小时稳定。

6）EDTA抗凝管：紫色头盖，乙二胺四乙酸（EDTA）及其盐可以有效地螯合血液标本中的钙离子，从而防止血液标本凝固，适用于一般血液学检测、血库实验。不适用于凝血试验及血小板功能检查、钙离子、锂离子、钠离子、铁离子、碱性磷酸酶、肌酸激酶、亮氨酸氨基肽酶的测定及PCR试验。

7）枸橼酸钠抗凝管：浅蓝色头盖，枸橼酸钠主要通过与血液中钙离子螯合而起抗凝作用。适用于凝血试验，抗凝剂浓度为3.2%或3.8%（相当于0.109mol/L），抗凝剂与血液比例为1∶9。

8）枸橼酸钠血沉试管：黑色头盖，血沉试验要求的枸橼酸钠浓度为3.0%，抗凝剂与血液比例为1∶4。

9）草酸钾/氟化钠试管：灰色头盖。氟化钠具有糖酵解抑制作用及弱抗凝作用，一般常同草酸钾或乙碘酸钠合并使用，推荐用于血糖监测。

（3）动脉采血：常用于血气分析时。多在股动脉穿刺采血，也有用肱动脉或桡动脉。采得血标本必须与空气隔绝，立即送检。

2. 尿液标本 人体的许多生化变化、细胞等有形成分的变化和受感染情况都可能在尿中直接或间接反映出来。尿液检查结果是否准确，与标本收集是否正确直接相关，不同的检查项目要求不同的标本采集方法。要注意女性尿标本中可能混有阴道分泌物，可使尿中蛋白、白细胞、红细胞含量增加。

（1）随机尿：适用于门诊和急诊患者常规检验以及胆红素、酮体、尿胆原、尿淀粉酶、潜血等的测定。

（2）晨尿：该标本为浓缩尿，其细胞和管型等形态完整，适合做各种有形成分的检查和尿蛋白、尿糖等项目的测定。

（3）24 小时尿：通常用于尿液成分定量测定。其采集方法如下：患者早晨 8：00 排尿弃去，以后将每次排尿收集于一大容器内，至次日早晨 8：00 最后一次尿亦收集于容器内。测量并记录 24 小时尿液总量，然后混匀尿液并取适量尿液送检。若 24 小时尿液收集不完全或不准确，可以尿肌酐作为参比基准物，即同时测定混合尿液中肌酐和待测物浓度，以待测物浓度比肌酐浓度表示结果，如尿钾 30mmol/g 肌酐，钠 150mmol/g 肌酐。此方法测得的结果较为稳定，可有效校正标本收集不全对待测物结果的影响。

（4）空腹或餐后尿标本：适用于糖尿病、尿胆原、蛋白尿等检查。

（5）培养用的尿标本：尿道口消毒后，留取中段尿，用于细菌培养和鉴定。

3. 粪便标本　一般情况下采集自然排便的标本，尽量采集可疑有阳性的部分，标本要新鲜，盛于清洁容器内，立即送检以免干枯。因检查内容不同，粪便采集方法和留取的量有所不同，常规检查只需 5 ~ 10g；用于寄生虫检查，则需要留取全部或 24 小时粪便；微生物培养时，需将标本盛于清洁或消毒容器中。

4. 脑脊液标本　脑脊液应由医生行腰椎穿刺术抽取，特殊情况下可从小脑延髓池或脑室穿刺。将标本分别收集在 3 个无菌小瓶中，每瓶 1 ~ 2ml。第一瓶标本常混有血液，可做细菌培养；第二瓶做化学检查；第三瓶做细胞学检查。标本采集后应立即送检，以免细菌破坏、糖分解或出现凝块。

5. 浆膜腔液标本　浆膜腔包括胸腔、腹腔、心包腔及关节腔等，一般由临床医生用浆膜腔穿刺术采集获得标本。正常时浆膜腔液量少，一般送检标本均为病理性积液。检测浆膜腔积液的某些化学成分，如蛋白质、葡萄糖、酶及肿瘤标志物，有助于了解浆膜腔积液的性质及其产生原因。

6. 羊水标本　羊水是产前实验室检查的良好材料，由羊膜穿刺获得，根据不同的检查目的，选择不同的穿刺时间。诊断胎儿性别和遗传性疾病需要在妊娠 16 ~ 20 周，无菌操作下行羊膜腔穿刺抽取羊水 20 ~ 30ml；了解胎儿成熟度则在妊娠晚期抽取羊水 10 ~ 20ml。

7. 前列腺液和精液标本　前列腺液应由临床医师进行前列腺按摩术采集，可直接滴在玻片上；若取不到前列腺液，可检查按摩后的尿液。疑为前列腺结核、脓肿或肿瘤的患者禁忌前列腺按摩。一次按摩失败或检查结果阴性而有明确临床指征者，可隔 3 ~ 5 天重新检查。

精液采集最好在实验室附近，采集标本前应排净尿液。可用手淫法或其他方法，将一次性射出的全部精液直接排入洁净、干燥的容器内。因精子生成日间变动较大，不能仅凭一次检查结果进行诊断。一般应间隔 1 ~ 2 周检查一次，连续检查 2 ~ 3 次。

8. 痰液和支气管灌洗液标本　留取痰标本的方法有自然咳痰、气管穿刺吸取、支气管镜抽取等，后两种操作复杂且有一定的创伤性。自然咳痰留取标本时，患者应先用清水漱口数次，然后用力咳出气管深处的痰，留于玻璃、塑料小杯内或涂蜡的纸盒中。无痰或少痰患者可给予雾化吸入氯化钠水溶液，使痰液易于咳出。昏迷患者可在清理口腔后用负压吸引法吸取痰液。痰液要求新鲜，必须立即送检，以免细胞及细菌自溶破坏。观察 24 小时痰量或分层情况时应将痰咳于无色广口瓶中，并加少许苯酚以防腐。

支气管灌洗液通过支气管灌洗术获得，由临床医师于局部麻醉后将纤维支气管镜插入右肺中叶或左肺舌段支气管，将其顶端契入支气管分支开口，经气管活检孔加入生理盐水，每次 30～50ml，总量 100～250ml（不应超过 300ml），以负压吸出，分别收集于用硅油处理过的容器中，每次注入的液体回收、处理后混合在一起及时送检。用单层纱布过滤以除去黏液，将滤液离心后分离上清液供生化检查和免疫学测定，沉淀物用于细胞学检查。用于微生物检查的标本须严格遵守无菌操作，合格的灌洗液标本应符合以下要求：①达到规定的回收比例；②未混入血液，红细胞小于 10%；③不应混有多量的上皮细胞（一般小于 3%）。

9. 其他 胃及十二指肠液、乳汁、唾液、泪液和各种分泌物等。

（二）标本的采集

标本采集过程是保证标本质量的关键环节，整个过程涉及患者的准备、采集时间、采集的体位、止血带的正确使用，采集标本的器皿、采集标本量、使用的抗凝剂或防腐剂、标本采集顺序以及是否按照标准程序进行操作等多种因素。

1. 患者的准备及患者身份识别 采集标本前，患者的诸多因素如饮食状况、精神状况、体力活动、使用的药物、是否空腹等可能对标本的检验质量有影响。因此，采集标本前，患者的准备非常重要。一般要求患者处于安静状态、避免剧烈运动，最好停服干扰检测的药物或刺激性食物，禁食 8～12 小时。有些检测项目对饮食、饮水和药物有特殊要求的，可参照各实验室的标本采集指南。采集标本前必须通过患者姓名、唯一识别号码（如身份证号、住院号）等信息正确识别患者的身份。

2. 采集时间 一般将清晨空腹定为临床检验具有代表性的血液标本采集时间，因为清晨采血可以减少昼夜节律带来的影响，晨起时的精神、体力、情绪等因素的影响较小，是大部分标本采集的最佳时间。

（1）清晨空腹标本：一般指空腹 8 小时后采集的标本。清晨空腹血液标本常用于临床生化定量测定，受饮食、体力活动、生理活动等影响较小，易于观察和发现病理情况，而且重复性较好。

（2）随时或急诊标本：指无时间限制或无法规定时间而必须采集的标本，被检测者一般无法进行准备。随时和急诊标本主要用于体内代谢比较稳定以及受体内干扰少的物质的检查，或者是急诊或抢救患者必须进行的检查。

（3）指定时间标本：即指定采集时间的标本，根据不同的检测要求有不同的指定时间，如 24 小时尿蛋白定量、葡萄糖耐量试验、内分泌腺的兴奋或抑制试验、肾脏清除率试验等。

3. 采血的体位 人的体位变化会引起一系列生理变化，患者处于卧位、坐位或立位等不同的姿势，采集的标本对有些检验指标的结果有影响。当人体从卧位到直立或坐位会导致液体从血管内向组织间隙扩散约 12%，使血液中细胞或大分子物质浓度增加。

受体位影响较大的常见指标有：血红蛋白、白细胞计数、红细胞计数、血细胞比容、总钙、天门冬氨酸氨基转移酶、碱性磷酸酶、甲状腺素、IgG、IgA、白蛋白、总蛋白、载脂蛋白、胆固醇、甘油三酯、醛固酮、肾上腺素、血管紧张素和去甲肾上腺素等。

4. 止血带的使用 止血带的使用会改变静脉压力，从而引起与体位改变类似的检验指标改变。止血带使用超过 1 分钟会导致血液浓缩，大分子物质如蛋白结果上升，总蛋白、铁、脂类的结果上升 5%～7%，胆红素上升 8%，门冬氨酸氨基转移酶（AST）上升，止血带的长时间使用会导致血浆乳酸升高、血液 pH 下降、血液中的钾升高。止血带的长时间使用同时伴随有反复握拳可导致血液中的钾升高。采血时，应尽量在使用止血带 1 分钟内采血，看到回血即松开止血带，当需要再次采血时，应换另一只手臂。

5. 采集标本的器皿 采血用的注射器和试管管壁必须光滑，防止溶血，试管要加塞密闭。采集标本前应该检查试管的过期日期，不应使用过期的试管，因为过期试管可能会有添加剂的潜在改变，过期的真空采血管内负压减小，影响血液标本采集量。收集标本的容器必须干燥、清洁。

6. 采集标本量 严格按照采血管标定的采血量采集标本，确保血液和添加剂正确的比例。例如，一个5ml的肝素抗凝管只注入了3ml的血液，那么肝素的浓度就会错误地增高，可能会影响某些化学物的测定。采血量过多或过少，与抗凝剂比例不合适，会影响一些检验指标的结果。

7. 正确使用添加剂 参见标本保存部分。

8. 采集标本的顺序 如果患者需要检测多个项目，正确的采集顺序有助于获得准确的检验结果。例如：先采集EDTA管，再采集分离胶（SST）试管或肝素管，由于针头上可能携带EDTA-K2或EDTA-K3而污染标本，会造成钾离子假性增高。

9. 采血后充分混匀 含添加剂标本的试管需要使血液充分混匀，塑料血清管和SST管含促凝剂，颠倒5次使血液和添加剂混匀，有助于标本充分凝血，含其他添加剂的试管，如肝素管，需要颠倒混匀8～10次，使血液和抗凝剂充分混匀，避免血凝。混匀时避免剧烈振摇试管，以免导致溶血。

10. 标本溶血 溶血是临床生化检验中最常见的一种干扰和影响因素。溶血多由于采血方法不规范、技术不熟练、保存及运送不当造成；酒精消毒后没有完全风干；注射器剧烈抽吸；未取下注射器针头，直接将血液注入试管；当血液开始凝集时，强迫血液从注射器流到试管；对于皮肤穿刺标本，在采集过程中过分挤压组织；颠倒试管混匀时用力过大；运输途中剧烈的震摇；全血放置时间过长；冷冻（或冰冻）全血标本等。

（三）标本的运送

采血完成后，应尽量减少标本的运送时间，尽快处理，尽快检测，时间耽搁越少，得到的检验结果可靠性越高。

因血液离体后，血细胞的代谢活动、蒸发和升华作用、化学反应、微生物降解、渗透作用、光学作用、气体交换等，直接影响标本的质量。例如，血清无机磷可由于红细胞内有机磷酸酯被磷酸酯酶的水解而增加；血清中葡萄糖可因红细胞内糖酵解酶的分解作用而降低。需外送的标本，应将密封的试管装入乙烯塑料袋存放于合适的温度（按检验项目要求选择合适的温度），运送过程中应避免剧烈震荡。

（四）标本的保存

需要保存的标本，应根据不同的检测项目采用不同的保存条件。如测定ALT、AST的标本在4℃时仅能保存3天，-20℃下可保存1个月；ALP只有先将血清酸化至pH6.0，然后放置冰箱保存；CK、CK-MB最不稳定，在室温下2小时后活力明显下降，不宜保存。各种不同的检测项目要求的存放条件不同，可参照试剂盒的说明书。

1. 抗凝剂 应用物理或化学方法除去或抑制血液中的某些凝血因子，阻止血液凝固，称为抗凝。阻止血液凝固的化学试剂称抗凝剂。采集全血或血浆标本时需要加入抗凝剂，因检查项目不同，所添加抗凝剂也不同。对抗凝剂的一般要求是用量少、溶解度大、不影响测定。常用的抗凝剂有以下几种：

（1）肝素：是一种含硫酸基团的黏多糖，其抗凝机制主要是对抗凝血活酶及凝血酶的生成和活性，阻止血小板聚集。肝素抗凝血常用于血气分析和部分生化项目的测定，使用1.0g/L的肝素溶液0.5ml可抗凝5ml血液。

（2）乙二胺四乙酸（EDTA）盐：EDTA盐对细胞形态的影响很小，通过螯合Ca^{2+}而抗凝血，用于血细胞计数分析。由于EDTA盐影响血小板聚集，不适合做凝血检查和血小板功能试验。1～2mg EDTA盐可抗凝1ml血液。

（3）草酸盐：可与血中Ca^{2+}形成草酸钙沉淀，从而阻止血液凝固，常用0.1moL/L浓度，与血液按1∶9比例使用，主要用于凝血检查。

（4）枸橼酸钠：可与血中Ca^{2+}形成可溶性螯合物，从而阻止血液凝固，抗凝机制与草酸盐相似，由于对凝血因子V有较好的保护作用，常用于凝血检查，也可用于血沉检查。5mg可抗凝1ml血液。

（5）草酸钾-氟化钠：草酸钾可与血液中钙离子生成草酸钙沉淀，从而阻止血液凝固。草酸钾溶解度大，抗凝作用强。氟离子能结合钙而抗凝，但抗凝效果较弱；氟离子还可抑制糖酵解酶，阻止糖酵解。若未加氟化钠，血标本中葡萄糖含量将以每小时6%的速度下降，而在氟化存在条件下，血糖浓度在25℃可稳定24小时，4℃可稳定48小时。因此，草酸钾-氟化钠是血糖测定标本常用的抗凝剂。

2. 防腐剂 尿液检查最好留取新鲜标本及时检查，否则尿液生长细菌，使其中的化学成分发生变化。在留取24小时或12小时尿液时，尿液标本应置冰箱保存（最好的方式）或加入防腐剂，常用的防腐剂有：

（1）浓盐酸：盐酸使尿液保持酸性，阻止细菌繁殖，并防止一些化学物质因尿液碱化而分解，通常用量为0.5～1.0ml浓盐酸/100ml尿液，适用于24小时尿儿茶酚胺、香草扁桃酸、17-羟皮质类固醇和17-酮类固醇等生化项目的测定。

（2）甲苯：可在尿液表面形成薄膜，防止细菌繁殖，用量为1.0～2.0ml甲苯/100ml尿液，适用于尿肌酐、尿糖、蛋白质、丙酮等生化项目的测定。

（3）冰醋酸：用量为5～10ml冰醋酸/24h尿液，适用于24小时尿醛固酮测定。

（4）麝香草酚：可抑制细菌生长，用量为0.1g麝香草酚/100ml尿液。用10%的麝香草酚异丙醇溶液可增加麝香草酚的溶解量，起到抑菌及保护代谢物的作用，适用于尿钾、钠、钙、氨基酸、糖、尿胆原、胆红素等测定。

（五）标本的及时分离和检测

1. 标本的分离 血清或血浆成分的检验，要求及时分离血清或血浆。实验室应在收到标本后及时分离血清或血浆，以免细胞内物质渗入血清或血浆而改变待检测物质的浓度。血清钠、钾、钙测定时，需及时分离标本，若不能立刻分离血清或血浆，应将标本放置于室温，不能将血液标本直接放入冰箱，以免发生溶血。对目测有溶血、脂血或胆红素血标本应于检验报告上注明，供医生参考。尿液、脑脊液和胸腹水等标本需要离心，取上清液进行分析。

2. 及时检测标本 实验室收到标本后，应及时检测，放置时间对结果的影响因检测项目不同而异，也与保存条件有关。例如尿常规应在2小时内完成，否则应放置冰箱，但也必须在4小时内检测完毕。测定乳酸脱氢酶的血清存放于冰箱中可使其亚基解聚，活性明显降低，但将血清置于室温24小时仍稳定。

三、完善质量保证体系

采用各种科学的措施保证检测结果的准确性，为临床提供可靠的信息。全面管理措施有：

1. 室内质量控制 指在实验室内部对所有影响质量的每一个环节都全面地进行系统控制。目的是控制本实验室常规工作的精密度，提高常规工作前后的一致性。其内容包括分析程序的标准化、仪器的校准和维护、统计质量控制等。一般采用临床化学室内质量控制中的Levey-Jennings质控图。

2. 室间质量控制 是指多家实验室分析同一标本，有外部独立机构收集、分析和反馈实验室检测结果，评定实验室常规工作的质量，观察实验的准确性，建立起各实验室分析结果之间的可比性。室间质量评价主要目的有：①鉴定实验室的工作缺陷；②建立方法的可接受限；③鉴定方法的可信性；④为实验室执照评定或认可提供客观依据；⑤评价实验室工作人员的能力；⑥评价实验室的可比性。各实验室必须参加地区性、国家性或世界性的室间质控活动，以便及时了解本实验室检测结果的准确性。

3. 全面质量管理 其目标是对实验过程和实验服务进行连续的和全方位的管理，最终符合临床要求。

实验室质量体系：为了实现以患者为中心，为临床提供准确、可靠检验结果的目标，临床实验室建立质量管理体系，确立质量方针和提出的质量目标，建立健全的管理体制，对影响检验质量和实现实验室目标的主导因素包括技术、原理和人员等加以有效地控制，以预防、减少、消除质量差错，用较低的质量成本向临床及患者提供满意的检验报告。目前可申请的国家认证的有ISO17025，ISO15189 体系，美国认证的有 CAP 体系等。此外，还有一些地方政府的强制性认证等都推动实验室质量体系的发展。

第三节 实验诊断的临床应用和评价

一、诊断性试验的临床评价

诊断性试验即诊断疾病的试验方法。随着医学科学的快速发展，新技术不断应用于实验诊断，新的检验项目和新的测定方法不断增加，临床中迫切要求对诊断性试验在临床使用中的价值作出评价。如何以最小的费用做必要的检验，达到最佳的诊断和治疗效果是当前共同关心的问题。

表示检验项目临床使用价值的公式有诊断灵敏度、诊断特异性和诊断准确度。

1. 诊断灵敏度 指某检验项目对某种疾病具有鉴别、确认的能力。诊断灵敏度的数学式为所有病人中获得真阳性结果的百分数。

2. 诊断特异性 指某检验项目确认无某种疾病的能力，它的数学式为所有非病人中获得真阴性结果的百分数。

3. 诊断准确度 是指某检验项目在实际使用中，所有检验结果中诊断准确结果的百分比。

4. 受试者工作特征曲线即 ROC 曲线 是一种坐标图式的分析工具，是以灵敏度即真阳性率为纵坐标，用 1 减去特异性即是假阳性率，为横坐标作图所得到的曲线。通过 ROC 曲线，可观察灵敏度和特异性之间的关系，一般来说，灵敏度增高，则特异性降低，反之亦然。ROC 曲线常用于确定最佳临界点，一般将曲线上最靠近左上的一点作为临界点。ROC 曲线还可用于比较不同的诊断性试验，将不同的诊断性试验结果绘制成 ROC 曲线，曲线下面积较大者诊断准确性高。

二、检验项目选择的基本思路

实验诊断是临床诊断的一个重要组成部分，通过实验室对有关标本检测的结果，可以有不同的临床意义：有的疾病可直接得到确定的诊断，如白血病依靠骨髓检查、内分泌腺体疾病依靠内分泌功能检查就可明确诊断；有些检查可有辅助诊断价值，如肝病或肾病进行肝、肾功能检查，医生不能单凭这些检验就作出诊断，必须结合临床资料综合分析后才能明确诊断；有的检验项目具有鉴别诊断的意义，如发热病人检验外周血白细胞的变化，白细胞和中性粒细胞比值增高，考虑可能是由化脓性感染所引起的，而淋巴细胞增高则可能为病毒感染所致。

因此，检验项目的选择应根据患者的临床情况、怀疑诊断、检验的目的确定。选择检验项目时应注意检验目的，如疾病的筛查、诊断、病情监测等不同目的；还应考虑试验的灵敏度、特异性等。

此外，对检验的技术性能如灵敏度、分析误差等也应有所了解。临床医生应根据筛查、诊断和病情监测等不同目的选择检验项目，避免无目的的大包围式检查，还应考虑卫生资源情况、患者负担能力和检验人员的工作负担。

（一）筛查试验

筛查试验指任何并非由于患者具有某种不适而寻求咨询所做的医学调查，即在无症状人群中筛查患有疾病的患者，如肝炎病毒的筛查。筛查试验应符合以下条件：

（1）疾病处于早期，可以识别，早期治疗可改善预后。

（2）已有有效治疗措施。

（3）筛查试验较简单，对患者无伤害而且可以为患者所接受。

（4）试验可能有假阳性及假阴性，这与误诊或漏诊对患者及医疗机构所带来后果的严重性有关。

由于无症状的人群中疾病的患病率一般很低，筛查试验应选择高灵敏度的试验以减少漏诊；筛查所面对的人群数量很大，应选择操作简单、廉价、危害小的试验。对于疾病筛查，应考虑：实验是否能改变患者的结局？如：筛查幽门螺杆菌能诊断早期胃癌吗？还应考虑试验的成本效益比、是否所有有危险因素的人都能接受检查、检查结果的处理等。

（二）诊断试验

诊断试验是指通过实验室的检查协助临床确诊的试验。如粪便检查发现有钩虫卵，即可诊断为钩虫病。用于确诊疾病的试验，一般应有较高的特异性以减少误诊。

（三）监测试验

监测试验主要用于监测疾病发展过程或疗效，有效的监测试验应符合下列条件：①所选的试验应与疾病病程或其严重程度密切相关；②能够用于治疗效果的评价监测；在观察或监测治疗效果时，应选择和疗效密切相关并且比较敏感的试验，如观察缺铁性贫血的治疗效果时，网织红细胞、红细胞计数或血红蛋白测定比红细胞体积分布宽度（RDW）准确，而在缺铁性贫血的鉴别诊断中 RDW 比红细胞计数或血红蛋白测定准确；监测肿瘤标志物变化，可了解肿瘤患者术后或放疗、化疗后的病情变化。监测药物疗效时，应考虑药物作用机制，如华法林抗凝治疗时应监测 PT，而肝素抗凝治疗时应监测 APTT。

（四）检验项目的组合

许多检验项目的敏感度、特异度有限，单独应用往往不能对疾病做出诊断。多数疾病的诊断需要结合患者的临床表现、多种实验室检查如血液、影像、器官功能检查等才能确诊。在诊断性试验的应用中，也可能采取多个试验联合的方法，如平行试验提高诊断的灵敏度，序列试验提高诊断的特异性。为向临床提供更多有效、实用的信息，帮助临床医生尽早确诊，根据不同疾病的特点及医院的实际情况，检验科也进行各种项目的合理组合，项目组合一般见于下列情况：

1. 为提高诊断敏感度或特异度而形成的组合 前者为平行试验，后者为序列试验。平行试验，指同时进行几项试验，其中任何一项试验结果阳性均认为试验结果阳性，平行试验提高了诊断性试验的灵敏度，但同时降低了特异性。序列试验指依次相继的试验，每个试验都为阳性时，试验结果才为阳性。序列试验提高了诊断的特异性，但降低了灵敏度。例如几种肿瘤标志物的联合应用以提高发现肿瘤的敏感性。

2. 为了解某个器官的功能情况或疾病病情信息而形成的组合　如肝功能检查、乙型肝炎各种血清标志物组合检测、尿常规检查、血细胞分析等。

3. 根据标志物出现的不同时间形成的组合　如怀疑急性心肌梗死时检测肌红蛋白、肌钙蛋白T或I和CK-MB、CK等的组合。

三、检验与临床沟通的重要性

1. 保证分析前质量　分析前工作大部分在实验室以外完成，分析前工作的质量决定了标本的质量，而检验标本的质量是影响检验结果准确性的重要因素。临床应按照实验室要求进行检验标本的采集、保存、运送，以保证标本质量。

2. 合理选择检验项目　随着检验技术发展，检验项目也在不断更新、增加，为临床医生提供了更多的检查手段，尤其是近几年新增加的项目，同时也增加了临床医师的可选择性。因此，临床医生应经常和检验人员交流，及时获得新检验项目信息。

3. 检验人员和临床医生知识更新　通过检验和临床联系，检验人员可以学到丰富的临床知识，而临床医生也可以更多地了解检验相关知识。

第四节　实验诊断的参考范围与医学决定水平

一、参考范围

检验的最终目的是衡量受检标本的结果是否异常，因此，各种检验项目都应有判断标准，即所谓的正常值或正常范围。正常值或正常范围是实验诊断沿用已久的概念，但这一提法的词义不清、概念欠精确。因为确定正常值范围，是以所谓“正常人”为对象，但这些“正常人”并不是指机体任何器官、组织的形态和功能都正常的人，而是排除了影响所研究指标的疾病及有关因素后，所确定的同质人群。因此目前一般用参考值或参考范围的概念替代过去的正常值、正常范围。

建立参考范围或参考区间的基本方法是选择足够数量的“正常”人（即参考个体）作为调查对象，根据实际测定条件进行准确的测定，然后进行统计学处理。在参考范围的制定过程中应注意参考人群的特点，如性别、年龄、职业、身高、体重、习惯、遗传、种族、地理位置等，还应注意收集样本时的环境与生理条件如体位、饮食（包括酒与饮料）、空腹时间、吸烟、住院或非住院、内分泌状况（月经周期、妊娠、口服避孕药）及用药情况、样本的收集与贮存方法、分析方法的可靠性等。此外，数据的统计处理也非常重要，呈正态分布的数据可采用均数加减标准差法，如“均数±2倍标准差”表示包括了95%的正常人的检测值，非正态分布的数据一般采用百分位数法确定参考范围。

确定参考范围应首先根据具体的专业知识确定参考限，是单侧还是双侧，例如血清钾、钠、糖等指标过高或过低均为病理性的异常改变，具有临床意义，参考范围应定为双侧；而淀粉酶、门冬氨酸氨基转移酶、丙氨酸氨基转移酶活性异常升高时才具有临床意义，因此参考范围应定为单侧。参考范围的确定一般以大多数人的检测数据为基础，例如将参考总体中99%、95%或90%的参考个体检测结果的分布范围定为参考范围或正常范围，其余则为可疑或异常，临床上常将95%的参考个体测定值的分布范围作为参考范围。

临床上还可能将危险因素或治疗阈值作为参考范围，如血清胆固醇水平超过6.5mmol/L时，发生冠心病的危险因素显著增加，因而将胆固醇水平高于6.5mmol/L作为异常。

某项目检测时，各医疗单位因使用的方法和仪器的不同，又可以有不尽一致的参考值，故各实验室对某项检验项目应建立自己的参考值，供临床参考用。

二、医学决定水平

医学决定水平又称为临床决定水平，是指不同于参考值的另一些限值，通过观察测定值是否高于或低于这些限值，可在疾病诊断中起到排除或确认的作用，或对某些疾病进行分级或分类，或对预后作出估计，以提示医师在临床上应采取何种处理方式或决定采取某种治疗措施等等。

以参考区间为基础，根据检验的不同目的，如用于早期诊断、疗效观察、流行病学调查等确定不同的临界值，综合分析参考区间与病理值的分布范围并结合医生的临床经验，制定出医生应采取措施的医学决定水平，可使诊断性试验得到更好的应用.

医学决定水平不同于一般的参考范围，同一检测项目可以有几个医学决定水平。例如需要进一步检查、采取治疗措施、估计预后等不同的医学决定水平。如甲胎蛋白（AFP）检测，参考范围是 AFP<25μg/L，而 AFP>25μg/L 可能为肝炎、肝硬化等疾病，AFP>400μg/L 为诊断原发性肝癌的阈值，这个值是参考区间的 16 倍。就诊断肝癌的目的而言，AFP 的正常参考范围是没有意义的。

临床上还可遇到检验结果略比参考值增高或降低称为临界值，对其意义的判断首先应排除技术或人为的误差，也可能是疾病早期或轻型的异常值，解释检验结果时必须结合其他临床资料全面考虑，以便能及时发现早期或潜伏期病人，必要时还需要进行动态观察，才有利于做出较为正确的判断。另外还有危急值及需要紧急抢救所需值等，也成为医学决定水平的内容。

危急值或紧急值是指某些检验结果出现异常超过一定界限时，可能危及患者的生命，医生必须紧急处理的检验结果。此时检验人员必须立即报告临床并记录，与急症报告概念不同。临床实验室的职能就是准确、迅速、及时地为临床医生提供具有诊断意义的检验信息和数据，因此，异常检验结果的处理及“危急值”的建立显得尤为重要。所谓检验“危急值”即当这种检验结果出现时，说明患者可能正处于危险的边缘状态，此时如果临床医生能及时得到检验信息，迅速给予患者有效的干预措施或治疗，即可能挽救患者生命，否则就有可能出现严重后果，失去最佳抢救机会。所以“危急值”是表示危及生命的检验结果，故把这种检验数据称为危急值。

危急值是累积临床经验而得的，不可能用参考区间进行估计。如成年人血糖>22.2mmol/L 或<2.2mmol/L、血清钙高于 3.5mmol/L 或低于 1.75mmol/L 等属于危急值；血液、脑脊液、胸腹水等标本中发现病原微生物时也必须立即通知临床。检验结果为危急值时，实验室应立即通知临床，临床往往需要立即对患者进行处理。危急值也是医学决定水平的一种。

（孙玉洁　张艳超）

第五节　血液检测概论

一、血液一般检查

人体在某些生理情况下或发生疾病时，常引起血液细胞成分发生数量或质量的变化。通过对血液中红细胞或白细胞数量和形态改变的检验，常有助于确定某些疾病的诊断，或可作为辅助诊断。故该项检验是临床上最常用和较重要的检验项目之一，是临床工作者必须掌握的基本知识和技能。

（一）红细胞的检测和血红蛋白的测定

红细胞计数是测定单位容量（每升）血液中红细胞的数量。血红蛋白测定即测定血液中各种血红蛋白的综合浓度。

【参考值】　健康人群血红蛋白和红细胞数参考值见表6-5-1。

表6-5-1　健康人群血红蛋白和红细胞数参考值

人群	参考值	
	血红蛋白	红细胞数
成年男性	120～160g/L	$(4.0\sim5.5)\times10^{12}/L$
成年女性	110～150 g/L	$(3.5\sim5.0)\times10^{12}/L$
新生儿	170～200 g/L	$(6.0\sim7.0)\times10^{12}/L$

【临床意义】

（1）红细胞及血红蛋白减少

1）生理性减少：孕妇在妊娠中后期，血浆容量明显增多，血液被稀释；6个月至2岁的婴幼儿生长发育迅速所致的造血原料相对不足，均可导致红细胞数和血红蛋白浓度下降，统称生理性贫血。

2）病理性减少：由于造血原料供应不足（如缺铁性贫血）、造血功能障碍（如再生障碍性贫血）或红细胞破坏、丢失过多等原因引起，常简称为病理性贫血。贫血时红细胞及血红蛋白同时减少，但由于病因不同，二者在减少程度上可不一致，如缺铁性贫血，由于铁质是血红蛋白的重要成分，血红蛋白的减少远较红细胞为甚；反之，在巨幼细胞贫血，则血红蛋白量减少的程度比红细胞相对较轻。因此，同时测定红细胞和血红蛋白，对贫血类型的鉴别有重要意义。

（2）红细胞及血红蛋白增多：可分为相对性增多和绝对性增多两类：

1）相对性增多：因血浆容量减少，使红细胞容量相对增加。见于严重呕吐、腹泻、大量出汗、大面积烧伤、慢性肾上腺皮质功能减退、尿崩症、甲状腺功能亢进危象、糖尿病酮症酸中毒等。

2）绝对性增多：临床上称为红细胞增多症，按发病原因可分为继发性和原发性两类，后者称为真性红细胞增多症。

A. 继发性红细胞增多症：是血中红细胞生成素增多所致。①红细胞生成素代偿性增加：因血氧饱和度减低所引起。红细胞增多的程度与缺氧程度成正比。生理性红细胞生成素代偿性增加见于胎儿及新生儿、高原地区居民。病理性增加则见于严重的慢性心、肺疾患如阻塞性肺气肿、肺源性心脏病、发绀型先天性心脏病，以及携氧能力低的异常血红蛋白病等。②红细胞生成素非代偿性增加：红细胞生成素增加是与某些肿瘤或肾脏疾患有关，如肾癌、肝细胞癌、卵巢癌、肾胚胎瘤、肾上腺皮质腺瘤、子宫肌瘤以及肾盂积水、多囊肾等。

B. 真性红细胞增多症：是一种原因未明的红细胞增多为主的骨髓增殖性疾病，目前认为是多能造血干细胞受累所致。其特点为红细胞持续性显著增多，可高达$(7\sim10)\times10^{12}/L$，血红蛋白达180～240g/L，全身总血容量也增加，白细胞和血小板也不同程度增多。

（3）红细胞形态改变：病理情况下外周血中常见的红细胞形态异常有以下几种：

1）大小异常

A. 小红细胞：红细胞直径小于6μm。见于低色素性贫血，如缺铁性贫血。细胞体积可变小，中央淡染区扩大，红细胞呈小细胞低色素性。球形细胞的直径也小于6μm，但其厚度增加，血红蛋白充盈好，细胞着色深，中央淡染区消失。

B. 大红细胞：直径大于10μm。见于溶血性贫血，急性失血性贫血，也可见于巨幼细胞贫血。

C. 巨红细胞：直径大于15μm。常见于叶酸或（和）维生素B_{12}缺乏所致的巨幼细胞贫血。巨红细胞常呈椭圆形，内含血红蛋白量高，中央淡染区常消失。

D. 红细胞大小不均：红细胞大小悬殊，直径可相差一倍以上。这种现象见于病理造血，反映骨髓中红细胞系增生明显旺盛。

在增生性贫血如缺铁性贫血、溶血性贫血、失血性贫血等贫血达中度以上时，均可见某种程度的红细胞大小不均，而在巨幼细胞贫血时尤为明显。

2）形态异常：较常见的有：

A. 球形细胞：直径小于6μm，厚度增加大于2.9μm。细胞体积小，圆球形，着色深，中央淡染区消失。主要见于遗传性球形细胞增多症，也可见于自身免疫性溶血性贫血。涂片中此种细胞约占20%以上时才有诊断参考价值。

B. 椭圆形细胞：红细胞的横径/长径<0.78，呈卵圆形，或两端钝圆的长柱状。巨幼细胞贫血时可见到巨椭圆形红细胞。

C. 口形细胞：红细胞中央淡染区呈扁平裂缝状，宛如微张口的嘴形或鱼口状。

正常人血涂片中偶见，如多达10%以上，常见于遗传性口形细胞增多症。少量可见于弥散性血管内凝血（DIC）及酒精中毒时。

D. 靶形细胞：此种细胞的中央淡染区扩大，中心部位又有部分色素存留而深染，状似射击之靶标。有的中心深染区像从红细胞边缘延伸出的半岛状或柄状。珠蛋白生成障碍性贫血、异常血红蛋白病，靶形细胞常占20%以上。少量也可见于缺铁性贫血、其他溶血性贫血以及黄疸或脾切除后的病例。

3）结构的异常：红细胞中出现异常结构。

A. 嗜碱性点彩：红细胞内含有细小嗜碱性点状物质，是核糖体凝集而成的。有时与嗜多色性并存，也可发现于有核红细胞胞质内。

大量增多并呈粗颗粒状点彩，多见于铅中毒，也可见于骨髓增生旺盛的其他贫血如巨幼细胞贫血等。

B. 染色质小体：红细胞内含有圆形紫红色小体，直径0.5～1μm，1个或数个，是核的残余物质，亦可出现于晚幼红细胞中，此小体多见于溶血性贫血、巨幼细胞贫血、红白血病及其他增生性贫血。

C. 卡-波环：成熟红细胞内出现一条很细的淡紫红色线状体呈环形或“8”字形，曾认为是核膜的残余物。

目前认为可能是纺锤体的残余物或是胞质中脂蛋白变性所致，提示严重贫血、溶血性贫血、巨幼细胞贫血、铅中毒及白血病等。

D. 有核红细胞：正常成人有核红细胞均存在于骨髓之中，外周血涂片中除在新生儿可见到有核红细胞外，成人如出现有核红细胞，均属病理现象。主要见于：①各种溶血性贫血；②红白血病；③髓外造血，如骨髓纤维化；④其他，如骨髓转移癌，严重缺氧等。

（二）白细胞计数和白细胞分类计数

【参考值】 白细胞数：成人（4～10）$\times10^9$/L；新生儿（15～20）$\times10^9$/L；6个月至2岁（11～12）$\times10^9$/L。

白细胞分为以下5种，其正常百分数和绝对值见表6-5-2。

表 6-5-2　五种白细胞正常百分数和绝对值

细胞类型	百分数（%）	绝对值（$\times10^9$/L）
中性粒细胞（N）		
杆状核（st）	0～5	0.04～0.05
分叶核（sg）	50～70	2～7
嗜酸粒细胞（E）	0.5～5	0.05～0.5
嗜碱粒细胞（B）	0～1	0～0.1
淋巴细胞（L）	20～40	0.8～4
单核细胞（M）	3～8	0.12～0.8

【临床意义】　白细胞总数高于正常参考值称白细胞增多，低于正常参考值称白细胞减少。

大多情况下，白细胞总数的增多或减少主要受中性粒细胞数量的影响，白细胞总数增多或减少的临床意义和中性粒细胞数量变化的意义相同。

外周血涂片，经 Wright 染色后观察其形态，白细胞可分为下列 5 种类型，即中性粒细胞、嗜酸粒细胞、嗜碱粒细胞、淋巴细胞和单核细胞。

（1）中性粒细胞（N）：在外周血中可分为中性杆状核粒细胞和中性分叶核粒细胞两类。

细胞体呈圆形，直径为 10～13μm。胞质丰富，染粉红色，含较多细小均匀的淡粉红色中性颗粒。

胞核为深紫红色，染色质紧密成块状，核形弯曲呈杆状者称杆状核，有时核弯曲盘绕而呈 C 形、S 形、V 形或不规则形；

如核呈分叶状称分叶核，通常为 2～5 叶，叶与叶之间经细丝相连，一般以 2～3 叶居多，病理情况下分叶可达 10 叶。

1）中性粒细胞增多：中性粒细胞增多常伴随白细胞总数的增多。

在生理情况下，外周血白细胞及中性粒细胞一天内存在着变化，下午较早晨为高；妊娠后期及分娩时，剧烈运动或劳动后，饱餐或淋浴后，高温或严寒等均可使其暂时性升高。生理性增高都是一过性的，通常不伴有白细胞质量的变化。

病理性增多见于：

A. 急性感染：特别是化脓性球菌（如金黄色葡萄球菌、溶血性链球菌、肺炎链球菌等）感染为最常见的原因。增高程度与病原体种类、感染部位和程度以及机体的反应性等有关。如局限性的轻度感染，白细胞总数可在正常范围，仅可见中性粒细胞百分数有所增高。中等程度感染时，白细胞总数可增高至（10～20）$\times10^9$/L，中性粒细胞百分数增高，并伴有核左移。严重的全身性感染如发生菌血症、败血症或脓毒血症时，则白细胞可明显增高，达（20～30）$\times10^9$/L，中性粒细胞百分数也明显增高，并伴明显核左移和中毒性改变。但在某些极重度感染时，白细胞总数不但不高，反而减低。

B. 严重的组织损伤及大量血细胞破坏：严重外伤，较大手术后，大面积烧伤，急性心肌梗死及严重的血管内溶血后 12～36h，白细胞总数及中性粒细胞可增多。

C. 急性大出血：在急性大出血后 1～2h 内，周围血中的血红蛋白的含量及红细胞数尚未下降，而白细胞数及中性粒细胞却明显增多，特别是内出血时，白细胞可高达 20×10^9/L。

D. 急性中毒：代谢紊乱所致的代谢性中毒，如糖尿病酮症酸中毒、尿毒症和妊娠中毒症；急性化学药物中毒，如急性铅、汞中毒及安眠药中毒等；生物性中毒如昆虫毒、蛇毒、毒蕈中毒等白细胞及中性粒细胞均可增多。

E. 白血病、骨髓增殖性疾病及恶性肿瘤：大多数白血病患者外周血中白细胞数量呈不同程度的增多，可达数万甚至数十万。急性或慢性粒细胞白血病时，可见到各发育阶段的粒系细胞，尤其多见幼稚阶段细胞。各类恶性肿瘤，特别是消化道恶性肿瘤，如肝癌、胃癌等可引起白细胞及中性粒细胞增多。

2）中性粒细胞减少：白细胞总数低于 $4\times10^9/L$ 称白细胞减少。当中性粒细胞绝对值低于 $1.5\times10^9/L$，称为粒细胞减少症；低于 $0.5\times10^9/L$ 时称为粒细胞缺乏症。

引起中性粒细胞减少的原因有：

A. 感染：特别是革兰阴性杆菌感染，如伤寒、副伤寒杆菌感染时，白细胞总数与中性粒细胞均减少。某些病毒感染性疾病，如流感、病毒性肝炎、水痘、风疹、巨细胞病毒感染时，白细胞亦常减低。某些原虫感染，如疟疾、黑热病时白细胞亦可减少。

B. 血液系统疾病：再生障碍性贫血，非白血性白血病、恶性组织细胞病、巨幼细胞贫血、严重缺铁性贫血、阵发性睡眠性血红蛋白尿，以及骨髓转移癌等，白细胞减少同时常伴血小板及红细胞减少。

C. 物理、化学因素损伤：X 线、γ 射线、放射性核素等物理因素，化学物质如苯、铅、汞等，以及化学药物如氯霉素、磺胺类药、抗肿瘤药、抗糖尿病及抗甲状腺药物等均可引起白细胞及中性粒细胞减少。

D. 单核-吞噬细胞系统功能亢进：各种原因引起的脾脏肿大及其功能亢进，如门脉性肝硬化、淋巴瘤等病常见白细胞及中性粒细胞减少。

E. 自身免疫性疾病：如系统性红斑狼疮等，产生自身抗体导致白细胞减少。

3）中性粒细胞的核象变化：病理情况下，中性粒细胞核象可发生变化，出现核左移或核右移现象（图 6-5-1）。

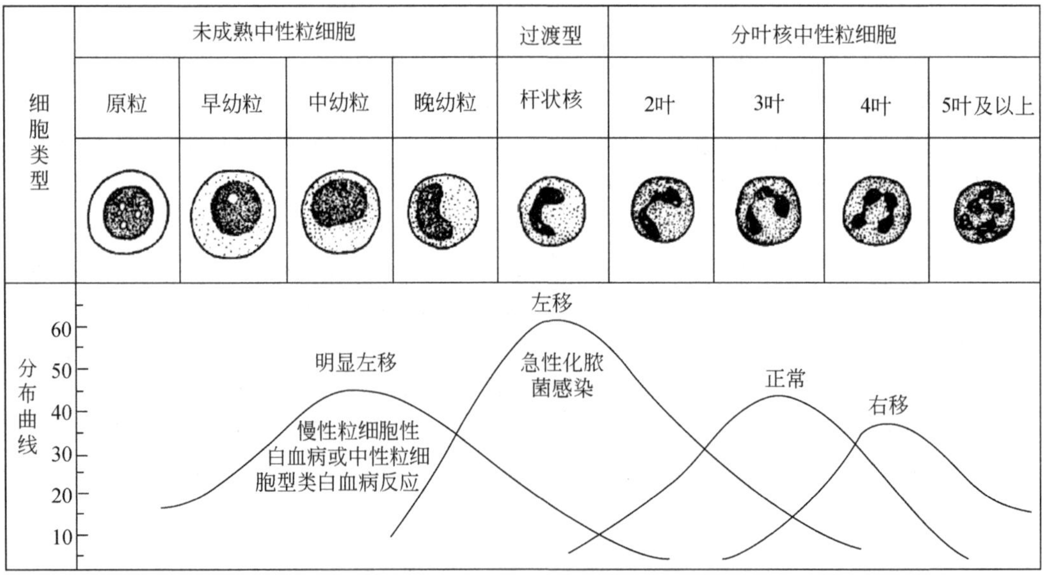

图 6-5-1　中性粒细胞核象变化

A. 核左移：周围血中出现不分叶核粒细胞（包括杆状核粒细胞、晚幼粒、中幼粒或早幼粒细胞等）的百分率增高（超过 5%）时，称为核左移。

常见于感染，特别是急性化脓性感染、急性失血、急性中毒及急性溶血反应等。白血病和类白血病反应，也可出现核极度左移现象。

B. 核右移：周围血中若中性粒细胞核出现 5 叶或更多分叶，其百分率超过 3% 者，称为核右移。

主要见于巨幼细胞贫血及造血功能衰退，也可见于应用抗代谢药物，如阿糖胞苷或 6-巯基嘌呤等。在炎症的恢复期，可出现一过性核右移。如在疾病进展期突然出现核右移的变化，则表示预后不良。

4）中性粒细胞形态异常

A. 中性粒细胞的中毒性改变：在严重传染性疾病（如猩红热）、各种化脓性感染、败血症、恶性肿瘤、中毒及大面积烧伤等病理情况下，中性粒细胞可发生下列中毒性和退行性变化。①细胞大小不均：表现为细胞胞体增大，细胞大小悬殊。见于病程较长的化脓性炎症或慢性感染时。可能是骨髓幼稚中性粒细胞受内毒素等影响发生不规则分裂增殖所致。②中毒颗粒：中性粒细胞胞质中出现粗大，大小不等、分布不均、染色呈深紫红或紫黑色，谓之为中毒颗粒。中性粒细胞碱性磷酸酶（NAP）活性显著增高。③空泡形成：中性粒细胞胞质或胞核中可见单个或多个，大小不等的空泡，可能是细胞质发生脂肪变性所致。④杜勒小体：是中性粒细胞胞质中毒性变化而保留的局部嗜碱性区域。圆形或梨形呈云雾状天蓝色或蓝黑色，直径 1 ~ 2μm。⑤核变性：是中性粒细胞胞核出现固缩，溶解及碎裂的现象。

B. 巨多分叶核中性粒细胞：细胞胞体较大，直径达 16 ~ 25μm，核分叶过多，常超过 5 叶以上，甚至在 10 叶以上，核染色质疏松。多见于巨幼细胞贫血或应用抗代谢药物治疗后。

C. 棒状小体：为白细胞胞质中出现红色细杆状物质，一个或数个，长约 1 ~ 6μm，故称为棒状小体。棒状小体一旦出现在细胞中，就可拟诊为急性白血病。

D. 其他：系与遗传有关的异常形态变化。

（2）嗜酸粒细胞（E）：细胞呈圆形，直径为 13 ~ 15μm。

胞质内充满粗大、整齐、均匀、紧密排列的橘红色或鲜红色嗜酸性颗粒，折光性强。胞核多为两叶，呈眼镜状，深紫色。嗜酸粒细胞容易破碎，颗粒可分散于细胞周围。

临床意义：

1）嗜酸粒细胞增多

A. 过敏性疾病：支气管哮喘、药物过敏、荨麻疹、食物过敏、血管神经性水肿、血清病等外周血嗜酸粒细胞增多可达 10% 以上。

B. 寄生虫病：血吸虫病、蛔虫病、钩虫病等血中嗜酸粒细胞增多，常达 10% 或更多。

C. 皮肤病：如湿疹、剥脱性皮炎、天疱疮、银屑病等可见外周血嗜酸粒细胞轻、中度增高。

D. 血液病：如慢性粒细胞白血病、嗜酸粒细胞白血病、淋巴瘤、多发性骨髓瘤、嗜酸粒细胞肉芽肿等，外周血嗜酸粒细胞可有不同程度增高，有的可伴幼稚嗜酸粒细胞增多。

2）嗜酸粒细胞减少：常见于伤寒、副伤寒初期，大手术、烧伤等应激状态，或长期应用肾上腺皮质激素后。

（3）嗜碱粒细胞（B）：胞体呈圆形，直径为 10 ~ 12μm。胞质紫红色内有少量粗大但大小不均、排列不规则的黑蓝色嗜碱性颗粒，常覆盖于核面上。胞核一般为 2 ~ 3 叶，因被颗粒遮盖，核着色较浅，而使分叶有模糊不清感。

临床意义：

1）嗜碱粒细胞增多：见于血液病：慢性粒细胞白血病、嗜碱粒细胞白血病，以及骨髓纤维化等。转移癌时嗜碱粒细胞亦增多。

2）嗜碱粒细胞减少：无临床意义。

（4）淋巴细胞（L）：可分为大淋巴细胞与小淋巴细胞，前者直径在 10 ~ 15μm，占 10%；后者直径为 6 ~ 10μm，占 90% 。胞体呈圆形或椭圆形。大淋巴细胞的胞质丰富，呈蔚蓝色，内含少量紫红色嗜天青颗粒；小淋巴细胞胞质很少，甚至完全不见，呈深蓝色。胞核均呈圆形或椭圆形，偶见凹陷，深紫色，染色质聚集成块状。

临床意义：

1）淋巴细胞增多：儿童期淋巴细胞较高，婴儿出生时淋巴细胞约占35%，粒细胞占65%。4～6天后淋巴细胞可达50%，与粒细胞比例大致相等。

4～6岁时，淋巴细胞比例逐渐减低，粒细胞比例增加，逐渐达正常成人水平。此为儿童期的淋巴细胞生理性增多。

病理性淋巴细胞增多见于：

A. 感染性疾病：主要为病毒感染，如麻疹、风疹、水痘、流行性腮腺炎、传染性单核细胞增多症、传染性淋巴细胞增多症、病毒性肝炎、流行性出血热，以及柯萨奇病毒、腺病毒、巨细胞病毒等感染。

B. 肿瘤性疾病：急性和慢性淋巴细胞白血病、淋巴瘤。

C. 急性传染病的恢复期

2）淋巴细胞减少：主要见于应用肾上腺皮质激素、烷化剂、抗淋巴细胞球蛋白等的治疗以及放射线损伤、免疫缺陷性疾病、丙种球蛋白缺乏症等。

3）异形淋巴细胞：外周血中有时可见到一种形态变异的不典型淋巴细胞，称为异形淋巴细胞。

根据细胞形态学特点将其分为3型：

A. Ⅰ型（泡沫型）：最多见。胞体较淋巴细胞稍大，核呈圆形或椭圆形，染色质呈粗网状或小块状不规则排列。胞浆丰富，深蓝色，含空泡或呈泡沫状，此型又称浆细胞型。

B. Ⅱ型（不规则型）：胞体较大，细胞外形常不规则，似单核细胞，常有多个伪足呈花边状，核圆形或不规则形，染色质较粗糙致密，胞浆丰富，多为浅蓝或蓝色，有透明感，边缘着色较深，一般无空泡，可有少量嗜天青颗粒。此型又称单核细胞型。

C. Ⅲ型（幼稚型）：胞体大，核圆形或椭圆形，染色质呈筛状结构，有1～2个核仁，胞浆深蓝色可有少数空泡。

异形淋巴增多可见于：①感染性疾病。引起淋巴细胞增多的病毒性疾病均可出现异形淋巴细胞，尤其是传染性单核细胞增多症、流行性出血热等疾病，可高达10%以上。②药物过敏。③输血、血液透析或体外循环术后，可能与细胞肥大病毒又称涎腺病毒感染有关。④其他疾病如免疫性疾病、粒细胞缺乏症、放射治疗等也可出现异形淋巴细胞。

（5）单核细胞（M）：胞体大，直径为14～20μm，呈圆形或不规则形。胞质较多，染淡蓝或灰蓝色，内含较多的细小、灰尘样的紫红色颗粒。细胞核大，核形不规则，呈肾形、马蹄形等，常折叠扭曲，淡紫红色，染色质细致、疏松如网状。

临床意义：

1）单核细胞增多：婴幼儿及儿童单核细胞可增多，属生理性增多。

病理性增多见于：

A. 某些感染：如感染性心内膜炎、疟疾、黑热病、急性感染的恢复期、活动性肺结核等，单核细胞明显增多。

B. 某些血液病：如单核细胞白血病、粒细胞缺乏症恢复期、多发性骨髓瘤、恶性组织细胞病、淋巴瘤、骨髓增生异常综合征等也可见单核细胞增多。

2）单核细胞减少：无临床意义。

二、血液的其他检查

（一）网织红细胞检测

网织红细胞是晚幼红细胞脱核后的细胞。由于胞质内还残存核糖体等嗜碱性物质，煌焦油蓝或新亚甲蓝染色，呈现浅蓝或深蓝色的网织状细胞而得名。网织红细胞较成熟红细胞稍大，直径为8～9.5μm，是Wright染色血涂片中的嗜多色性红细胞。

【参考值】　百分数0.005～0.015；绝对数（24～84）$\times10^9$/L。

【临床意义】

（1）网织红细胞增多：表示骨髓红细胞系增生旺盛，常见于溶血性贫血、急性失血；缺铁性贫血、巨幼细胞贫血及某些贫血病人治疗后，如补充铁或维生素B_{12}及叶酸后。

（2）网织红细胞减少：表示骨髓造血功能减低，常见于再生障碍性贫血，在骨髓病性贫血（如急性白血病等）时，骨髓中异常细胞大量浸润，使红细胞增生受到抑制，网织红细胞也减少。

（二）血细胞比容测定

血细胞比容（HCT）又称血细胞压积（PCV）是指血细胞在血液中所占容积的比值。用抗凝血在一定条件下离心沉淀即可测得。

【参考值】

微量法：男（0.467±0.039）L/L；女（0.421±0.054）L/L。

温氏法：男0.40～0.50L/L（40～50vol%）；平均0.45L/L。女0.37～0.48L/L（37～48vol%）；平均0.40L/L。

【临床意义】

血细胞比容测定可反映红细胞的增多或减少，但受血浆容量改变的影响，同时也受红细胞体积大小的影响。

（1）血细胞比容增高：各种原因所致的血液浓缩，血细胞比容常达0.50以上。

临床上测定脱水病人的血细胞比容，作为计算补液量的参考。各种原因所致的红细胞绝对性增多时，血细胞比容均增加，如真性红细胞增多症时，可高达0.60以上，甚至达0.80。

（2）血细胞比容减低：见于各种贫血。由于贫血类型不同，红细胞体积大小也有不同，血细胞比容的减少与红细胞数减少并不一定成正比。将红细胞数、血红蛋白量和血细胞比容三者结合起来，有助于贫血的鉴别诊断。

（三）红细胞沉降率测定

红细胞沉降率（ESR或血沉率）是指红细胞在一定条件下沉降的速率；它受多种因素影响。①血浆中各种蛋白的比例改变，如血浆中纤维蛋白原或球蛋白增加或清蛋白减少；②红细胞数量和形状：红细胞减少时血沉加快，球形红细胞增多血沉减慢。

【参考值】

男性0～15/1h末；女性0～20/1h末。

【临床意义】

（1）血沉增快

1）生理性增快：12岁以下的儿童、60岁以上的高龄者、妇女月经期、妊娠3个月以上血沉可加快，其增快可能与生理性贫血或纤维蛋白原含量增加有关。

2）病理性增快：①各种炎症性疾病：急性细菌性炎症时，炎症发生后2～3天即可见血沉增快。风湿热、结核病时，因纤维蛋白原及免疫球蛋白增加，血沉明显加快。②组织损伤及坏死：如急性心肌梗死时血沉增快，而心绞痛时则无改变。③恶性肿瘤：增长迅速的恶性肿瘤血沉增快，可能与肿瘤细胞分泌糖蛋白（属球蛋白）、肿瘤组织坏死、继发感染或贫血等因素有关。④各种原因导致血浆球蛋白相对或绝对增高时，血沉均可增快，如慢性肾炎、肝硬化、多发性骨髓瘤、巨球蛋白血症、淋巴瘤、系统性红斑狼疮、亚急性感染性心内膜炎、黑热病等。⑤其他：部分贫血患者，血沉可轻度增快。动脉粥样硬化、糖尿病、肾病综合征、黏液水肿等患者，血中胆固醇高，血沉亦见增快。

（2）血沉减慢：一般临床意义较小，严重贫血、球形红细胞增多症和纤维蛋白原含量重度缺乏者，血沉可减慢。

三、血栓和止血检测

（一）出血时间

将皮肤刺破后，让血液自然流出到血液自然停止所需的时间称为出血时间（BT）。BT 的长短与血小板的数量、功能以及血管壁的通透性、脆性有关；当某些血液因子（血管性血友病因子和纤维蛋白原等）缺乏时也会导致出血时间延长。

【参考值】 WHO 推荐用模板法或出血时间测定器法（TBT）测定。参考值为（6.9±2.1）min，超过 9min 为异常。

【临床意义】 BT 延长见于：①血小板明显减少：如原发性和继发性血小板减少性紫癜。②血小板功能异常：如血小板无力症（GT）和巨血小板综合征（BSS）。③严重缺乏血浆某些凝血因子：如血管性血友病（vWD）、弥散性血管内凝血（DIC）。④血管异常：如遗传性出血性毛细血管扩张症（HHT）。⑤药物影响：如服用抗血小板药物（阿司匹林等）、抗凝药（肝素等）和溶栓药（rt-PA 等）。

（二）束臂试验

束臂试验又称毛细血管脆性试验（CFT）或毛细血管抵抗力试验（CRT）。通过给手臂局部加压（标准压力）使静脉血流受阻，致毛细血管负荷增加，检查一定范围内皮肤出现出血点的数目来估计血管壁的通透性和脆性。血管壁的通透性和脆性与其结构和功能、血小板的数量和质量以及血管性血友病因子（vWF）等因素有关。如果上述因素有缺陷，血管壁的脆性和通透性增加，新的出血点便增多。

【参考值】 5cm 直径的圆圈内新的出血点，成年男性低于 5 个，儿童和成年女性低于 10 个。

【临床意义】 新的出血点超过正常范围高限值为该试验阳性。见于：

（1）血管壁的结构和（或）功能缺陷：如遗传性出血性毛细血管扩张症、过敏性紫癜、单纯性紫癜以及其他血管性紫癜。

（2）血小板数量和功能异常：原发性和继发性血小板减少症、血小板增多症以及遗传性和获得性血小板功能缺陷症等。

（3）血管性血友病（vWD）。

（4）其他：如高血压、糖尿病、败血症、维生素 C 缺乏症、尿毒症、肝硬化和某些药物等。

（三）血小板计数

血小板计数（PC 或 Plt）是计数单位容积（L）周围血液中血小板的数量，可以采用镜下目视法，目前多用自动化血细胞分析仪检测。

【参考值】 （100～300）$\times 10^9$/L。

【临床意义】

（1）血小板减少：PC 低于 100×10^9/L 称为血小板减少。可见于：

血小板的生成障碍：见于再生障碍性贫血、放射性损伤、急性白血病、巨幼细胞贫血、骨髓纤维化晚期等。

血小板破坏或消耗增多：见于原发性血小板减少性紫癜（ITP）、SLE、恶性淋巴瘤、上呼吸道感染、风疹、新生儿血小板减少症、输血后血小板减少症、DIC、TTP、先天性血小板减少症。

血小板分布异常：如脾肿大（肝硬化、Banti 综合征）、血液被稀释（输入大量库存血或大量血浆）等。

（2）血小板增多：血小板数超过 400×10^9/L 为血小板增多。

原发性增多：见于骨髓增殖性疾病，如真性红细胞增多症和原发性血小板增多症、骨髓纤维化早期及慢性粒细胞白血病等；

反应性增多：见于急性感染、急性溶血、某些癌症患者，这种增多是轻度的，多在 500×10^9/L 以下。

（四）活化的部分凝血活酶时间测定

在受检血浆中加入活化的部分凝血活酶时间（APTT）试剂（接触因子激活剂和部分磷脂）和 Ca^{2+}后，观察血浆凝固所需要的时间。它是内源凝血系统较为灵敏和最为常用的筛选试验。

【参考值】 手工法：为 31～43s，也可用血液凝固分析仪检测。必须指出本试验需设正常对照值，测定值与正常对照值比较，延长超过 10 s 以上为异常。

【临床意义】

（1）APTT 延长：见于因子Ⅻ、Ⅺ、Ⅹ、Ⅸ、Ⅷ、Ⅴ、Ⅱ、PK（激肽释放酶原）、HMWK（高分子量激肽原）和纤维蛋白原缺乏，尤其用于 FⅧ、Ⅸ、Ⅺ缺乏以及它们的抗凝物质增多；此外，APTT 是监测普通肝素和诊断狼疮抗凝物质（LA）的常用试验。

（2）APTT 缩短：血栓性疾病和血栓前状态（PTS），但灵敏度和特异度差。

（五）凝血时间

试管法：静脉血放入试管（玻璃试管、塑料试管）中，观察自采血开始至血液凝固所需的时间，称为凝血时间（CT）。

本试验是反映由因子Ⅻ被负电荷表面（玻璃）激活到纤维蛋白形成，即反映内源凝血系统的凝血过程。

【参考值】 试管法：4～12min；硅管法：15～32min；塑料管法：10～19min。

【临床意义】

（1）CT 延长见于：①因子Ⅷ、Ⅸ、Ⅺ明显减少，即依次分别为血友病 A、B 和因子Ⅺ缺乏症。②凝血酶原、因子Ⅴ、Ⅹ等重度减少，如严重的肝损伤等。③纤维蛋白原严重减少，如纤维蛋白减少症、DIC 等。④应用肝素、口服抗凝药时。⑤纤溶亢进使纤维蛋白原降解增加时。⑥循环抗凝物质增加，如肝素和类肝素物质增多等。⑦DIC，尤其在失代偿期或显性 DIC 时 CT 延长。

（2）CT 缩短：见于高凝状态，但敏感度差。

（六）血浆凝血酶原时间测定

在被检血浆中加入 Ca^{2+}和组织因子（TF）或组织凝血活酶，观测血浆的凝固时间，称为血浆凝血酶原时间（PT）。它是外源凝血系统较为灵敏和最为常用的筛选试验。

【参考值】

（1）手工法和血液凝固仪法：参考值为 11～13s 或（12±1s）。

必须指出本试验需设正常对照值。测定值超过正常对照值 3s 以上为异常。

（2）凝血酶原时间比值（PTR）受检血浆的凝血酶原时间（s）/正常人血浆的凝血酶原时间（s）的比值。参考值为 1.0±0.05（0.82～1.15）。

（3）国际正常化比值（INR）：$INR = PTR^{ISI}$ 参考值依 ISI 不同而异，一般为 1.0±0.1。

ISI 为国际灵敏度指数，ISI 越小，组织凝血活酶的灵敏度越高。因此做 PT 检测时必须用标有 ISI 值的组织凝血活酶。

【临床意义】

（1）PT 延长：先天性凝血因子Ⅰ（纤维蛋白原）、Ⅱ（凝血酶原）、Ⅴ、Ⅶ、Ⅹ缺乏；获得性凝血因子缺乏，如严重肝病、维生素 K 缺乏、纤溶亢进、DIC、使用抗凝药物（如口服抗凝剂）和异常抗凝血物质等。

（2）PT 缩短：血液高凝状态（HCS）如 DIC 早期、心肌梗死、脑血栓形成、深静脉血栓形成（DVT）、多发性骨髓瘤等，但敏感性和特异性差。

（3）PTR 及 INR 是监测口服抗凝剂的首选指标 WHO 推荐用 INR，国人的 INR 以 2.0～2.5 为宜，一般不要>3.0，也不要<1.5。

（七）血浆凝血因子Ⅷ、Ⅸ、Ⅺ、Ⅻ促凝活性测定

受检血浆中分别加入缺乏 FⅧ、FⅨ、FⅪ和 FⅫ的基质血浆、白陶土磷脂悬液和 Ca^{2+} 溶液，分别记录开始出现纤维蛋白丝所需的时间。然后从各自的标准曲线中分别计算出受检血浆中 FⅧ：C、FⅨ：C、FⅪ：C 和 FⅫ：C 相当于正常人的百分率（%）。

【参考值】 一期法：FⅧ：C 为 103%±25.7%；FⅨ：C 为 98.1%±30.4%；FⅪ：C 为 100%±18.4%；FⅫ：C 为 92.4%±20.7%。

【临床意义】

（1）增高：见于血栓前状态和血栓性疾病：如静脉血栓形成、肺栓塞、妊高征、晚期妊娠、口服避孕药、肾病综合征、恶性肿瘤以及肝脏疾病。

（2）减低

FⅧ：C 减低：见于血友病 A、血管性血友病、血中存在因子Ⅷ抗体、DIC 等；

FⅨ：C 减低：见于血友病 B、肝脏病、维生素 K 缺乏症、DIC、口服抗凝药物等；

FⅪ：C 减低：见于因子Ⅺ缺乏症、肝脏疾病、DIC 等；FⅫ：C 减低：见于先天性因子Ⅻ缺乏症、肝脏疾病、DIC 和某些血栓性疾病等。

（八）血浆凝血酶时间

血酶时间（TT）是在受检血浆中加入“标准化”凝血酶溶液，测定开始出现纤维蛋白丝所需的时间。

【参考值】 手工法：16～18s；也可用血液凝固分析仪检测。

必须指出本实验需设正常对照值。受检 TT 值延长超过正常对照值 3s 以上为延长。

【临床意义】

（1）TT 延长：见于低（无）纤维蛋白原血症和异常纤维蛋白原血症；血中纤维蛋白（原）降解产物（FDPs）增高；血中有肝素或类肝素物质存在（如肝素治疗中、SLE 和肝脏疾病等）。

（2）TT 缩短：无临床意义。

（九）D-二聚体定性试验

D-二聚体（*D*-dimer，*D*-D）是交联纤维蛋白降解产物之一，为继发性纤溶特有的代谢物。抗*D*-D单克隆抗体包被于胶乳颗粒上，受体血浆中如果存在*D*-二聚体，将产生抗原-抗体反应，胶乳颗粒发生聚集现象。

【参考值】　胶乳颗粒比阴性对照明显粗大者为阳性，正常人为阴性。

【临床意义】　*D*-D阴性是排除深静脉血栓（DVT）和肺血栓栓塞（PE）的重要试验，阳性也是诊断DIC和观察溶血栓治疗的有用试验。凡有血块形成的出血，本试验均可阳性，故其特异性低，敏感度高；但在陈旧性血块时，本试验又呈阴性。

（十）血浆硫酸鱼精蛋白副凝固试验（3P试验）

受检血浆加入硫酸鱼精蛋白溶液，如果血浆中存在可溶性纤维蛋白单体（sFM）与纤维蛋白降解产物（FbDP）复合物，则鱼精蛋白使其解离析出纤维蛋白单体，纤维蛋白单体自行聚合成肉眼可见的纤维状物，此则为阳性反应结果。本试验特异性强，敏感性低。

【参考值】　正常人为阴性。

【临床意义】

（1）阳性：见于DIC的早、中期。但在恶性肿瘤、上消化道出血、外科大手术后、败血症、肾小球疾病、人工流产、分娩等也可出现假阳性。

（2）阴性：见于正常人、晚期DIC和原发性纤溶症等。

本试验是鉴别原发性纤溶症和继发性纤溶症（DIC）的试验之一。

（十一）检测项目的选择和应用

血栓与止血的检查主要用于出血倾向、出血性疾病以及血栓前状态、血栓性疾病的临床诊断、鉴别诊断、病情观察、疗效评价和预后判断等，也用于抗凝和溶栓治疗的监测。

1. 出血性疾病的实验室检查分型及各自的筛检项目　出血性疾病的分型及各自的实验室筛检项目（表6-5-3）。

表6-5-3　出血性疾病的分型及各自的实验室筛检项目

临床表现	血管壁-血小板异常型	凝血-纤溶异常型
出血部位	多为皮肤黏膜，较为广泛	多为深部的肌肉及关节腔，较局限
出血性质	点片状出血或月经过多	较大血肿
关节血肿	很少见	血友病多见
性别	ITP女性居多	血友病多为男性发病
药物史	可有抗血小板药物史	可有应用抗凝药物史
食物史	可有食用黑木耳等史	常与食物无关
月经量	常增多	不一定增多
鼻出血及龈血	多见	较少见
颅内出血	多见	少见，个别血友病有
其他内脏出血	少见	多见

续表

临床表现	血管壁-血小板异常型	凝血-纤溶异常型
表浅创伤后	出血常较重	出血常较轻
手术中出血	常较重，局部压迫止血效果较持久	常较轻，但术后出血较重，局部压迫止血效果不持久
过筛试验	BT、CFT、Plt	PT、KPTT、TT（或fg定量）

注：以上两型表现都有的是血管性血友病，以皮肤黏膜出血为主，部位相对固定，也可见深部组织出血（但少见）

筛检试验出现异常时的初步诊断（见表6-5-4）。

表6-5-4 筛检试验出现异常时的初步诊断

CFT	BT	BPC	APTT	PT	TT	Fg定量	初步诊断
阳性	N/↑	N	N	N	N	N	血管壁异常
阳性	↑	↓	N	N	N	N	BPC减少
阳性	↑	N	N	N	N	N	BPC功能异常
阴性	N	N	↑	N	N	N	FⅧ、Ⅸ、Ⅺ缺乏
阴性	N	N	↑	↑	N	N	因子Ⅱ缺乏
阴性	N	N	↑	↑	↑	↓	纤维蛋白原缺乏
阴性	↑	N	↑	↑	↑	N	抗凝物质增多
阳性	↑	↓	↑	↑	↑	↓	纤溶亢进

注：↑表示延长，↓表示缩短或减少，N表示正常

特殊检查：

1）Plt减少，BT延长，CFT阳性：Plt数量减低。此时需结合骨髓像检查及血小板相关免疫球蛋白（PAIg）检测。

2）Plt数量正常，BT延长，CFT阳性：血浆中缺乏VWF（VWD），可作VWF定量；或血小板功能异常，可作血小板黏附、聚集功能试验。

3）APTT延长，PT正常：内源性凝血因子先天性缺陷。首先测定FⅧ、Ⅸ、Ⅺ促凝活性，其次检查FⅫ、PK、HMWK因子。

4）APTT延长，PT延长：共同途径凝血因子缺陷，VK缺乏、严重肝病或凝血因子先天性缺陷症：Ⅱ、Ⅴ、Ⅶ和Ⅹ促凝活性测定；也可因为血浆中抗凝物质增多或纤溶亢进。可检查血浆游离肝素时间，TT，狼疮抗凝物质测定，纤维蛋白原定量，纤溶酶原活性（PLG：A），纤溶酶原活化抑制物-1活性（PAI-1：A），α_2-纤溶酶抑制物（α_2-PI：A），血浆纤维蛋白肽$B\beta_{1\sim42}$，血浆纤维蛋白肽$B\beta_{15\sim42}$等。

5）APTT正常，PT延长：外源性凝血因子先天性缺陷，Ⅱ、Ⅴ、Ⅶ和Ⅹ促凝活性测定等。

2. 血栓性疾病诊断试验的选择和应用 血栓前状态也称血栓前期，是机体在某些病理状态下，血液中的无形成分和有形成分的生化及流变学特性发生了改变，成为血栓形成或血栓性疾病的潜在危险因素。

（1）筛选试验：①APTT和（或）PT缩短；②纤维蛋白原（Fg）定量增加；③血小板黏附率和（或）聚集率增高；④血液黏度增高。

（2）确证试验：①vWF：Ag 增高：反映血管内皮细胞损伤；②β-血小板球蛋白（β-TG）增高反映血小板被激活；③可溶性纤维蛋白单体复合物（SFMC）增高反映凝血酶活性增强或形成增多；④抗凝血酶活性（AT：A）减低提示凝血酶活性增强；⑤FDP 和 *D*-二聚体增高反映纤溶酶活性增强。

（3）特异性检验：①血管内皮细胞受损的特异指标：凝血酶调节蛋白（TM）和（或）血浆内皮素-1（ET-1）增高。②血小板异常活化的标志：P-选择素和（或）11-去氢-血栓烷 B2 增高。③凝血活性增强：凝血酶原片段 1+2（F1+2）和（或）纤维蛋白肽 A（FPA）增高。更早期的指标还可检测因子Ⅹ、Ⅺ及因子Ⅸ的特征性活化肽和组织因子（TF）。更直接的诊断指标是测定血栓前体蛋白（TPP）即可溶性纤维蛋白单体复合物（SFMC）水平的升高。④凝血酶活性增强：凝血酶-抗凝血酶复合物（TAT）增高。⑤血栓性疾病的独立危险因子：对于患有糖尿病、高血压、肾病、妊娠高血压综合征、冠心病、恶性肿瘤等疾病的患者，同型半胱氨酸（HCY）已成为必做的监测指标。

3. DIC 诊断试验的选择和应用　一般诊断试验中，同时有下列 3 项以上试验异常者可诊断为 DIC。

（1）Plt 进行性下降，低于 $100\times10^9/L$（急性白血病和肝病需低于 $50\times10^9/L$）或有下列两项以上血小板活化分子标志物血浆水平的增高：①β-TG；②PF_4；③TXB_2；④P-选择素（GMP-140）。

（2）血浆 Fg 进行性减低，低于 1.5g/L（肝病低于 1.0 g/L，急性白血病低于 1.8g/L）或增高超过 4g/L。

（3）FDP 超过 20mg/L（肝病超过 60mg/L），3P 试验阳性或 *D*-二聚体水平较正常对照值增高 4 倍以上（阳性）。

（4）PT 延长或缩短 3s 以上（肝病>5s）；APTT 延长 10s 以上或缩短 5s 以上。

（5）AT 活性低于 60%（不适用于肝病）或蛋白 C（PC）活性减低。

（6）血浆 PLG：Ag 低于 200mg/L。

（7）因子Ⅷ：C 低于 50%（肝病必备）。

（8）ET-1 水平超过 80pg/ml，或 TM 较正常增高 2 倍以上。

4. 抗凝和溶栓治疗实验室监测试验的选择和应用

（1）普通肝素（uFH）和低分子量肝素（LMWH）的监测

1）uFH：首选 APTT 作为监测试验，使 APTT 测定值维持在正常对照值的 1.5～2.5 倍；也可选用 uFH 血浆浓度测定，使其维持在 0.2～0.51U/ml。

2）LMWH：较大剂量 LMWH 也需监测。可选用因子 Xa 抑制试验（抗因子 Xa 活性测定），使其维持在 0.2～0.5AFXaIU/ml。

3）血小板计数：无论应用 uFH 或 LMWH，均需测血小板计数，维持在正常范围内，若低于 $50\times10^9/L$ 需暂时停药。

4）血浆 AT 活性（AT：A）测定：使其维持在 80%～120% 为宜。因为 AT：A 低于 70% 肝素效果减低，低于 50% 肝素效果明显减低，低于 30% 肝素失效。

（2）口服抗凝剂的监测：可选用血浆凝血酶原时间比率（PTR），使其维持在 1.5～2.0 为佳，若 PTR 超过 2.0 时其出血并发率增加 22%，若 PTR 低于 2.0 时其出血并发率仅为 4%。然而，WHO 推荐应用 INR 作为首选口服抗凝剂的监测试验，国人的 INR 维持在 2.0～3.0 之间为宜。

（3）溶栓治疗的监测：选用纤维蛋白原（Fg）、凝血酶时间（TT）和纤维蛋白（原）降解产物（FDP）作为出血监测的实验室指标。目前多数作者认为 Fg 维持在 1.2～1.5g/L，TT 测定值维持在正常对照值的1.5～2.5倍，FDP在（300～400）mg/L最为适宜。

（4）抗血小板治疗的监测：①BT：出血时间测定器法，使其结果维持在治疗前的1.5倍为宜；②血小板计数（BPC）：维持在（50～60）$\times10^9$/L为宜；③血小板聚集试验（PAgT）：结果降至治疗前的50%为宜。

（5）降纤药的监测：①纤维蛋白原含量（Fg）测定，测定值维持在1.5～2.0g/L；②血小板计数在（50～60）$\times10^9$/L为宜。

四、血型鉴定与交叉配血试验

自1900年Landsteiner发现ABO血型系统以来，血型学已发展成一门独立学科。血型（blood group）是一种遗传多态性物质，多种血液成分如红细胞、白细胞、血小板及某些血浆蛋白均有同种抗原，受独立的遗传基因控制，当给缺乏某种抗原的个体输入该抗原时，可以产生相应的抗体。由若干个相互关联的抗原、抗体组成的血型体系，称为血型系统。如红细胞血型系统、人类主要组织相容性抗原（HLA）系统又称白细胞抗原系统、血小板血型系统、血清型等。随着新血型系统的不断发现，输血的研究日益深入，输血的治疗效果日益增加。

（一）血型检验的临床应用

1. 输血 输血前必须准确鉴定供血者与受血者的血型，选择同型血，进行交叉配血，完全相合时才能输血。

2. 新生儿溶血病（HDN） 主要为母、婴血型不合引起。母亲的IgG类抗体通过胎盘进入胎儿体内，与胎儿红细胞结合，从而使致敏的红细胞在分娩前后破坏加速、发生溶血。在我国最多见的是ABO系统引起的HDN，其次为Rh系统引起的HDN。

3. 器官移植 ABO抗原是一种强移植抗原。受者与供者必须ABO血型相符才能移植。HLA配型中，供体和受体的HLA-A、B、D、DR完全相同者移植存活率明显高于不同者，特别是HLA-DR的配合尤为重要。

4. 其他 血型检查还可用于亲缘鉴定、法医学鉴定以及与某些疾病相关性的调查等。

（二）红细胞血型系统

到目前为止，已报道的人类红细胞血型有27个系统，如ABO、MN、P、Rh、Lutheran、Kell、Lewis等，每个血型系统中可含有一个或几个不同的抗原，其临床意义取决于该系统的抗体在体内破坏红细胞的能力以及在人体中产生抗体的能力。最重要的是ABO血型系统，其次为Rh血型系统。

1. ABO血型系统检测 根据红细胞上是否存在A、B抗原，血清中是否存在抗A或抗B抗体。ABO血型系统可分为A、B、O、AB四种血型。其中抗体有天然抗体和免疫抗体。所谓天然抗体是指没有可察觉的免疫刺激，而“天然”存在于人体的抗体。这些天然抗体以IgM为主。免疫抗体以IgG为主，常是通过输注异型抗原刺激产生的，如异型输血，母子血型不同的妊娠或注射含有血型物质的制品等。抗A和抗B主要是IgM，也可以是IgM与IgG或IgM、G、A的混合体。而O型血清以IgG为主。O型人血清中不仅有抗A、抗B抗体，还含有一种抗A、B抗体。未经免疫的O型人血清中有少量抗A、B抗体，如有输血不当或因妊娠使O型人接触了A或B抗原。可以引起免疫型抗A、B抗体的增加。

ABO系统中尚存在一些变异型，简称为亚型。A、B血型均存在亚型，但以A亚型最多见。常见的A亚型有A_1、A_2、A_3、A_x及A_m，其中最重要的是A_1和A_2亚型。A_1亚型的血清中含有B抗体，A_2亚型的血清中除含B抗体外，尚可有少量的A_1抗体，故A_1与A_2之间的输血可能引起输血反应。由于A抗原中有A_1、A_2两种主要亚型，故AB型中也有A_1B和A_2B两种主要亚型。

（1）ABO血型鉴定：ABO血型抗体能在生理盐水中与相应的红细胞抗原结合而发生凝集反应。常规的方法包括正向定型与反向定型，前者是用标准A、B、O型血清鉴定红细胞上的抗原，后者是用标准A、B、O型红细胞对血清中的抗体反向定型，凡出现红细胞凝集者为阳性，红细胞呈散在游离者为阴性。要求两种试验同时进行，以防差错。只有被检者红细胞上的抗原鉴定和血清中的抗体检定所得结果完全相符时，才能肯定血型类别（表6-5-5）。

表6-5-5　红细胞ABO血型的常规鉴定

正向定型		反向定型					结果判读
抗A血清	抗B血清	抗AB血清	（O型血清）	A细胞	B细胞	O细胞	
-	-	-		+	+	-	O型
+	-	+		-	+	-	A型
-	+	+		+	-	-	B型
+	+	+		-	-	-	AB型

注：+表示凝集；-表示不凝集

亚型红细胞的抗原性较弱，易造成定型错误。如抗A血清效价低时，可将A_2或A_2B红细胞误定为O型或B型。A_x与抗A（B型）血清几乎不发生反应，易误定为O型，但与抗AB（O型）血清可以发生凝集，可能是因为抗A的效价不同所致。所以加用O型血清和反向定型，可避免此类错误。同时，加用O型红细胞还可检出被检者的血清中是否含有与ABO血型系统无关的红细胞异常抗体，如冷凝集素或自身抗体。当需要区分A_1和A_2时，需用抗A_1抗体。

（2）交叉配血试验：输血前必须进行交叉配血试验，其做法是使供血者红细胞与受血者血清反应和受血者红细胞与供血者血清反应，观察两者是否出现红细胞凝集反应，由于配血试验主要是检查受血者血清中有无破坏供血者红细胞的抗体，故前者称为主侧，后者称为次侧，两者合称为交叉配血。一般而言，对无输血史的男性患者只需作盐水凝集试验。但对有输血史者，或曾经生育过的女性，特别是小孩有新生儿黄疸史的母亲，还应当用不完全抗体配血试验，以防止因不完全抗体引起的溶血性输血反应。

2. Rh血型系统检测　1940年Landsteiner和Wiener用恒河猴（Rhesus monkey）的红细胞免疫家兔，所得抗血清能与85%的白人红细胞发生凝集反应，因此认为这些人的红细胞上有与恒河猴红细胞相同的抗原，于是将此抗原命名为Rh抗原。已经鉴定出的Rh抗原有40多种，与其相应的抗体一起形成了一个复杂的Rh血型系统。

（1）Rh系统的抗原：Rh抗原主要有C、c、D、E和e等5种，这5种抗原的抗原性强弱依次为D、E、C、c、e，以D的抗原性最强，大多数Rh血型不合的输血反应和新生儿Rh溶血病都是由于抗D引起。所以如今用抗D作Rh系统血型鉴定，通常称含D抗原的红细胞为Rh阳性，不含D抗原的红细胞为Rh阴性。据调查，我国汉族人中Rh阴性率小于1%。

Rh系统也有较多的亚型，有较大临床意义的有D^u。D^u是D抗原的变异体，D^u的抗原性比正常的D弱得多，在临床上容易将D^u定为Rh阴性，但D^u毕竟是Rh阳性细胞，但如果把D^u血输给有抗D者，也可能产生严重的溶血性输血反应，D^u型婴儿也可以发生新生儿溶血病。为防止D^u的漏检，应采用间接抗人球蛋白试验或吸收扩散试验来检测。

（2）Rh系统的抗体：Rh血型系统的天然抗体很少，主要是由Rh血型不合输血或通过妊娠产生，这些抗体均为IgG，但在免疫应答的早期，也有部分IgM的产生。IgG型抗体因其分子量小，可以通过胎盘而引起新生儿溶血病。

（3）Rh 血型鉴定：Rh 血型系统的抗体主要有 5 种、即抗 D、抗 E、抗 C、抗 c、抗 e，如果同时用这 5 种标准血清鉴定 Rh 血型，则可把 Rh 表型分为 18 种。由于临床实验室不易得到 5 种 Rh 抗血清，故常规只用抗 D 血清检查在 Rh 抗原中的抗原性最强、出现频率高、临床意义较大的 D 抗原。Rh 抗体属 IgG，系不完全抗体，不能在盐水介质中与红细胞发生凝集。鉴定 Rh 血型，常采用低离子强度盐水试验、酶介质法、抗人球蛋白法、聚凝胺法等试验技术。

（4）Rh 系统检测的临床意义

A. 溶血性输血反应：正常人血清中一般不存在天然 Rh 抗体，故在第一次输血时，往往不会发生 Rh 血型不合。Rh 阴性的受血者接受了 Rh 阳性血液输入后便可产生免疫性 Rh 抗体，如再次接受 Rh 阳性血液，即出现溶血性输血反应。如果将含 Rh 抗体的血液输给另外一个 Rh 阳性的人，也可以致敏受血者的红细胞而产生溶血。由于 Rh 抗体一般不结合补体，所以由 Rh 血型不合引起的溶血性输血反应是一种血管外溶血反应，以高胆红素血症为其特征。虽然 99% 以上中国人为 Rh 阳性，但现在由于各国的交流和治疗性输血机会的渐多，此抗体在临床发生的概率有所增加，所以在输血前应检查 Rh 血型，避免因有 Rh 获得性抗体而致免疫性溶血。

B. 新生儿 Rh 溶血病：是母亲与胎儿的血型不合，典型的病例为胎儿之父为 Rh 阳性（DD 或 Dd），母为 Rh 阴性（dd），胎儿为 Rh 阳性（Dd）。胎儿的红细胞如果经过受损伤的胎盘进入母体，刺激母体产生免疫性抗 Rh 抗体，此抗体可以通过胎盘进入胎儿血液循环、与胎儿红细胞表面的 Rh 抗原结合，即可引起胎儿红细胞破坏而造成溶血。第一胎因产生的 Rh 抗体很少，故极少发生溶血。但第二次妊娠后，再次受到抗原的刺激，产生的抗体增多而常引起新生儿溶血病。若孕妇曾有输 Rh 阳性血液史或第一胎妊娠前曾有流产史，则第一胎也可发病。Rh 溶血病发病率高低与群体中 Rh 阴性者的发生率多少有关。我国汉族中，Rh 阴性者小于 1%，因此汉族人中 Rh 溶血病较为少见，但在有些少数民族中，Rh 阴性的发生率较高，应予重视。

（三）白细胞抗原系统

白细胞抗原可分为白细胞本身特有的以及与其他血液成分共有的两大类，后者包括 HLA 抗原及某些红细胞血型抗原。

HLA 是 1954 年 Dausset 首先在人类白细胞上发现的，称为人类白细胞抗原（HLA）。HLA 系统是人类最主要的组织相容性复合物（MHC），又称组织相容性抗原。它是一种膜抗原，不仅是白细胞所特有，除存在于淋巴细胞、单核细胞、粒细胞外，还存在于血小板、原纤维细胞，以及胎盘、肾、脾、肺、肝、心、精子、皮肤等组织细胞上。

1987 年在第十届国际组织相容讨论会上确定了 HLA 的命名标准，以控制 HLA 遗传基因座位的名称命名。HLA 系统的遗传受控于第 6 号染色体短臂上紧密连锁的基因座。HLA 是共显性遗传，每个基因座上的等位基因紧密按顺序连锁，构成一个单倍型，来自父母各一方的一个单倍型组成一个人的基因型，故 HLA 系统是一个复杂的多态性遗传系统。目前已发现 HLA 系统有 140 多种特异性抗原，通过不同的组合，人类可有上亿种不同组合的白细胞抗原型。

HLA 配型在器官移植时对提高移植物存活率有非常密切的关系。供体和受体的 HLA-A、B、D、DR 完全相同者的存活率明显高于不同者，特别是 HLA-DR 的配合对提高移植物的存活率尤为重要。HLA 还可作为遗传标志，用来研究人类学以及与疾病的相关性，广泛应用于基础医学、临床医学、预防医学、社会医学、法医学等方面。

（四）血小板抗原及抗体

人类血小板表面具有复杂的血小板血型抗原，通常分为血小板非特异性抗原和特异性抗原。

非特异性抗原是与其他血液成分共有的抗原，如与红细胞共有的抗原有 ABO、Mn、P、Ii 等；

与白细胞共有的抗原有 HLA。血小板特异性抗原为血小板本身特有的抗原。

按 ICSH（国际血液学标准化委员会）和 ISBT（国际输血协会）的命名，血小板抗原系统主要有 HPA-1、HPA-2 系统。HPA-1 亦称 Zw 系统（或称 PIA 系统，两者为同一抗原）；HPA-2 亦称 Ko 系统。此外，还有 HPA-3、HPA-4、HPA-5 系统，这些抗原系统均是由遗传决定的。

血小板抗体包括同种抗体和自身抗体。血小板同种抗体是由输血、输血小板或妊娠等同种免疫反应产生。当再输入血小板后，可使输入的血小板迅速破坏，或降低输入血小板的存活时间，造成输血后血小板减少症。或在输血后约 1 周左右发生紫癜，称输血后紫癜。

HPA-1 系统的抗体多为 IgG，可通过胎盘引起新生儿血小板减少性紫癜。多数原发性血小板减少性紫癜患者血清中可检得血小板自身抗体。这种抗体可通过胎盘使新生儿发生一过性免疫性血小板减少症。

（五）血清蛋白成分的抗原特异性

由于遗传基因的不同，已发现血清蛋白中的许多成分，如免疫球蛋白、结合珠蛋白、清蛋白、铜蓝蛋白、运铁蛋白、血清酶型以及红细胞酶型等，均有差别，具有抗原特异性。

（张艳超）

第六节　临床免疫学检验概论

临床免疫学检验是研究免疫学技术在医学领域中应用的一门科学。在掌握免疫基本理论的基础上，侧重研究体液免疫功能检查、细胞免疫功能检测、肿瘤标志物检测、自身免疫性疾病的免疫学检测、移植免疫的实验室检测、感染性疾病的免疫学检测等。其应用范围已涉及相关疾病的诊断、防治、发病机制的研究。

一、体液免疫功能检查

（一）血清免疫球蛋白检测

免疫球蛋白（Ig）是由浆细胞合成分泌的一组具有抗体活性或化学结构的球蛋白。存在于机体的血液、体液、外分泌液和部分细胞的膜上。免疫球蛋白具有极其重要的生理功能，特别是血清和体液免疫球蛋白含量可因疾病而发生变化，并可反映机体的体液免疫功能状态，结合临床表现，有助于感染性疾病、免疫增生性疾病和免疫缺陷病等的鉴别诊断、疾病监控和预后判断。按重链性质分，免疫球蛋白可分为 IgG、IgA、IgM、IgD、IgE 五种类型。

血清中的 IgG、IgM、IgA 的含量较高，可采用单向环状免疫扩散法、免疫比浊法等进行测定。

IgD、IgE 的含量较低，常用 ELISA、放射免疫（RIA）、荧光偏振技术、化学发光法进行测定。

1. IgG 的检测　IgG 于出生后 3 个月开始合成，3 ~ 5 岁接近成人水平。在血液中含量最高，占血清总 Ig 的 75% ~ 80%，是抗感染的主要抗体。是唯一能通过胎盘的抗体，通过自然被动免疫使新生儿获得免疫抗体。

【参考值】　IgG：7.0 ~ 16.6g/L。

【临床意义】　①IgG 增高：常见于各种慢性感染、慢性肝病、胶原血管病、淋巴瘤以及自身免疫性疾病如系统性红斑狼疮（SLE）、类风湿关节炎等；单纯性 IgG 增高主要见于免疫增殖性疾病，如 IgG 型分泌型多发性骨髓瘤（MM）等。②IgG 降低：见于各种先天性和获得性体液免疫缺陷病、联合免疫缺陷病、重链病、轻链病、肾病综合征、病毒感染及服用免疫抑制剂的患者。还可见于代谢性疾病，如甲状腺功能亢进和肌营养不良也可有血 IgG 浓度降低。

2. IgA 的检测 IgA 分为血清型 IgA 与分泌型 IgA（SIgA）两种。血清型占总 Ig 的 10～15%。分泌型主要存在于分泌液中，如：唾液、泪液、母乳、鼻腔分泌液、支气管分泌液及胃肠道分泌液。SIgA 由呼吸道、消化道、泌尿生殖道的淋巴样组织合成，其浓度变化与这些部位的局部感染、炎症或肿瘤等病变密切相关。

【参考值】 成人血清 IgA 为 0.7～5.00g/L；SIgA 唾液平均为 0.3g/L，泪液为 30～80g/L，初乳平均为 5.06g/L，粪便平均为 1.3g/L。

【临床意义】 ①IgA 增高：见于 IgA 型 MM、SLE、类风湿关节炎、肝硬化、湿疹和肾脏疾病等。②IgA 降低：见于反复呼吸道感染、非 IgA 型 MM、重链病、轻链病、原发性和继发性免疫缺陷病、自身免疫性疾病和代谢性疾病（如甲状腺功能亢进、肌营养不良）等。

3. IgM 检测 IgM 分子量最大，占总血清 Ig 的 5%～10%。IgM 是初次免疫应答反应中的 Ig，在机体受抗原刺激后，是最先产生的抗体。是个体发育过程中最早出现的抗体，在胚胎发育晚期的胎儿即能产生 IgM。IgM 是血管内抗感染的主要抗体，具有强的凝集抗原的能力。

【参考值】 成人血清 IgM：0.40～2.80g/L。

【临床意义】 ①IgM 增高：见于初期病毒性肝炎、肝硬化、类风湿关节炎、SLE 等。由于 IgM 是初次免疫应答中的 Ig，因此单纯 IgM 增加常提示为病原体引起的原发性感染。②IgM 降低：见于先天性免疫缺陷症、免疫抑制疗法后、淋巴系统肿瘤、肾病综合征及代谢性疾病（如：甲状腺功能亢进、肌营养不良）等。

4. IgE 检测 IgE 是在正常人血清中含量最少，占总血清 Ig 的 0.002%，为亲细胞抗体，是介导Ⅰ型超敏反应的抗体，因此检测血清总 IgE 和特异性 IgE 对Ⅰ型变态反应的诊断和过敏原的确定有重要价值。

【参考值】 男：31～5500μg/L，或 503～759U/ml（ELISA 法）。女：31～2000μg/L，或，277～397U/ml（ELISA 法）。

【临床意义】 ①IgE 增高：见于Ⅰ型超敏反应、肝脏病、结节病、类风湿关节炎、特异性皮炎、过敏性哮喘、过敏性鼻炎、间质性肺炎、荨麻疹、嗜酸粒细胞增多症、疱疹样皮炎、寄生虫感染、支气管肺曲菌病等疾病。②IgE 降低：见于 AIDS、原发性丙种球蛋白缺乏症、恶性肿瘤、免疫抑制剂治疗后和共济失调性毛细血管扩张症等。

此外，IgD 增高：见于 IgD 型多发性骨髓瘤、妊娠末期、大量吸烟者。

5. 血清 M 蛋白检测 M 蛋白或称单克隆免疫球蛋白，是一种单克隆 B 细胞增殖产生的具有相同结构和电泳迁移率的免疫球蛋白分子及其分子片段。

【参考值】 蛋白电泳法、免疫比浊法或免疫电泳法，正常人为阴性。

【临床意义】 M 蛋白血症可分为恶性 M 蛋白血症和意义不明 M 蛋白血症两类。前者多见于：多发性骨髓瘤、原发性巨球蛋白血症、SIgM 病、半分子病、慢性淋巴细胞白血病和不完全骨髓瘤蛋白病等。后者见于恶性淋巴瘤与良性 M 蛋白血症。

（二）血清补体检验

补体（C）是人或动物血清中的一组具有酶活性的糖蛋白，在机体免疫系统中发挥抗感染和免疫调节的作用，也参与免疫病理反应。它由传统途径的九种成分 C1（C1q、C1r、C1s）～C9，旁路途径的三种成分及其衍生物、B、D、P、H、I 等因子组成。补体系统功能下降及补体成分的减少对某些疾病的诊断与疗效观察有极其重要的意义。补体成分或调控蛋白的遗传缺陷可导致自身免疫性疾病、复发性感染和血管神经性水肿。

1. 总补体溶血活性检测　补体经典途径的溶血活性（CH50）检测。

【参考值】　试管法：50～100U/ml。

【临床意义】　主要反映补体经典途径（C1～C9）的综合水平。①总补体溶血活性（CH_{50}）增高：见于急性炎症、组织损伤和某些恶性肿瘤、自身免疫疾病如类风湿关节炎、SLE等。②总补体溶血活性（CH_{50}）减低：合成减少如先天性补体缺陷症、病毒性肝炎、慢性肝病、肝硬化、重症营养不良等。消耗增加见于各急性肾小球肾炎、系统性红斑狼疮、类风湿关节炎等。丢失过多见于大面积烧伤、肾病综合征等。

2. 补体C1q检测　C1q是构成补体C1的重要组分。C1是由一个C1q分子、2个C1r分子和2个C1s分子构成的钙离子依赖性复合物。目前C1q为常规检测项目。

【参考值】　ELISA法：0.18～0.19g/L；免疫比浊法：0.025～0.05g/L。

【临床意义】　C1q增高：见于血管炎、骨髓炎、类风湿关节炎、痛风、过敏性紫癜、硬皮病等。C1q降低：见于SLE、混合型结缔组织疾病、重度营养不良、肾病综合征、肾小球肾炎、重症联合免疫缺陷等。

3. 补体C3、C4检测　C3是一种由肝脏合成的β_2-球蛋白，由α和β两条多肽链组成。C3在补体系统各成分中含量最多，是经典途径和旁路途径的关键物质。C4是一种多功能β_1-球蛋白。在补体活化、促进吞噬、防止免疫复合物沉着和中和病毒等方面发挥作用。

【参考值】　成人血清C3：0.90～1.80g/L。成人血清C4：0.10～0.40g/L。

【临床意义】　①增高：常见于急性炎症、全身性感染、风湿热急性期、皮肌炎、关节炎、心肌梗死、Reiter综合征、恶性肿瘤、组织损伤、妊娠等。②减低：见于合成能力下降的疾病如慢性活动性肝炎、慢性肝病、肝硬化、肝坏死、先天性补体缺乏（如遗传性C3、C4缺乏症）等；补体消耗与丢失过多的疾病如活动性SLE、类风湿关节炎活动期、大面积烧伤等。

二、细胞免疫检测

人体的淋巴细胞是一不均一的细胞群体，主要包括T、B和NK细胞等与免疫应答有关的细胞。它们又分别有若干不同免疫功能的亚群，免疫应答或者炎症时产生许多细胞因子如白细胞介素、干扰素、肿瘤坏死因子、集落刺激因子、生长因子和趋化细胞因子等六类。细胞免疫检测常用于自身免疫性疾病、免疫缺陷病、肿瘤患者治疗前后细胞免疫功能的变化、骨髓移植和器官移植过程中免疫功能监护、感染性疾病和超敏反应性疾病的免疫功能监测、某些疾病的发病机制研究等。不同群淋巴细胞数量和功能的变化，可用以判断细胞免疫功能。

（一）T细胞亚群的检测

T细胞由一群功能不同的异质性淋巴细胞组成，由于它在胸腺内分化成熟故称为T细胞。成熟T细胞由胸腺迁出，移居于外周淋巴器官淋巴结的副皮质区和脾白髓小动脉的周围。具有不同功能的成熟的T细胞属小淋巴细胞，在形态学上不能区分，但可依据其细胞膜表面分子的不同加以鉴定。

1. E玫瑰花结形成试验　T细胞表面有特异性绵羊红细胞（E）受体和T细胞抗原识别受体（TCR），其中E受体曾广泛被用作鉴定和计数T细胞的标志。T细胞表面的E受体，可与绵羊红细胞结合形成花结样细胞，称为红细胞玫瑰花结形成试验或E玫瑰花结形成试验（ERFT），现逐渐被检测CD抗原方法所取代。

【参考值】　ERFT为（64.4±6.7）%。

【临床意义】　①降低：见于免疫缺陷性疾病，如恶性肿瘤、免疫性疾病、某些病毒感染、大面积烧伤、多发性神经炎、淋巴增殖性疾病。②升高：见于甲状腺功能亢进症、甲状腺炎、重症肌无力、慢性活动性肝炎、SI。E 活动期及器官移植排斥反应等。

2. T 细胞转化试验 T 淋巴细胞体外培养时，被植物血凝素（PHA）或刀豆蛋白 A（ConA）刺激，代谢活跃，从而转化为母细胞，部分细胞发生有丝分裂。常见检测方法有形态学检测法和溴化甲基噻唑二苯四唑（MTT）检测法。

【参考值】 形态学法：转化百分率为（60.1±7.6）%。

【临床意义】 同 T 淋巴细胞花结形成试验。本试验主要用于体外检测 T 细胞的生物学功能，反映机体的细胞免疫水平；也用以估计疾病的疗效和预后。

3. T 细胞分化抗原测定 T 细胞膜表面有多种特异性抗原。统称其为白细胞分化抗原（CD）。目前测定的方法主要有流式细胞术、免疫荧光法等。

【参考值】 国内尚无统一的参考区间。流式细胞术：CD3 为 61%～85%；CD4 为 28%～58%；CD8 为 19%～48%；CD4/CD8 为 1.5～2.5。

【临床意义】 ①CD3 降低：见于自身免疫性疾病，如 SLE、类风湿关节炎等。②CD4 降低：见于巨细胞病毒感染、慢性活动性肝炎、恶性肿瘤、遗传性免疫缺陷症、艾滋病、应用免疫抑制剂者。③CD8 增高：传染性单核细胞增多症急性期、自身免疫性疾病、慢性活动性肝炎、肿瘤及病毒性感染等。④CD4/CD8 比值减低：见于 SLE 肾病、传染性单核细胞增多症、急性巨细胞病毒感染、艾滋病（常<0.5）。⑤CD4/CD8 比值增高：见于肺腺癌、扁平上皮癌、类风湿关节炎、Ⅰ型糖尿病等，监测器官移植排斥反应时，CD4/CD8 比值增高预示可能发生排斥反应。

（二）B 细胞分化抗原检测

B 细胞是在鸟类法氏囊或其同功器官（骨髓）内发育成熟的细胞，因此称为法氏囊或骨髓依赖的淋巴细胞，简称 B 细胞。B 细胞受抗原刺激后可分化为产生抗体的浆细胞，B 细胞是体内唯一能产生抗体（免疫球蛋白分子）的细胞。应用 CD19、CD20 和 CD22 等单克隆抗体，分别与 B 细胞表面抗原结合。通过免疫荧光法、免疫酶标法或流式细胞技术进行检测，分别求出 CD19、CD20、CD22 等细胞阳性百分率和 B 淋巴细胞数。

【参考值】 流式细胞术：一般建议为 CD19：（11.74±3.73）%。

【临床意义】 ①CD19 升高：见于急慢性淋巴细胞白血病、多发性骨髓瘤和 SLE 等。②降低：见于严重联合免疫缺陷病、性联丙种球蛋白缺乏症等。

（三）自然杀伤细胞免疫检测

自然杀伤细胞（NK cell）是一种异质性、多功能的细胞群，NK 细胞介导天然免疫应答，它不依赖抗体和补体，既能直接杀伤靶细胞具有抗肿瘤、抗感染和免疫调节作用，也参与移植排斥反应和自身免疫性疾病的发生。尤其是在抗肿瘤的免疫监视作用中处于第一道防线。

自然杀伤细胞活性测定 同 T 淋巴细胞亚群检测。分子标志位 $CD3^{-}CD16^{+}CD56^{+}$

【参考值】 国内无统一参考区间，免疫荧光法一般建议为 7%～40%。

【临床意义】 NK 细胞活性可作为判断机体抗肿瘤和抗病毒感染的指标之一。在血液系统肿瘤、实体瘤、免疫缺陷病、艾滋病和某些病毒感染患者，NK 细胞活性减低；宿主抗移植物反应者，NK 细胞活性升高。

（四）细胞因子检测

细胞因子（CK）是一类由免疫细胞（淋巴细胞、单核巨噬细胞等）和相关细胞（成纤维细胞、内皮细胞等）产生的具有广泛多样性生物学作用的蛋白质或多肽分子。检测细胞因子及其相应受体可了解免疫活性细胞及其他细胞的免疫功能、协助某些疾病的诊断、病程观察、疗效判断及细胞因子治疗监测等。

目前常见细胞因子有白细胞介素、肿瘤坏死因子超家族、干扰素、集落刺激因子、趋化因子、生长因子等。

1. 白细胞介素2活性和白细胞介素2受体测定 白介素-2（IL-2）是白细胞介素中的一种。主要由活化T细胞产生，是具有多向性作用的细胞因子（主要促进淋巴细胞生长、增殖、分化）。它对机体的免疫应答和抗病毒感染等有重要作用。实验室采用生物素-亲和素系统的双抗体夹心法ELISA法和^{3}H-TdR掺入法检测。

【参考值】 一般情况下，各实验室建立自己的参考区间。IL-2：^{3}H-TdR掺入法为5～15kU/L。

【临床意义】

（1）IL-2：随年龄的增长，有降低趋势。①增高：见于肿瘤、心血管病、肝病、再生障碍性贫血、多发性骨髓瘤、早期排斥反应等。②降低：见于免疫缺陷病（艾滋病、联合免疫缺陷病等）、SLE、恶性肿瘤、1型糖尿病、麻风病等。

（2）IL-2R：对急性排斥反应和免疫性疾病有诊断意义，可作为病情观察和药效监测的一项指标。

2. 肿瘤坏死因子测定 肿瘤坏死因子（TNF）分为TNF-α和TNF-β两型。前者来源于单核细胞、吞噬细胞；后者来源于T淋巴细胞。两型的结构虽然不同，但生物活性类似。两型都有引起肿瘤组织出血、坏死和杀伤作用，是一种重要的促炎细胞因子。

【参考值】 一般各实验室建立自己的参考区间。ELISA法为：（4.3±2.8）μg/L。

【临床意义】 TNF-α与许多疾病如包括哮喘、克罗恩病、类风湿关节炎、神经性疼痛、肥胖症、糖尿病、自身免疫疾病、肿瘤有关，但不具有疾病的特异性，不能作为鉴别诊断疾病的指标，但可作为病情变化、治疗效果、预后判断的评价指标。

3. 干扰素测定 干扰素（IFN）是宿主细胞受病毒感染后产生的一种非特异性防御因子，具有抗病毒、抗肿瘤、免疫调节、控制细胞增殖的作用。

【参考值】 一般各实验室建立自己的参考区间。ELISA法为1～4kU/L。

【临床意义】 ①增高：见于SLE、非活动性类风湿关节炎、恶性肿瘤早期、急性病毒感染、再生障碍性贫血等。②减低：见于乙肝及携带者、恶性肿瘤、AIDS、哮喘、活动性类风湿关节炎等。

三、自身抗体检测

自身抗体是指机体的免疫系统针对自身组织、细胞或成分产生免疫应答而形成的抗体。这种机体免疫系统对自身组织或成分产生的免疫应答称为自身免疫反应。由此产生的疾病称为自身免疫性疾病（AID）。按自身抗原分布的范围可分为器官特异性和非器官特异性。诊断自身免疫病的重要方法是作自身抗体的检测。

（一）类风湿因子的检测

类风湿因子（RF）是变性IgG刺激机体产生的一种自身抗体，主要存在于类风湿关节炎患者的血清和关节液内。主要为IgM型，也有IgG、IgA、IgD和IgE型，临床以检测IgM型RF为主。

【检测方法】 乳胶凝集法、免疫比浊法、ELISA法。

【参考值】 乳胶凝集法：正常人血清乳胶凝集（1∶1）阴性。免疫比浊法：正常人血清RF<20U/ml。

【临床意义】 类风湿性疾病时，RF的阳性率可高达70%～90%，类风湿关节炎的阳性率为

70%。特异性不佳。

RF阳性与其他自身免疫性疾病，如多发性肌炎、硬皮病、干燥综合征、SLE、自身免疫性溶血、慢性活动性肝炎、传染性单核细胞增多症、结核病、亚急性细菌性心内膜炎等也有关。

（二）抗核抗体检测

1. 抗核抗体测定 传统的抗核抗体（ANA）是指抗细胞核抗原成分的自身抗体总称，近年来是指针对真核细胞核成分（核酸、核蛋白、细胞骨架及胞质成分等）的自身抗体的总称。ANA的类型主要是IgG，也有IgM、IgA、IgD和IgE型。这种抗体无器官和种族的特异性。检测方法为间接免疫荧光法、ELISA法等。

【参考值】 正常人血清ANA阴性。

【临床意义】 SLE的诊断标准之一，阳性率大于95%，阴性基本可以排除SLE；但不是SLE的特异指标。MCTD的阳性率可达95%～100%，干燥综合征（SS）达70%～80%，进行性系统性硬化（PSS）检出率达85%～95%，此外，药物性狼疮、类风湿关节炎、多发性肌炎等也可以阳性。

2. ANA谱测定 传统的可提取的核抗原（ENA）由多种相对分子质量不同的多肽构成，随着基因重组与蛋白纯化技术的发展，几乎所有细胞抗原成分均可经重组获得，即可通过纯化抗原的免疫条带法检测真核细胞所有抗原抗体，因此ENA的概念不再使用，众多学者越来越认同ANA谱的测定，其检测范围远超ENA抗体谱。

【检测方法】 免疫条带法、ELISA法。

【参考值】 正常人血清ANA谱阴性。

【临床意义】 ANA谱种类较多，有些有明确意义，有些临床意义不明确。抗S_m抗体几乎仅见于SLE，但敏感性低，阴性不能排除；抗U1RNP抗体又称抗nRNP抗体，是诊断混合型结缔组织病（MCTD）的必要条件，MCTD是合并有RA、SLE、系统性硬化症及多肌炎的多种临床特征的自身免疫性疾病。抗SSA（Sjogren-A）抗体，又称抗R_o抗体，在原发性干燥综合征患者的阳性率为40%～50%，在RA、PSS、多皮肌炎等患者中也可阳性。此外，抗SSB（Sjogren-B）抗体纳入SS（Sjogren's syndrome）的诊断、抗J_o-1抗体多见于多发性肌炎、抗Scl-70（Sclerosis-70）与进行性系统性硬化症有关。

3. 抗DNA抗体测定 抗DNA抗体分为抗双链DNA抗体（天然DNA）、抗单链DNA（变性DNA）抗体。

【检测方法】 间接免疫荧光法、ELISA、免疫条带法。

【参考值】 正常人血清抗DNA抗体阴性。

【临床意义】 抗ds-DNA抗体阳性见于活动期SLE，阳性率70%～90%。本试验特异性较高，但敏感性较低。抗ss-DNA抗体阳性见于SLE，阳性率70%～95%，尤其是合并有狼疮性肾炎。

（三）抗组织细胞抗体检测

1. 抗肾小球基底膜（GBM）抗体测定 肾小球基底膜有内、外透明层及中间致密层构成的网状结构，它是由Ⅳ型胶原、层粘连蛋白、纤维粘连蛋白和蛋白多糖组成。肺泡基底膜与肾小球基底膜化学成分相似，且两者具有交叉抗原性。

【检测方法】 间接免疫荧光法、ELISA法。

【参考值】 正常人血清抗GBM抗体阴性。

【临床意义】 抗GBM抗体阳性，见于Good-Pastie综合征、急进型肾小球肾炎及免疫复合物型肾小球肾炎、药物诱导的间质性肾炎，患者约有50%病变局限于肾脏，另外50%有肾脏和肺部病变，仅有肺部病变者非常少见。

2. 抗胃壁细胞抗体测定　抗胃壁细胞抗体（A-PCA）是器官及细胞特异性自身抗体，其靶抗原位于胃壁细胞表面，为 H^+/K^+—ATP 酶，与盐酸产生有关。

【检测方法】　间接免疫荧光法抗胃壁细胞抗体、ELISA 法测定 H^+/K^+—ATP 酶抗体。

【参考值】　正常人血清 1∶10 稀释 A-PCA 为阴性；抗 H^+/K^+—ATP 酶抗体阴性。

【临床意义】　恶性贫血患者 90% 为 A-PCA 阳性。慢性萎缩性胃炎患者为 100% PCA 阳性。A-PCA 的阳性率与胃黏膜病变的进展程度相关，但抗体效价与病变进展程度不相关，也不与治疗效果平行。A-PCA 也见于许多胃黏膜萎缩、大约 1/3 的甲状腺炎患者 A-PCA 阳性。

3. 抗甲状腺球蛋白抗体和抗甲状腺过氧化物酶抗体测定　甲状腺球蛋白（TG）是由甲状腺滤泡细胞合成的一种糖蛋白，抗甲状腺球蛋白主要是 IgG。甲状腺过氧化物酶（TPO）表达在细胞表面，与 TG 协同作用将 *L*-酪氨酸碘化，并将一碘酪氨酸和二碘酪氨酸连接成甲状腺素 T_4、T_3 和 rT_3。

【检测方法】　间接免疫荧光法、ELISA 法、电化学发光免疫分析法。

【参考值】　正常人血清 A-TG 和 A-TPO 均为阴性。抗体滴度均<1∶10。

【临床意义】　90%～95% 桥本甲状腺炎、52%～58% 甲状腺功能亢进和 35% 甲状腺癌的患者可出现抗 A-TG 阳性。重症肌无力、肝脏病、风湿性血管病、糖尿病、恶性贫血也可出现阳性。此外，有些正常人，特别是妇女，抗 TG 阳性率随年龄而增加，40 岁以上妇女检出率可达 18%。

4. 抗平滑肌抗体测定　抗平滑肌抗体（ASMA）主要为 IgG 类，也有 IgM 类。无器官和种属特异性，一般认为不结合补体。ASMA 自身靶抗原为三组细胞骨架蛋白包括微纤维（G 型肌动蛋白和 F 型肌动蛋白），中级纤维（波形蛋白和 Desmin）和微管。

【结果判定】　大鼠胃组织中的肌层、黏膜肌层、黏膜层腺体间收缩纤维出现荧光。

【参考值】　正常人 ASMA 阴性。

【临床意义】　ASMA 为Ⅰ型 AIH 的血清学标志性抗体，阳性率可达 90%。高滴度的 IgG 类 ASMA 对诊断 AIH 特异性可达 100%，低滴度的 IgM 类 ASMA 抗体，与原发性胆汁性肝硬化、急性病毒性肝炎有关，其中 F 型肌动蛋白与自身免疫性肝炎、自身免疫性胆汁性肝硬化相关，G 型肌动蛋白与酒精性肝硬化相关。在药物引起的肝脏损伤、肝硬化、肝癌中，ASMA 的检出率、效价均低，无诊断价值。

5. 抗心肌抗体测定　抗心肌抗体的自身抗原包括线粒体内膜上的腺苷酸转移蛋白、心肌肌质蛋白，原肌球蛋白（可能与 A 组链球菌 M 蛋白交叉反应）和热休克蛋白。常用间接免疫荧光法检测。

【结果判定】　心肌细胞内与肌纤维方向垂直的横向带状着染。

【临床意义】　心肌炎、心肌衰竭、风湿热、重症肌无力、心疾病和心脏手术后患者均可检测到抗心肌抗体。此外，0.4% 的正常人和某些风湿性心脏病患者也可见此抗体。

6. 肝脏相关自身抗体测定

（1）抗肝、肾微粒体抗体检测：抗肝、肾微粒体抗体（LKM）可同时与肝和肾微粒体起反应，靶抗原为细胞色素 P450 和 UDP-葡萄糖醛酸转移酶。LKM 有三种亚型：LKM-1、LKM-2、LKM-3，以 LKM-1 最为重要。

【参考值】　正常人 LKM-1 抗体阴性。

【临床意义】　LKM-1 是Ⅱ型 AIH 的标志性抗体，阳性率达 90%，Ⅱ型 AIH 多为女性伴高免疫球蛋白血症，病情较重。LKM-2 仅见于应用药物替尼酸治疗的患者。LKM-3 与部分丁型肝炎相关。

（2）抗可溶性肝抗原抗体检测：抗可溶性肝抗原抗体（SLA）相应的靶抗原是一种存在于肝

细胞质内的蛋白质—细胞角蛋白。这种抗原既没有种属特异性，也没有器官特异性。

【参考值】 正常人定性试验 SLA 抗体阴性。

【临床意义】 SLA 对Ⅲ型自身免疫性肝炎的诊断和鉴别诊断具有重要价值，大约 25% 的自身免疫性肝炎该抗体阳性。

（3）肝特异性脂蛋白抗体：肝特异性脂蛋白（LSP）是定位于肝细胞表面的一种大分子脂质相关复合物，主要抗原表位为去唾液酸糖蛋白受体（ASGPR）。

【参考值】 正常人定性试验 LSP 抗体阴性。

【临床意义】 LSP 抗体阳性主要见于急慢性病毒性肝炎和慢性活动性自身免疫性肝炎。

（四）其他自身抗体检测

1. 抗中性粒细胞胞质抗体测定 抗中性粒细胞胞质抗体（ANCA）是针对中性粒细胞胞质成分为靶抗原的一类自身抗体，与临床多种小血管炎性疾病密切相关，对其诊断、分类、治疗及预后有重要意义。ANCA 主要有两型：胞质型（cANCA）和核周型（pANCA）。cANCA 针对的主要靶抗原是蛋白酶 3（PR3），它是中性粒细胞嗜天青颗粒的主要成分。pANCA 针对的主要靶抗原是髓过氧化物酶（MPO），它是中性粒细胞嗜天青颗粒的另一主要成分。ANCA 的检测方法主要有：间接免疫荧光法、特异性 ANCA 通常采用 ELISA 法检测。

【参考值】 正常人 ANCA 阴性。

【临床意义】 cANCA 主要见于韦格纳肉芽肿（WG）及全身性血管炎，活动性 WG 患者在病变尚未影响到呼吸系统时 cANCA 敏感度是65%，当病人已出现呼吸系统、肾脏损伤时其敏感度达 90% 以上。还可见于微小多动脉炎、结节性多发性动脉炎等。快速进行性血管炎性肾炎、多动脉炎、Chur-Strauss 综合征、自身免疫性肝炎中 pANCA 的阳性率达 70% ~80%。pANCA 主要与多发性微动脉炎相关。pANCA 还见于风湿性和胶原性血管炎、肾小球肾炎、溃疡性结肠炎、原发性胆汁性肝硬化等。

2. 抗心磷脂抗体测定 抗心磷脂（ACL）是一组针对各种带负电荷磷脂的自身抗体。抗磷脂抗体与内皮细胞或血小板膜上的磷脂结合，破坏细胞的功能，造成血液的高凝状态；与红细胞结合，在补体的参与下，造成溶血性贫血。ACL 是抗磷脂抗体中的一种，特异性较强，能干扰磷脂依赖的凝血过程，与各种疾病关系的研究较多。与自身免疫性疾病和抗磷脂综合征（APS）的关系较为密切。

【参考值】 ELISA 法检测阴性，P/N≥2.1 为阳性。

【临床意义】 ACL 在 SLE 患者中阳性检出率达 70% ~80%。血清及脑脊液中 ACL 的检测有助于神经精神性狼疮患者的临床诊断。高水平的 ACL 是急性脑血管病的预后不良的信号。ACL 在 RA 患者的阳性率可达 33% ~49%，是了解疾病进展的实验室指标。约 70% 未经治疗的 ACL 阳性患者可发生自发性流产和宫内死胎，尤其是 IgM 型 ACL 可作为自发性流产的前瞻性指标。ACL 阳性者血小板减少发生率均明显高于阴性者，以 IgG 型抗体多见，并与血小板减少程度有关。

3. 抗乙酰胆碱受体抗体测定 抗乙酰胆碱受体抗体（AchR-Ab）测定是针对运动肌细胞上乙酰胆碱受体的一种自身抗体。它可结合到运动肌细胞的乙酰胆碱受体上，破坏运动板，使神经-肌肉间的信号传递发生障碍，致运动无力。检测通常采用 ELISA 法。

【参考值】 正常人血清 AchR-Ab 阴性。

【临床意义】 AchR-Ab 对诊断重症肌无力（MG）有意义，敏感性和特异性高，大约 90% 的患者阳性，其他眼肌障碍患者全部阴性。可作为重症肌无力疗效观察的指标。肌萎缩侧索硬化症患者用蛇毒治疗后可出现假阳性。阴性不能排除 MG 的诊断。

四、感染免疫检测

（一）细菌感染免疫检测

人感染病原体后经过一段时间产生的特异性抗体一般可持续数月或更长时间，检测其抗体可用于感染性疾病的诊断，也可用于回顾性调查。包括特异性试验与非特异性试验两种。

1. 血清抗链球菌溶血素“O”试验 溶血素“O”是A群溶血性链球菌产生的具有溶血活性的代谢产物，相应抗体称抗链球菌溶血素“O”（抗O或ASO）。

【参考值】 乳胶凝集法（LAT）：ASO<400U。速率散射比浊法：正常未感染人群：0～116.0U/ml。

【临床意义】 升高表示病人近期内有A群溶血性链球菌感染，常见于活动性风湿热、风湿性关节炎、风湿性心肌炎、急性肾小球肾炎、急性上呼吸道感染、皮肤和软组织的感染等。此外，寒冷地区、少数肝炎、结核病等非链球菌感染也会出现升高。

2. 伤寒和副伤寒沙门菌免疫测定 伤寒沙门菌感染后，菌体“O”抗原和鞭毛“H”抗原可刺激人体产生相应抗体；副伤寒杆菌分甲（A）、乙（B）和丙（C）三型各自的菌体抗原和鞭毛抗原也可产生相应的抗体。测定方法：肥达反应（WR）是利用伤寒和副伤寒沙门菌菌液为抗原，检测病人血清中有无相应抗体的一种凝集试验。

【参考值】 直接凝集法：伤寒H<1∶160；O<1∶80；A、B和C<1∶80。

【临床意义】 单份血清抗体效价O<1∶80及H<1∶160者有诊断意义；若动态观察，持续超过参考值或较原效价升高4倍以上更有价值。①O、H均升高：提示伤寒可能性大，多数患者在病程第2周出现阳性。②O不高、H升高，可能是预防接种或是非特异性回忆反应。③O升高、H不高，则可能是感染早期或与伤寒沙门菌。抗原有交叉反应的其他沙门菌感染。

3. 幽门螺杆菌抗体测定 幽门螺杆菌是从慢性胃炎与消化性溃疡患者胃黏膜中分离出来的一种弯曲样杆菌，是慢性胃炎与消化性溃疡的主要病因。用免疫荧光法、ELISA、WB法、胶体金斑点法检测血清中相应抗体有重要诊断价值。

【参考值】 为感染者血清抗体为阴性。

【临床意义】 阳性见于胃、十二指肠幽门螺杆菌感染，如胃炎、胃溃疡和十二指肠溃疡等。

4. 流行性脑脊髓膜炎免疫学测定 流行性脑脊髓膜炎是由脑膜炎奈瑟菌所致。通过对病人CSF、急性期血清和尿中脑膜炎双球菌群特异抗原和抗体的测定，可以辅助流脑的临床诊断。

【参考值】 抗体测定：间接血凝试验和ELISA法阴性；抗原测定：对流免疫电泳法、乳胶凝集试验、RIA和ELISA阴性。

【临床意义】

脑膜炎奈瑟菌抗原的测定可用于流行性脑脊髓膜炎的确诊。感染一周后，抗体逐渐增高，2个月后逐渐下降；接受疫苗接种者高抗体效价可持续一年以上。

5. 结核分枝杆菌的免疫测定 结核分枝杆菌引起多种组织感染，如肺结核、肝结核、肾结核、脑膜结核、骨结核、淋巴结核、肠结核等。感染机体后诱导机体产生细胞免疫和体液免疫，通过检测血清中相应抗体而作出辅助诊断。

【参考值】 胶体金或ELISA法检测抗体阴性

【临床意义】 抗体阳性表示可能存在有结核分枝杆菌感染，特异性取决于所包被的抗原，抗体的临床意义有待进一步评估。

（二）病毒感染免疫检测

Ⅰ TORCH 试验

为妇产科产前检查的常规项目。TORCH 包括弓形虫、风疹病毒、巨细胞病毒、单纯疱疹病毒Ⅰ型和Ⅱ型的病原抗体检测。可用 ELISA、免疫荧光法等检测。

【参考值】 为感染者 IgM、IgG 抗体均为阴性。

【临床意义】 怀孕早期感染弓形虫、风疹病毒、巨细胞病毒、单纯疱疹病毒Ⅰ型和Ⅱ型病毒，可导致胎儿畸形、流产、死胎等，通过 TORCH 检测，可以判断胎儿发生这类疾病的危险程度。如果被检者 2 种抗体均无，应视为易感者，可注射疫苗保护。有 IgM 抗体出现均应做妇产科咨询后决定是否治疗性流产或继续妊娠。仅有 IgG 抗体应注意观察其滴度变化，如果滴度低且无变化为既往感染，若测定患者急性期和恢复期双份血清，抗体滴度明显升高 4 倍或以上，则具有诊断近期风疹感染的意义。

Ⅱ 病毒性肝炎的免疫学检测

1. 甲型肝炎病毒标志物检测 临床上甲型肝炎病毒标志物有病毒抗原 HAVAg、甲型肝炎病毒抗体（IgM 和 IgG）及 HAVRNA。

【参考值】 ELISA 法：HAVAg 阴性。抗 HAVIgM 为阴性。抗 HAVIgG 或者总抗体阳性可见于甲肝感染后的人群。

【临床意义】

（1）HAVAg 阳性：HAVAg 于发病前 2 周可从粪中排出，其发病第一周粪便的阳性率为 42.9%，1～2 周为 18.3%，2 周后消失，粪便中 HAV 颗粒或 HAV 抗原检测可作为急性感染的证据。一般不作常规检查项目。

（2）抗 HAVIgM 阳性：甲肝患者抗 HAV IgM 的阳性率，在发病后 2 周可达 100%，1 个月为 76.5%，3 个月为 23.5%，6 个月为 5.9%，12 个月时可为阴性。所以，抗 HAVIgM 阳性说明机体正在感染 HAV，它急性期感染的特异性指标。

（3）抗 HAVIgG 或者总抗体阳性：所有急性期感染者或者既往感染者均可检出，也可作为流行病学调查的指标。

2. 乙型肝炎病毒标志物检测 目前乙肝病毒常规的血清学标志物检测主要有乙型肝炎病毒表面抗原（HBsAg）、乙型肝炎病毒表面抗体（HBsAb）、乙型肝炎病毒 e 抗原（HBeAg）、乙型肝炎病毒 e 抗体（HBeAb）、乙型肝炎病毒核心抗体（HBcAb）。此外，必要时可做乙型肝炎病毒 DNA 的定性、定量检测。也有医院作乙型肝炎病毒表面前 S1 和前 S1 抗体及前 S2 抗原蛋白和前 S2 抗体检测。

传统乙型肝炎病毒标志物检测常为五项联合检测，俗称“乙肝二对半检测”，包括 HBsAg、HBsAb、HBeAg、HBeAb、HBcAb。目前常将抗-HBcIgM 与总抗 HBc 同时检测。

【参考值】 各项指标 ELISA 法为阴性（S/CO≤2.1；S/CO：样品与对照的光密度比值）；放射免疫分析（RIA）法为阴性。

【临床意义】

（1）HBsAg 阳性：见于急性乙肝的潜伏期，发病时达高峰；如果发病后 3 个月不转阴，则易发展成慢性乙型肝炎或肝硬化。携带者 HBsAg 也呈阳性。HBsAg 阳性是传染性标志之一。

（2）HBsAb：是种保护性抗体，可阻止 HBV 吸附细胞膜进入新的肝细胞。HBsAb 阳性提示机体对乙肝病毒有一定程度的免疫力。HBsAb 一般在发病后 3～6 个月才出现，可持续多年。注射过乙型肝炎疫苗或 HBsAb 免疫球蛋白者，HBsAb 可呈现阳性反应。

（3）HBeAb 阳性：HBeAb 出现在 HBeAg 阴转后，抗-HBe 阳性表示大部分乙肝病毒被消除，复制减少，传染性减低，病变趋于静止，但有病毒前 C 区变异者除外。

（4）HBcAb：可分为 IgM、IgG。目前常用的方法是检测抗-HBc 总抗体和抗-HBc 的 IgM。抗-HBcIgM 阳性提示 HBV 复制，多见于急性期，低效价阳性可见于慢性乙型肝炎。HBcAb 阳性可出现在乙肝急性期或既往感染乙肝病毒，对机体无保护作用，可持续数十年甚至终身。

（5）HBcAg：存在于 Dane 颗粒的核心部位，被表面抗原所包裹，所以一般情况下血清中不易检测到游离的 HBcAg。

3. 丙型肝炎病毒标志物检测 抗-HCVIgM 和抗-HCVIgG 测定。

【参考值】 ELISA 法为阴性；RIA 法为阴性。

【临床意义】 主要用于早期诊断，急性期 IgM 抗体阳性率略高于 IgG 抗体。抗-HCV IgM 抗体一般在发病的 2～4 天出现，最早于发病的第 1 天即可检测到，7～15 天达高峰。其持续时间一般为 1～3 个月。持续阳性常可作为转为慢性肝炎的指标，或提示病毒持续存在并有复制。

4. 丁型肝炎病毒标志物检测 HDV 是具有负单链共价闭环 RNA 基因组病毒缺陷病毒，需有 HBV 的辅助才能复制和传播。其外壳为 HBsAg，内部含 HDVAg 和 HDV 基因组。丁型肝炎病毒抗原、抗体测定：

【参考值】 ELISA 、IFA 法和 RIA 法均为阴性。

【临床意义】

（1）HDVAg 与 HBsAg 同时阳性，表示丁型和乙型肝炎病毒同时感染，有迅速发展为慢性或急性重症肝炎的可能。慢性 HDV 感染，由于有持续而高滴度的抗-HDV，HDVAg 多以免疫复合物形式存在，ELISA 法很难检出。

（2）抗-HDVIgG 阳性：只能在 HBsAg 阳性的血清中测得，是诊断丁型肝炎的可靠指标，即使 HDV 感染终止后仍可保持多年。

（3）抗-HDV IgM 出现较早，一般持续 2～20 周，可用于丁型肝炎早期诊断。

（4）HDV 和 HBV 联合感染时，抗-HDVIgM 一过性升高；重叠感染时，抗-HDVIgM 持续升高。

5. 戊型肝炎病毒标志物检测 戊型肝炎的诊断主要是用 RT-PCR 法检测血清 HEV RNA 和用 ELISA 法检测血清抗-HEVIgG 和抗-HEVIgM。

【参考值】 RIA 和 ELISA 法均为阴性。

【临床意义】

（1）抗-HEV IgM 阳性：95% 的急性期病人呈阳性反应，黄疸后 26 天阳性率为 73%，1～4 个月为 50%，6～7 个月为 6%，8 个月后全部消失。抗-HEV IgM 可作为急性感染的诊断指标。

（2）抗-HEV IgG 阳性：凡戊型肝炎恢复期抗-HEV IgG 效价超过或等于急性期 4 倍者，提示 HEV 新近感染，有临床诊断意义。

Ⅲ 汉坦病毒抗体 IgM 测定

肾综合征出血热（HFRS）的病原体是汉坦病毒（HTV）。

【参考值】 阴性（ELISA 法、免疫荧光法）。

【临床意义】 感染 HTV 2～4 天后即可在血清中检出 IgM，7～10 天达高峰。

Ⅳ 流行性乙型脑炎病毒抗体 IgM 测定

流行性乙型脑炎病毒是我国夏、秋季流行的主要传染病之一。

【参考值】 ELISA 和微量间接免疫荧光法阴性。

【临床意义】 当恢复期血清抗体滴度比急性期≥4 倍时，有辅助诊断意义，可用于临床回顾性诊断。

（三）柯萨奇病毒抗体测定

【参考值】 间接血凝试验、IFA 法或 ELISA：IgM 和 IgG 均阴性。

【临床意义】 IgM 抗体阳性提示现症感染。

（四）轮状病毒抗体和 RNA 测定

普通轮状病毒主要侵犯婴幼儿，成人腹泻轮状病毒则可引起青壮年胃肠炎的暴发流行。胶乳凝集试验、ELISA 法和金标免疫斑点法检测。

【参考值】 抗原、IgM 和 IgG 阴性。

【临床意义】 婴幼儿腹泻约有 50% 是由轮状病毒所致，常呈 IgM 阳性，提示现症感染；IgG 阴性提示既往感染；PCR 检测轮状病毒 RNA 具特异性。

（五）严重急性呼吸综合征病毒抗体测定

严重急性呼吸综合征（SARS）是由 SARS 冠状病毒（SARS-CoV）引起的 21 世纪的新传染病。是导致 SARS（俗称“传染性非典型肺炎”）的病原体。

【参考值】 ELISA 和 IFA 法检测抗体阴性。

【临床意义】 抗体阳性结果表明曾感染过 SARS-CoV，由阴性到阳性的血清转化，或者急性期到恢复期抗体效价增高 4 倍以上，表明有近期感染。

（六）寄生虫感染免疫检测

1. 日本血吸虫抗体测定

【参考值】 环卵沉淀法（COPT）：阴性。ELISA 和胶乳凝集法：IgE 为 0 ~ 150 IU/L（ELISA）。IgG、IgM 阴性（ELISA 法、LAT 法、环卵沉淀法、胶乳凝集法）。

循环抗原：阴性（单克隆抗体-夹心 ELISA、反向间接血凝、单克隆抗体-斑点 ELISA 等）。

【临床意义】 IgE、IgM 阳性提示病程处于早期，是早期诊断的指标。IgG 阳性提示疾病已是恢复期，曾有过血吸虫感染，可持续数年。

2. 囊虫抗体测定

【参考值】 ELISA 法：血清低于 1∶64 为阴性；脑脊液低于 1∶8 为阴性。间接血凝法：血清低于 1∶128 为阴性；脑脊液低于 1∶8 为阴性。

【临床意义】 IgG 阳性见于囊虫病，可用作流行病学调查。

3. 疟原虫抗体和抗原测定

【参考值】 IFA 和 ELISA 法测定抗体阴性；WB 法测定抗原阴性。

【临床意义】 抗体阳性提示近期有疟原虫感染。但是疟原虫抗体检测阴性不足以否定疟疾，应做抗原检测或涂片法找疟原虫。

（七）性传播疾病免疫检测

1. 人获得性免疫缺陷病毒抗体及 RNA 测定 人获得性免疫缺陷病毒（HIV）是艾滋病（AIDS）的病原体。

【参考值】 筛选试验：ELISA 法和快速蛋白印迹法等均为阴性。确诊试验：蛋白印迹试验（WB）阴性。

【临床意义】 筛选试验灵敏度高，但特异性不高，故有假阳性；所以筛选试验阳性时应用确诊试验证实。确诊试验阳性表明受到 HIV 感染，有感染性。

2. 梅毒螺旋体抗体测定 梅毒螺旋体侵入人体后，在血清中除可出现特异性抗体外，还可出现非特异性抗体（反应素）。

【参考值】　检测非特异性抗体的定性试验：快速血浆反应素试验（RPR）阴性；不加热血清反应素试验（USR）阴性；性病研究实验室试验（VDRL）阴性；检测梅毒螺旋体的特异性抗体的确诊试验：梅毒螺旋体血凝试验（TPHA）和荧光螺旋体抗体吸收试验（FTA-ABS）均阴性。

【临床意义】　梅毒螺旋体反应素试验敏感性高，可作为筛选试验；筛选试验阳性的情况下，必须进行确诊试验，若阳性可确诊梅毒。

3. 衣原体抗体测定　包括沙眼衣原体、鹦鹉热衣原体和肺炎衣原体 3 种，其中沙眼衣原体某些血清型是引起性传播疾病常见的病原体之一。可用 ELISA、免疫荧光法检测。

【参考值】　为感染者血清抗衣原体抗体阴性。

【临床意义】　IgM 阳性提示近期有沙眼衣原体感染，有利于早期诊断。IgG 在发病后 6 ~ 8 周出现，持续时间较长；提示曾有过感染。

五、肿瘤标志物检测

肿瘤标志物是肿瘤发生和发展中由肿瘤细胞合成、释放或是机体对肿瘤细胞反应而产生的一类物质。一般存在于血液、细胞、组织或体液中，通过化学、免疫学以及分子生物学等方法测定肿瘤标志物，对肿瘤的诊断、疗效和复发的监测、预后的判断具有一定的价值。

（一）蛋白质类肿瘤标志物的检测

1. 甲胎蛋白测定　甲胎蛋白（AFP）是在胎儿早期由肝脏和卵黄囊合成的一种血清糖蛋白，出生后，AFP 的合成很快受到抑制。当肝细胞或生殖腺胚胎组织发生恶性病变时，有关基因重新被激活，使原来已丧失合成 AFP 能力的细胞又重新开始合成，以致血中 AFP 含量明显升高。因此血中 AFP 浓度检测对诊断肝细胞癌及滋养细胞恶性肿瘤有重要的临床价值。临床常用 ELISA、化学发光免疫测定（CLIA）、RIA 等测定。

【参考值】　ELISA：正常人血清 AFP 含量 $<20\mu g/L$。CLIA：正常人血清 AFP 含量 $<13.4\mu g/L$。

【临床意义】

（1）原发性肝细胞癌患辅助诊断：患者血清 AFP$>400\mu g/L$ 为诊断阈值，阳性率为 60% ~ 80%。但阴性不能排除肝癌。

（2）生殖腺胚胎肿瘤（睾丸癌、卵巢癌、畸胎瘤等）、胃癌或胰腺癌时，血中 AFP 含量也可升高。

（3）内胚层分化器官的良性疾病：酒精性肝炎、肝硬化、急慢性病毒性肝炎、肠炎、遗传性酪氨酸血症等。

（4）胎儿疾患：妊娠 3 ~ 4 个月，孕妇 AFP 开始升高，7 ~ 8 个月达高峰，但多低于 $400\mu g/L$，分娩后 3 周恢复正常。胎儿神经管畸形、双胎、先兆流产等均会使孕妇血液和羊水中 AFP 升高。

2. 癌胚抗原测定　癌胚抗原（CEA）是一种由胎儿胃肠道上皮组织、胰和肝细胞合成的糖蛋白。CEA 是一种广谱性肿瘤标志物，可在多种肿瘤中表达，脏器特异性低，临床上主要用于恶性肿瘤的辅助诊断、判断预后、监测疗效和肿瘤复发等，属于非特异性肿瘤相关抗原。

【参考值】　ELISA、CLIA 血清 CEA$<5\mu g/L$。ECLIA：血清 CEA$<3.4\mu g/L$。

【临床意义】

（1）CEA 升高：70% ~ 90% 的结肠腺癌患者 CEA 阳性、其他见于胰腺癌、结肠癌、直肠癌、乳腺癌、胃癌、肺癌等、泌尿系癌肿患者。妇科卵巢黏液性囊腺癌 CEA 阳性最高，其次 Brenner 瘤、子宫内膜样癌也有表达。

（2）动态观察：一般病情好转时，CEA 浓度下降，病情加重时可升高。

（3）良性肿瘤、结肠炎、胰腺炎、肝脏疾病、肺气肿及支气管哮喘等也常见 CEA 轻度升高。

（4）96% ~97% 非吸烟健康人血清 CEA 浓度<2.5μg/L，大量吸烟者中有 20% ~40% 的人 CEA<2.5μg/L，少数人<5.0μg/L。

3. 组织多肽抗原测定 组织多肽抗原（TPA）是存在于胎盘和大部分肿瘤组织细胞膜和细胞质中的一种单链多肽，在恶性肿瘤患者血清中的检出率高达 70% 以上，但它的增高与肿瘤发生部位和组织类型无相关性。临床上常用于迅速增殖的恶性肿瘤的辅助诊断，特别是已知肿瘤的疗效监测。

【参考值】 ELISA：血清<130U/L。

【临床意义】

（1）恶性肿瘤患者血清 TPA 水平可显著升高。

（2）经治疗好转后，TPA 水平降低；若 TPA 再次升高，提示肿瘤复发。

（3）TPA 和 CEA 同时检测可有利于恶性与非恶性乳腺肿瘤的鉴别诊断。

（4）急性肝炎、胰腺炎、肺炎、妊娠后 3 个月均可见 TPA 升高。

4. 前列腺特异抗原测定 前列腺特异抗原（PSA）是一种与前列腺癌相关抗原，生理条件下主要由前列腺管上皮细胞合成，分泌入精浆、微量进入血液。在前列腺癌时可见 PSA 血清水平明显升高。

【参考值】 ELISA、CLIA：正常男性血清总 PSA<4.0μg/L。

5. 鳞状上皮细胞癌抗原测定 鳞状上皮癌细胞抗原（SCC-Ag）在正常鳞状上皮细胞中表达极微，主要功能为抑制细胞凋亡和参与鳞状上皮细胞分化；肿瘤细胞中表达增高。临床常用于以宫颈鳞癌为代表的所有鳞状上皮细胞起源癌的辅助诊断与监测，特异性高。

【参考值】 ELISA、RIA、CLIA：血清 SCC<1.5μg/L。

【临床意义】

（1）血清中 SCC 水平升高，可见于 83% 的宫颈鳞癌、25% ~75% 的肺鳞状细胞癌、30% Ⅰ期和 89% 的Ⅲ期食管癌。也可见于部分卵巢癌、子宫癌。

（2）部分良性疾患如牛皮癣、天疱疮、特应性皮炎等皮肤疾病；肾子宫内膜异位、肾衰竭、肝病、乳腺良性疾病、上呼吸道感染性疾病等也可引起 SCC 浓度升高。

（二）糖脂肿瘤标志物检测

1. 癌抗原 50（CA50）检测 CA50 是一种肿瘤相关抗原，主要由唾液酸糖脂和唾液酸糖蛋白所组成。它对肿瘤的诊断无器官特异性。

【参考值】 免疫放射度量分析（IRMA）、CLIA：血清<2.0 万 U/L。

【临床意义】

（1）增高：见于 87% 的胰腺癌，80% 的胆（道）囊癌，73% 的原发性肝癌，50% 的卵巢癌，20% 的结肠癌、乳腺癌、子宫癌等。

（2）动态观察：CA50 含量变化对癌肿瘤疗效及预后判断、复发监测颇具价值。

（3）对鉴别良性和恶性胸、腹水有价值：在慢性肝病、胰腺炎、胆管病时，CA50 也升高。

2. CA19-9 检测 CA19-9 是一种糖蛋白，属于唾液酸化 Lewis 血型抗原。正常人唾液腺、前列腺、胰腺、乳腺、胃、胆管、胆囊、支气管的上皮细胞存在微量 CA19-9。

【参考值】 ELISA、CLIA：正常人血清 CA19-9<3.7 万 U/L。

【临床意义】 CA19-9 与胰腺癌、胆囊癌、结直肠癌、胃癌密切相关的肿瘤标志物，又称胃肠癌相关抗原。

（1）CA19-9 升高见于胰腺癌、胆囊癌、结直肠癌、胃癌胰等消化道恶性肿瘤。鉴定胰腺癌敏感性可达 80% ~90%，胆管癌敏感性约 50% ~75%，卵巢黏液性囊腺瘤阳性率可达 76%。胃癌、结肠癌为 40%，直肠癌为 30% ~50%。但阴性不能排除。

（2）连续检测对病情进展、手术疗效、预后估计及复发诊断有重要价值。

（3）急性胰腺炎、胆汁淤积型胆管炎、胆石症、急性肝炎、肝硬化等，血清 CA19-9 也可出现不同程度的升高。

3. CA72-4 检测　CA72-4 是一种对胃癌具有较高敏感性与特异性的肿瘤标志物，对黏液样卵巢癌灵敏度高于 CA125。临床常用 ECLIA 检测。

【参考值】　ECLIA：正常人血清 CA72-4<6.9KU/L。

【临床意义】

（1）增高见于 67% 的卵巢癌、47% 的大肠癌、45% 的胃癌、40% 的乳腺癌、42% 的胰腺癌。CA72-4 与 CA125 联合检测，可提高卵巢癌的检出率。

（2）CA72-4 与 CEA 联合检测，可以提高诊断胃癌的敏感性和特异性。但是，正常人和良性胃肠道疾病的阳性率分别为 3.5% 和 6.7%。

4. CA125 检测　CA125 为一种糖蛋白性肿瘤相关抗原，存在于上皮性卵巢癌组织及患者的血清中，在胎儿体腔上皮分泌物及羊水中以及成人的输卵管、子宫和宫颈内膜也可发现 CA125。

【参考值】　CLIA、ELISA：血清<3.5 万 U/L。

【临床意义】

（1）卵巢上皮癌病人的 CA125 浓度可明显升高，早期诊断和复发诊断的敏感性可达 50% ~90%，故对诊断卵巢癌有较大临床价值，尤其对观察治疗效果和判断复发较为灵敏。CA125 可用于鉴别卵巢包块，特别适用于绝经后妇女。

（2）宫颈癌、乳腺癌、胰腺癌、胆道癌、肝癌、胃癌、结肠癌、肺癌等也有一定的阳性反应。

（3）3% ~6% 的良性卵巢瘤、子宫肌瘤病人血清 CA125 有时也会明显升高。肝硬化失代偿期血清 CA125 明显升高。生理状态下，如早孕期（3 个月）CA125 也可升高。

5. CA15-3 检测　CA15-3 其抗原决定簇由糖和多肽两部分组成的糖蛋白。常用的检测方法包括 ELISA、CLIA、ECLIA 等。

【参考值】　ELISA、CLIA：正常血清 CA15-3<3.0 万 U/L。

【临床意义】

（1）30% ~50% 的乳腺癌患者可见 CAl5–3 明显升高，但在早期乳腺癌时，它的阳性率仅为 20% ~30% 左右，因此它不能用于筛查与早期诊断，主要用于乳腺癌病人的治疗监测和预后判断。

（2）血清 CA15-3 浓度升高还可见于子宫肿瘤、转移性卵巢癌、肝癌、胰腺癌、结肠癌、肺癌、支气管肺癌。

（3）乳腺、肝脏、肺等的良性疾病时，CA15-3 血清水平也可见不同程度的增高。

6. C A242 测定　CA242 是一种唾液酸碳水化合物，与 CA50 来自相同的大分子，但结构各异，它能识别 CA50 和 CA19-9 的抗原决定簇。

【参考值】　ELISA：血清 CA242<2.0 万 U/L。

【临床意义】　增高见于 68% ~79% 的胰腺癌、55% ~85% 的结肠癌、44% 的胃癌，也见于 5% ~33% 的非恶性肿瘤。此外，卵巢癌、子宫癌和肺癌的阳性率较 CA50 高。

（三）酶类肿瘤标志物检测

1. 神经元特异性烯醇化酶测定　神经元特异性烯醇化酶是在糖酵解途径中催化甘油分解的

酶，它由3个亚基（α、β、γ）组成，并形成5种同工酶（αα、ββ、γγ、aγ、βγ）。aγ、γγ两种酶异构体被称为神经元特异性烯醇化酶（NSE），与神经内分泌起源的肿瘤有关。

【参考值】 ELISA法：血清NSE<13μg/L。

【临床意义】

（1）小细胞肺癌（SCLC）、神经母细胞瘤（NB）显著增高；灵敏度达80%，特异性80%～90%，非小细胞肺癌（NSCLC）的NSE水平无明显增高。因此对SCLC与NSCLC鉴别诊断有较高价值，并可用于监测放疗、化疗的效果。

（2）正常红细胞中存在NSE，标本溶血影响结果。

2. 前列腺酸性磷酸酶测定 前列腺酸性磷酸酶（PAP）是一种前列腺外分泌物中能水解膦酸酯的糖蛋白。

【参考值】 RIA、CLIA法：≤2.0μg/L。

【临床意义】

（1）前列腺癌时，血清PAP浓度明显升高，其升高程度与癌瘤发展基本呈平行关系。当病情好转时，PAP浓度降低，而其水平升高常提示癌症有复发、转移及预后不良。

（2）前列腺肥大，前列腺炎等，也可见血清PAP水平升高。

3. α-*L*-岩藻糖苷酶测定 α-*L*-岩藻糖苷酶（AFU）是一种溶酶体酸性水解酶，广泛存在于人体组织细胞，参与糖蛋白、糖脂和寡糖的代谢。在原发性肝癌患者血清中增高，是原发性肝癌的标志物之一。

【参考值】 ELISA法：234～414μmol/L。

【临床意义】

（1）81.2%的原发性肝癌患者血清AFU水平增高，与AFP联合检测可提高原发性肝癌诊断阳性率达93.1%。动态观察对判断肝癌疗效、预后、复发有重要意义。

（2）血清AFU在转移性肝癌、肺癌、乳腺癌、卵巢癌、子宫癌也可增高，肝硬化、慢性肝炎、消化道出血等也有轻度增高。

第七节 临床病原体检测概论

临床感染性疾病病原学检测涉及临床医学、医学微生物学、免疫学、分子生物学、临床抗生素学、医院感染学、流行病学等各方面的知识与技能，是一门多学科相互渗透的综合诊断技术。通过研究快速、准确的病原学诊断策略与方法，为临床感染性疾病的诊断、有效治疗及预防提供依据。

一、标本的采集运送

标本采集、运送和储存正确与否是保证微生物检验结果准确的前提。标本采集中患者的准备、采集部位与方法、运送要求、标本的标识等都应按操作指南执行。标本采集的一般原则：

1. 早期采集 病程早期、急性期或者症状典型期，使用抗菌药物之前采集。

2. 无菌采集 所有标本的采集应在无菌操作下进行，采集血液、脑脊液、胸腔积液等无菌标本，应注意皮肤的消毒及严格的无菌操作；对与外界相通的腔道，应避免周围正常菌群的污染。采集的容器也应无菌。

3. 根据目的菌的特点用不同方法采集 如厌氧菌标本的采集。

4. 采集部位及适量标本 选择标本的种类和采集部位应反映有效病程。标本应具有代表性，标本量应满足检测的需求。

5. 安全采集　注意安全，防止传播与自身感染。

标本采集后应尽快送实验室分析，若标本不能及时转运到实验室或欲将标本送到上级部门或检测中心进行分析时，应采取适宜的方式进行储存后运送。对具有高度危险性的标本，要有明显标识；急症或危重患者标本要特别注明。标本用完后均要做消毒处理。

（一）血液

疑为菌血症、败血症和脓毒血症患者，一般在发热初期和高峰期采集，已用过抗菌药物治疗者，则在下次用药前采集。成人分两个部位采集，每次每个部位采集15～20ml，婴儿和儿童0.5～5ml。分别注入需氧瓶与厌氧瓶进行培养。儿童采用儿童瓶培养。若24h内在不同部位采集血标本3次，可提高血培养阳性检出率。目前许多细菌学实验室采用自动化血培养仪，极大地缩短了阳性标本的检出时间，也提高了阳性检出率。

（二）脑脊液与其他无菌体液

在第3、4腰椎或者4、5腰椎间隙采用腰椎穿刺术采集，无菌采集约5～10ml脑脊液。培养脑膜炎奈瑟菌、流感嗜血杆菌等苛养菌时，应将标本置35℃保温送检或床边接种。

一般采用穿刺术采集胸水、腹水和心包液等，送检的体液标本应在1ml以上。15分钟内送到实验室，标本室温保存不能超过24小时。标本接种于血培养瓶内，或经溶解、离心处理或过滤浓缩后再接种培养。

（三）粪便

自然排出的新鲜粪便约2g，收集于清洁干燥的广口瓶中，无保存液的标本1小时内送达实验室检查。如需培养志贺菌的标本，采集脓血或黏液的粪便2～3g置于清洁容器中送检，30分钟内送检。排便困难者或婴儿可用直肠拭子采集，标本拭子置于有保存液的试管内尽快送检。有条件时选用合适的运送培养基。

（四）呼吸道标本

上呼吸道标本通常用拭子获取鼻、咽、喉部的分泌物做标本送检；鼻窦标本通常采用穿刺或者抽吸鼻窦内分泌物。下呼吸道标本通常采用咳出痰、诱导痰、吸出痰、支气管肺泡灌洗液等方法采集痰标本。痰标本应在医护人员指导下留取，痰液标本采集量应在1ml以上。符合要求的痰标本应在低倍镜视野中鳞状上皮细胞≤10个，白细胞≥25个为合格。呼吸道标本应在2小时内送达实验室，延迟会造成苛养菌如肺炎链球菌、流感嗜血杆菌的检出率。

（五）尿液

采集清洁中段尿，清洗外阴及尿道口周围，自然排出并收集中段尿标本10～20ml于灭菌容器内，立即送检，2h内接种。有保存液的标本不能超过24小时。排尿困难者可导尿，一般插入导尿管后将尿弃15ml后再留取培养标本，但应避免多次导尿所致尿路感染。

婴幼儿、中段尿检测结果难以确定及怀疑厌氧菌感染时则采用膀胱穿刺法收集、无菌厌氧小瓶运送。

（六）泌尿生殖道标本

采集前清洁尿道口及外阴，尿道分泌物可将无菌棉拭子伸入尿道3～4cm捻转拭子采集，阴道分泌物可采集阴道后穹部，宫颈2～3cm处，转动并停留10～30秒取分泌物。除淋病奈瑟菌保温送检外，所有标本收集后于4℃保存直至培养。

生殖道标本主要检查性传播疾病（STD），STD共20多种，我国确认的有8种：艾滋病、淋病、梅毒、软下疳、性病淋巴肉芽肿、非淋菌性尿道炎、尖锐湿疣、生殖器疱疹。

（七）创伤、组织和脓肿标本

清除创伤部位表面污物，以碘酒、酒精消毒皮肤，防止表面污染菌混入标本影响检测结果。开放性脓肿的采集，用无菌棉拭子采取脓液及病灶深部分泌物。封闭性脓肿，则以无菌注射器穿刺抽取。疑为厌氧菌感染者，取脓液后立即排净注射器内空气，针头插入无菌橡皮塞送检，否则标本接触空气导致厌氧菌死亡而降低临床分离率。来自身体不同部位的组织可已经注射器穿刺或手术活检获得，从中分离出来的病原菌往往是感染的致病菌。

二、检查方法

（一）直接形态学检查

病原体的形态学检查一般使用普通光学显微镜、荧光显微镜和电子显微镜。

在细菌类病原体的检查中，直接显微镜检测是极为重要的基本方法之一，包括不染色标本检查法和染色标本检查法。前者主要用于检查生活状态下细菌的动力及运动状况。染色检查法是将标本经过染色，在光学显微镜下观察细菌的形态、染色性或观察宿主细胞内包涵体（病毒、衣原体）的特征，借以鉴别病原体。形态学检查为进一步检查的步骤、采取的方法和确定分离鉴定病原体所需培养基提供方向。电镜检查一般不常规应用于临床，但对某些临床病毒的感染却有重要的参考甚至确诊价值。

（二）病原体特异性抗原检查

用已知抗体借助免疫荧光技术、酶联免疫技术、化学发光技术、胶乳凝集试验、对流免疫电泳等技术，对标本中未知的病原体抗原进行检测，借以诊断某些感染性疾病的病原体；抗原检测还可对细菌分群与分型；从临床标本中直接检测病原体抗原，简便快速，有较高的敏感性，适用于多种感染性疾病的早期快速诊断。但因交叉抗原的存在，许多病原体检测会出现假阳性的结果而难以明确诊断。

（三）病原体核酸检查

目前临床常用的核酸检测技术主要有聚合酶链反应（PCR）和核酸探针杂交技术，基因芯片技术也逐渐在临床上得以推广应用。

（四）病原体的分离培养和鉴定

1. 细菌感染性疾病病原体的分离培养 分离培养是细菌学检验中确诊的关键步骤。根据临床症状、体征和镜下检查特征作出病原学初步诊断，接种前有些标本需作适当处理，再选择适当的培养基和孵育条件进行培养，细菌鉴定主要根据细菌生长特性、形态染色、细菌的生化反应结果和血清学实验、毒素检测、分子生物学鉴定、动物接种实验等对分离菌作出鉴定，有条件时也可借助于细菌自动鉴定与药敏分析仪，对分离菌株做出快速鉴定及药物敏感试验。

2. 病毒、立克次体、衣原体等感染性疾病病原体分离培养 这类微生物属于细胞内寄生，主要采用细胞培养、动物接种和鸡胚培养。

根据动物感染范围、动物发病情况及潜伏期，初步推测为某种病原体。接种于鸡胚的病毒，根据不同接种途径的敏感性、所形成的特殊病灶作初步鉴定。细胞培养是目前主要的分离培养技术，可依据病原体导致的细胞病变效应（CPE）的特点或红细胞吸附、干扰现象、血凝性质等缩小病毒的鉴定范围，最后用血清学方法、分子生物学方法等做出最后鉴定。

（五）血清学实验

用已知病原体的抗原检测患者血清中相应抗体，以诊断某些感染性疾病。适用于抗原性较强的病原菌及多种病毒性感染。血清学诊断试验以抗体效价明显高于正常人水平或者患者恢复期抗体效价比急性期升高4倍以上才有意义。由于IgM抗体在体内出现早消失快，故常作为急性期感染的诊断标志。常用的血清学检测方法有酶联免疫吸附试验（ELISA）、间接免疫荧光技术、免疫渗滤层析实验、化学发光免疫测定、凝集试验、沉淀试验、补体结合试验、放射免疫测定等。

三、抗菌药物敏感性试验与耐药性检测

（一）项目检查、结果和临床应用

常用的抗菌药物敏感性试验包括纸片扩散法、稀释法、E-test及联合药物敏感试验。对某些特定耐药菌株的检测除药物敏感试验外还要附加特殊的耐药性表型检测或者耐药基因检测。

（二）抗菌药物敏感试验

1. 纸片琼脂扩散法 K-B法世界卫生组织推荐的标准纸片扩散法，是由Kirby和Bauer建立的。将含有定量抗菌药物的纸片贴在接种有一定浓度测试菌的M-H琼脂平板上，置35℃孵育16～18h。用游标卡尺量取纸片周围透明抑菌圈的直径，参照CLSI标准判读结果，按敏感（S）、中介（I）、耐药（R）报告。

2. 稀释法 某些抗菌药物抑制检测菌肉眼可见生长的最低浓度称为最小抑菌浓度（MIC），有肉汤稀释法（包括微量法与常量法）和琼脂稀释法两类，前者为临床实验室常用的一种定量试验。

3. E-test 是结合稀释法和扩散法原理和特点而设计的一种操作简便（如同扩散法）、精确测定MIC（如同稀释法）的一种方法。将E试条放在接种过细菌的琼脂平板上孵育过夜，围绕试条明显可见椭圆形抑菌圈，圈的边缘与试条交点的刻度浓度即为该抗菌药物抑制细菌的最小抑菌浓度，对照CLSI标准判断其敏感、耐药、中介。

（三）耐药菌表型检测及耐药基因的检测

目前应用于临床的耐药表型检测主要包括：β-内酰胺酶检测、超广谱β内酰胺酶（ESBLs）检测、耐甲氧西林葡萄球菌（MRS）的检测、氨基糖苷类高水平耐药和万古霉素耐药肠球菌检测、革兰阴性杆菌的AmpC酶检测、碳青霉烯酶的检测、青霉素耐药的肺炎链球菌（PRSP）检测以及耐药基因的检测等。这类检测对于研究细菌的耐药机制、预测细菌对抗菌药物的耐药性以及指导感染性疾病治疗的临床用药具有重要价值。

四、临床常见病原体检查

随着抗菌药物的大量使用、新的医学诊疗技术的广泛应用、大量老年人群及慢性疾病患者的存在以及人类所处的生态环境的改变，当今感染性疾病的特点已经发生了较大的变化。①新的病原体大量出现。如嗜肺军团菌引起的军团病、汉坦病毒引起的汉坦病毒肺综合征（HPS）、艾滋病、SARS冠状病毒（SARS-CoV）引起的急性重症呼吸道综合征（SARS）、高致病性禽流感、疯牛病等相继发现，给感染性疾病的防治带来挑战。②疾病谱发生变迁，20世纪50～60年代，临床由革兰阳性细菌为主的感染逐渐过渡到现在以革兰阴性杆菌为主的感染。随着肿瘤的放射治疗、

化学治疗、广谱抗生素以及免疫制剂的广泛应用，真菌感染显著增高。病毒性感染也成为人群发病率最高，危害最严重的感染类型。③器官移植、抗肿瘤化疗和放疗的开展，减弱了机体的免疫防御功能，造成医院感染及条件性致病菌感染的增加。了解现代感染性疾病的流行病学特点，对于完善感染性疾病的实验室诊断，指导临床合理应用抗病原体药物，及时控制感染性疾病的流行具有重要意义。

（一）细菌感染性疾病的诊断

实验室细菌学诊断，对感染性疾病的诊断、治疗、预防至关重要。传统意义上的致病菌如结核杆菌、伤寒杆菌、志贺菌、脑膜炎球菌等，从机体内定性检出即可明确诊断，但对许多条件致病菌引起的医院获得性感染，自标本中分离到细菌并不一定意味该菌为疾病的病原体，因此应根据病人的临床表现、采集标本的部位、获得的细菌种类进行定性甚至定量综合分析，才可以得出正确的诊断。

鉴定细菌的手段主要包括：①细菌的分离培养与鉴定：这是细菌感染性疾病实验室诊断的金标准。要包括直接涂片显微镜检查、分离培养与生化反应的多种鉴定。②抗原和抗体检测：采用血清学方法进行抗原抗体的检测与分析。如玻片凝集、免疫标记技术等。③检测细菌遗传物质：包括核酸杂交、PCR 技术及基因芯片技术。此外必要时还需要做细菌毒素检测和动物实验等。

（二）病毒感染

病毒只能在活的细胞中以复制的方式增殖，所以临床上鉴定病毒性感染的方法主要结合临床症状、流行病学特点，采用免疫学、分子诊断方法为主。常用的有：酶标记技术（如 ELISA）、免疫荧光标记技术、化学发光技术检测标本中的病毒抗原和抗体；利用 PCR 技术和核酸杂交技术检测标本中病毒核酸。疑似新的不明病毒感染时，可以做病毒的分离培养以及系统的鉴定实验。

（三）真菌感染

真菌的微生物学诊断手段主要包括直接检查、培养检查、免疫学试验和动物试验。各种不同真菌一般具有各自的典型的孢子与菌丝形态和菌落特点，因此，形态学检查和培养是鉴定真菌的重要手段。真菌能在人工培养基上生长，常用沙保培养基，培养温度 25～28℃，深部真菌 37℃，培养后形成酵母型菌落、类酵母型菌落和丝状菌落；在显微镜下直接观察经培养后的形态结构：菌丝和孢子，以利于真菌的菌种鉴定。真菌的抗原检测只适合于检测血清中和脑脊液中隐球菌、念珠菌、荚膜组织胞浆菌。真菌的血清学诊断适用于深部真菌感染的标本。利用分子生物学技术对真菌基因组核酸进行分析是近年来发展起来的可快速诊断真菌感染的新型手段，但都有一定的局限性。

（四）寄生虫病

寄生虫实验诊断是诊断寄生虫感染的主要依据，实验诊断包括病原学诊断、免疫学诊断和其他实验室常规检查。根据寄生虫生活史的特点，从病人的血液、组织液、排泄物、分泌物或活体组织中检查寄生虫的某一发育虫期，这是最可靠的诊断方法，广泛用于各寄生虫病的诊断。病原学诊断方法检出率不高，对轻度感染需要反复检查，以免漏诊。

对于在组织中或器官内寄生而不易取得材料的寄生虫，可考虑采用免疫学诊断方法。除了经典的凝集试验、沉淀试验、补体结合试验等免疫学方法外，ELISA、免疫酶染色试验（IEST）、免疫印迹试验（WB）、免疫荧光法（IFA）等应用，使试验的敏感性和特异性大大提高。DNA 探针技术和 PCR 技术为寄生虫病的诊断或寄生虫分类提供新的高敏感的检测方法。

（五）其他病原体感染

1. 支原体检测 与人类疾病有关的是肺炎支原体、唾液支原体、口腔支原体、人型支原体、发酵支原体和微小株支原体等。支原体因缺乏细胞壁，呈高度多形性，革兰氏染色不易着色，直接显微镜检测一般无临床意义。分离培养是支原体感染的确诊依据。不同种支原体在培养基中生长速度不一，如解脲脲原体和人型支原体生长较快，利用培养后所见的典型菌落形态可做出初步鉴定，再以特异性抗血清作生长抑制试验或代谢抑制试验即可做出确诊。肺炎支原体和生殖道支原体初次分离较慢，一般需10天左右才生长出“荷包蛋”状菌落，故而不适合于临床快速诊断。目前核酸杂交技术和荧光定量PCR技术也已用于临床实验室的检测。

2. 螺旋体检测 螺旋体是一群细长、柔软、运动活泼、呈螺旋状的微生物。将标本置于暗视野显微镜下检查运动活泼、具有特殊形态的螺旋体具有诊断意义。除钩端螺旋体外，其他螺旋体如梅毒螺旋体、伯氏疏螺旋体、回归热螺旋体等尚不能人工培养，因而，血清学诊断广泛应用于临床实验检测。显微镜凝集试验、间接凝集试验、酶联免疫吸附试验检测患者血清中的特异性抗体已在钩端螺旋体检验中广泛运用；性病研究实验室试验（VDRL）或快速血浆反应素环状卡片试验（RPR）也广泛运用于梅毒患者初筛试验，出现阳性者再用荧光密螺旋体抗体吸附试验（FTA-ABS）或抗梅毒螺旋体微量血凝试验（MHA-TP）等方法作确诊试验。PCR检测可快速检测出螺旋体特异核酸片段也逐步成为常用的检测方法。

3. 立克次体检测 立克次体是一类严格细胞内寄生的原核细胞型微生物，由其引起的立克次体病多数是自然疫源性疾病，且人畜共患。检测立克次体的方法主要有：取血液或组织进行立氏立克次体血清学试验，分离培养和鉴定，通过荧光染色从皮肤或其他组织中找到病原体有助于确定诊断。通过PCR检测立克次体特异性核酸可进行早期诊断。外斐反应为非特异性血清学诊断试验，用于斑疹伤寒、斑点热和恙虫病的辅助诊断，特异性血清学试验有免疫荧光试验、酶联免疫吸附试验和补体结合试验等。

4. 衣原体检测 衣原体在细胞结构上与革兰阴性菌相似，但专性细胞内寄生，感染细胞后可出现胞质内包涵体。直接显微镜检查细胞质内的典型包涵体对衣原体感染诊断有参考价值。衣原体在鸡胚卵黄囊内生长良好，还可采用动物接种和细胞培养法。过去采用传统的组织培养分离衣原体的方法，技术难度大，特异性和敏感性均不理想，且费时费钱。目前采用荧光免疫技术、ELISA等检测标本中的衣原体抗原或者血清中的抗体，可以做出快速诊断。利用核酸杂交技术和荧光定量PCR技术也有较好的应用前景。

（六）实验结果分析和临床应用

1. 病原体的分离培养与鉴定 各种实验诊断方法中，临床标本分离培养和鉴定的结果最具有诊断价值。除了可以明确诊断，还可用作药物敏感试验指导临床用药。由于标本采集运送的不当，培养条件不适合等原因，分离培养的阴性结果并不能完全排除感染的可能。

2. 病原体的抗原成分检测 有助于早期快速诊断，阳性结果提示某种感染性病原体的存在，但对于那些存在正常菌群的标本，需考虑共同抗原引起的交叉反应，故有一定的局限性。

3. 核酸检测 是早期与快速诊断的方法之一，对于难以培养的细菌更具有一定的价值。由于敏感性与特异性的原因，可出现假阴性或假阳性结果，其阳性结果只能说明标本内有某种病原体的核酸，但是否为现期感染病原体则难以肯定。

4. 血清学试验 是目前常用的感染性疾病检测方法。用已知特异性抗原检测患者体内存在的特异性抗体，以出现IgM抗体或高效价IgG抗体为阳性判断结果有重要诊断意义，并可作出现期感染的结论。急性期与恢复期双份血清抗体增高四倍以上也具有诊断意义。

五、医院感染常见病原体的检验

医院感染（nosocomial infection）又称院内感染或医院获得性感染（hospital acquired infection），是指在医院发生的感染，其感染范围可分为各种病人、医院工作人员、探视者。医院感染的发生主要有两种类型，即外源性感染，内源性感染。要对不同类型的感染做出正确的诊断，必须进行微生物学检查。随着现代医学技术的迅猛发展，新的医学诊疗技术的广泛应用，大量老年人群及慢性疾病患者的存在，特别是抗菌药物滥用所导致的细菌变异耐药株的增多，使医院感染的感染源、传播途径、易感人群等都发生了显著变化。同时，其他一些相关问题，如医院污物处理、内窥镜消毒与灭菌、安全注射等，都使医院感染成为当今医学领域中的重要问题。常见临床感染类型如下：

1. 下呼吸道感染 为我国最常见的医院感染类型，当吞咽及咳嗽反应减弱、老年人意识障碍、气管插管或切开，吸入咽部的定植菌是主要的发病机制，对危重病人、免疫抑制状态病人及免疫力衰弱等病人的威胁性大，病死率可达30% ~50%。下呼吸道感染标本一般先进行涂片检查并报告：“找到革兰阳性或革兰阴性菌，形似×××菌”，如果是抗酸染色，可报告“找到或者未找到抗酸杆菌”。然后做分离培养，根据分区画线细菌在平板上生长菌落所占比例，对痰液进行半定量分析。当一种菌生长为优势菌时（90%以上），可以作鉴定和报告。

2. 尿路感染 住院期间有尿路插管导尿等造成导管外上行感染，常以大肠埃希菌、变形杆菌、肠球菌等多见。具备以下特点可以做出诊断：①尿液检查细菌计数大于10^5CFU/ml，一般考虑尿路感染；②尿液培养48小时无细菌生长为阴性。③入院前有尿路感染，入院后又分离出新的细菌。然后需要进一步做药敏试验。

3. 手术切口感染和清洁伤口感染 大部分为外源性感染，可通过医务人员或病人手指皮肤的接触感染。腹部手术、妇科手术等伤口感染的病原体常来源于胃肠道、泌尿生殖道、皮肤等正常菌群。

4. 胃肠道感染 主要见于长期使用广谱抗生素而所致的菌群失调。如艰难梭菌引起的伪膜性肠炎、真菌性腹泻等。

5. 血液感染 主要为菌血症，可由静脉内输液、血液透析、介入性诊断与治疗等引起，也可源于外科手术、下呼吸道感染或皮肤感染。血液中无论分离出何种病原生物，均视为阳性诊断。

6. 皮肤和软组织感染 由金黄色葡萄球菌、溶血性链球菌、铜绿假单胞菌、厌氧菌等引起的蜂窝织炎、褥疮和烧伤感染等。

此外，医院内感染还可以出现骨髓、子宫内膜、心血管系统等。住院病人中凡有气管插管、多次手术或延长手术时间、留置导尿、化疗、放疗、使用免疫抑制剂者以及老年病人，均应视为预防医院感染的重点对象。

（陈　晓）

第八节　生物化学检验概论

一、葡萄糖代谢相关检测

人体内的葡萄糖主要通过氧化为组织提供能量。其代谢受到多种激素的调节，能够使血糖升高的激素有：胰高血糖素、生长素、甲状腺素、肾上腺素与肾上腺糖皮质激素；能促进组织摄取和利用糖、使血糖降低的激素是胰岛素。此外，肝脏在糖的代谢中起着重要的作用。食物中的碳水化合物经消化转变为葡萄糖等单糖后，一部分被直接吸收入血，另一部分由肝脏合成糖原储存；当血糖降低时，肝糖原又可水解为葡萄糖入血，其他糖类、脂肪与蛋白也可被转变为葡萄糖。机体摄入糖超过身体需要时，糖还可转变为脂肪等其他物质。血糖浓度超过 8.88mmol/L（肾糖阈），则由肾排出，形成糖尿。

（一）空腹血糖测定

空腹血糖（FBG）测定用于了解糖代谢情况，对糖尿病等糖代谢紊乱性疾病的诊断有重要价值。

空腹血糖测定所采用的标本有：静脉血浆、静脉全血及毛细血管全血（主要为快速血糖仪采用）。血糖检测标本采集后应立即送检，否则因细胞等的消耗会使结果偏低。

【参考值】　（空腹血浆）葡萄糖氧化酶法：3.9～6.1mmol/L

【临床意义】

（1）增高：①生理性增高：如饭后 1～2h、高糖饮食、情绪激动等；②胰腺疾病：如糖尿病、胰高血糖素瘤等；③其他内分泌疾病：如巨人症、甲状腺功能亢进症、皮质醇增多症等；④严重的肝病变，使葡萄糖不能及时转化为肝糖原贮存，出现餐后高血糖；⑤应激性状态：如颅脑损伤、颅内压增高、脑卒中、心肌梗死等；⑥药物影响：如噻嗪类利尿剂、口服避孕药、泼尼松等。

（2）减低：①生理性降低：饥饿、剧烈运动等情况；②胰岛素过多：如胰岛 B 细胞瘤等；③对抗胰岛素的激素分泌不足：如肾上腺皮质功能减退；④严重肝病，使肝糖原贮存缺乏，不能及时有效补充血糖不足。

（二）口服葡萄糖耐量试验

正常人服用一定量葡萄糖后，血糖浓度暂时升高，刺激胰岛细胞分泌胰岛素增多，促使血糖在短时间内即降至空腹水平，此即耐糖现象。口服葡萄糖耐量试验（OGTT）是检测人体耐糖能力的试验，其适应证有：①无糖尿病症状，随机血糖或空腹血糖异常，以及有一过性或持续性糖尿者。②无糖尿病症状，但有明显的糖尿病家族史。③有糖尿病症状，但空腹血糖未达到诊断标准者。④妊娠期、甲状腺功能亢进症、肝脏疾病时出现糖尿者。⑤分娩巨大胎儿或有巨大胎儿史者。⑥原因不明的肾脏损害或视网膜病变者。

检测方法：病人首先空腹采血测定血糖，然后按 1.75g/kg 体重口服葡萄糖（最多不超过 75g），服糖后间隔一定时间（一般为 30、60、120、180min）分别采血测定血糖。同时检测各时间点尿糖。根据采血时间和对应的血糖浓度作图，则可得到 OGTT 曲线。

【参考值】　空腹血糖<6.1mmol/L；服糖后 0.5～1h 血糖升高达峰值，一般在 7.8～9.0mmol/L，不超过 11.1mmol/L；2h 血糖≤7.8mmol/L；3h 血糖应恢复至空腹血糖水平。各时间尿糖均为阴性。

【临床意义】　糖耐量试验结果常见类型可见图 6-8-1。

（1）糖尿病：具有糖尿病临床症状，并符合以下条件之一者，可诊断为糖尿病：①空腹血糖≥7.0mmol/L；②OGTT 血糖峰值>11.1mmol/L，服糖后 2h 血糖值>11.1mmol/L，③随机血糖>11.1mmol/L，且伴有尿糖阳性者。

（2）糖耐量减低：指空腹血糖<7.0mmol/L；服糖后 2h 血糖为 7.8～11.1mmol/L；血糖达高峰时间延至 1h 后，血糖恢复正常时间推延至 2～3h 以后，且有尿糖阳性。糖耐量减低者中，约有 1/3 可恢复正常；有 1/3 最终转为糖尿病。糖耐量减低多见于 2 型糖尿病、甲状腺功能亢进症、肢端肥大症及皮质醇增多症等。

（3）葡萄糖耐量曲线低平：指空腹血糖水平降低，服糖后血糖水平上升亦不明显，服糖后2h血糖仍处于低水平。常见于胰岛B细胞瘤、腺垂体功能减退症、肾上腺皮质功能减退症等。

（4）低血糖：①肝源性低血糖：表现为空腹血糖常低于正常，服糖后血糖水平超过正常，2h后仍不能降至正常，尿糖出现阳性。见于广泛性肝损伤时，如中毒性肝炎、爆发性病毒性肝炎等。②功能性低血糖：表现为空腹血糖正常，服糖后血糖高峰时间及峰值在正常范围内，但服糖后2～3h可发生低血糖，见于特发性餐后低血糖症等。

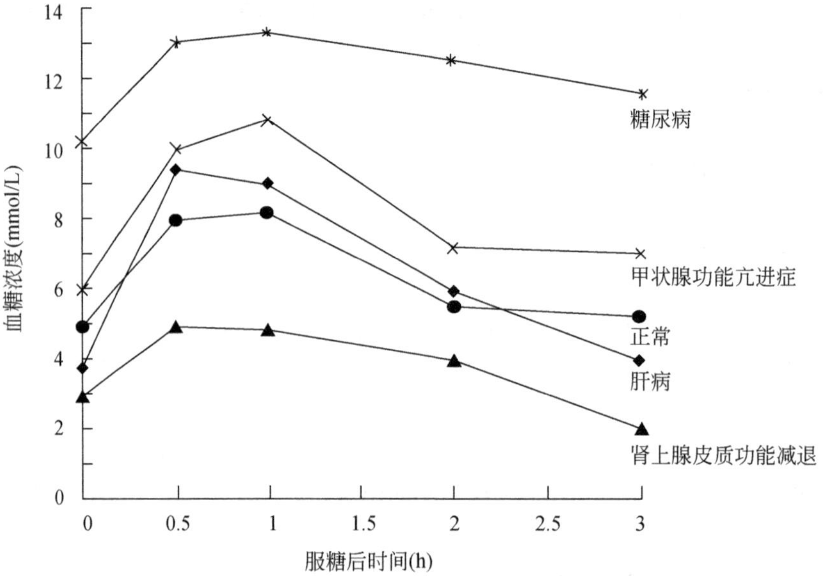

图6-8-1　正常及几种常见疾病的OGTT曲线

（三）血清胰岛素测定和胰岛素释放试验

胰岛素由胰岛B细胞分泌，其生理作用主要是促进肝脏和外周组织摄取和利用葡萄糖，使血糖降低。血浆（清）胰岛素水平受血糖浓度调控，血糖水平升高可刺激胰岛B细胞分泌胰岛素。胰岛素释放试验是反映胰岛B细胞储备能力的试验，与OGTT试验方法相同，各血样除测定葡萄糖外，另测定胰岛素的浓度。

【参考值】　RIA法：空腹胰岛素10～20mU/L；服糖后30～60min出现胰岛素高峰（与血糖峰值时间一致），为空腹时胰岛素的5～10倍。

【临床意义】　胰岛素及胰岛素释放试验主要用于糖尿病分型。

（1）糖尿病：糖尿病时胰岛素分泌减低、释放迟缓。1型糖尿病时，空腹胰岛素明显降低，服糖后仍很低，呈低平曲线，胰岛素与血糖比值也明显降低；2型糖尿病时，空腹胰岛素水平可正常、稍高或稍低，服糖后胰岛素呈延迟性释放反应。

（2）胰岛B细胞瘤：常出现高胰岛素血症，空腹血糖降低，糖耐量曲线低平，而胰岛素释放曲线呈高水平，胰岛素/葡萄糖比值>0.4。

（3）肝、肾衰竭时，胰岛素灭活障碍，也可引起血清胰岛素浓度增高。

（4）其他：腺垂体功能低下症、ACTH缺乏症、肾上腺功能不全和饥饿状态时胰岛素减少；肢端肥大症、巨人症时胰岛素增高。

（四）血清 C-肽测定

C-肽是胰岛素原在蛋白水解酶作用下转变为胰岛素的过程中裂解出来的、含 31 个氨基酸的肽类片段，与胰岛素等摩尔释放。凡能刺激或抑制胰岛素分泌的物质，同样也可影响 C-肽的释放，因此血清 C-肽测定的临床意义与胰岛素测定相同。但 C-肽的半寿期比胰岛素长 2 倍，而且不受外源性胰岛素和胰岛素抗体的影响，故能更准确地反映胰岛 B 细胞的合成和释放功能。血清 C-肽测定常与胰岛素测定、OGTT 试验同时进行。

【参考值】 RIA 法：空腹 0.3～0.6nmol/L；服糖后 30～60min 出现峰值，为空腹值的 5～6 倍。

【临床意义】

（1）用于准确判断胰岛 B 细胞功能。

（2）鉴别内源和外源性低血糖：①内源性低血糖，如胰岛 B 细胞瘤时，糖耐量曲线低平，胰岛素与 C-肽浓度均升高；②外源性胰岛素过量所致低血糖时，血清胰岛素升高，而 C-肽降低。

（五）糖化血红蛋白和果糖胺检测

糖化血红蛋白（GHb）是血红蛋白与葡萄糖类进行缩合反应形成的酮胺化合物，因红细胞的寿命平均为 120 天，所以糖化 Hb 反映的是过去 6～8 周的平均血糖水平。果糖胺（糖化血清蛋白 FMN）是血中葡萄糖经非酶促反应与其他蛋白质形成的酮胺类物质的通称，其最主要成分是糖化白蛋白。因白蛋白的半寿期约为 20 天，所以糖化白蛋白的浓度反映的是近 2～3 周的血糖水平。

【参考值】 GHb（电泳法，按照占总 Hb 的百分比计算）：5.6%～5.7%；果糖胺：205～285μmol/L。

【临床意义】

（1）GHb 是糖尿病诊断和监控的重要指标。其测定可反映检测前 1～2 个月内的平均血糖水平，糖尿病时 GHb 较正常升高 2～3 倍；糖尿病得到控制后其下降要比血糖和尿糖晚 3～4 周。故 GHb 水平可作为糖尿病长期控制的良好指标。

（2）GHb 对鉴别糖尿病性高血糖及应激性高血糖有价值。前者 GHb 水平多增高，后者正常。

（3）果糖胺是糖尿病诊断和近期血糖控制水平的检测指标。其测定应与 GHb 测定结合应用。当红细胞寿命缩短时，检测 GHb 的意义不大；而肾病或肝病导致血清白蛋白浓度和半衰期发生明显变化时，果糖胺的检测结果不可靠。

二、脂代谢相关检查

脂质检验分析主要应用在：①对动脉粥样硬化（AS）和高脂血症等脂代谢异常性疾病进行诊断、病情观察和指导治疗；②作为健康普查指标，达到对 AS 和高脂血症等脂代谢异常性疾病的早期发现和早期诊断，并起到监控作用；③对少见的遗传性脂蛋白异常性疾病进行诊断。

（一）血清总胆固醇（TC）测定

血中 TC 3/4 存在于低密度脂蛋白（LDL）胆固醇中，1/4 存在于高密度脂蛋白（HDL）胆固醇中。常作为缺血性心脑血管疾病和高血压等动脉粥样硬化性疾病的预防、发病估计及疗效观察的参考指标。

通常于餐后 12h 以上空腹静脉采血，尽快分离血清（血浆）进行检测。胆固醇测定方法很多，目前以酶法较为常用。

【参考值】 健康人血清胆固醇水平与性别、年龄、饮食、生活习惯、精神因素、工作性质、运动、吸烟等因素有关。我国成人 TC 合适水平：<5.20mmol/L；边缘水平：5.23～5.69mmol/L；升高：>5.72mmol/L。

【临床意义】 作为诊断指标，TC 不够敏感和特异。

（1）TC 升高：是冠心病、AS 的危险因素之一，但冠心病者并非都有 TC 增高。肝外胆道梗阻时血清 TC 升高。

（2）TC 减低：见于甲状腺功能亢进症、严重肝病、营养不良等。

（二）甘油三酯（TG）测定

TG 主要贮存于脂肪组织中，当机体需要时被分解成脂肪酸而作为热源利用。肝脏如有大量 TG 贮存则会形成脂肪肝。血浆中的 TG 始终处于进入和清除的动态平衡中。饭后血浆（清）TG 升高，以乳糜微粒的形式存在，形成饮食性脂血。因此 TG 测定标本必须在空腹 12～16 小时后静脉采取。TG 测定方法主要有化学法和酶法两大类，目前酶法测定为推荐方法。

【参考值】 TG 水平受生活习惯、饮食条件等影响，在个体内和个体间波动均较大。由于测试人群和方法不同，TG 参考值差异也较大，为 0.56～1.7mmol/L。

【临床意义】

（1）TG 增高：也是 AS 和冠心病的危险因素。高脂血症除Ⅱa 型外，均有高 TG 血症。AS 和冠心病时多有 TG 增高，特别是当高 TG 同时伴有 TC、LDL-C 增高、HDL-C 减低，并同时存在冠心病其他危险因子（如冠心病家族史、饮酒、吸烟、肥胖等）时，对 AS 和冠心病诊断更有意义。

（2）TG 减低：原发性低 TG 血症见于无 β-脂蛋白血症和低 β-脂蛋白血症，为遗传性疾病；继发性者见于消化道疾患、内分泌疾患等。

（三）高密度脂蛋白胆固醇测定

临床一般以测定高密度脂蛋白胆固醇（HDL-C）含量来反映 HDL 水平。HDL 水平增高有利于外周组织清除胆固醇，从而防止动脉粥样硬化的发生，故 HDL 被认为是抗动脉粥样硬化因子。

【参考值】 年龄、性别、种族以及饮食情况均可影响 HDL-C 水平因素，加之测定方法和被测人群的不同，HDL-C 参考值的报道差异较大，我国成人大致为 1.03～2.07mmol/L，<0.91mmol/L 为 HDL-C 减低。

【临床意义】

（1）可导致 HDL-C 水平升高的因素有：饮酒、长期足够量的运动、雌激素类药物、烟酸和苯氧乙酸类降脂药（苯扎贝特）、洛伐他汀、苯妥英钠等。

（2）可导致 HDL-C 水平降低的因素有：高糖及素食、肥胖、吸烟、睾酮等雄性激素、降脂药中的普罗布考、β 受体阻断剂（普萘洛尔）、噻嗪类利尿药等。

（3）HDL 与 TG 呈负相关，也与冠心病的发病呈负相关。HDL-C 减低是发生 AS 和冠心病的危险因素。HDL 按密度大小分为 HDL_2 和 HDL_3。HDL-C 变动主要取决于 HDL_2；冠心病时 HDL_2-C 下降要比总 HDL-C 下降更明显，因此 HDL_2-C 可能是预测冠心病风险度更好的指标；HDL_3-C 在肝病时下降明显。

（四）低密度脂蛋白胆固醇测定

常用低密度脂蛋白胆固醇（LDL-C）的含量来反应 LDL 的量。LDL 又称 β-脂蛋白，是富含胆固醇的脂蛋白，是动脉粥样硬化的危险因素之一。LDL-C 测定多采用化学法。

【参考值】 LDL-C 水平随年龄增高而上升，青、中年期男性高于女性，老年前期与老年期女性高于男性。LDL-C 合适范围为<3.12mmol/L，边缘性升高为 3.15～3.61mmol/L，升高为>3.64mmol/L。

【临床意义】 LDL 水平增高与冠心病发病呈正相关，可用于判断发生冠心病的危险性。LDL-C 增高见于 TC 增高的各种情况。

三、心肌损伤标志物检查

急性缺血性心脏病是临床常见病和多发病，典型病人可根据病史、症状、心电图的特殊改变进行诊断。但约有 25% 的急性心肌梗死（AMI）病人发病早期无典型症状，约 50% AMI 病人缺乏心电图的特殊改变，这时心肌损伤所致的生物化学改变对诊断的作用就尤为重要。而且，检测这些指标对指导治疗、监测溶栓和判断预后也有重要作用。

（一）心肌酶测定

AMI 发生后，血清各种酶的含量变化取决于：①梗死后血液再灌注的情况。血液再灌注越好，坏细胞释放的酶进入血循环越早、越快，则升高越明显。②酶分子的大小以及在细胞中存在的部位。分子越小越易透过细胞膜，入血越快；而且存在于胞质中的较核内和线粒体中的易入血。③梗死发生部位的血管解剖学分布情况。如左心室内膜下为侧支循环，血液供应原本就较差，梗死后细胞释放的酶很难进入血循环，因此血中活性升高不明显。

1. 血清肌酸激酶及其同工酶检测 肌酸激酶（CK）又称肌酸磷酸激酶（CPK），能可逆性地催化肌酸和 ATP 生成磷酸肌酸和 ADP 的反应。CK 主要分布于骨骼肌和心肌，其次为脑，存在于细胞质和线粒体中。根据 CK 中 M 和 B 亚单位的组合不同，可将它们分成三种亚型，即 CK-BB，主要分布于脑等组织；CK-MB，主要分布于心肌；CK-MM，主要分布于骨骼肌和心肌。CK 测定多用化学方法，CK 同工酶测定用电泳法和化学发光免疫比浊法。

【参考值】

（1）CK 总活性：酶偶联法（37℃时）或连续监测法：男性 38～174 U/L；女性 26～140 U/L。肌酸显色法：男性 15～163 U/L；女性 3～135 U/L。

（2）CK 同工酶活性：琼脂糖凝胶电泳法：CK-MM 94%～96%；CK-MB<5%；CK-BB 极少。

【临床意义】

（1）CK 水平受性别、年龄、种族、生理状态的影响。男性肌肉容量大，CK 活性高于女性。运动可导致 CK 明显增高，且运动时间越长、越剧烈，CK 升高越明显。①急性心肌梗死：AMI 时 CK 水平在发病 3～8h 即明显增高，10～36h 达峰值，3～4 天恢复正常。如果在 AMI 病程中 CK 再次升高，常表明有再次心肌梗死的发生。发病 8hCK 不增高，不可轻易排除 AMI，而应动态观察；发病 24h 的 CK 检测价值最大，此时 CK 应达峰值，如果 CK 小于参考值上限，可排除 AMI，但也应除外心肌小范围损伤及心内膜下梗死等情况。②心肌炎和肌肉疾病时：病毒性心肌炎 CK 明显升高；多发性肌炎和各种原因引起的骨骼肌损伤、各种插管术和手术后、肌内注射氯丙嗪等，CK 均可升高。

（2）CK-MB 升高

1）AMI 时：AMI 一般在发病后 3～8h 增高，9～30h 达高峰，2～3 天恢复正常。CK-MB 对 AMI 诊断的敏感性及特异性均优于 CK 总活性。AMI 发病后 CK-MB 一直升高不下降，说明心肌梗死在继续；若下降后又升高，表明原梗死部位在扩展或又有新的梗死出现。CK-MB 高峰出现早者较出现晚者预后好。

心绞痛、心包炎、慢性心房纤颤、心脏手术、安装起搏器、冠状动脉造影等，也可有 CK-MB 的升高。

2）其他：如肌营养不良、多发性肌炎、肌萎缩、挤压综合征、肌内注射等时，CK-MB 也可升高。

2. CK-MB 异型测定 CK 的 M 和 B 亚单位的羧基翻译后经修饰（经血浆羧基肽酶水解除去了羧基端赖氨酸），即产生了 CK-MB 的各种异型，其中血清 CK-MB_1及 CK-MB_2异型对 AMI 诊断更有敏感性和特异性。

【参考值】 CK-MB_1<0.71 U/L，CK-MB_2<1.0 U/L，MB_2/MB_1比值<1.4。

【临床意义】 若以血浆 CK-MB_2活性>1.0U/L、MB_2/MB_1比值>1.5 为临界值，则 AMI 发病后 2～4h 诊断敏感性为 59%，4～6h 敏感性为 92%，高于 CK-MB。

3. 乳酸脱氢酶及其同工酶测定

（1）乳酸脱氢酶（LD 或 LDH）是一种糖酵解酶，广泛存在于人体各组织内，以心肌、骨骼肌和肾脏含量最丰富，其次为肝、脾、胰、肺和肿瘤组织，红细胞内含量极丰富。

（2）乳酸脱氢酶共有五种同工酶，分别由代表心肌特性的 H 型和代表肌肉的 M 型两种亚单位依据不同组合构成，即：LD_1（H_4）、LD_2（H_3M）、LD_3（H_2M_2）、LD_4（HM_3）和 LD_5（M_4）。LD_1和 LD_2（尤其 LD_1）主要来自于心肌，LD_3主要来自于肺、脾，LD_4和 LD_5（尤其 LD_5）主要来自于肝脏，其次为骨骼肌。测定 LD 同工酶有利于病变组织的定位。LD 同工酶测定有电泳法、层析法和免疫法等。因红细胞内 LD 含量极丰富，故测定标本应严格避免溶血。

【参考值】

（1）LD 总活性：连续监测法为 104～245 U/L；速率法（30℃）为 95～200 U/L。

（2）LD 同工酶活性，圆盘电泳法：LD_1 32.7% ±4.6%；LD_2 45.1% ±3.53%；LD_3 18.5% ±2.96%；LD_4 2.9% ±0.89%；LD_5为 0.85% ±0.55%。

【临床意义】

（1）LD 活性：AMI 发病后 10～12hLD 活性开始升高，24～48h 达高峰，8～9 天后恢复正常。AMI 时 LD 活性升高比 CK、CK-MB 和 AST 升高均晚，但持续时间长。如在病程中 LD 持续升高不降或再次升高，提示心肌梗死面积扩大或再次出现梗死。此外，急、慢性肝炎、肝癌、骨骼肌损伤、白血病等疾病时 LD 亦升高。

（2）LD 同工酶：对病变的定位有一定意义，主要用于 AMI 和肝病的诊断。

①AMI：发病后 LD_1 及 LD_2（尤其 LD_1）升高，其变化早于总 LD，且 LD_1>LD_2，LD_2/LD_1<1.0。②肝胆疾病：LD_5升高常表示有肝细胞坏死。肝细胞性黄疸时 LD_5>LD_4，阻塞性黄疸时 LD_4>LD_5。

（二）心肌蛋白检测

1. 心肌肌钙蛋白测定 肌钙蛋白（Tn）是与肌肉收缩有关的一类结构蛋白，由肌钙蛋白 T、肌钙蛋白 I 和肌钙蛋白 C 三种亚单位组成，主要存在于骨骼肌和心肌。绝大多数心肌肌钙蛋白（cTn）存在于心肌细胞的细肌丝上，仅 3%～6% 存在于肌细胞质中。来自骨骼肌和心肌的肌钙蛋白分别由不同的基因编码，具有不同的氨基酸序列和结构，因此，利用制备的 cTn 抗体可以特异地检测心肌肌钙蛋白 T（cTnT）和 I（cTnI）。

【参考值】 ELISA 法：①cTnT 0.02～0.13μg/L，>0.2μg/L 为临界值，>0.5μg/L 可诊断 AMI；②cTnI <0.2μg/L，>1.5μg/L 为临界值。

【临床意义】 血清 cTnT 和 cTnI 是心肌损伤的特异性标志物，其敏感性和特异性均优于目前的心肌酶类。cTnT 与 cTnI 对诊断 AMI 无显著性差异，临床选用其一即可。

（1）诊断 AMI：cTnT 于发病后 3～6h 开始升高，10～24h 达高峰，10～15 天恢复正常；cTnI 于发病后 3～6h 开始升高，14～20h 达高峰，5～7 天恢复正常。特异性与敏感度明显高于 CK-MB。对非 Q 波性、亚急性心肌梗死或 CK-MB 无法诊断的 AMI 病人更有价值。cTn 血中浓度与心肌损伤范围有较好的相关性，可用于判断病情轻重。若胸痛发作后 6h 血中 cTn 不升高，可以排除 AMI。

但心肌损伤发作6h以内cTn的敏感性较低，对治疗的指导意义不大；而且由于其增高持续时间长，所以不易反映出近期出现的再梗死。

（2）判断微小心肌损伤：cTnT和cTnI可敏感地反映出小灶性、可逆性心肌损伤的存在，对于稳定及不稳定型心绞痛、心肌炎的诊断阳性率远远高于CK-MB，但cTnT阴性不能排除心肌炎的可能。

（3）可用于溶栓后再灌注的判断：溶栓成功使冠状动脉复通后30min、60min，cTn还会继续上升，使浓度变化曲线出现双峰，其敏感度约80%。

2. 肌红蛋白测定（Mb） 是一种氧结合蛋白，存在于心肌和骨骼肌中，正常人血液中含量极低。由于Mb分子量小，而且存在于胞质内，故在肌肉损伤之后出现较早，是AMI的早期标志物。

【参考值】 ELISA法：50～85μg/L，RIA法6～85μg/L。

【临床意义】

（1）诊断AMI Mb于发病后0.5～2h即可升高，5～12h达高峰，18～30h恢复正常，因此在AMI的早期诊断上优于CK-MB和cTn，但特异性较差，主要价值是阴性结果可早期除外AMI。另外，Mb峰值持续时间短，利于心肌再次梗死的监测。

（2）其他：肌病、肌肉损伤、休克及肾衰竭时Mb也增高。

3. 脂肪酸结合蛋白测定 脂肪酸结合蛋白（FABP）是细胞内重要的脂肪酸载体蛋白，可以结合长链未脂化脂肪酸。心肌和骨骼肌中含有相同类型的FABP，以心肌含量最丰富，约为骨骼肌的5倍。由于FABP的分子量小、含量高，因此在心肌细胞缺血损伤时会迅速入血，导致血中浓度明显增高。

【参考值】 ELISA法：<5μg/L。

【临床意义】 用于诊断AMI，FABP于发病后0.5～3h开始升高，5～10h达高峰，12～24h恢复正常，因此同Mb一样是心肌损伤的早期标志物，但敏感性高于Mb和CK-MB。

四、电解质检测

体液中存在的离子称为电解质，其中主要阳离子有钠（Na^+）、钾（K^+）、钙（Ca^{2+}）和镁（Mg^{2+}），阴离子有氯（Cl^-）、碳酸氢根（HCO_3^-），磷酸根（HPO_4^{2-}，$H_2PO_4^-$）、硫酸根（SO_4^{2-}），以及有机阴离子如乳酸和蛋白质。氢离子（H^+）浓度以体液酸碱度（pH）表示。

（一）钾、钠、氯检测

血液钠、钾、氯测定是临床了解电解质代谢最常用的实验。用于检测的标本可以是血清、血浆或全血，但血清与血浆、动脉血与静脉血之间的参考值有一定差异。用血浆或全血测定时，应用肝素抗凝。脑脊液、尿液等标本也常用于检测。

1. 钾测定 钾（K）是细胞内液的主要阳离子。人体中的钾完全从外界摄入，一般膳食提供的钾足以维持生理需要；体内钾80%～90%从尿排出，10%左右经粪便排出，此外经由皮肤出汗排出少量。肾排钾受多种因素影响：①醛固酮能促进各段肾小管对钠的重吸收和钾的排泌；②醛固酮的分泌除受肾素-血管紧张素系统调节外，还受到血钾、钠浓度的影响，血钾升高血钠降低时，醛固酮合成增加；③体液酸碱平衡改变也影响肾对钾的排泌，酸中毒时尿钾增多，碱中毒时减少。

人体内约98%的钾存在于细胞内，细胞内液钾浓度约为细胞外液的40倍。细胞膜上的钠-钾泵是维持细胞内外钾浓度正常梯度的主要因素，可以使细胞排钠储钾。当缺氧、酸中毒等使细胞损伤严重时，此种作用减弱，钾即从细胞内移出。

钾测定通常使用火焰光度法。特别注意无论是血清还是血浆标本一定不能溶血，而且标本必须及时处理、及时检测，否则会因糖酵解影响 Na^+-K^+-ATP 酶而使检测结果不准。报告结果时应注明血标本类型。

【参考值】 血清钾：3.5～5.5mmol/L。

【临床意义】

（1）血清钾减低：①摄取不足：如饥饿、营养不良、吸收不良等情况。②丢失过度：如严重呕吐、腹泻及胃肠引流使液体从胃肠丢失；肾上腺皮质功能亢进使钾排出过多等。③钾的细胞内转移：如急性碱中毒（K^+移入，细胞内 H^+移出），胰岛素治疗时（K^+与葡萄糖一同进入细胞内）等。

（2）血清钾升高：①摄入过多：输入大量库存血液，补钾过多过快等。②排泄障碍：如肾功能障碍的少尿或无尿使钾的排出减少、肾上腺皮质功能减退症、长期大量使用潴钾利尿剂、长期低钠饮食等。③细胞内钾的移出：如重度溶血反应，大面积烧伤等。呼吸障碍引起组织缺氧和酸中毒时，血浆 H^+移入细胞内，使细胞内钾外移；同时，肾小管上皮泌 H^+增加、排钾减少，使钾潴留。

（3）尿钾排泄情况：①排泄减少：如肾衰竭、肾上腺皮质功能减退症、酸中毒等。②排泄增多：如原发性醛固酮增多症或使用排钾利尿剂等。

2. 钠测定 钠（Na）是细胞外液的主要阳离子，人体钠约44%分布在细胞外液，9%存在于细胞内液，其余分布在骨骼中。体内钠的平衡主要通过肾脏调节。钠的测定通常用火焰光度法或离子选择电极法。

【参考值】 血清钠：135～145mmol/L。

【临床意义】

（1）血清钠降低

1）摄取不足：长期低盐饮食、饥饿、营养不良、不适当的输液等。

2）胃肠道失钠：是临床上最常见的缺钠性脱水的原因，见于幽门梗阻、呕吐、肠胆造瘘等。

3）肾失钠：肾小管病变使钠重吸收障碍；反复使用利尿剂；肾上腺皮质功能减退，使钠重吸收减少；糖尿病酮症酸中毒因高渗葡萄糖和酮体在肾小管中渗透性利尿，抑制钠的重吸收。

4）皮肤失钠：见于大面积烧伤及大量出汗。

5）大量浆膜腔积液引流，可引起体内缺钠。

6）酸中毒时，钠从细胞外液转移到细胞内。

（2）血清钠升高

1）摄入过多：①进食过量钠盐或注射高渗盐水，且伴有肾功能失常时；②心脏复苏时输入过多碳酸氢钠，透析液比例失调等。

2）体内水分摄入过少或丢失过多时，如渗透性利尿或肾小管浓缩功能不全时，大汗或甲亢时，失水大于失钠，均可使血钠升高。

3）肾上腺皮质功能亢进症，如库欣综合征、原发性醛固酮增多症。

4）脑外伤、脑血管意外、垂体肿瘤等可产生脑性高钠血症。

（3）尿钠排泄减少：①胃肠失钠、出汗过多等尿路以外的途径失钠过多；②肾上腺皮质激素过多使肾小管重吸收钠增加；③长期限钠饮食患者，如肾病、慢性肾炎等。排泄增多：①严重多尿、肾小管重吸收功能减低；②肾上腺皮质功能不全，如 Addison 病；③糖尿病患者在尿中排出大量糖和水分的同时排出大量钠，而且肾小管重吸收功能不足；④大量注射盐水后。

3. 氯测定 氯（Cl）是细胞外阴离子，为血浆、胃、小肠及大肠分泌液中最丰富的离子。氯的摄入与排出往往与钠伴随进行。机体通过膳食及食盐的形式摄入氯和钠，一般情况下人体不会缺钠和氯。氯主要经肾随尿液排出体外，还有少部分以出汗形式丢失。人体 Cl^- 在细胞内外均有分布，但细胞内的含量仅为细胞外的一半。氯离子测定有硝酸汞滴定法和离子选择电极法等。

【参考值】 血清氯：96～106mmol/L。

【临床意义】

（1）血清氯降低 临床上低氯血症比较多见。常见原因有：

1）摄入不足：饥饿、营养不良、出汗过多、低盐治疗后。

2）丢失过多：①严重的呕吐、腹泻、胃肠道引流引起胃液、胰液、胆汁的大量丢失，导致 Cl^- 的丢失大于 Na^+，HCO_3^- 代偿性增高，发生代谢性碱中毒；②反复使用利尿剂，抑制氯的重吸收；③肾上腺皮质功能减退，如 Addison 病，肾小管吸收 Cl^- 不足；④糖尿病酸中毒，血浆中部分 Cl^- 被聚集的有机酸阴离子取代。

3）呼吸性酸中毒；肾为了增加 HCO_3^- 的重吸收，使 Cl^- 的重吸收减少。

（2）血清氯升高 ①摄入过多；过量补充 NaCl 液、$CaCl_2$ 液、NH_4Cl 液等。②排泄减少：如急性肾小球肾炎无尿者、充血性心力衰竭。③脱水：腹泻、呕吐、出汗等导致血氯浓缩性升高。④换气过度所致的呼吸性碱中毒、HCO_3^- 减少、血氯代偿性增高。⑤肾上腺皮质功能亢进，肾小管对 NaCl 重吸收增加。

（3）尿液氯化物 ①增高见于肾小管损伤、Addison 病、糖尿病酮症、头颅外伤、使用利尿剂。②降低见于大量出汗、剧烈呕吐、心力衰竭、醛固酮增多、长期低盐饮食等。

（二）镁测定

镁（Mg）是体内第四种重要的阳离子，约 50% 的镁存在于骨骼，45% 存在于细胞内液，细胞外液中约有 5%，肝、肾和肌肉含镁最多。离子镁具有生理活性，在体内许多生理生化过程中占有重要地位：①对神经肌肉的兴奋性有镇静作用；②是近 300 种酶的辅助因子；③通过与磷酸基的络合作用维持 DNA 双螺旋的稳定性；④参与维持 tRNA 和核蛋白体的构象；⑤参与氨基酸的活化、核蛋白体循环中转肽及核蛋白体移位等重要步骤。体液镁的测定有 EDTA 滴定法和分光光度法。

【参考值】 血清镁：成人 0.7～1.1mmol/L。

【临床意义】

（1）血清镁降低：镁缺乏非常普遍，中等及严重镁缺乏通常因胃肠道或肾的丢失而造成。

1）消化道病变：上段胃肠道液中镁的含量为 0.5 mmol/L，因此严重呕吐、胃肠减压可导致大量镁丢失。更重要的是镁的主要吸收部位在远端小肠，慢性腹泻、小肠切除、溃疡性结肠炎、细菌性肠炎等均可引起镁吸收减少。另外，脂肪泻时由于消化道内的镁与脂肪结合成不能被吸收的碱性复合物引起镁的吸收降低。

2）肾脏疾病：肾盂肾炎、肾病综合征等可因肾小管对镁的重吸收能力降低引起低镁血症。急性肾功能不全多尿期可出现低镁血症，高度利尿时可造成尿镁排出增多。

3）其他：如甲状腺功能亢进症、甲状旁腺功能亢进症时尿中排镁增加；糖尿病用胰岛素治疗时，镁向细胞内转移等情况。

（2）血清镁升高：高镁血症不常见，即便有也多是轻微升高。症状典型的高镁血症几乎总是由于过多摄入镁盐或使用含镁药物引起，如使用硫酸镁治疗妊娠高血压、用含镁剂灌肠等。急性或慢性肾功能不全时，由于肾的清除作用减低而使血清镁滞留于血液。

五、骨代谢相关的生物化学检查

骨的主要成分是无机物（钙、磷、镁）和有机基质（Ⅰ型胶原）。位于骨表面的破骨细胞和成骨细胞是两大类主要骨细胞，分别调节骨的吸收和形成。血浆中钙、磷、镁的浓度依赖于肠道吸收、骨质的沉积和吸收以及肾的排泌所调节。调控这些过程的主要激素是甲状旁腺激素和降钙素，另外还有维生素D参与。骨代谢异常在临床上较多见，检测以上物质有助于相关疾病的诊断。

（一）钙测定

钙（Ca）是人体中含量最多的金属宏量元素，主要来自于食物，随粪便和尿液排出体外。血清总钙测定有EDTA滴定法、甲基百里香酚蓝比色法，离子钙测定通常采用离子选择电极法。

【参考值】 血清总钙：成人2.1～2.6mmol/L，儿童2.25～2.8mmol/L；血清离子钙：1.12～1.23mmol/L（约占总钙的50%），尿钙：2.5～7.5mmol/L。

【临床意义】

（1）血钙增高：①摄入过多：静脉用钙过量、大量饮用牛奶、结节病致肠道过量吸收钙。②溶骨作用增强：见于原发性甲状旁腺功能亢进、变形性骨炎（Paget病）、转移性骨癌、多发性骨髓瘤等，钙从破坏的骨组织中释放出来，使血钙升高。③钙吸收作用增加：维生素A或D摄入过多，使肠道、肾小管吸收钙增加，钙质沉积于肾脏可发展成肾脏钙化病。④肾脏对钙的重吸收增加、排出减少。

（2）血钙降低：①摄入不足或吸收不良：在严重乳糜泻时，饮食中的钙与不吸收的脂肪酸生成钙皂而排出；阻塞性黄疸时脂肪消化不良，可使脂溶性的维生素D吸收障碍，导致钙的吸收不良。②甲状旁腺功能减退。③佝偻病和软骨病时，体内缺乏维生素D，使钙吸收障碍，血清钙磷均偏低。④电解质代谢紊乱，并发高磷血症，使血钙降低。

（3）尿钙：①增高见于甲状旁腺功能亢进、维生素D摄入过多、特发性高钙血症、多发性骨髓瘤、溶解性骨瘤及肉瘤等。②降低见于甲状旁腺功能减退、维生素D缺乏、佝偻病、软骨病、慢性腹泻、慢性肾衰等。

（二）磷（无机磷）测定

磷（P）在体内主要存在于骨骼中（70%～80%），其余在软组织、细胞内，只有少部分存在于体液中。体内许多重要的物质如某些蛋白质、脂类化合物、核酸、辅酶等都含有磷。血液中的磷存在有机磷和无机磷两种形式，血磷通常指血浆中的无机磷。血磷和血钙之间有一定的浓度关系，正常人钙、磷浓度（mg/dl）的乘积为36～40。饮食中的磷在小肠内被吸收，以磷酸盐的形式经肾及肠排出。体液无机磷的测定方法有可见或紫外分光光度法。

【参考值】 血清无机磷：成人1.0～1.6 mmol/L，儿童1.3～1.9 mmol/L；尿磷：16～42 mmol/d。

【临床意义】

（1）血清无机磷减低

1）摄入不足或吸收不良：①吸收不良（佝偻病、脂肪泻）；②长期服用含铝的制酸剂；③饥饿或恶病质；④活性维生素D缺乏。

2）丢失过多：见于呕吐和腹泻、血液透析、肾小管性酸中毒等。

3）磷转入细胞内：①在静脉注射葡萄糖或胰岛素时，糖利用增加，由于糖代谢必须经过磷酸化作用，需用大量无机磷酸盐，使血磷下降；②过度换气综合征、妊娠、急性心肌梗死和甲状腺功能减退。

4）甲状旁腺功能亢进。

（2）血清无机磷升高

1）甲状旁腺功能减退症。

2）肾排泄受阻：肾功能不全致磷酸盐排泄障碍，使血磷滞留。

3）维生素 D 过多：维生素 D 促进肠道吸收钙磷，血清钙磷均可升高。

4）溶骨作用：多发性骨髓瘤、继发性骨癌等。

（3）尿磷：①排泄增多见于甲状旁腺功能亢进症、软骨病、维生素 D 进食过多、肾小管疾病、结节病；②排泄降低见于甲状旁腺功能减退症、佝偻病等。

（三）甲状旁腺素测定

甲状旁腺素（PTH）是维持血钙正常水平的重要激素，具有升高血钙、降低血磷和酸化血液的作用，其主要靶器官是骨、肾小管和小肠黏膜，表现为保钙排磷。PTH 的合成和分泌受细胞外液 Ca^{2+} 浓度的负反馈调节。临床常用放射免疫法和免疫化学发光法测定血清 PTH 浓度。

【参考值】 放免法：<10.5pmol/L。

【临床意义】

（1）血清 PTH 水平是诊断甲状旁腺功能亢进症的主要依据。若 PTH 明显升高，同时伴有血钙升高，则考虑为原发性甲状旁腺功能亢进。若 PTH 略高或正常，而同时伴低血钙和高血磷，可能是假性甲状旁腺功能减退症，系 PTH 作用的靶器官对 PTH 的反应低下所致。慢性肾病、骨软化症引起的继发性甲状旁腺功能亢进是由于低血钙的长期刺激所致。PTH 升高也可见于异源性甲状旁腺功能亢进，如肺癌、肾癌所致的甲状旁腺功能亢进，其不受血钙浓度的调节。

（2）血清 PTH 降低可见于特发性甲状旁腺功能减退症、甲状腺或甲状旁腺手术后。仅根据血清 PTH 降低不能作出甲状旁腺功能低下的诊断，应结合临床症状和体征，如有无手足搐搦、低血钙、高血磷及肾功能不全等综合分析。

（四）降钙素测定

降钙素（CT）是由甲状腺滤泡旁细胞（C-细胞）合成和分泌的一种单链多肽激素，其功能为①抑制破骨细胞活性，从而抑制骨基质分解；②促进成骨细胞生成和骨盐沉积，降低血钙；③抑制肾小管对钙、磷的重吸收，降低血钙、血磷。CT 作用的主要靶器官是骨和肾。测定血清 CT 浓度可用放射免疫法或免疫化学发光法。

【参考值】 放免法：<90ng/L。

【临床意义】 血清 CT 浓度升高见于甲状腺髓样癌、C-细胞增生、恶性贫血等。偶尔也见于肺燕麦细胞癌或乳腺癌导致的异源性 CT 增加。

六、甲状腺功能相关检查

甲状腺激素为甲状腺素（T_4）和三碘甲状腺原氨酸（T_3）的统称。血浆中 99% 以上的 T_3、T_4 都与血浆蛋白（主要是甲状腺素结合球蛋白）可逆结合，游离型 T_3（FT_3）、游离型 T_4（FT_4）只占很少比例，但只有游离 T_3、T_4 才能进入组织细胞发挥生理作用。

甲状腺激素的合成和分泌受下丘脑-腺垂体-甲状腺轴调节。血液中 FT_3、FT_4 的水平负反馈调节下丘脑促甲状腺激素释放激素及垂体促甲状腺激素释放，以对腺垂体释放促甲状腺激素的负反馈调节最重要。

（一）甲状腺素和游离甲状腺素测定

甲状腺素（T_4）是含有四个碘的甲状腺原氨酸，即3，5，3′，5′-四碘甲状腺原氨酸，是甲状腺的主要产物。结合型甲状腺素与游离甲状腺素（FT_4）之和为总T_4（TT_4）。FT_4测定较TT_4更有价值。

【参考值】 放免法：TT_4：65～155nmol/L；FT_4：10.3～25.7pmol/L。

【临床意义】

（1）TT_4：是判断甲状腺功能状态最基本的体外筛检指标。其含量受甲状腺素结合球蛋白变化的影响，与之呈现一致变化。当血清甲状腺素结合球蛋白水平正常时，TT_4对健康人、未经治疗的甲状腺功能亢进者和甲状腺功能低下患者的诊断符合率在96%以上。①TT_4增高：见于甲状腺功能亢进症、原发性胆汁性肝硬化、妊娠、应用雌激素或避孕药等。②TT_4减低：见于甲状腺功能减退症、缺碘性甲状腺肿、慢性淋巴细胞性甲状腺炎等。还见于应用雄激素、糖皮质激素、水杨酸类等药物使血清甲状腺素结合球蛋白浓度降低时。

（2）FT_4：含量不受血清甲状腺素结合球蛋白浓度的影响，其测定可以更准确、更灵敏地反映甲状腺的功能状态。①FT_4增高见于甲亢、多结节性甲状腺肿；②减低见于甲减、应用抗甲状腺药物等。

（二）三碘甲状腺原氨酸和游离三碘甲状腺原氨酸测定

三碘甲状腺原氨酸（T_3）约80%是由T_4在外周组织（特别是肝脏和肾脏）脱碘而成，只有一少部分由甲状腺直接合成。T_3的含量是T_4的1/10，生理学活性是T_4的3～4倍。总T_3（TT_3）为游离T_3（FT_3）和结合型T_3的和。

【参考值】 ①TT_3：1.6～3.0nmol/L。②FT_3：6.0～11.4pmol/L

【临床意义】

（1）TT_3：测定也受甲状腺素结合球蛋白浓度影响，变化同TT_4。①TT_3增高是诊断甲状腺功能亢进最敏感的指标，其升高往往出现在临床典型症状及TT_4升高之前。另外，血清TT_3升高是T_3型甲状腺功能亢进的特异性诊断指标。监测血清TT_3、TT_4对评价甲状腺功能亢进的治疗效果有重要意义。②TT_3减低见于甲状腺功能减退时，但减低不明显，有时甚至轻度增高。因此TT_3不是诊断甲减的灵敏指标。此外，TT_3减低也可见于肢端肥大症、肝硬化等。

（2）FT_3：对诊断甲亢非常灵敏，在T_3型甲亢时也明显增高。一般甲状腺能触及一或多个结节者，常需测定FT_3来了解甲状腺功能。FT_3减低可见于桥本氏甲状腺炎晚期、应用糖皮质激素等。

（三）反三碘甲状腺原氨酸测定

反三碘甲状腺原氨酸（rT_3）生理情况下含量极少，活性仅为TT_4的10%，是T_4经内环5位脱碘而形成，主要在饥饿和许多非甲状腺疾病时产生。rT_3对甲状腺疾病的诊断、鉴别、疗效观察和预后判断均有重要价值。

【参考值】 0.54～1.46nmol/L。

【临床意义】 血清rT_3的水平亦受甲状腺素结合球蛋白、白蛋白浓度的影响。

（1）甲状腺功能亢进时，血清rT_3明显升高，诊断符合率可达100%，比T_3、T_4均敏感。治疗后T_3下降快而rT_3下降较慢，若rT_3和T_4均低于参考值，则提示用药过量。

（2）rT3：也用于甲状腺功能减退的诊断，特别是轻型或亚临床型甲减时，rT_3下降较T_3、T_4明显。

（3）一些非甲状腺疾病如肝硬化、糖尿病、胃癌等，rT_3值也升高，rT_3/T_3的比值降低。

（四）甲状腺素结合球蛋白测定

甲状腺素结合球蛋白（TBG）是由肝脏合成的一种酸性糖蛋白。TBG 可与 T_3、T_4特异性结合，使结合型 T_3、T_4不能透过肾小球滤过膜，延缓了激素的排泄，有利于激素到达靶细胞。测定 TBG 对甲状腺疾病的鉴别和诊断具有重要意义。

【参考值】 15～34mg/L。

【临床意义】

（1）TBG 升高：见于甲状腺功能减退、甲状腺癌、病毒性肝炎、肝硬化等。

（2）TBG 降低：见于遗传性 TBG 减少症、甲亢、肾病综合征等。

（五）促甲状腺激素检测

促甲状腺激素（TSH）是腺垂体分泌的一种重要激素，其生理作用是刺激甲状腺细胞的发育、合成并分泌甲状腺激素。TSH 的分泌受下丘脑控制和甲状腺激素的负反馈调节。

【参考值】 2～10mU/L。

【临床意义】 TSH 是诊断原发性及继发性甲状腺功能低下最重要的指标。目前认为 FT_3、FT_4和 TSH 是评价甲状腺功能的首选指标。

（1）原发性甲状腺功能低下，由于 T_4和 T_3分泌减少，负反馈引起腺垂体 TSH 分泌代偿性增加；某些轻型患者，在 T_4正常时，也可能出现 TSH 水平增加；下丘脑、垂体病变所致的继发性甲状腺功能低下时，TSH 大多减低。

（2）原发性甲状腺功能亢进者，血清 T_4和 T_3增加，反馈调节腺垂体 TSH 分泌下降；甲状腺摘除术或放射性碘治疗后、服用抗甲状腺药物时，血清 T_4和 T_3水平减低，TSH 增高；而腺垂体肿瘤患者血清的 T_3和 T_4及 TSH 水平均升高。

（3）TSH 不适当分泌综合征患者，血清 TSH 水平可升高。

（4）Cushing 综合征或接受糖皮质激素治疗者、垂体分泌过多生长激素者，血清 TSH 水平降低。

七、治疗药物监测

治疗药物监测（TDM）是利用药代动力学原理，对血液和其他体液中的药物浓度进行测定并取得有关参数，为临床用药科学化、个体化、合理化提供依据，从而指导临床用药，提高药物疗效，避免药物中毒反应。

（一）TDM 的临床应用

（1）已经建立了明确的有效治疗浓度范围的药物。即按观察对大多数无并发症患者治疗有效时的药物浓度继续执行。

（2）有效药物浓度范围窄的药物，即治疗有效浓度与药物中毒浓度很接近的药物。如苯妥英钠的有效药物浓度为 10～20μg/ml，低于 10μg/ml 时达不到预期疗效，高于 20μg/ml 时又会发生毒性反应，必须进行血药浓度监测，以根据血药浓度调整给药量。

（3）某些短期内难以判断疗效，需长期使用的药物。如苯妥英钠等抗癫痫药，三环类抗抑郁药和茶碱等。

（4）中毒症状和疾病症状不易区别的药物。如地高辛，用于治疗心律失常，但其血药浓度过高时亦会引起心律不齐，需要监测其血药浓度对心律不齐进行鉴别。

（5）某些具有非线性药代动力学特性的药物。如阿司匹林、苯妥英钠等药物，当其剂量稍有改变时即可引起血药浓度的很大变化，故必须进行 TDM。

（6）患有某些影响药物代谢的疾病时。如严重肝脏疾病、肾脏疾病、心功能不全、低白蛋白血症等，此时可影响药物在体内的吸收、分布、代谢和排泄过程，需要进行 TDM。

（7）合并用药时。因此时药物间相互干扰，会使药物的吸收、分布、利用和排泄等过程发生改变，从而影响它们的血药浓度，所以应该进行 TDM。

（8）有生理性变化（如妊娠）或有并发症可导致药物的利用等发生变化时。

（9）常规用药未达到预期疗效或出现中毒症状时。

（10）怀疑患者未按医嘱用药。

（11）法医检查和运动员药物监察。

临床监测的药物品种，常随实验室条件和医院性质的不同而异，目前 TDM 常规检测的药物有：①抗哮喘类；②抗癫痫类；③抗心律失常类；④抗肿瘤类；⑤抗抑郁类；⑥抗炎药及抗生素类。

（二）TDM 检测样品及采集

测定样品主要为血浆、血清和全血，还有唾液、脑脊液和尿液。标本量的多少，需根据监测目的和要求、具体时间、具体药物及数据处理方法等决定。

在选择采取血样时间上应注意以下几点：①要熟悉所测药物的药代动力学；②要准确记录给药和采样的具体时间；③长期服用的药物必须在血药浓度达到稳态（一般连续给药 5 ~6 个半衰期）时采血；④疗效范围小、半衰期短的药物（如茶碱）应在峰值时和谷值时分别采血；⑤血药浓度的峰值时间和谷值时间随所用药物不同而异，峰值采样时间一般在静脉给药后 15 ~30min，肌内注射后 1 ~2h，经口给药后 1.5h 为宜；谷值采样时间一般在下次给药前即刻为宜；⑥如病人出现某些可能由药物引起的中毒症状时，应在出现症状后或即刻采样；⑦若想了解药物效果，应在血药低谷时采样。

（三）TDM 测定方法与常用参数

目前用于 TDM 的方法有：气相色谱法（GLC）、高效液相色谱法（HPLG）、放射免疫法（RIA）、酶免疫分析法（ELA）、荧光免疫分析法（FIA）等。TDM 常用参数包括：药物的半衰期、达峰值时间、达稳态时间、有效浓度范围、中毒浓度等。

（四）TDM 的影响因素

TDM 受来自各方面的多种因素的影响，致使 TDM 的结果与实际情况并非完全相符。临床医师只有清楚地了解 TDM 的各种影响因素，才能正确地分析 TDM 所提供的结果。TDM 影响因素常见的有：

1. 给药途径 不同给药途径，血药升高的速度不同。按血药浓度升高速度快慢而言，静脉给药>肌内注射>经口给药。

2. 药物的吸收 消化道的运动、消化液、食物因素及消化道疾病等，均可影响口服药物的吸收，静脉给药和肌内注射给药对药物吸收的影响相对较小。

3. 药物的运送 药物进入机体后，通常一部分与蛋白质结合，一部分呈游离状态。如果药物的游离部分与结合部分比值恒定，则测定血药总浓度（游离部分+结合部分）的变化能够反映游离部分的含量变化，如果游离部分与结合部分比值随时间而变化，则测定血药总浓度不能反映其游离部分的含量。故药物在体内的运送方式可影响 TDM 结果。

4. 组织的摄取 药物进入人体后，必须到达组织或进入细胞才能产生疗效，靶组织或细胞对药物的摄取（摄取时间、速度和摄取量）均影响血药浓度。尤其当循环障碍时，可延缓靶组织对药物的摄取。

5. 组织对药物的利用　靶组织（器官）的疾病、代谢紊乱及其他干扰因素的存在，可干扰组织对药物的利用，亦可影响血药浓度。

6. 药物的代谢　肝脏与药物代谢有密切关系，多种药物在肝脏代谢、解毒和灭活。当肝脏严重损害肝功能障碍时，药物代谢缓慢，易引起血药浓度升高，导致药物中毒。

7. 药物的排泄　多数药物经肾脏排泄，当肾脏疾病肾功不全时，药物排泄清除障碍，使其在血内滞留增多，血药浓度增高。

8. 给药剂量及给药次数　每次给药剂量的大小及每日给药次数的多少，明显影响 TDM 结果。

9. 药物间的干扰作用　同时使用几种药物时，药物之间可发生相互干扰作用，从而影响其摄取、利用、代谢和清除等过程。

10. 疾病的影响　尤其肝脏、肾脏、心脏和消化道等疾病时，可影响药物进入人体后的多个动力学环节，因而会造成血药浓度的变化，影响 TDM 结果。

11. 生理因素的影响　年龄、体重和体表面积等生理因素，对血药浓度也有较大影响。科学合理的用药应按年龄、体重和体表面积计算给药剂量。

（五）结果分析

结果分析是 TDM 的关键，TDM 意义大小很大程度上取决于结果分析水平的高低。正确地分析 TDM 结果应掌握两个原则：①必须熟悉所测药物的药代动力学；②必须将 TDM 结果与病人的临床资料密切结合，切忌将 TDM 结果作为决定给药剂量的唯一依据。

TDM 结果分析应注意考虑：①病人的年龄、性别、体重等。②病人有无肠道疾病（吸收不良），肝、肾功能不全和循环障碍，是否按医嘱用药。③是否有联合用药情况（同时或先后使用多种药物），是否存在药物间相互干扰作用。④要仔细观察血药浓度与治疗效果和毒性反应间的关系。⑤要排除 TDM 测定方法、试剂、仪器、监测人员素质和技术因素等所带来的测定误差。

（张艳超）

第九节　其他实验检测概述

一、肝功能检测

肝脏是人体内最大的实质性器官，功能繁多，除在蛋白质、糖、脂类、胆红素、维生素、激素等物质的代谢过程发挥重要作用外，还具有分泌、排泄、生物转化等功能。

肝脏的代谢功能：①90%以上的蛋白质（包括全部白蛋白及部分球蛋白）、多种凝血因子都是由肝脏合成的。②肝脏能使血糖浓度保持恒定，餐后血糖浓度升高时，肝细胞迅速摄取葡萄糖，并将其合成为肝糖原贮存起来；空腹时，血糖浓度降低，肝糖原迅速分解生成葡萄糖补充血糖，肝脏还能将非糖物质转化为糖原或葡萄糖，参与血糖调节。③肝脏在脂类的消化、吸收、分解、合成及运输等代谢过程中也起重要作用。肝脏可利用脂肪酸、糖及某些氨基酸合成脂肪、胆固醇及磷脂，分泌的胆汁可促进脂肪乳化及脂类的消化吸收。④此外，肝脏在维生素及激素代谢中也起着重要作用。

肝脏的生物转化作用：在体内物质代谢过程中产生的各种生物活性物质、代谢终末产物及由外界进入体内的各种异物、毒物或从肠道吸收来的非营养物质，在肝脏内通过氧化、还原、水解、结合等进行生物转化，增加其水溶性以利于排出体外，这一过程也被称为解毒作用。

肝脏的分泌与排泄功能：肝细胞分泌胆汁，经胆道系统进入胆囊，再循胆总管进入十二指肠。胆汁主要成分是胆汁酸盐、胆红素和胆固醇。胆汁酸盐对脂类消化吸收和维持胆汁中胆固醇的溶解状态起着重要作用。肝内代谢产物（如胆固醇、胆色素）以及药物、解毒产物可以随胆汁分泌而排入肠腔，随粪便排出体外。

为了解肝脏各种功能状态而设计的实验室检测方法，统称为肝功能试验。包括蛋白质代谢检查、脂类代谢检查、胆汁酸代谢检查、胆红素代谢检查、血清酶学检查等。

（一）蛋白质代谢功能检查

1. 血清总蛋白、白蛋白、及白蛋白/球蛋白比值测定 血清总蛋白（TP）包括白蛋白（Alb）和球蛋白（G）。

【参考值】 正常成人血清总蛋白 60～80g/L；白蛋白 40～50g/L；球蛋白 20～30g/L；A/G 为 1.5～2.5∶1。

【临床意义】

（1）生理因素影响：血清总蛋白降低一般与白蛋白减少相平行，总蛋白升高时往往伴有球蛋白升高。由于肝脏具有强大的代偿能力，且白蛋白半衰期较长，而且球蛋白反应性增高需要一定时间，因此只有当肝脏病变达到一定程度，并在一定病程后才能出现血清总蛋白的改变。肝脏病变急性期或局灶性肝损伤时 TP、A、G 及 A/G 多为正常。因此这些指标主要用于检测慢性肝损伤，并可反映肝实质细胞的储备功能。

（2）病理性改变

1）血清总蛋白及白蛋白增高：主要由于血清水分减少，使单位容积总蛋白浓度增加，而全身总蛋白量并未增加。如各种原因导致的血液浓缩（严重脱水，休克，饮水量不足），肾上腺皮质功能减退等。

2）血清总蛋白及白蛋白降低：见于①肝细胞损害影响总蛋白与白蛋白合成：常见的肝脏疾病有亚急性重症肝炎，慢性中度以上持续性肝炎，肝硬化，肝癌等。白蛋白含量与有功能的肝细胞数量呈正比，白蛋白持续下降，提示肝细胞坏死进行性加重，预后不良；治疗后白蛋白上升，提示肝细胞再生，治疗有效。血清总蛋白<60g/L 或白蛋白<25g/L 称为低蛋白血症，临床上常出现严重浮肿及胸、腹水。②营养不良：如蛋白质摄入不足或消化不良。③蛋白丢失过多：如肾病综合征（大量肾小球性蛋白尿）、严重烧伤、急性大失血等。④消耗增加：见于慢性消耗性疾病，如重症结核，甲状腺功能亢进及恶性肿瘤等。⑤血清水分增加：如水钠潴留或静脉补充过多的晶体溶液，先天性低白蛋白血症较少见。

3）血清总蛋白及球蛋白增高：当血清总蛋白>80g/L 或球蛋白>35g/L，称为高蛋白血症或高球蛋白血症。总蛋白增高主要是因球蛋白增高，其中又以 γ 球蛋白增高为主，常见原因有：①慢性肝脏疾病：如自身免疫性慢性肝炎、慢性活动型肝炎、肝硬化、慢性酒精性肝病等；球蛋白增高程度与肝脏疾病严重程度相关。②M 蛋白血症：如多发性骨髓瘤、原发性巨球蛋白血症、淋巴瘤等。③自身免疫性疾病：如系统性红斑狼疮、类风湿关节炎等。④慢性炎症与慢性感染：如结核病等。

4）血清球蛋白浓度减低：主要是因合成减少，见于①生理性减少：小于 3 岁的婴幼儿。②免疫功能抑制：如长期使用肾上腺皮质激素或免疫抑制剂。

5）A/G：是指血浆（清）蛋白中白蛋白与球蛋白之间的比值。凡能引起白蛋白或球蛋白变化的疾病都有 A/G 的相应变化。白蛋白降低和/或球蛋白增高均可引起 A/G 降低或倒置，反之 A/G 则上升。A/G 正常时也应注意两者是否都升高或都降低。

2. 血清蛋白电泳 人类血清蛋白的等电点都低于 pH7.4，在 pH8.6 的缓冲液中带负电荷，在电场中泳向阳极。因血清中各种蛋白质所含的氨基酸数量、种类、分子量和携带的电荷性质、数量不同，因此可利用其在电场中泳动速度的差别将其分离。临床常用的固体支持物是醋酸纤维素膜。电泳后从阳极开始依次为：白蛋白、α_1-球蛋白、α_2-球蛋白、β 球蛋白和 γ 球蛋白五个区带。各区带染色后，再用光密度计扫描，即可进行相对定量。

【参考值】 醋酸纤维素膜法：白蛋白 0.62～0.71，α_1-球蛋白 0.03～0.04，α_2-球蛋白 0.06～0.10，β 球蛋白 0.07～0.11，γ 球蛋白 0.09～0.18。

【临床意义】

（1）肝脏疾病：表现为白蛋白减低，α_1、α_2 和 β 球蛋白有减少倾向，γ 球蛋白增高。见于慢性肝炎、肝硬化、肝细胞癌（常合并肝硬化）。肝硬化常可见 β-γ“桥联”。

（2）M 蛋白血症：表现为白蛋白轻度减低，单克隆 γ 球蛋白明显升高，亦有 β 球蛋白升高，偶有 α 球蛋白升高。大部分患者在 γ 区带、β 区带或 β 与 γ 区带之间可见结构均一、基底部窄、峰高尖的 M 蛋白区带。见于多发性骨髓瘤、原发性巨球蛋白血症等。

（3）肾病综合征、糖尿病肾病：由于血脂增高，可致 α_2 及 β 球蛋白（为脂蛋白的主要成分）增高，白蛋白及 γ 球蛋白降低。

（4）其他：结缔组织病如系统性红斑狼疮等常伴有 γ 球蛋白增高；先天性低 γ 球蛋白血症时 γ 球蛋白减低；蛋白丢失性肠病表现为白蛋白及 γ 球蛋白降低，α_2-球蛋白则增高。

（二）脂类代谢功能检查

血清脂类的组成十分复杂，主要成分为总胆固醇（包括游离胆固醇、胆固醇酯）、甘油三酯、磷脂、游离脂肪酸。它们的主要合成部位都是肝脏。另外，肝脏还能合成极低密度脂蛋白、初生态高密度脂蛋白及酰基转移酶等在脂类代谢过程中发挥重要作用的物质。当肝细胞受损时，脂类代谢会发生异常，因此测定血清脂蛋白及各脂类成分的变化，是评价肝脏功能的重要手段。如严重的肝病时，因肝细胞对酰基转移酶的合成和分泌功能降低，可使血中胆固醇及其他脂类减少。

1. 血清胆固醇和胆固醇酯测定 详见第六章第八节。

2. 阻塞性脂蛋白-X 测定 当胆道阻塞时，由于胆汁排泄受阻，胆汁内的磷脂逆流入血，血中出现大颗粒脂蛋白，阻塞性脂蛋白-X（Lp-X），是一种异常的低密度脂蛋白。脂蛋白电泳时向阴极泳动为其特性（与其他脂蛋白泳动方向相反），是诊断胆汁淤积的重要指标。测定 Lp-X 的标本不宜长时间存放，应立即送检。因血液中含有磷酸酯酶能分解 Lp-X，会使测定结果减低。检测方法有电泳法、沉淀分离化学测定法和超速离心法等。

【参考值】 定性为阴性；定量<140mg/L。

【临床意义】 Lp-X 是诊断胆汁淤积的灵敏指标，其敏感性及特异性优于总胆红素、碱性磷酸酶和 γ-谷氨酰转肽酶。Lp-X 含量与胆汁淤积程度相关，可用于胆道阻塞的鉴别诊断，肝外性阻塞时高于肝内性阻塞，恶性阻塞高于良性阻塞。

（三）胆红素代谢检查

胆红素主要是由血液循环中衰老红细胞在肝、脾及骨髓的单核-吞噬细胞系统中分解和破坏的产物。

从血红蛋白、肌红蛋白、过氧化氢酶、细胞色素等物质中游离出来的血红素经体内代谢后的产物，称为游离胆红素，在血液中主要与白蛋白结合而转运，此时并未与肝细胞中的葡萄糖醛酸结合，故称为非结合胆红素（UCB）。由于其不能与重氮试剂直接反应，又称间接胆红素。非结合胆红素不溶于水，不能从肾小球滤过，故尿中不出现非结合胆红素。

被白蛋白运载的非结合胆红素随血循环至肝脏，在窦状隙与白蛋白分离后，迅速被肝细胞摄取。绝大部分与葡萄糖醛酸结合而形成结合胆红素（CB）。由于其能与重氮试剂直接反应，又称直接胆红素。结合胆红素为水溶性，可通过肾小球滤过从尿中排出。

结合胆红素随胆汁排入肠道，经肠道细菌水解，被还原为胆素原。胆素原在肠道下端或随粪便排出后与空气接触被氧化为粪胆素，成为粪便中的主要色素。有10%～20%的胆素原被小肠黏膜重吸收，经门静脉入肝脏，其中90%以原形再排入肠道，小部分经肝细胞转化为结合胆红素而形成胆红素的肝-肠循环。小肠下段黏膜吸收的胆素原有2%～5%进入体循环，经肾脏排入尿中，称为尿胆素原（尿胆原）。

正常情况下进入血中的胆红素与被清除的胆红素处于动态平衡状态，当胆红素代谢发生障碍时，血清总胆红素（非结合胆红素和结合胆红素的总和，STB）、尿胆红素和尿胆原等会发生不同程度的变化。测定这些指标对黄疸的诊断和鉴别诊断、病情观察和指导治疗有重要意义。

【参考值】 血清总胆红素3.4～17.1μmol/L；结合胆红素0～6.8μmol/L；非结合胆红素1.7～10.2μmol/L。

【临床意义】

（1）判断有无黄疸及黄疸的程度：血清总胆红素大于17.1μmol/L，但小于34.2μmol/L时为隐性黄疸或亚临床黄疸；34.2～17μmol/L为轻度黄疸；171～342μmol/L为中度黄疸；大于342μmol/L为重度黄疸。动态监测可指导治疗。

（2）根据黄疸程度推断黄疸病因：成人溶血性黄疸时，血清总胆红素很少超过85.5μmol/L，超过此值常提示有肝损害或胆道梗阻；肝细胞性黄疸为轻、中度黄疸，血清总胆红素为17.1～171μmol/L；梗阻性黄疸通常为中、重度黄疸，血清总胆红素增高较前两者明显，不完全梗阻为171～342μmol/L，完全梗阻常大于342μmol/L。

（3）根据CB、UCB增高情况及CB/STB判断黄疸的类型：溶血性黄疸时以非结合胆红素增高为主，CB/STB<0.2；梗阻性黄疸时以结合胆红素增高为主，CB/STB>0.5；肝细胞性黄疸时CB及UCB均增加，CB/STB>0.2，但<0.5（表6-9-1）

表6-9-1 三种类型黄疸的鉴别

类型	血清胆红素定量/（μmol/L）			尿液		粪便颜色
	STB	UCB	CB	BIL	URO	
正常人	<17.1	<10.26	<6.8	阴性	阳性（<3.2μmol/L，1∶20稀释后阴性）	正常
溶血性黄疸	↑	↑↑	N/↑	阴性	强阳性	加深
肝细胞性黄疸	↑↑	↑	↑	阳性	阳性或弱阳性、阴性	变浅
阻塞性黄疸	↑	N/↑	↑↑	强阳性	阴性	变浅

（四）肝、胆酶学检查

肝脏在物质代谢中担负着重要的角色，是人体含酶最丰富的器官，肝胆系统疾病能引起血清中多种酶的活性异常，但其中只有少部分有临床诊断价值。常用于反映肝胆系统病变的血清酶主要分为以下四类：

1. 反映肝细胞变性、坏死的酶 血清转氨酶测定，转氨酶即氨基转移酶，是一组催化氨基酸与α-酮酸之间氨基转移反应的酶。用于肝脏疾病检查的转氨酶主要是丙氨酸氨基转移酶（ALT；旧称谷氨酸丙酮酸转移酶，即GPT）和天门冬氨酸氨基转移酶（AST；旧称谷氨酸草酰乙酸转移酶，即GOT）。ALT和AST均为非特异性细胞内功能酶，在肝脏均由肝细胞合成。正常情况下，它们一部分（s型）分布在肝细胞质中，另一部分（m型）存在于线粒体内，极少入血。

ALT广泛存在于机体各组织，但以肝细胞含量最多，其肝内活性较血清高100倍。ALT大部分存在于肝细胞质中，其半衰期为47h。AST则主要分布于心肌，其次为肝脏、骨骼肌和肾脏等组织。肝细胞中的AST大约有80%以上存在于线粒体内，半衰期为17h。

【参考值】 连续监测法（37℃）：ALT 5～40U/L；AST 8～40U/L；ALT/AST≤1。

【临床意义】 在轻、中度肝损伤时，肝细胞膜通透性增高，细胞质内的ALT和AST释放入血，导致血液中两酶活性升高，但以ALT增加为主；而肝细胞严重损伤时，线粒体受损，导致线粒体形转氨酶入血，也使血清中酶活性升高，此时以AST为主；当肝脏病变严重、肝细胞大面积坏死时，由于无法合成ALT和AST，使它们的血清含量并不高。

（1）急性病毒性肝炎：能够较早期地反映肝细胞的损伤，可于黄疸出现之前显著增高，常可达参考值上限的20～50倍以上，以ALT更明显，ALT/AST>1。因此，ALT对于反映肝脏损伤具有较好的敏感性和特异性。

通常在肝炎病毒感染后1～2周转氨酶达高峰，3～5周逐渐下降，ALT/AST比值恢复正常。如急性病毒性肝炎恢复期ALT和AST仍不能恢复正常或再上升，提示急性肝炎转为慢性。

急性重症肝炎，病程初期即表现出AST升高比ALT升高更明显，说明肝细胞损伤严重，有线粒体损伤；急性重症肝炎病情恶化时，可出现黄疸加重（胆红素明显升高），但转氨酶却减低的现象，即“胆酶分离”现象，提示肝细胞严重坏死，预后不佳。

（2）慢性病毒性肝炎：血清转氨酶轻度升高或正常，ALT/AST>1。若AST升高较ALT显著，则提示慢性肝炎可能处于活动期。

（3）非病毒性肝病：药物性肝炎、脂肪肝和肝癌等非病毒性肝病时，转氨酶轻度升高或正常，并且ALT/AST<1。酒精性肝病时因酒精有线粒体毒性使线粒体破坏及酒精能抑制吡哆醛活性，可使AST升高明显，而ALT基本正常。

（4）肝硬化：此时转氨酶活性取决于肝细胞坏死和肝脏纤维化的程度，早期活性可轻度增高，终末期活性可能正常或降低。

（5）其他疾病：因ALT和AST为非特异性细胞内功能酶，其血清浓度增高还可见于心肌疾病、肺梗塞、肾梗塞、胰腺炎等情况。

2. 反映肝细胞合成功能的酶 胆碱酯酶（CHE）、卵磷脂胆固醇酰基转移酶（LCAT）。这些酶由肝细胞合成后释放入血而发挥其生理作用，当肝细胞合成能力降低时，酶的血清含量降低。

3. 反映胆汁淤滞的酶 碱性磷酸酶（ALP）、γ-谷氨酰转肽酶（γ-GT）。这些酶也由肝细胞合成，主要存在于肝毛细胆管的微绒毛及上皮细胞内，并随胆汁排入肠腔。在胆汁淤滞时，一方面酶的正常排泄受阻而逆流入血，另一方面阻塞使肝细胞对酶的合成亢进，所以血清酶活性明显升高。

4. 反映肝纤维化的酶 单胺氧化酶（MAO）、脯氨酰羟化酶（PH）。这些酶催化胶原的生成，在肝纤维化、胶原合成旺盛时，血清酶活性增强。

（五）肝病实验室检查项目的选择应用

1. 健康体检 可选择ALT、肝炎病毒标志物、血白蛋白及A/G比值测定。前两者可筛查出病毒性肝炎，后两者可发现慢性肝病。

2. 疑为无黄疸性肝病 对急性患者可查ALT、前白蛋白、胆汁酸、肝炎病毒标志物；对慢性患者加查AST、ALP、γ-GT、血白蛋白及A/G比值。

3. 对黄疸患者的诊断与鉴别诊断 应查血清总胆红素、直接胆红素、尿胆红素和尿胆原、ALP、γ-GT、Lp-X、胆汁酸。

4. 疑为原发性肝癌 除查一般肝功能（如ALT、AST、总胆红素和直接胆红素）外，应加查AFP、γ-GT及其同工酶、ALP及其同工酶。

5. 疑为肝脏纤维化或肝硬化 ALT、AST、总胆红素、A/G、蛋白电泳、靛氰绿滞留率试验为筛检项目，此外应查 MAO、PH 及Ⅲ型前胶原氨基末端肽（PⅢP）等。

二、肾功能概述

肾脏疾病的诊断通常采用以下手段：①尿液常规检验进行筛查、初步诊断或疗效观察；②肾活组织穿刺细胞学检查进行病理分型或明确诊断；③肾功能检查进行病情判断或疗效观察；④影像学检查（B 超、X 线平片或 CT 等）进行肾脏解剖位置及内部结构观察。

（一）肾功能试验在肾单位中的定位（表 6-9-2）

表 6-9-2 肾功能试验在肾单位中的定位

功能定位	标准检查法	临床常用检查法
肾小球滤过	菊粉清除率	内生肌酐清除率、血肌酐、血尿素氮、血 β_2-MG、胱氨酸蛋白酶抑制剂 C 测定、^{99m}Tc-DTPA、碘海醇清除率
近端肾小管重吸收	肾小管最大葡萄糖重吸收量（T_mG）、肾小管对氨基马尿酸最大分泌量（T_mPAH）	尿：NAG、β_2-MG、α_1-MG、溶菌酶、Na、Glu、氨基酸
远端肾小管浓缩-稀释、排泌		禁饮尿渗量、晨尿比重、一次性尿渗量（少尿期）、浓缩-稀释试验、渗透溶质清除率、自由水清除率
有效肾血流量	对氨基马尿酸盐清除率、碘锐特清除率	^{131}I-邻碘马尿酸钠检查有效肾血浆流量（ERPF）
肾小管性酸中毒诊断试验		酸负荷试验、碱负荷试验（已有肾损害者慎用）

（二）肾功能试验应用的注意事项

（1）正常肾脏有强大的储备能力，故当肾损害尚未达到明显程度时，各种试验仍属正常。因此并非肾损害的早期指标。有时肾功能检查正常，不能排除器质性肾损害，仅对病变的严重程度和预后判断有一定价值。

（2）肾功能检查的结果分析要注意肾外因素的影响，如心力衰竭 、休克、水肿、尿路梗阻、药物作用等。

（3）切勿将单一某项指标误称为肾功能，应注意在不同的病变时期或阶段对相关检验项目加以组合应用与全面分析。

（三）常用的肾功能检查项目如下

肾小球具有滤过功能，评估滤过功能最重要的参数是肾小球滤过率（GFR）。肾小球滤过率是指单位时间内经肾小球滤出的血浆液体量，为了测定肾小球滤过率，临床上设计了各种物质的肾血浆清除率试验。正常成人每分钟流经肾的血液量为 1200～1400ml，约 180L/24h。其中血浆滤过量为 600～800ml/min，产生的滤过液（原尿）为 120～160ml/min。它通过尿液的生成与排泄，使人体的内环境保持相对稳定。

1. 内生肌酐清除率测定 肌酐是肌酸的代谢产物，由肾脏排出。一般情况下，血浆肌酐的生成量和排出量较恒定。血浆肌酐主要受内源性肌酐的影响，而且大部分从肾小球滤过，不被肾小管重吸收，排泌量少。肾脏单位时间内把若干毫升血浆中的内生肌酐全部清除出去，称为内生肌酐清除率（Ccr）。

早晨8时将尿排净，然后收集24h全部尿液，并抽取静脉血2ml送检，分别测定血浆和尿液肌酐含量，按下列公式计算：

$$内生肌酐清除率（ml/min）=\frac{尿液肌酐浓度（\mu mol/L）}{血清肌酐浓度（\mu mol/L）}\times V（ml/min）$$

V：每分钟尿量=24h尿量÷1440。

因每人肾的大小不尽相同，每分排尿能力也有差异，为消除个体差异可按下列计算公式进行矫正：

矫正清除率=实际清除率×标准体表面积（1.73m^2）/受试者体表面积

【参考值】　Ccr 80～120ml/min。

【临床意义】　Ccr测定通常用于：

（1）作为肾小球功能的指标：Ccr、血肌酐（Scr）、血清尿素氮（BUN）等指标中，Ccr最敏感，Scr次之，BUN敏感性最差。Ccr能早期反应肾小球滤过功能，当其降低至正常参考值的80%以下（成人Ccr<80ml/min）时，表示肾小球滤过功能已减退，但此时Scr和BUN仍可正常。与Scr同时测定还可用于指导临床治疗及慢性肾炎的分型。其中肾炎普通型Ccr降低；而肾病型则Ccr可因Scr由肾小管渗出而正常，从而使Ccr下降的程度与肾损伤程度不平行。

（2）用以判断肾功能的损害程度：Ccr在70～51ml/分，为轻度损害；50～31ml/分，为中度损害；<30ml/分为重度损害。慢性肾衰竭病人Ccr在20～11ml/分时为早期肾衰竭；10～6ml/分，为晚期肾衰竭；<5ml/分为终末期肾衰竭。

（3）指导治疗：Ccr<30ml/min，噻嗪类利尿剂（如双氢克尿噻）常无效；10ml/min以下对袢利尿剂（如呋塞米、依他尼酸钠）的反应也极差，应结合临床进行血液透析。凡由肾脏排泄的药物应根据Ccr降低的程度调节剂量和用药时间。

（4）观察肾脏移植手术后的疗效。肾移植成功，Ccr逐渐回升至正常，反之则不见回升，如发生急性排异反应，Ccr可再次下降。

2. 血清尿素氮测定　血中素氮（BUN）是人体蛋白质代谢的终末产物，主要经过肾小球滤过而随尿排出。当肾实质病变而致肾小球滤过率下降时，BUN增加，故其可作为肾小球滤过功能的指标。目前临床实验室已经将血（清）尿素氮测定改为血（清）尿素（BU）测定。但为了方便临床应用，习惯上仍将二者视为同义语。

【参考值】　成人BU 1.78～7.14 mmol/L。由于1分子尿素含2个氮原子，故BUN应为3.56～14.28 mmol/L。婴幼儿1.8～6.5mmol/L。

【临床意义】　只有当肾功能下降60%～70%时，BUN才会升高，故其不是反映肾小球滤过功能的敏感指标。所以临床上可粗略地估计肾小球滤过功能。BUN增高见于：

（1）各种肾脏疾病的晚期：BUN虽然不能作为早期肾损害的指标，而且受蛋白食物摄入量和体内蛋白质分解速度的影响。但对慢性肾衰竭，尤其是尿毒症的诊断有特殊价值。其增高程度与病情严重性呈正比。依其数值可将肾衰竭分为；①肾衰竭代偿期，BUN正常或轻度升高（<9mmol/L）；②肾衰竭失代偿期，即氮质血症期，BUN 9～20mmol儿；③尿毒症期，BUN>20 mmol/L。

（2）肾前因素：血BUN升高，而肌酐正常。①蛋白质摄入过多（高蛋白饮食）或体内蛋白质分解过多（如感染、高热、上消化道出血）。②严重脱水、或电解质丢失如呕吐、腹泻、糖尿病性酸中毒等。③出血性休克、创伤性休克（如挤压伤、手术后低血压）、严重灼伤、心功能不全等，循环功能衰竭所致肾血流量显著减少，BUN在尿液中的排泄量减少所致。

（3）肾后性因素，血BUN升高，而肌酐正常或同时升高，常见于：①尿道狭窄、结石、尿路外肿瘤压迫等。②膀胱肿瘤、先天性尿道或膀胱缺陷。③前列腺肥大或肿瘤。

BUN 与肌酐联合检测有助于鉴别肾性肾衰竭与非肾性肾衰竭。前者 BU 及 Cr 都增加；而在由心衰、休克、脱水或长期使用利尿剂所致的肾前性肾衰竭和尿路梗阻等导致的肾后性肾衰竭中，则仅有 BU 明显增加而 Cr 可正常或轻度增加。

3. 血清肌酐测定 正常情况下，血中的肌酐只从肾小球滤过并以同样速度由尿清除。当肾小球滤过功能下降时，血清肌酐（Scr）即可上升。但实验表明只有当肾小球滤过率下降至正常的 1/3 时，它才明显升高。故也不是肾小球滤过功能的敏感指标，仅可作为衡量肾小球滤过率是否受损的指标之一。

【参考值】 男性 53 ~ 106 μmol/L，女性 44 ~ 97 μmol/L。

【临床意义】

（1）Scr 明显升高时，提示肾小球滤过功能已明显受损。急性肾衰竭时，如 Scr 急剧升高，说明肾脏有器质性损害，同时伴有少尿或无尿。

（2）Scr 升高，绝大部分由肾功能不全所致，Scr 常常超过 200μmol/L。心力衰竭也可引起 Scr 升高，但很少超过 200μmol/L。

（3）慢性肾衰竭分期：Ccr 下降，但 Scr <178μmol/L 为肾衰竭代偿期；Scr 在 178 ~ 445μmol/L 为肾衰竭失代偿期，即氮质血症期；Scr>445μmol/L 为尿毒症期。

（4）BUN/Scr（用上述各自单位的数值）的意义：当肾功能减退达氮质血症期或尿毒症期时，BUN 和 Scr 均增高，通常情况下 BUN/Scr 的数值保持在 0.04 左右。若 BUN/Scr 的数值明显增高，提示有肾前因素参与；而 BUN/Scr 的数值接近 0.04 或明显下降，多为肾本身实质性病变所致，比如稳定的慢性肾衰患者。故此比值有助于鉴别肾前性及肾性肾功能减退。

（5）老年人、肌肉消瘦者肌酐可能偏低，因此一旦 Scr 上升，要考虑肾功能减退，应进一步检查 Ccr。

4. 其他检查肾小球功能试验 反映肾小球滤过屏障受损的指标为尿白蛋白定量；反映肾小球滤过面积减少的指标有血 β_2-MG 和 α_1-MG 等。近期已有临床实验室开展 ^{99m}TC-DTPA、碘海醇清除率、胱氨酸蛋白酶抑制剂 C（Cystatin C，CC）测定等项目，直接测定肾小球滤过率。大大提高了检查的灵敏度和准确性。

5. 肾脏浓缩稀释功能试验 远端肾单位是肾脏浓缩和稀释尿液的主要部位，正常人在缺水、出汗多、脱水等使血流不足时，肾小管和集合管对水的重吸收增多，尿液浓缩，比重增加，尿量减少。反之，饮水过量、使用利尿药后，尿比重降低，尿量增加。在日常或特定饮食条件下，通过观察病人的尿比重和尿量变化，来判断肾脏浓缩和稀释功能的方法，称肾脏浓缩稀释功能试验。当肾脏病变损害远端肾单位时，影响尿液的浓缩和稀释，故其可作为远端肾单位功能检查的敏感指标。但其受尿蛋白及尿糖影响，当两者存在时，结果会有误差。

（1）昼夜尿比重试验：又称莫氏浓缩稀释功能试验。临床上较为常用。除正常饮食外不再饮任何液体，上午 8 时排尿弃去，然后在 10、12、14、16、18、20 时及次晨 8 时各留尿 1 次，分别准确测定尿量及比重，注意排尿间隔时间必须准确，尿液须排净。由于要连续留 7 次尿液记录尿量及测定比重，较为烦琐，所以临床应用不多。

（2）3h 尿比重试验：又称改良莫氏浓缩稀释功能试验。患者保持日常饮食和活动，上午 8 时排尿弃去，此后，每隔 3h 留尿直至次晨 8 时，分装 8 个容器，分别测定尿量和比重。

【参考值】

（1）昼夜尿比重试验：24h 尿量为 1000 ~ 2000ml；昼、夜尿量之比为 3 ~ 4 ∶ 1，12h 夜尿量应 <750ml；尿液最高比重应在 1.020 以上；最高比重与最低比重差不应小于 0.009。

（2）3h 尿比重试验：白天尿量应占 24h 尿量的 2/3 ~ 3/4，其中必有一次尿比重>1.025；

一次<1.003。

【临床意义】

（1）肾小管病变：慢性肾盂肾炎、急性肾小管坏死多尿期等，会出现多尿、夜尿增多、尿比重减低。

（2）肾小球疾病：急性肾炎时，肾小球滤过减少，肾小管重吸收相对正常，致使尿量减少，比重增加。慢性肾炎累及肾髓质时，出现浓缩功能异常，尿量增多，尿最高比重小于1.018，最高与最低比重差<0.009。晚期尿比重可固定在1.010，称等渗尿，提示肾功能损害严重，肾小管浓缩功能很差。

（3）其他：如高血压所致肾损害在肾功能失代偿期也可出现多尿、夜尿增多、尿比重降低。

6. 尿渗量测定　又称尿渗透压测定。渗量反映尿内分子和离子的颗粒总数，与颗粒的种类和性质无关。尿的渗量相同，产生的渗透压也相同。通常用冰点渗透压计测定。单位常用毫渗量/千克水（$mOsm/kgH_2O$）表示。检查前一天晚饭后禁饮8h，清晨一次送尿检查，同时测定血浆渗透压。尿比重与尿渗量的关系见表6-9-3。

表6-9-3　尿比重换算尿渗量（$mOsm/kgH_2O$）

比重	$mOsm/kgH_2O$	比重	$mOsm/kgH_2O$
1.001	约30	1.015	600
1.003	100	1.020	800
1.005	200	1.025	1000
1.007	300	1.030	1200
1.010	400	1.035	1400

【参考值】　尿液为600～1000$mOsm/kgH_2O$，平均800$mOsm/kgH_2O$；血浆为275～305$mOsm/kgH_2O$，平均为300$mOsm/kgH_2O$。尿渗量/血浆渗量为3～4.5：1。

【临床意义】　尿渗量及尿渗量/血浆渗量的比值降低与前述尿比重降低的意义相同，但本试验受不能离子化的物质如尿蛋白及尿糖的影响较小，故更切合实际情况。

（1）判断肾脏的浓缩功能。成人禁饮后，尿渗量在300$mOsm/kgH_2O$左右时，与血浆渗量相等为等渗尿；如<300$mOsm/kgH_2O$为低渗尿；如果禁水8h后尿渗量<600$mOsm/kgH_2O$，且尿/血浆渗量比值≤1，表明肾脏浓缩功能障碍。多见于慢性肾炎及肾盂肾炎、多囊肾、慢性间质性肾炎。

（2）鉴别肾前性与肾性少尿。肾前性少尿，由于肾小管浓缩功能正常，故尿渗量较高，常>450$mOsm/kgH_2O$；肾小管坏死所致的肾性少尿，则尿渗量降低，常<350$mOsm/kgH_2O$。

7. 酚红排泌试验　酚红作为一种对人体无害的染料，经静脉注射后，大部分与血浆白蛋白结合，约20%由肝脏排出，其余由肾排出。肾的排泌中，94%由近端肾小管上皮细胞主动分泌，只有很小一部分由肾小球滤过。所以尿中酚红排泄的量，可以反映近端小管的排泌功能。但其受干扰的因素较多，肾血流量的因素，如休克、心力衰竭、水肿均可使其降低。

首先排尿并饮水300～400ml，30min后，静脉注射0.6%酚红1ml，于注射后第15min，30min，60min，120min分别留尿1次，将4次尿标本加氢氧化钠后与标准酚红管进行比色，测定尿中酚红含量。

【参考值】　成人酚红排泌量15min：0.28～0.51ml（平均0.35）；30min：0.13～0.24ml（平均0.17）；60min时为0.09～0.17ml（平均0.12）；120min：0.03～0.10ml（平均0.06）。总量

0.63～0.84ml（平均0.70）。

临床上常以15min排泌量在0.25ml以上；120min在0.55ml以上作为健康成人正常界限。且15min的尿量不宜过少，应>50ml，否则容易出现误差。一般情况下儿童排泌量偏高，老年人偏低。

【临床意义】

（1）排泌量减低

1）肾性因素：①判断肾病变程度：由于肾对排泌酚红的代偿能力很强，只有当肾功能降低50%时排泌量才示降低，故其不是肾小管功能检查的敏感指标。当肾小管明显损害时，其排泌量降低才与病变程度相平行。如慢性肾盂肾炎、慢性肾炎等；②了解肾衰竭程度：15min的排泌量较120min更能反映肾脏功能，也更具参考意义。如15min的排泌量减少，120min总排泌量正常，或首次排泌量显著减少，120min总排泌量略有减少，均属肾脏损害的明显表现。因为，前15min的血浆酚红浓度高，应立即由近曲小管排出，若首次排出减少，表明肾功能确已受损，余下未能排泌的酚红在血中反复循环，并延迟排出，所以总排泌量或末次量并不减少，或减少不及首次明显。若排除肾外因素影响，15min排泌量<0.12ml，120min排泌量<0.55ml，则属肾功能减退。若120min总排泌量为0.55～0.40ml，表示肾功能轻度损，0.39～0.25ml为中度损害，0.24～0.11ml为重度损害，0.10～0为极度损害。

2）肾前因素：①心力衰竭、休克时，肾血流量减少，酚红排泌量减低；②显著水肿时，酚红由血液进入细胞外液，使排泌量减低。

3）肾后因素：尿路梗阻或膀胱功能障碍，因排尿困难而致酚红排出减慢，可出现后阶段酚红排泌量反较15min时为多。

（2）酚红排泌量增高

1）肝胆病变导致酚红排泌障碍，尿中排出增多。

2）血浆蛋白降低，使酚红结合率减少，可提高酚红排泌速度。

3）甲状腺功能亢进症时，血循环加快，排泌量增加。

8. 其他检查肾小管功能试验 由于上述指标测定时需控制病人的饮水量，且受实验室条件限制，目前更常便于普及应用的指标是尿β_2-MG/Cr、α_1-MG/Cr及NAG/Cr，较上述指标更为敏感、特异。

（四）肾功能实验项目的应用和评价

肾功能检查的目的是在疾病早期发现肾损害及其部位，观察病情、制订治疗方案及判断预后。必须指出，正常肾具有强大的储备能力，在病变早期、肾损害轻微时，实验室检查仍可正常。因此，肾功能检查正常，不能排除肾实质损害。在判断肾功能试验时，应注意心功能不全、休克、水肿、输尿管梗阻和药物等肾外因素的影响。在评价结果时，应注意各种肾功能试验的灵敏度和特异性，并结合相关临床资料及其他辅助检查，进行全面综合分析。现将一些常用肾功能试验作一评价。

1. 尿液一般检查 不仅对肾脏疾病的诊断有一定意义，而且对了解肾功能受损及其程度很重要。尿液一般检查简便、快速、实用，在各级各类医院均可开展。

2. 内生肌酐清除率 是反映肾小球有效滤过功能及粗略估计有效肾单位数量的试验，当肾小球25%受损时即可降低。其操作简便、敏感性较高，是目前临床常用的肾功能试验之一。

3. 尿液浓缩稀释试验 是测定远曲小管和集合管重吸收功能的试验，方法简便，但不能精确反映肾组织损害部位和范围。尿中出现的蛋白和糖会影响比重结果的准确性。因此，开展尿量、血浆渗量与尿渗量的比值测定，对进一步了解肾的浓缩稀释功能有益。

4. 血浆尿素氮和肌酐测定 系反映肾小球滤过功能的指标，敏感度差，多在肾脏病晚期功能严重受损时才表现其诊断价值。但因其简便、实用，仍在临床广泛使用。如尿毒症，连续动态检测血 BUN 和 Cr，可以判断病变的严重程度和血透的效果。

5. 血液 pH 测定和血浆二氧化碳含量 可反映肾小管泌氢、重吸收等酸碱内稳定功能，临床上常与电解质、血尿素氮、肌酐等联合检测，判断是否有酸碱平衡紊乱，电解质紊乱及尿毒症，并用来监测病情。

6. 血浆蛋白清除率 系检查肾小球滤过屏障功能的试验。用人体内源性物质进行测定和计算，即测定各种不同分子量血浆蛋白及其在尿中含量，计算其清除率。根据被滤出蛋白质的分子量大小，可将蛋白尿分为选择性蛋白尿和非选择性蛋白尿。

（张艳超）

三、基因诊断概述

基因诊断就是分子诊断，是分子生物学、分子遗传学和基因工程技术迅速发展给医学带来的一项重要成果。基因诊断通过分子技术发现染色体畸变所累及的基因位置及其表达产物，以弥补细胞遗传学检查方法不能发现的异常情况。近年来，分子生物学与其他学科广泛交叉与渗透，分子生物学理论和技术也不断应用于临床，在疾病的诊断、治疗和预防等方面发挥了重要的作用，显示出了无限的潜力。分子生物学与临床医学的广泛交叉和渗透就产生了分子医学。20 世纪 70 年代末，美国科学家 Kan 等首次应用 DNA 分子杂交技术成功地对镰状细胞贫血进行了基因诊断，这标志着基因诊断的开始。这种基因检查在白血病的诊断、发病机制、评估预后、靶向治疗等方面，能够提供较为精细的证据和新的视角。

（一）基因诊断的含义

基因诊断是在基因水平上对疾病或人体的状态进行诊断。利用分子生物学技术，通过检查基因的结构或表达量的多少来诊断疾病的方法。它的探测目的物除 DNA 外，还包括 mRNA。这里的遗传物质既可是外源性基因（如侵入机体的病毒、细菌、支原体等病原微生物的基因），也可以是内源性的基因（如癌基因、抑癌基因或突变的基因等）。因此基因诊断（分子生物学诊断）主要是对遗传物质结构改变与否、表达量变化与否进行检测，主要用于感染性疾病病原体诊断、先天遗传性疾病诊断、基因突变性疾病（如肿瘤）诊断、产前诊断、亲子鉴定和法医物证等。

基因诊断的特点有：

（1）以探测基因为目标，针对性强，有很高的特异性。

（2）诊断灵敏度高，待测标本用量极少。

（3）基因探针序列不分来源和种类，无严格要求，其检测目标可以是特定基因或特定的基因组合，适应性强，诊断范围广。

（4）被检测的基因是否活化也不重要，可对具有组织和分化阶段表达特异性的基因及其异常进行诊断。

（5）基因检测感染性疾病，除了可以检出正在生长和潜伏的病原体之外，还可以检测那些不容易在实验室培养的病原体，扩大了诊断范围。

（二）基因诊断的主要内容

（1）基因突变检测：如点突变、基因片段的缺失或插入、基因重排等不同类型基因突变的检测。

（2）基因连锁分析：临床的一些疾病的致病基因尚不清楚，很难用基因突变的检测诊断。因此对这些遗传疾病采用基因连锁分析。

（3）基因表达分析：如 mRNA 定量检测及 mRNA 长度分析等。mRNA 检测在基因表达水平上为基因功能是否正常提供了直接依据。

（4）病原体诊断：即外来入侵病原微生物遗传物质的检测。

（三）基因诊断在诊断学中的位置

传统的疾病诊断方法大概分为三类：临床学诊断、血清学诊断、生化学诊断，都依靠疾病的表型改变为依据，然而表型的改变在许多情况下不是特异的，同一种表型可能在多种疾病中出现，而且表型往往在疾病发生一定时间后才出现，造成了诊断不明确或延误病情的后果。研究发现各种表型的改变是由基因异常造成的，也就是说基因的改变是引起疾病的根本原因。基因诊断是病因的诊断，既特异又灵敏，可以揭示尚未出现症状时与疾病相关的基因状态，从而可以对表型正常的携带者及某种疾病的易感者做出诊断和预测，特别对确定有遗传疾病家族史的个体、产前的胎儿是否携带致病基因、机体对疾病是否易感、某种疾病的发病类型与阶段、机体是否具有抗药性等方面具有指导意义。

（四）基因诊断的常用技术

分子生物学技术是基因诊断的主要技术。近年来随着分子生物学技术日新月异，以核酸分子杂交和聚合酶链反应（PCR）为核心发展起来了多种方法已被广泛用于基因诊断，如 PCR-单链构象多态性（SSCP）、限制性片段多态性（RFLP）、等位基因特异性寡核苷酸分析（ASO）、基因芯片技术、反转录 PCR、Southern 印迹杂交、Northern 印迹杂交、斑点杂交和原位杂交（ISH）等。

1. 核酸分子杂交技术（nucleic acid hybridization） 是指两条互补单链核酸（DNA 或 RNA）在一定条件下按碱基互补配对原则形成异质双链的过程。它是分子生物学和基因诊断领域最为常用的基本技术之一。杂交的双方是探针与待检核酸，杂交后形成的双链分子称为杂交分子（DNA-DNA、DNA-RNA 或 RNA-RNA）。分子杂交的方法多种多样，其共同点是：①应用了核酸序列的复性原理；②都采用了标记探针。探针就是同位素或非同位素（如：生物素或荧光染料等）标记的短片段特异 DNA 或 RNA。常用的核酸分子杂交技术有：

（1）Southern 印迹杂交：又称 DNA 印迹，是指凝胶电泳分离的待测 DNA 片段转印并结合到一定固相支持物上，如：硝酸纤维素薄膜，再应用特异的同位素或非同位素标记的 DNA 或 RNA 探针进行杂交，然后通过对杂交信号的检测来确定探针互补条带的位置。这是 1975 年英国科学家 Southern 发明的一种特定检测 DNA 片段的方法，主要应用于基因组 DNA 的定性及定量分析、DNA 图谱分析、基因突变、限制性片段长度多态性分析及疾病诊断等。Southern 印迹的转印方法有毛细管虹吸印迹法、电转法、真空转移法。

Southern 印迹杂交的主要步骤是：从细胞中分离提纯基因组 DNA→用限制酶消化基因组 DNA 获得长短不同的酶切片段→通过凝胶电泳将这些片段按大小分离→将凝胶上的 DNA 片段变性后原位转移到固相支持物上→用放射性核素或非放射性核素标记的探针与之杂交→通过放射自显影或相应显色方法显示杂交信号。

Southern 印迹杂交在其他分子生物学方法出现之前曾广泛用于科研和临床诊断中。临床上主要用于进行疾病的 RFLP 连锁分析、基因缺失诊断。现在一些动态突变疾病的诊断也可先用 PCR 扩增后再通过 Southern 印迹杂交来进行。由于 DNA 印迹杂交技术相对较烦琐，需要的 DNA 量较大（一般需要 1 ~ 5μg），在取材量受限的疾病诊断中已被其他方法如 PCR 取代。

（2）Northern 印迹杂交：是一种研究 RNA 的方法，可用于测定细胞的总 RNA 或 mRNA 分子量的大小。其基本原理和基本过程与 Southern 杂交相似，不同之处在于：①Northern 印迹杂交检测的对象为RNA，而Southern印迹杂交检测的是DNA。②Northern印迹杂交是在RNA电泳前对其进行变性，并在电泳时加入变性剂，使RNA电泳时保持变性状态，而Southern印迹杂交是在电泳后进行变性。

（3）斑点杂交：即狭缝杂交，其基本原理是将被检样品点到一张硝酸纤维素膜上，烘烤固定，预杂交后，经中和、洗脱、干燥，再将其和探针放入复性缓冲溶液中缓缓复性，洗涤干燥后进行放射自显影，观察结果。若杂交样品为RNA需在点样前对RNA进行变性后再进行点样，若为DNA在点样后对膜进行变性处理。

斑点杂交是一种快速、简便、既可检测DNA又可检测RNA的方法，可同时检测多个样品，既可进行定性还可以进行半定量，因为不需要电泳和转膜，过程简便、快速，但是不能判断核酸片段的大小，且特异性不高，这种方法可初步探测被测样品中是否含有一种特殊的基因或序列，用来分析样品之间的同源性。

（4）原位杂交（ISH）：就是在保持细胞基本形态的情况下，用放射性核素或非放射性核素标记的探针与细胞内的DNA或RNA进行杂交。若探针是同位素标记，杂交后需用X光片进行放射自显影，然后观察曝光点在组织或染色体分裂象上的相对位置。若探针用荧光标记，杂交后用荧光显微镜直接观察，现已发展了多色荧光技术，因此可同时检测多种DNA或RNA的情况。原位杂交由于是原位检测，因此在对特定DNA或RNA进行检测的同时还可对其进行细胞及基因组内定位，具有高度的特异性和灵敏度。而且不需要提取DNA或RNA，能够保持组织与细胞形态的完整。

（5）菌落杂交：是在硝酸纤维素滤膜或尼龙膜上原位裂解细菌菌落，释放出DNA，然后将DNA烘干固定与放射性标记的探针杂交，放射自显影检测菌落杂交信号，并与平板上的菌落对应，用于重组细菌克隆的筛选。各种固相杂交方法的检测目的比较见表6-9-4。

表6-9-4 各种固相杂交方法的检测目的比较

杂交类型	检测目的
Southern印迹杂交	检测经凝胶电泳分离后转印至膜上的待测DNA分子
Northern印迹杂交	检测经凝胶电泳分离后转印至膜上的待测RNA分子
斑点杂交	检测固定在膜上的DNA分子或RNA分子
原位杂交	检测细胞或组织中的DNA分子或RNA分子并进行定位研究
菌落杂交	检测固定在膜上，经裂解由菌落释放出的DNA分子

2. DNA测序 即DNA一级结构的测定，能测定并分析核酸的序列，是研究其结构、功能及其相互关系的前提，是现代分子生物学一项重要的技术，并为临床疾病的分子诊断提供最精确的判定依据。由于临床上进行各种突变分析的最终目的是获得突变信息，即确定具体的突变类型，因而不管先通过何种方法进行突变筛查，最终都会落实到DNA测序上。DNA测序能直观地反映出DNA序列的变化，因此是诊断未知突变基因的最直接的方法，在遗传病和肿瘤的诊断、法医学的鉴定中具有非常重要的意义。DNA序列测定常用方法有以下3种：

（1）双脱氧链终止法：目前应用最多的快速测序技术是Sanger等1977年提出的双脱氧链终止法。双脱氧链终止法的基本原理是：利用DNA聚合酶，以单链或双链DNA为模板，以单脱氧核苷酸（dNTP）为底物，其中一种dNTP带放射性核素标记（或者引物末端核素标记），在四组互相独立的反应体系中分别加入不同的2′，3′-双脱氧核苷三磷酸（ddNTP）作为链反应终止剂，DNA 链的生长将会被终止，因此生成一系列不同长度的 DNA 片段。其基本操作步骤：共设 4 个反应管，各管中同样加入 DNA 模板、DNA 聚合酶、放射性核素 ^{32}P 标记的引物、4 种 dNTP，将四种不同的 ddNTP（ddATP、ddTTP、ddGTP、ddCTP）分别加入相应管进行温育，将四管反应产物平行加到同一变性凝胶上作电泳分离，通过放射自显影术可获得一系列全部以 3′-末端 ddNTP 为终止碱基的长度不等的 DNA 片段的电泳谱带，通过电泳谱带可直接读出 DNA 的核苷酸顺序。

（2）化学降解法：Maxam&Gibert 于 1977 年提出，其原理是不同的碱基（G，A+G，C+T，C）可被不同的化学试剂特异地修饰，使相应的糖苷键变得不稳定，造成碱基的特异性切割，产生四组不同长度的 DNA 链的反应混合物，反应后经聚丙烯酰胺凝胶电泳和放射自显影也可读出 DNA 的序列。常用的化学试剂有硫酸二甲酯和肼。化学降解反应包括碱基的修饰、将修饰的碱基从其糖环上脱落、DNA 在失去碱基的糖环处断裂（表 6-9-5）。化学法的优点是模板不需体外酶促反应，只要末段标记的 DNA 片段，无论单链或双链，分别标记 3′端和 5′端可进行双侧读取检测短的寡核苷酸片段；其缺点是方法复杂费时，末段标记比活性低。

表 6-9-5　碱基特异的化学切割反应

化学修饰试剂	各组反应体系	碱基修饰反应	主链断裂试剂	分子断裂位点
硫酸二甲酯	G 组	鸟嘌呤甲基化	六氢吡啶	G
甲酸	A+G 组	脱嘌呤作用	六氢吡啶	G 和 A
肼	C+T 组	嘧啶开环	六氢吡啶	C 和 T
肼（高盐）	C 组	胞嘧啶开环	六氢吡啶	C

（3）自动测序技术：采用自动化测序仪进行，其原理同双脱氧链终止法。不同的是自动测序技术是用四种不同的荧光染料分别标记 ddNTP 或标记引物，采用激光扫描器同步扫描，计算机进行阅读和编辑，电泳结束后，结果以彩图和序列形式打印出来。自动测序技术操作简单、安全，结果清晰、准确、分辨率高，特别是近年来采用毛细管电泳技术取代传统的聚丙烯酰胺凝胶电泳进行 DNA 分离，大大提高了测序的速度和测速的功能，已成为 DNA 序列分析的主流，几乎完全取代了手工测序，DNA 的自动化测序已经实现了从样品进样到结果报告的全程自动化。

3. 聚合酶链反应（PCR）　是 20 世纪 80 年代中期发展起来的体外核酸扩增技术，它是利用 DNA 聚合酶在体外催化一对引物间的特异 DNA 片段合成的基因体外扩增技术。PCR 技术的基本原理类似于细胞中 DNA 的半保留复制，PCR 反应以待扩增的 DNA 片段为模板，加入人工合成的寡核苷酸引物及四种 dNTP，在耐热 DNA 聚合酶的催化下，在试管中大量合成目的 DNA 片段。

PCR 反应体系包括：模板 DNA、引物、DNA 聚合酶、dNTP 和 PCR 反应缓冲液。基因诊断时模板一般是待测核酸分子：DNA 可直接用于反应，而 RNA 则需要用反转录酶反转录成为 cDNA，然后用作聚合酶反应的模板。引物分别位于待扩增 DNA 片段的两端，可启动相对方向的 DNA 合成，其本质是单链 DNA 片段。当引物与单链模板互补区结合后，在 DNA 聚合酶的催化下即可进行 DNA 从 5′→3′的合成反应。

PCR 包括三个基本过程：①变性，即在较高的温度下（一般 93-98℃）使模板双链 DNA 解链生成单链，以提供扩增模板，以便与引物结合。②退火，即在较低的温度下使引物与 DNA 模板链互补结合，以备进一步延伸的过程。③延伸，即在适当的温度（一般为 70～75℃）下，DNA 聚合酶从特异性结合到 DNA 模板上的引物 3′-OH 端开始，以待测 DNA 为模板，根据碱基互补配对的原则合成新的 DNA 分子的过程。以上 3 个过程组成一个循环周期，时间大约需要 2～4min，每个周期的 DNA 产物又作为下一个循环周期的模板，如此往复，经过 n 个循环后，靶 DNA 的拷贝数理论上可呈 2^n 增长。传统 PCR 结果判断是通过 PCR 产物的电泳图结果，对靶基因的有无或表达的多少进行定性或半定量。

随着 PCR 技术的不断发展，根据被检测基因的性质（DNA 或 RNA）和检测目的的不同，在经典 PCR 技术的基础上派生出了多种适用于各种场合和需求的 PCR 方法，如：多重 PCR、不对称 PCR、降落 PCR（TD PCR）、巢式引物 PCR、锚定 PCR 、反向 PCR、原位 PCR（IS PCR）、反转录 PCR（RT-PCR）、着色互补试验或荧光 PCR、定量 PCR 和差别 PCR。

PCR 反应特异性强，灵敏度高，高效简便，重复性好，极微量的 DNA 即可作为扩增的模板得到大量的扩增片段。毛发、血痕甚至单个细胞的 DNA 即可通过 PCR 扩增进行检测。临床上常用于病原体 DNA 的检测、肿瘤残留细胞的检出、罪犯或个体遗传物质的鉴定以及遗传病的基因诊断等。应用 RT-PCR 还可对 RNA 病毒如丙型肝炎病毒和待检基因的表达量进行检测。

4. 连接酶链反应（LCR）　是一种新的 DNA 体外扩增和检测技术，主要用于点突变的研究及靶基因的扩增。该技术是利用 DNA 连接酶特异地将双链 DNA 片段连接，经变性、退火、连接三步骤，再多次反复循环，使靶基因序列大量扩增。若连接处发生了一个碱基突变，就没有连接产物形成。目前该方法已用于多个领域，如利用 LCR 法可以进行单碱基遗传病多态性的快速筛选、单碱基遗传病的产前诊断、微生物亚种和亚型的鉴别、多态性的分析、法医学中个体 DNA 的准确鉴别。由于设计独特，LCR 在识别点突变方面优于 PCR，另外，借助于 LCR 可对一些已搞清其 DNA 序列的细菌和病毒进行病原体诊断，如李氏杆菌、结核杆菌、淋球菌及沙眼衣原体等病原微生物种及亚种的鉴别。故其作为一种有效的 DNA 扩增和检测技术具有很好的发展前景。

5. 单链构象多态性（SSCP）分析　是一种分析微生物的遗传学特征和突变基因的方法，它是利用 DNA 或 RNA 单链构象具有多态性的特点，进行基因检测的一种分析技术，用以分析基因突变。其基本原理是单链 DNA 在非变性的情况下具有一定的空间构象，这种构象是由于 DNA 内部碱基配对等分子内相互作用力来维持的，当 DNA 中一个碱基突变时，其空间构象会发生改变，空间构象不同的单链 DNA 在非变性聚丙烯酰胺凝胶中进行电泳时受到的阻力不同，因此通过非变性凝胶电泳可将构象不同的分子分离开，从而对突变基因进行检测。现 SSCP 多与 PCR 技术联用（PCR-SSCP）检测基因突变，提高了基因突变检测的灵敏性，现已广泛用于遗传病及肿瘤基因的分析。

6. 限制性片段长度多态性分析（RFLP）　分析是限制性内切酶、核酸电泳、印迹技术、探针-杂交技术的综合应用，多用于临床遗传性疾病的基因诊断。其基本原理是限制性内切酶可特异识别 DNA 碱基序列并对其进行切割（如 EcoR Ⅰ识别 GAATTC 序列并对其进行切割），当碱基发生改变时（如遗传性疾病、肿瘤等多有基因的缺陷），造成新酶切位点的形成或旧酶切位点的消失等，从而引起限制性内切酶酶切后的 DNA 片段长度差异，称限制性片段长度多态性，因此，凡是可以引起酶切位点变异的突变和一段 DNA 的重新组织等，均可导致 RFLP 的产生。RFLP 作为第一代遗传标记已经广泛地应用于遗传病的连锁分析。根据这些广泛存在的遗传标记，应用定位克隆策略已成功地确定了 100 多种以孟德尔遗传方式为主的遗传病基因。同时，RFLP 还可用于基因组同源性分析以及个体识别，后者在法医学中已成为常规手段和方法。

7. 单核苷酸多态性分析　单核苷酸多态性（SNP）主要是指在基因组水平上由单个核苷酸的变异所引起的 DNA 序列多态性。它是人类可遗传的变异中最常见的一种，在人群中的发生率大于 1%。SNP 有单碱基的转换、插入、缺失等形式，但更多的是单个碱基的置换。SNP 作为一种遗传标记具有以下特性：

（1）密度高：它在基因组中的分布比微卫星标记广泛，可以在任何一个待研究基因的内部或附近提供一系列标记。

（2）具有代表性：某些位于基因内部的SNP有可能直接影响蛋白质的结构或表达水平，因此它们本身可能就是疾病遗传机制的候选改变位点，可能代表疾病遗传机理中的某些作用因素。

（3）遗传稳定性：与微卫星等重复序列多态标记相比，SNP具有更高的遗传稳定性，尤其是处于编码区的SNP（cSNP）。SNP一般只有2个等位基因，即是二态的，故又称双等位基因标记，其在任何人群中的等位基因频率都可估计出来。

（4）分析易实现自动化：由于SNP是双等位基因标记，容易进行自动化批量检测，分析也相对简单，不需要像检测RFLP及微卫星多态标记那样进行片段长度的测量，缩短了研究时间。目前已有多种方法可用于SNP检测，如根据DNA阵列的微测序法、动态等位基因特异杂交、寡聚核苷酸特异连接、DNA芯片以及TaqMan系统等。不管哪一种方法，首先必须进行靶序列的扩增，然后才能进行其他检测。

SNP成为第三代遗传标志，人体许多表型差异、对药物或疾病的易感性等都可能与SNP有关。现在普遍认为SNP研究是人类基因组计划走向应用的重要步骤。这主要是因为SNP将提供一个强有力的工具，用于高危群体的发现、疾病相关基因的鉴定、药物的设计和测试以及生物学的基础研究等。

8. 基因芯片技术 基因芯片通常指DNA芯片，其基本原理是将大量已知的寡核苷酸分子有序地、高密度地固定于支持物上，然后与标记的样品进行杂交，通过检测杂交信号的强弱进而判断样品中靶分子的数量。基因芯片技术集成了探针固相原位合成技术、照相平版印刷技术、高分子合成技术、精密控制技术和激光共聚焦显微技术，使基因芯片具有微型化、集约化和标准化的特点，实现了对靶基因快速、高通量的检测，是生物芯片领域中最先发展、最为成熟以及最先进入商品化应用的技术。

基因芯片在医学领域中具有广阔的应用前景。①在优生方面：目前知道有600多种遗传疾病与基因有关。妇女在妊娠早期用DNA芯片做基因诊断，可以避免许多遗传疾病的发生。②在疾病诊断方面：由于大部分疾病与基因有关，而且往往与多基因有关，因而，利用DNA芯片可以对一些疾病进行诊断。③在器官移植、组织移植、细胞移植的基因配型方面：如可用于HLA分型。④病原体诊断：如细菌和病毒鉴定、耐药基因的鉴定。⑤在环境对人体的影响方面：已知花粉过敏等人体对环境的反应都与基因有关。⑥在法医学方面：DNA芯片比早先的DNA指纹鉴定更进一步。⑦药物筛选和新药开发：用芯片作大规模的筛选研究可以省略大量的动物试验，缩短药物筛选所用时间，提高效率，降低风险。⑧现代农业：可以用来筛选农作物的基因突变，寻找高产量、抗病虫、抗干旱、抗冷冻的相关基因。

（五）基因诊断在临床医学中的应用

1. 遗传性疾病的基因诊断 遗传性疾病是由于机体的生殖细胞或受精卵中的遗传物质发生突变（或畸变）所引起的疾病，可以通过基因突变检测技术或利用DNA多态性连锁分析对遗传性疾病作出诊断。如：镰状红细胞贫血、血友病、地中海贫血、脆性x综合征等均可应用分子生物学技术对其进行基因诊断。下面以α地中海贫血（简称α地贫）为例，说明基因诊断在遗传性疾病诊断中的作用。α地贫是由于α链基因的完全或部分缺失所致的α珠蛋白合成减少的血红蛋白病。首先可从DNA水平进行诊断：过去是从羊水细胞中提取DNA，用标记的α珠蛋白探针通过液相杂交技术对α珠蛋白基因缺失的程度进行检测。但液相杂交技术不够灵敏，现多采用限制性内切酶酶谱分析技术，通过观察酶切图谱条带来进行诊断，若正常条带消失或出现异常条带，则表明由α珠蛋白基因的改变（如缺失、突变等）导致，从RNA水平进行诊断：由于α珠蛋白基因的改变，导致α珠蛋白mRNA含量减少，因此可以根据诊断目的的不同选择不同的PCR引物，选择性扩增不同类型的 α 地贫基因，应用 RT-PCR 的方法检测患儿红细胞中 α 的珠蛋白 mRNA，从而对 α 地贫进行诊断。

2. 感染性疾病的基因诊断 感染性疾病是指感染了病原体所引起的一类疾病。过去常采用形态学、生化学及血清学的方法对感染性疾病进行诊断，但由于病原体侵入人体后需潜伏一定时间后才会出现抗体或生化方面的改变，因此血清学和生化学方法很难对其进行及时的诊断。感染性疾病确诊的方法需要从细胞、血液或分泌液中分离培养出病原体，这些方法复杂、费时。基因诊断针对侵入人体体内的病原体基因进行检测，检测对象是病原体的 DNA 和 RNA，可以对微生物感染做出确诊，灵敏度高，克服了传统方法的不足。而且，在病原体侵入机体的初期就能被检测到，可对病原体基因进行定量，从而判断该病原体是否处在复制期，还可帮助临床医生监测治疗药物的疗效。

目前可检出的病原体有：乙型肝炎病毒、丙型肝炎病毒、人乳头瘤病毒、柯萨奇病毒、EB 病毒、疱疹病毒、结核分枝杆菌、产毒性大肠杆菌、奈瑟淋球菌、肺炎支原体、疟原虫、利什曼原虫、白色念珠菌等。

3. 肿瘤的基因诊断 肿瘤的形成是遗传因素与环境因素相互作用的结果，随着肿瘤分子生物学的发展，人们对肿瘤的认识已经发展到基因水平，发现了许多肿瘤相关基因，对癌基因、原癌基因和抑癌基因有所了解，它们的发现不仅对阐明肿瘤的发生机制具有重要意义，也为在基因水平上对肿瘤的诊断、分型和预后开辟了新途径。

（1）癌基因：是指能参与或直接导致细胞发生恶性转化的基因。癌基因可分为两大类：一类是肿瘤非特异性癌基因，在肝癌、肺癌、结直肠癌等许多肿瘤中可检测到；第二类是肿瘤特异性癌基因，与淋巴结肿瘤转移、慢性髓性白血病有关。

（2）原癌基因：指存在于正常细胞内，在一定的因素刺激下可转变为癌基因的基因序列。其编码的产物可在细胞膜、细胞质、细胞核和细胞外。

（3）抑癌基因：是一类抑制细胞过度生长、增殖从而遏制肿瘤形成的基因。抑癌基因的丢失或失活可能导致肿瘤发生。如野生型 P53 为抑癌基因，当其发生点突变、插入突变、缺失突变时将会失去抑癌的作用，它的失活对于肿瘤的形成具有重要的作用。迄今为止发现许多肿瘤中存在 P53 基因的突变，如肝癌、胃癌、乳腺癌、白血病和淋巴瘤等。随着分子生物学技术的发展，我们可以应用分子生物学技术检测肿瘤相关基因，从而对癌症进行早期诊断、对其组织学的恶性程度进行判断等。

病毒与肿瘤的关系一直受到人们的重视，如乙肝病毒与肝癌、疱疹病毒与宫颈癌、EB 病毒与鼻咽癌等，基因诊断技术有能力监测病毒的行踪及其与肿瘤的关系。

4. 基因诊断在法医学中的应用 1983 年 Jeffreys 等在人体基因组 DNA 中发现了高度可变的小卫星区域，同一个体不同组织来源的 DNA 被同一酶降解后的 Southern 印迹图上的条带完全一样，而不同个体之间（除非同卵双生）的谱带都不相同，如同人的指纹具有高度个体特异性一样，因此这种 Southern 印迹图被称为 DNA 指纹。法医学常将此种技术用于刑事案件中的物证来源进行鉴定，还可以针对人类 DNA 遗传差异进行个体识别和亲子鉴定。

四、染色体检测概述

（一）染色体检查的方法

正常人类的体细胞染色体为 46 条，具有一定的形态结构和数量，凡是染色体在形态结构或数量上的异常被称为染色体异常，而由染色体异常引起的疾病为染色体病。染色体检查就显得尤为必要，它又称作染色体核型分析。该方法是将特定的细胞短期或长期培养后，经过特殊制片和显带技术，在光学显微镜下观察分裂中期的染色体，确定染色体的数目及结构是否发生畸变，是确诊染色体病的基本方法。染色体检查的标本可采用血液、骨髓细胞、皮肤和羊水等。在染色体检查中，除常规染色体检查技术外，各种显带及其他分子生物学技术用于不同的检查目的。染色体检查常用的分子生物学检查方法有原位杂交、DNA 限制性片段长度多态性分析（RFLP）、聚合酶链反应（PCR）等。

（二）染色体异常及染色体病

现已发现的染色体病有 100 余种，染色体病在临床上常可造成流产、先天愚型、先天性多发性畸形以及癌肿等。临床上染色体检查的目的就是为了发现染色体异常和诊断由染色体异常引起的疾病。染色体异常包括染色体数目异常和结构异常。常见的疾病中慢性髓性白血病 95% 以上具有费城染色体（Ph），该染色体是 22 号染色体长臂和 9 号染色体短臂相互转位而成。除此以外还有其他常染色体和性染色体异常（表 6-9-6）。

表 6-9-6 染色体异常及染色体病

病名	染色体变化	频率/人	主要症状
常染色体异常			
Down 综合征	+21	1/1000	智能障碍、短头
Edwards 综合征	+18	1/12 000	发育障碍、小头
Patau 综合征	+13	1/5000	小头、小眼球，兔唇
性染色体异常			
Turner 综合征	XO，xp-XO/XX	1/10 000	矮小、性发育不全
Klinefcter 综合征	XXY	1/1000	女性样乳房、小睾丸

（三）XYY 综合征染色体检查

XYY 综合征又名 YY 综合征，患者具有 47 条染色体，比正常男性多一条性染色体为 Y，即性染色体为 XYY。多余的 Y 染色体是由于精细胞有丝分裂时出现不分离的结果，当其与正常卵子受精，生成 XYY 核型的受精卵。XYY 综合征的确诊应做染色体核型检查，检查到两条 YY 染色体或 XYY 核型时可以确诊。此类患者身材高大，但肌张力低，动作不协调。智能低下或处于正常下限，缺少自制力，情绪控制不良，与中枢神经系统缺陷有关。

（四）白血病的染色体检查

急性白血病患者中，约 45% 的病例有染色体异常，其中包括单倍体、超二倍体和各种标记染色体。随着分子生物学和染色体检测技术的提高，人们发现许多白血病与染色体异常（如染色体易位、缺失、重排等）有关。研究发现急性髓细胞白血病（AML）核型异常检出率达 93%。这些异常核型多是特异性染色体重排或染色体数目异常形成，其在病程中较稳定，是可靠的分子标志。如 AML-M3 型，90% 以上患者可见到 t（15；17）（q22；q12）的特异性染色体异常，17q 上的维 A 酸 α 受体（RARα）和 15q 上的早幼粒细胞白血病（PML）基因互相易位，形成 PML-RARα 及 RARα-PML 两种融合基因，是 M_3 型的特异性分子基因。慢性粒细胞白血病（CML）典型的特点是具有 Ph 染色体，Ph 染色体为 t（9；22）染色体易位，是 9 号染色体长臂3区4带处的C-abl易位至22号染色体长臂1区C-bcr断裂点，易位后重组形成bcr-abl融合基因，其基因产物P210具有较高的蛋白酪氨酸激酶活性（PTK），现被认为是引起癌变的主要原因。以上说明大多数白血病与特异的染色体异常有关，因此白血病特异性分子标志的检测有助于白血病的诊断及分型（见表6-9-7）。

表6-9-7　白血病的特异性分子标志

FAB、免疫分型	核型	分子标志
AML-M_1	t（9；22）（q^{34}；q^{21}）	BCR-ABL（RNA）
	inv（3）（q^{21}；p^{25}）	
M_{zn}	t（9；22）（q^{34}；q^{11}）	BCR-ABL（RNA）
	t（6；9）（p^{23}；q^{34}）	DEK-CAN（RNA）
	t/del（12）（$p^{11\sim13}$）	
M_{zb}	t（8；21）（q^{22}；q^{22}）	AML1-MTG8（RNA）
M_3	t（15；17）（q^{22}；q^{12}）	PML-RARA（RNA）
	t（11；17）（q^{22}；q^{12}）	PLZF-RARA（RNA）
	t（5；17）	NPM-RARA（RNA）
M_4E_0	inv/del（16）（q^{22}）	CBFβ-MYH11（RNA）
M_4	t（6；9）（q^{23}；q^{34}）	DEK-CAN（RNA）
	+（4）	
M_5	t（11；19）（q^{23}；p^{13}）	MLL-ENL（RNA）
M_{5a}	t（9；11）（$p^{21\sim22}$；q^{23}）	MLL-AF9（RNA）
	t/del（11）（q^{23}）	MLL（HRX）
M_{5b}	t（8；16）（p^{11}；p^{13}）	
M_6	t（3；5）（q^{35}；p^{34}）	
M_7	Inv/del（3）	
T-ALL（L_1、L_2）	t（11；14）（p^{13}；q^{11}）	RHON2-TCRδ（DNA）
	t（1；14）（p^{34}；q^{11}）	TAL1-TCRδ（DNA）
	t（10；14）（q^{24}；q^{11}）	HOXn-TCRδ（DNA）
	t（8；14）（q^{24}；q^{11}）	MYC-TCRδ（DNA）
B-ALL（L_3）	t（8；14）（q^{24}；q^{32}）	MYC-IgH（DNA）
	t（8；22）（q^{24}；q^{11}）	MYC-Igλ（DNA）
	t（2；8）（p^{11}；p^{12}）	Igκ-MYC（DNA）

（田　昕）

思 考 题

1. 实验诊断的应用范围包括哪些？
2. 简述红细胞及血红蛋白减少的临床意义。
3. 何为中性粒细胞核左移现象，何为核右移现象？
4. 为什么说交叉配血试验是安全输血的保证？
5. 简述抗核抗体阳性的标准和临床意义。
6. 目前临床感染性疾病的流行病学特点有哪些？
7. 空腹葡萄糖增高可见于哪些情况？
8. 何谓高血钾？其临床意义如何？
9. 肝细胞黄疸时，血清胆红素及尿内胆色素有何改变？

第七章　影像诊断概论

第一节　超声诊断

超声波检查（ultrasonic examination）是利用超声的物理特性和人体器官组织的声学阻抗差，以波形、曲线或图像的形式对人体结构进行显示和记录，并进行疾病诊断的非创伤性检查方法。

一、超声诊断基本知识

超声波指频率在2万赫兹（Hz）以上超过人耳听阈高限的声波。最常用的诊断频率为2.5～10MHz。超声探头又称换能器，是利用压电效应-逆压电效应的原理进行工作的，其作用是发射超声波和接收超声回波。

其特点是成像快、无痛苦与危险、诊断及时，既可非侵入性、实时地获得器官的不同断面图像，观察运动器官的活动情况，又可使用介入性超声或腔内超声探头深入体内获得更精细的组织断层图像。因此，在临床上应用广泛，是医学影像学中的重要组成部分。

二、超声心动图的基本知识

超声心动图（UCG）是指用于检查心脏和与其相连的大血管的超声技术。

超声心动图能实时显示心内各结构（瓣膜、房室壁等）的形态、活动。可形象显示有无反流和分流，并可测量心功能，成为临床心脏疾病诊断的首选影像学方法。

三、人体组织的声学类型

超声波在传播过程中，遇到两种不同声阻抗的界面时就会发生反射，由于体内各种组织结构复杂，其声学特性有很大的差异，人体组织器官的声学类型大致可分为：

1. 无回声型（无反射型）　某些均匀一致的液性物质，如血液、尿液、胆汁、胸水、腹水、羊水、心包积液等，这些物质内部无声阻抗差，超声波通过时，无界面反射，探头接收不到反射波，表现为均匀一致的无回声区。

2. 低回声型（少反射型）　人体内比较均匀的实质性组织，如肝、心肌等，超声波通过时界面反射较少，探头接收到的回声较少，表现为较均匀的低回声。

3. 强回声型（多反射型）　某些内部结构复杂、组织分布密集或无一定规律的组织，如乳腺，或声阻抗差较大的两种组织之间，如心内、外膜，肝、肾包膜等，超声波通过时反射波较多，超声探头能够接收到较多的反射波，表现为较强的密集光点回声。

4. 含气型（全反射型）　见于含气结构，如肺、肠等，超声波到达其与周围软组织交界部位时，由于声阻抗差相差悬殊，声波几乎全被反射，不能进入含气的组织，表现为境界模糊的强回声。这类结构超声对其观察极其困难。

四、超声检查方法

1. A型超声检查法 是将超声所经途径的各界面反射回声以波的形式显示出来，回声强时波幅高，回声弱时波幅低。目前主要用于眼超声，如眼内结构的测量。

2. B型超声检查法 超声探头发射脉冲超声进入人体后，又将超声所经途径的各界面反射回声及脏器内部散射信号接收后，把接收到的信号根据回声强弱不同还原成明暗不等的光点，反映到超声仪的监视器上，形成脏器或组织的二维解剖切面图像，称为灰阶成像。当成像速度大于24幅/秒时，可显示动态图像，称为实时显像B型超声诊断仪。

3. M型诊断法 是对发射的超声波进行特定的偏转，使反射的光点由左向右自动扫描，水平方向上代表扫描时间，垂直方向代表组织结构的空间方位，将探头固定在一点时扫查，可显示被检组织结构的空间位置及活动情况。在探查心脏时，可显示心脏各结构的运动回波曲线，称为M型超声心动图。

4. 多普勒超声检查法 利用多普勒效应原理，对体内运动的结构（心脏、血管等）进行观察，当心脏及血管中运动的血液相对于多普勒超声探头产生相对运动时，探头接收到的声频会有所不同，利用此效应可对心脏及血管内血流的方向、流量、流速及流动状态等进行观察，从而判断其功能状态。

5. 彩色多普勒血流显像（CDFI） 是利用自相关技术及彩色编码技术，将多普勒频移以彩色方式显示血流的方向、流速、性质等信息，具有直观、定位准确、操作方便的特点。

6. 三维超声显像法 是在一组二维超声断层图像的基础上，利用计算机进行三维重建，来观察脏器及病变的立体空间结构及位置的显像法。目前三维超声已在临床应用。

五、超声检查的主要用途

①检测实质性脏器的大小、形态、内部结构、物理特性、血流分布和血液动力学状态，并根据组织结构及异常回声的特征，判断各种疾病；②检测某些囊性器官的形态、大小、走向及功能等；③检测心脏、血管的结构（瓣膜各房室壁等）、形态、活动、功能及血液动力学状态；④检测各种积液，并初步估计积液量；⑤检测脏器内各种占位性病变的物理特性及血流动力学变化，并对部分病变的良、恶性作出鉴别；⑥引导穿刺、活体组织检查及导管插入，进行细胞学或组织病理学检查、实施引流或局部药物治疗。

六、超声诊断的临床应用

全身各部位及多数脏器均可使用超声检查，但其诊断价值差异较大。本教材主要介绍超声检查中具有确切诊断价值的常见病。

（一）肝脾疾病的超声检查

应用超声检查诊断肝脾疾病有肯定价值。超声检测肝脾大小，准确性明显优于临床体检。使用高分辨率检查仪，可检出直径3mm的液性病灶或5mm实质性病灶，对病灶物理特征的鉴别，准确率接近100%。

1. 肝硬化 声像图难以确定早期肝硬化，门脉高压后可出现：①肝脏体积缩小，形态不规整，包膜粗糙呈锯齿状；②肝实质回声增强、增多、增密，光点粗，呈颗粒状改变，分布不均；

肝内管道结构显示欠清晰，肝静脉变细，内径<5mm，严重时显示不清；③门静脉高压：门静脉主干增宽>1.4cm。脾增大，脾静脉增粗迂曲；④腹水征：于肝肾间隙、膀胱（子宫）直肠陷窝、肝脏、肠管周围及下腹部均出现大范围无回声区；⑤胆囊水肿增厚，呈双边状；⑥多普勒超声表现：门静脉流速减低或呈反向血流。肝动脉代偿性扩张，流速增加。脐静脉重新开放（见图7-1-1）。

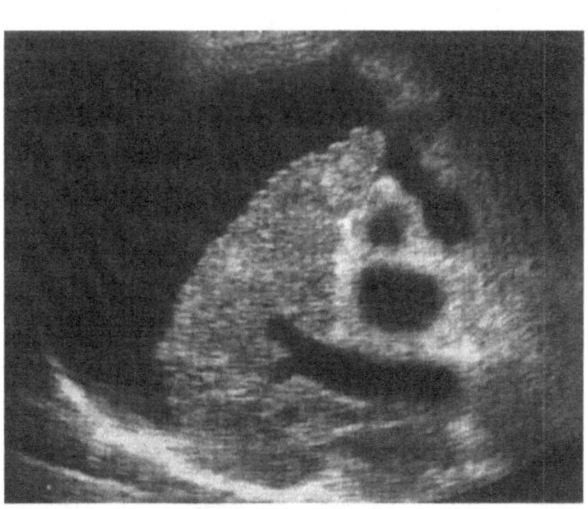

图7-1-1 肝硬化

2. 脂肪肝 正常肝含脂肪约5%，当肝细胞含有大量脂肪颗粒时可引起肝组织密度和声阻抗的较大变化，超声图像显示：肝实质回声分布较均匀；肝呈轻度或中度增大，轮廓较光滑，边缘圆钝；肝内管道结构变细，走行模糊或显示不清。

3. 肝脏囊性占位性病变 具有下列特征：呈大小不等的圆形或椭圆形无回声区，可有细小点状回声，部分内部可见分隔；囊壁菲薄，边缘整齐光滑，与周围组织分界清晰；其后壁及后方组织回声增强，侧壁后方可见声影；可单发或多发。如整个肝脏被大小不等的囊肿占据，正常结构几乎消失者为多囊肝，应注意脾、肾有无类似病灶。

4. 肝脓肿 声像图表现与脓肿液化程度有关。早期肝内出现单个或多发的边界不清的低或中等回声；后期可呈蜂窝状或大的无回声，伴较厚的脓肿壁，内壁不光滑，周围可见环行低回声带，为炎性反应区；肝脓肿内部可见随病程进展逐渐增大的无回声区，或出现不规则的低回声；肝脏体积可增大。

5. 肝血管瘤 为最常见的肝脏良性实质性肿瘤，可单发或多发，声像图特点为：圆形或椭圆形，体积较大时，形态可不规则；边缘清晰，与肝组织有明显的线状分界。大的可有后方肝组织回声增强；内部回声多数为强回声，少数为等、弱回声，仔细观察内部呈细小的圆形或管状无回声，呈筛网状；彩色多普勒内部不能或仅能见到少量点状、条索样血流，巨大肝血管瘤可引起肝动、静脉或门静脉血流参数的改变。

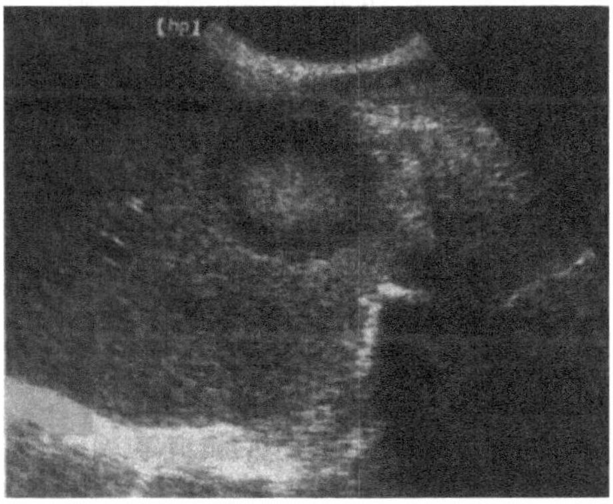

图7-1-2 肝癌

6. 肝癌 表现较为复杂，典型表现有：①直接征象：肝内有一个或数个或弥漫分布的异常回声团，可分为低回声型、等回声型、强回声型及混合回声型。病灶边界不规则，回声不均匀，后方可有衰减。病灶内有出血、坏死液化时，出现无回声区。直径<3cm的小肝癌多呈低回声。②间接征象：肝脏呈不规则肿大，出现“角征”或“驼峰征”；肝内血管受压变细、扭曲；肝内胆管扩张；门静脉或肝静脉栓塞及腹腔积液。③彩色多普勒检查：肿物内部可见较为丰富的血流，如伴液化坏死，则血流稀少；其周边可见迂曲的花彩血流，为肝内血管受压绕行所致；伴发门静脉转移性癌栓时，门静脉内可见血流信号消失或血流充盈缺损；肝动脉血流速度可见（见图7-1-2）。

7. 脾破裂 为最常见的腹部闭合性损伤之一，多有明确外伤史。声像图表现为：脾增大；轻度者脾内出现局限性回声强弱不均，重者出现不规则的低或无回声区，提示脾实质内血肿形成；有血肿时脾包膜下出现梭形或不规则低、无回声区，血肿机化后则回声增强，并有条索样分隔或呈多房性结构（陈旧性血肿）。

（二）胆系疾病的超声检查

1. 胆囊炎 急性炎症时胆囊肿大，轮廓模糊，胆壁增厚大于3mm，呈“双边征”；化脓性者囊内有弥散分布细小点状回声，无声影。慢性炎症时，胆囊可肿大（积水）或萎缩，壁增厚，高脂餐后胆囊收缩率<30%。

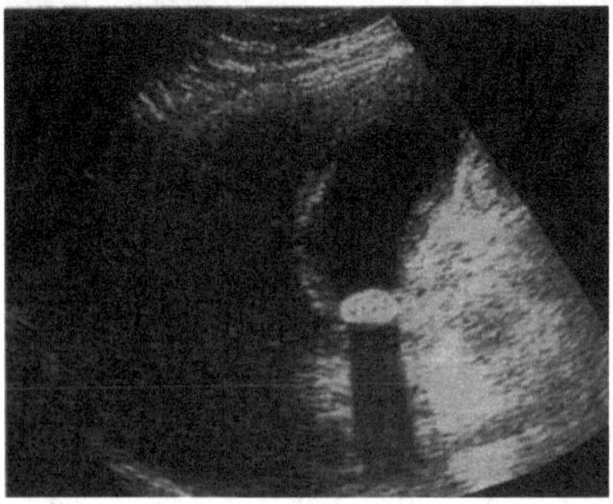

图7-1-3 胆囊结石

2. 胆囊结石 典型胆囊结石声像图特征为：胆囊腔内见一个或数个强回声团或斑点，外形相对恒定，能在多个切面中得到证实；结石后方伴有声影，声影边缘清晰锐利，称“干净声影”；体位改变时结石强回声团随重力方向移动（见图7-1-3）。胆囊内充满结石时，无回声区消失，仅呈现一弧形强回声带，后方有宽大声影。

3. 胆总管结石 肝内外胆管均不同程度扩张，胆管壁增厚、回声增强；胆总管扩张，腔内见固定不变的强回声光团，后伴声影；光团与胆管间有明显分界。

4. 胆囊息肉样病变 声像图特征为：见附于囊壁的固定中等强度斑点状回声，形态规则，直径大多<1cm（少数可超过1cm）；病变后方无声影。

5. 胆囊癌 声像图有：①蕈伞型：基底较宽的蕈伞状肿块突入腔内，直径多>1cm，局部囊壁增厚，边缘不整；②浸润型：全部或部分囊壁不均匀增厚，内壁不规则；③混合性：壁增厚，伴有蕈伞状突起；④实变型：肿瘤充满囊腔，呈一不均匀中等强度回声区，与肝实质分界不清。超声还可显示肝脏、淋巴结及腹腔内转移灶。

（三）胰腺疾病超声检查

1. 急性胰腺炎 胰腺增大，轮廓不清；实质回声不匀，有不规则无回声或低回声区；如实质局限性坏死时，出现不规则强回声。

2. 慢性胰腺炎 胰腺大小正常或轻度增大，边界不清不规则，实质回声增强，有不规则分布的点状或带状回声。主胰管可扩张、扭曲。可有胰管结石或假性囊肿形成。

3. 胰腺癌 ①直接征象：胰腺失去正常形态，呈局限或普遍性增大，边界不整，轮廓不规则；呈蟹足样浸润，肿块为低回声，偶见增强回声，内夹杂散在的不均质回声，伴后方回声衰减；病变较大时，其中心液化坏死，表现为不规则的无回声；②间接征象：肿瘤压迫周围器官结构造成挤压所致。依肿瘤部位及大小不同，可使邻近的肝、胃、脾及左肾受压移位，下腔静脉变窄、移位，肝总管、左右肝管、胆囊及胰管扩张。

（四）心脏疾病的超声检查

1. 二尖瓣狭窄 B型超声见二尖瓣增厚，回声增强。交界处粘连，瓣下结构增厚、缩短。瓣尖活动受限，舒张期与瓣体部呈直角样弯曲。二尖瓣瓣口面积<2.5cm^2。右室左房增大。M型超声心动图显示：瓣膜活动曲线回声增强；二尖瓣前叶曲线呈“城墙”样改变，二尖瓣前叶斜率减低，瓣口开放幅度减低；重度狭窄时二尖瓣前后叶同向运动。彩色多普勒超声心动图可见二尖瓣口血流速度明显增快；彩色显示二尖瓣口狭窄而明亮的血流信号，并呈五彩混叠状。

2. 二尖瓣关闭不全 超声多普勒是目前对二尖瓣关闭不全所致的二尖瓣反流最敏感的唯一无创检查技术。可于左房内探及收缩期五彩镶嵌的彩色反流束及敏感性。脉冲多普勒于收缩期呈负向、单峰的宽频带频谱。

3. 主动脉瓣狭窄　B 型超声显示主动脉瓣回声增强，瓣叶增厚、变形，活动僵硬，开口幅度减小；室间隔与左室后壁增厚，左室内径增大或正常；M 型超声心动图可见主动脉瓣膜回声增强，呈多重线状回声，开口减小，并可能见到钙化灶；左室内径可增大，室间隔与左室后壁呈向心性增厚，活动曲线低平；正常六边形主动脉开放盒变小；彩色多普勒超声心动图示左室流出道血流在主动脉瓣口近端加速，形成五彩镶嵌的射流束，主动脉瓣口两侧压力阶差增大；射流束宽度与狭窄程度成反比，且狭窄程度越重，射流越快。

4. 房间隔缺损　是最为常见的先天性心脏病，约占 26%。B 型和 M 型超声显示右室增大，右室流出道增宽，室间隔平坦，与左室后壁运动方向相同。心尖四腔心切面可见右心房、室增大，三尖瓣叶开放幅度增大，房间隔中部连续性中断，回声缺失，断端回声增强并有飘动感。多普勒超声心动图可于缺损部右心房侧显示源自左心房的五彩镶嵌血流，自左向右的彩色分流指向三尖瓣口，分流束起始部宽度提示缺损大小，缺损大时血流亮度低、流速慢，缺损小时血流度高、流速快。

（五）泌尿系统疾病超声检查

1. 肾脏囊性占位病变　单纯性肾囊肿可单发或多发，声像图表现为：在肾实质内可见圆形或椭圆形无回声区，囊壁薄、光滑，其后壁及后方组织回声增强。较大囊肿可引起肾形态改变、肾皮质及集合系统受压变形。多囊肾为肾脏先天性发育异常，常发生于双侧肾脏。分为成人型和婴儿型，后者少见，成人型声像图表现为：双肾明显增大，外形呈分叶状，肾内可见多个大小不等的圆形或椭圆形无回声区，囊壁光滑完整、互不相通，集合系统明显变窄或探查不到。本病有遗传倾向，常伴发多囊肝。

2. 肾积水　是尿路梗阻的表现，声像图表现为肾窦内强回声为无回声所取代，无回声境界清晰，透声性好。可伴有肾脏体积增大、肾实质变薄及输尿管扩张。

3. 肾结石　声像图表现为：单个或多发的强团状回声，后方伴声影，0.5cm 以上的结石可以作出诊断，小于 3mm 的结石常无明显声影，需仔细观察。因超声可检出 X 线阴性结石，所以是肾结石的有效诊断方法。

4. 肾肿瘤　肾内出现实质性异常回声区是声像图基本特征。境界较明显，一般回声减低，少数呈等回声、增强回声或肿物内部因出血、坏死液化形成囊性回声；肾集合系统可受压变形、移位或萎缩；大的肿瘤可引起肾脏变形，表面局部隆起，部分外生性肿瘤易被误认为肾外肿物；彩色多普勒肿瘤周围血管受压迂曲，肾静脉转移时可见血管扩张、血流充盈缺损。

5. 输尿管结石　声像图表现为患侧输尿管内团块状强回声，伴声影，发生部位多为输尿管狭窄处；结石以上输尿管及肾盂常扩张；发生输尿管完全梗阻时输尿管下段膀胱入口不能探测到喷尿现象。

6. 膀胱结石　声像图表现为膀胱内强的团状回声，伴声影，强回声团可随体位变化而沿重力方向移动。

7. 良性前列腺增生　为最常见的前列腺疾病，多发生于老年人。声像图显示病变局限于内腺，前列腺增大，各径线均大于正常，以前后径增大为主。其形态异常，近似球形，两侧不对称，边界整齐清晰；包膜回声连续、光滑，但增厚。内部回声较强，基本均质。前列腺向膀胱腔凸起，尿道回声可偏于一侧；前列腺内可有强回声斑点（前列腺结石），后方伴有明显声影。

8. 前列腺癌　声像图显示病变主要位于外腺。包膜不规则增厚，部分连续中断且不光滑；横切面形态不规则、不对称，断面连续性中断；内部呈低回声，分布不均匀。

（六）妇科疾病的超声检查

1. 正常子宫附件声像图 膀胱适度充盈后，纵切面扫查子宫呈倒置的梨形结构，轮廓清晰，表面光滑，子宫内部呈均质中低回声，中央可见略强的内膜回声，内膜形态随月经周期而发生变化。成年妇女子宫横切面扫查，子宫两侧外上方可见呈圆形或椭圆形的双侧卵巢，内可见大小不等的无回声，为不同发育阶段的卵泡。正常成人子宫及卵巢超声测量值：子宫长径5.5～7.5cm；横径4.5～5.5cm；前后径3～4cm。卵巢4cm×3cm×1cm。

2. 子宫肌瘤 声像图表现为子宫体积可增大，形态异常，局部隆起，轮廓线不规则；早期或单纯肌瘤呈圆形均匀的中低回声，境界清晰似有假包膜存在。肌瘤较大缺血坏死而出现玻璃样变、囊性变时，内部为不规则的低回声、无回声，后期肌瘤钙化时呈现团块状强回声或弧形强光带，后方伴声影；子宫内膜多受浆膜下肌瘤挤压变形、向前或后壁发生移位；彩色多普勒大部分肌瘤周围血流丰富，可见半环样血流环绕其周围，瘤体内血流信号丰富。

3. 子宫内膜癌 又称子宫体腺癌。声像图表现为子宫体积增大，常伴有宫颈扩张；子宫内膜不均匀增厚，常大于6～10mm，边缘不规则，局限型内膜癌时呈团块状，继续增大后呈息肉样局部突起，并常向下蔓延至宫颈管，使之增大、变形，向肌层侵蚀时内膜与肌层无明显分界；癌组织坏死、出血时，肿块内出现不规则无回声区；彩色多普勒肿瘤边缘及内部血流信号丰富。

4. 卵巢囊肿 黄体囊肿为妊娠早期常见的囊肿，是黄体形成过程中黄体血肿液化形成。声像图表现为卵巢切面内无回声，内部可有分隔或片状高回声，壁薄而光滑，直径多在3～5cm，也可达8cm以上。黄体囊肿可自发破裂，需与宫外孕破裂鉴别。

子宫内膜异位囊肿（巧克力囊肿）：为卵巢非赘生性囊肿。声像图表现为子宫后方出现中等大小的无回声，壁厚、内壁不光滑，可为单个或分隔的多房性，内部呈含细弱光点的无回声，光点可随体位变化移动。声像图随月经周期发生变化为此病的特征性表现。

（七）产科超声检查

超声检查以其无创性特征，已成为围产期的重要检查方法，广泛用于临床。

1. 估计孕龄及胎儿生长发育情况 超声检查确定早孕的依据是在宫腔内发现妊娠囊。一般于妊娠第六周妊娠囊直径为1.5cm，检出率达100%，以后每周增大约1.5cm。妊娠第7周囊内可见胚芽。第8周可见原始心管搏动。第9周出现胎体轮廓。第12周可显示成形胎儿，见到胎头图像。妊娠中、晚期可根据胎儿双顶径及股骨长度估计孕龄。由胎儿的双顶径、股骨长度、胸围及腹围可估计胎儿体重，推断胎儿生长发育情况、营养状况及成熟度，从而可对一些高危妊娠适时采取必要的措施。

2. 流产 妊娠终止于28周之前，称为流产。发生于孕12周前者为早期流产，发生于12～28周之间者为晚期流产。

早期流产声像图表现为：胎囊形态不规则，流产发生后胎囊下移呈水滴状；动态观察胎囊1～2周内无明显增大；胎心搏动消失，胎动停止；胎囊周围出现新月形或不规则暗区，为出血所致。以上情况都存在时称为难免流产，如仅有胎囊周围暗区而其他正常，则称为先兆流产。

晚期流产声像图表现为胎心搏动消失，胎动停止。随胎儿死亡时间延长，胎儿变形，皮肤水肿，胎体周围出现双层样回声，胎儿颅骨变形、重叠，颅内及胸腹部结构模糊，出现胸水及腹水。胎盘肿胀增厚，轮廓不清，羊水浑浊。

3. 多胎、死胎、胎儿畸形 若于宫腔内探及两个以上的胎头、胎体及搏动频率不一的胎心即可确诊为多胎妊娠。胎心搏动及胎动消失是诊断死胎的主要依据。胎儿先天畸形种类繁多，我国的前5位依次为无脑畸形、脑积水、开放性脊柱裂、唇裂（包括腭裂）及先天性心脏病。除部分在孕期内伴羊水过多外一般无异常表现，临床诊断有一定困难。近80%的畸形在妊娠12周以前已发生，其中有些经阴道超声检查即可发生。B型超声检查可实时观察胎儿各部位、各器官的解剖结构，及时检出各种结构畸形，对优生优育具有重要意义。

4. 葡萄胎　子宫明显增大，与孕周不符，探头挤压子宫可有明显变形；宫腔内无明显胎儿结构，无胎心搏动。宫腔内可见小囊泡样或蜂窝状回声，如此回声与子宫壁界限不清而相互融合，则提示恶性葡萄胎，但尚需结合血清HCG测定才能诊断；双侧卵巢可伴黄素囊肿，呈多房性，有分隔。

5. 异位妊娠　又称宫外孕。声像图表现为子宫体积轻微增大，内膜增厚、回声增强，宫腔内无妊娠囊，无胎心及胎芽；宫外孕未破裂时，可在附件区、宫颈或子宫角出现低回声或混合回声，境界模糊，内部可见环状无回声；宫外孕破裂合并出血时，子宫直肠窝出现半环形无回声区，出血量大则腹腔内出现无回声，并可见肠管在其中漂浮。原异位妊娠病灶回声杂乱、强弱不一，呈多种性质回声；腹腔妊娠多为输卵管妊娠破裂至腹腔所致，大部分胚胎死亡，少部分继续发育直至胎儿成熟。超声下子宫体积不增大，腹腔内可见胎儿结构及胎盘、羊水暗区。

（八）其他疾病检查

1. 甲状腺腺瘤　声像图表现甲状腺内多为单发的结节，境界清楚，包膜光滑，周边伴有声晕，内部呈较正常组织稍强的均匀回声，部分内部可见不规则的无回声。

2. 甲状腺癌　声像图表现甲状腺内出现实性回声，轮廓不清晰；肿物内部回声杂乱，可因坏死、出血或囊性变而回声不均或出现无回声；肿物内部合并钙化时，表现为片状或块状强回声，出现砂粒样钙化为恶性结节的特征性声像图。

3. 乳腺囊性增生症　声像图表现两侧乳腺同时或先后发生多个大小不等的结节，多呈圆形，质韧，散布于乳腺内，与周围组织界限不清，但与皮肤或胸大肌不粘连。

4. 乳腺纤维腺瘤　声像图表现乳腺内可见形态规则的团块回声，呈圆形或椭圆形，边界完整、光滑，与周围组织分界清楚，瘤体内部呈分布均匀的点状低回声，后方回声多增强。如有钙化时，则在强回声的后方出现声影。

5. 乳腺癌　超声图像表现癌肿形状不规则，呈类圆形、分叶状、或小星芒状等；癌肿边界不均匀，回声强弱不等，呈毛刺状；癌肿内部回声不均匀呈低回声，少数可呈强回声；癌肿后方回声明显衰减，少数后方回声无变化或稍增强。

6. 眼部超声检查　使用7～20MHz的高频探头。作为对视神经、视网膜、脉络膜、玻璃体、晶状体等疾病、眼眶内病变、眼外伤、眼内异物的辅助诊断手段。

（张燕燕　高尚民）

第二节　放射诊断概论

一、X线基本原理及特性

（一）X线的产生

X线是真空管内高速行进的电子流轰击钨靶时产生的。为此，X线发生装置主要包括X线管、变压器和操作台。X线管为一高真空的二极管，杯状的阴极内装有灯丝，阳极由呈斜面的钨靶和附属散热装置组成。变压器包括降压变压器和升压变压器。操作台主要为调节电压、电流和曝光时间而设置的电压表、电流表、时计和调节旋钮等。在X线管、变压器和操作台之间以电缆相连。

X线的发生过程是向X线管灯丝供电、加热，在阴极附近产生自由电子，当向X线管两极提供高压电时，阴极与阳极间的电势差陡增，电子以高速由阴极向阳极行进，轰击阳极钨靶而发生能量转换，其中1%以下的能量转换为X线，99%以上转换为热能。X线主要由X线管窗口发射，热能由散热设施散发。

（二）X线成像基本原理

X线之所以能使人体组织结构在荧屏上或胶片上形成影像，是基于以下两个基本条件：首先，X线具有一定的穿透力，能穿透人体的组织结构；第二，人体组织结构之间有密度和厚度的差别。当X线透过人体不同组织结构时，被吸收的程度不同，所以到达荧屏或胶片上的X线量即有差异。这样，在荧屏或X线片上就形成明暗或黑白对比不同的影像。

人体组织结构是由不同元素所组成，依各种组织单位体积内各元素量总和的大小而有不同的密度。人体组织结构根据密度不同可归纳为三类：属于高密度的有骨组织和钙化灶等；中等密度的有软骨、肌肉、神经、实质器官、结缔组织以及体液等；低密度的有脂肪组织以及有气体存在的呼吸道、胃肠道、鼻窦和乳突气房等。

当强度均匀的X线穿透厚度相等、密度不同的组织结构时，由于吸收程度不同，而在X线片上（或荧屏上）显出具有黑白（或明暗）对比、层次差异的X线图像。例如胸部的肋骨密度高，对X线吸收多，照片上呈白影；肺部含气体，密度低，X线吸收少，照片上呈黑影；纵隔为软组织，密度为中等，对X线吸收也中等，照片上呈灰影。

病变可使人体组织密度发生改变。例如，肺结核病变可在低密度的肺组织内产生中等密度的纤维化改变和高密度的钙化灶，在胸片上，表现为肺的黑影背景上出现代表病变的灰影和白影。因此，组织密度不同的病变可产生相应的病理X线影像。

（三）X线的特性

X线属于电磁波，用于X线成像的波长为0.031～0.008nm，比可见光的波长短，肉眼看不见。此外，X线还具有以下几方面与X线成像和X线检查相关的特性：

1. 穿透性 X线波长短，具有强穿透力，能穿透可见光不能穿透的物体，在穿透过程中有一定程度的吸收即衰减。X线的穿透力与X线管电压密切相关，电压愈高，所产生的X线波长愈短，穿透力也愈强；反之其穿透力也弱。X线穿透物体的程度与物体的密度和厚度相关。密度高，厚度大的物体吸收的多，通过的少。X线穿透性是X线成像的基础。

2. 荧光效应 X线能激发荧光物质，如硫化锌镉及钨酸钙等，使波长短的X线转换成波长长的可见荧光，这种转换叫做荧光效应。荧光效应是进行透视检查的基础。

3. 感光效应 涂有溴化银的胶片，经X线照射后，感光而产生潜影，经显、定影处理，感光的溴化银中的银离子被还原成金属银，并沉积于胶片的胶膜内。此金属银的微粒，在胶片上呈黑色。而未感光的溴化银，在定影过程中，从X线胶片上被清除，因而显出胶片片基的透明本色。依金属银沉积的多少，便产生了从黑至白不同灰度的影像。所以，感光效应是X线摄影的基础。

4. 电离效应 X线通过任何物质都可产生电离效应。空气的电离程度与空气所吸收X线的量成正比，因而通过测量空气电离的程度可测X线的量。X线射入人体，也产生电离效应，可引起生物学方面的改变，即生物效应，是放射治疗的基础，也是进行X线检查时需要注意防护的原因。

二、X 线检查方法概述

（一）X 线检查技术

如前所述，人体组织结构的密度不同，这种组织结构密度上的差别，是产生 X 线影像对比的基础，称之为自然对比。对于缺乏自然对比的组织或器官，可人为地引入一定量的在密度上高于或低于它的物质，使之产生对比，称之为人工对比。自然对比和人工对比是 X 线检查的基础。

1. 普通检查 包括荧光透视和 X 线摄影　荧光透视：采用影像增强电视系统，影像亮度强，效果好。透视可转动患者体位，改变方向进行观察；可了解器官的动态变化，如心、大血管搏动、膈运动及胃肠蠕动等；操作方便；费用低；可立即得出结论。现多用于胃肠道钡剂检查。但透视的影像对比度及清晰度较差。

X 线摄影：对比度及清晰度均较好，常需作互相垂直的两个方位摄影，例如正位及侧位。

2. 特殊检查　特殊检查有软线摄影、体层摄影、放大摄影和荧光摄影等。

3. 造影检查　对缺乏自然对比的结构或器官，可将密度高于或低于该结构或器官的物质引入器官内或其周围间隙，使之产生对比以显影，此即造影检查。引入的物质称为对比剂，也称造影剂。造影检查的应用，扩大了 X 线检查的范围。

（二）X 线检查方法的选用原则

X 线检查方法的选用，应该在了解各种 X 线检查方法的适应证、禁忌证和优缺点的基础上根据临床初步诊断和诊断需要来决定。应当选择安全、简便而又经济的方法。

（三）X 线诊断的临床应用

X 线诊断用于临床已超过百年。尽管现代影像技术，例如 CT 和 MRI 等对疾病诊断显示出很大的优越性，但并不能取代 X 线检查。一些部位，如胃肠道，仍主要使用 X 线检查。骨骼系统和胸部也多是首先应用 X 线检查。脑与脊髓、肝、胆、胰等的检查则主要靠现代影像学，X 线检查作用小。由于 X 线具有成像清晰、经济、简便等优点，因此，X 线诊断仍是影像诊断中使用最多和最基本的方法。

（四）X 线检查中的防护

X 线检查应用很广，因此，应该重视 X 线检查中患者和工作人员的防护问题。放射防护的方法和措施有以下几个方面：

1. 技术方面　可以采取屏蔽防护和距离防护原则。前者使用原子序数较高的物质，可用铅或含铅的物质，作为屏障以吸收掉不必要的 X 线。后者利用 X 线量与距离平方成反比这一原理，通过增加 X 线源与人体间距离以减少辐射量，是最简易有效的防护措施。

2. 患者方面　应选择恰当的 X 线检查方法，每次检查的照射次数不宜过多，除诊治需要外也不宜在短期内作多次重复检查。

3. 放射线工作者方面　应遵照国家有关放射防护卫生标准的规定制定必要的防护措施，正确进行 X 线检查的操作，认真执行保健条例，定期监测放射线工作者所接受的剂量。

三、X 线在肺部检查上的应用概述

（一）X 线检查技术

1. 胸部摄影 是胸部疾病最常用的检查方法，常规摄影体位如下：

（1）正位：通常为后前位，站立前胸壁靠片，双臂尽可能内旋，X 线自背部射入。不能站立的患者，采用仰卧前后位。

（2）侧位：患侧侧胸壁靠片，两手抱头，X 线自健侧射入。

（3）斜位：常用于显示肋骨腋段的骨折。

（4）前弓位、立位 主要用于显示肺尖部及与锁骨、肋骨重叠的病变。

2. 胸部透视 方法简单、可多体位观察病变、并可观察膈肌的活动度及心脏的搏动状态等。透视不易发现细微病变，因此仅作为胸部摄片的补充检查。

3. 特殊检查 高千伏摄影即应用电压不低于 120KV，5～7mAs 的摄影。由于 DR、CT 及 MR 的应用，高千伏摄影应用已不多。

4. 造影检查 血管造影主要有肺动脉及支气管动脉造影，用于检查肺动脉瘤、肺动静脉瘘、肺动脉发育不良及不明原因的咯血。

（二）正常影像学表现

1. 肺野 充满气体的两肺在胸片上表现为均匀一致较为透明的区域称肺野。两侧肺野透明度基本相同，其透明度与肺内所含气体量成正比。

为便于指明病变部位，通常人为地将两侧肺野分别划分为上、中、下野及内、中、外带。横的划分：分别在第 2、4 肋骨前端下缘引一水平线，即将肺分为上、中、下三野。纵的划分：分别将两侧肺纵行分为三等分，即将肺部分为内、中、外三带。此外第一肋圈外缘以内的部分称为肺尖区，锁骨以下至第 2 肋圈外缘以内的部分称为锁骨下区。

2. 肺门 肺门影主要由肺动脉、肺叶动脉、肺段动脉、伴行支气管及肺静脉构成。正位胸片上，肺门位于两肺中野内带第 2～5 前肋间处，左侧比右侧高 1～2cm，两侧肺门可分上、下两部。上、下部相交形成一钝的夹角，称肺门角，而相交点称肺门点，右侧显示较清楚。右下肺动脉内侧有含气的中间支气管衬托而轮廓清晰，正常成人其横径不超过 15mm。左下肺动脉由于心脏影的遮盖不能见其全貌。侧位胸片上两侧肺门大部重叠，右肺门略偏前。肺门表现似一尾巴拖长的“逗号”，其前缘为上肺静脉干，后上缘为左肺动脉弓，拖长的逗号尾巴由两下肺动脉干构成。

3. 肺纹理 在充满气体的肺野，可见自肺门向外呈放射分布的树枝状影，称为肺纹理。肺纹理由肺动脉、肺静脉组成，其中主要是肺动脉分支，支气管、淋巴管及少量间质组织也参与肺纹理的形成。在正位胸片上，肺纹理自肺门向肺野中、外带延伸，逐渐变细，至肺野外围几乎不能辨认。下肺野肺纹理比上肺野多而粗，右下肺野肺纹理比左下肺野多而粗。

4. 肺叶、肺段、肺小叶 肺叶由叶间胸膜分隔而成，右肺分为上、中、下三个肺叶，左肺上、下两个肺叶。肺叶与肺野的概念不同，肺叶前后重叠。肺叶由 2～5 个肺段组成，每个肺段有单独的段支气管。肺段常呈圆锥形，尖端指向肺门，底部朝向肺的外围，肺段间没有明确边界。各肺段的名称与其相应的支气管一致。肺段由多数的肺小叶组成。肺小叶既是解剖单位又是功能单位。

5. 气管、支气管 在高千伏胸片上，气管和肺门区的主支气管、叶支气管可以显示。气管在第 5～6 胸椎平面分为左、右主支气管。气管分叉部下壁形成隆突，分叉角为 60°～85°。两侧主支气管逐级分出叶、肺段、亚肺段、小支气管、细支气管、呼吸细支气管、肺泡管和肺泡囊。

（三）基本病变表现

肺部疾病可表现为不同形态、大小、密度或信号及数目的异常影像学表现，这些异常影像学表现是肺部病变的大体病理改变在影像学上的反映。认识基本病变的影像学表现是进行诊断和鉴别诊断的基础。

1. 支气管阻塞

（1）阻塞性肺气肿：肺气肿是指终末细支气管以远的含气腔隙过度充气、异常扩大，可伴有不可逆性肺泡壁的破坏，分局限性和弥漫性阻塞性肺气肿。

X 线检查：局限性阻塞性肺气肿表现为肺部局限性透明度增加，其范围取决于阻塞的部位。弥漫性阻塞性肺气肿表现为两肺野透明度增加。常有肺大疱出现，肺纹理稀疏。肺气肿晚期，肺组织及毛细血管床破坏加重，气肿区小血管变细减少，肺野透明度明显增加；胸廓前后径及横径均增大，肋间隙增宽，横膈低平且活动减弱；心影狭长呈垂位心形，中心肺动脉可以增粗，外围肺血管纹理变细，严重者出现肺动脉高压及肺心病。

（2）阻塞性肺不张：为支气管腔内完全阻塞、腔外压迫或肺内瘢痕组织收缩引起，以支气管阻塞最为多见。

X 线检查：①一侧性肺不张：患侧肺野均匀致密，肋间隙变窄，纵隔向患侧移位，横膈升高。健侧有代偿性肺气肿表现。②肺叶不张：不张肺叶缩小，密度均匀增高，相邻叶间裂呈向心性移位。纵隔及肺门可有不同程度向患部移位。邻近肺叶可出现代偿性肺气肿。③肺段不张：单纯肺段不张较少见，后前位一般呈三角形致密影，基底向外，尖端指向肺门，肺段缩小。④小叶不张：为多数终末细支气管被黏液阻塞所致，表现为多数小斑片状。

2. 肺实变 指终末细支气管以远的含气腔隙内的空气被病理性液体、细胞或组织所替代。

X 线检查：X 线胸片上实变范围可大可小，多数连续的肺泡发生实变．则形成单一的片状致密影；多处不连续的实变，隔以含气的肺组织，则形成多个灶性影，边界模糊。如实变占据一个肺段或整个肺叶，则形成肺段或大叶性阴影。

3. 空洞与空腔 空洞为肺内病变组织发生坏死后经引流支气管排出后而形成的。空洞壁可由坏死组织、肉芽组织、纤维组织、肿瘤组织所形成，多见于结核、肺癌。空腔与空洞不同，是肺内生理腔隙的病理性扩大，肺大疱、含气肺囊肿及肺气囊等属于空腔。

X 线检查：薄壁空洞呈圆形、椭圆形或不规则的环形，空洞壁内外光滑清楚，多无液面，其周围无大片状阴影，可有斑点状病灶。多见于肺结核，肺转移瘤也可呈薄壁空洞。厚壁空洞的洞壁厚度多在 5mm 以上，空洞周围有高密度实变区，内壁光滑或凹凸不平，多见于肺结核及周围型肺癌。空腔的壁薄而均匀，周围无实变，腔内无液体。

4. 结节与肿块 是病灶以结节或肿块为基本的病理形态，其直径小于或等于 2cm 的称结节，大于 2cm 的为肿块。

X 线检查：肺良性肿瘤多有包膜，是边缘锐利光滑的球形肿块。错构瘤可有“爆玉米花”样的钙化。肺恶性肿瘤多呈浸润性生长，边缘不锐利，常有短细毛刺向周围伸出，靠近胸膜时可有线状、幕状或星状影与胸膜相连而形成胸膜凹陷征。较大的恶性肿瘤特别是鳞癌，中心易发生坏死而形成厚壁空洞。结核球常为圆形，其内可有点状钙化，周围常有卫星病灶。炎性假瘤多为 5cm 以下类圆形肿块，肿块上方或侧方常有尖角状突起，病变近叶间胸膜或外围时可见邻近胸膜的粘连、增厚。转移瘤常多发，大小不一，以中下野较多，密度均匀，边缘整齐。

5. 网状、细线状及条索状影 肺部的网状、细线状及条索状影是间质性病变的反映。

X 线检查：①较大的支气管、血管周围间隙的病变表现为肺纹理增粗、模糊。②发生于小支气管、血管周围间隙及小叶间隔的病变，表现为网状与细线状影或蜂窝状影。③局限性线条状影可见于肺内病变沿肺间质引向肺门或向外围扩散，如肺癌肿块与肺门之间或与胸膜之间的细条状影；④肺结核愈合后．其周围肺间质可发生纤维化，表现为条索状影，走行不规则，粗细不一。

6. 钙化 钙化在病理上属于变质性病变，受到破坏的组织局部脂肪酸分解而引起酸碱度变化时，钙离子以磷酸钙或碳酸钙的形式沉积下来，一般发生在退行性变或坏死组织内。多见于肺或淋巴结干酪性结核病灶的愈合阶段。

X线检查：表现为密度很高、边缘清楚锐利、大小形状不同的阴影，可为斑点状、块状及球形。呈局限或弥散分布。

（四）肺部常见疾病X线诊断

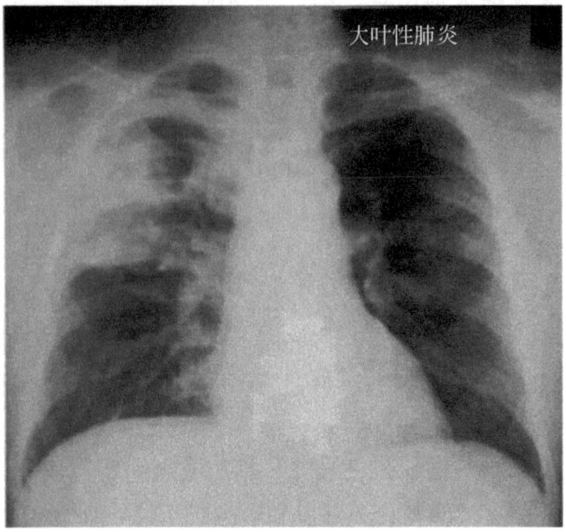

图7-2-1 大叶性肺炎

1. 大叶性肺炎 充血期，可无阳性发现，或仅肺纹理增多，透明度略低。至实变期（包括红色肝样变及灰色肝样变期）表现为密度均匀的致密影，炎症累及肺段表现为片状或三角形致密影；累及整个肺叶，呈以叶间裂为界的大片致密阴影，有时致密阴影内，可见透亮支气管影，即支气管充气征。消散期时实变区密度逐渐减低，由于病变的消散不均，表现为大小不等、分布不规则的斑片状阴影。炎症最终可完全吸收，或只留少量索条状阴影，偶可机化演变为机化性肺炎（图7-2-1）。

2. 支气管肺炎 病变多在两肺中下野的内、中带。肺纹理增多、增粗、模糊。沿肺纹理分布有斑片状模糊致密影，密度不均。密集的病变可融合成较大的片状（图7-2-2）。

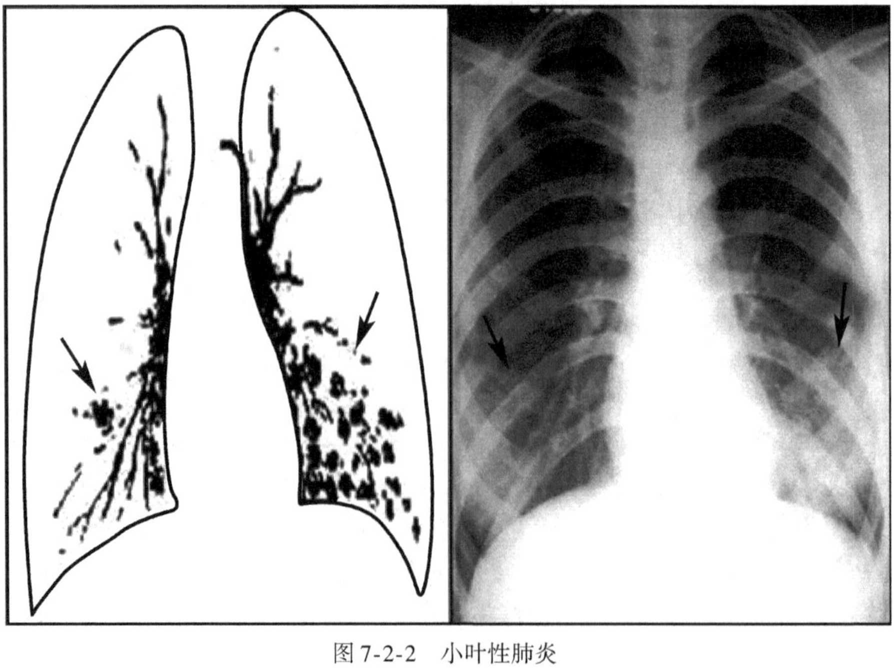

图7-2-2 小叶性肺炎

3. 间质性肺炎 两肺门及中下肺野纹理增粗、模糊，并可见网状及小斑片状影。由于细支气管的部分阻塞，有时伴有弥漫性肺气肿。肺门周围间质内炎性浸润，可使肺门密度增高、轮廓模糊、结构不清。

4. 肺结核

(1) 原发性肺结核（Ⅰ型）：又名原发复合征，原发性肺结核的典型表现有三个X线征。①原发浸润：肺近胸膜处原发病灶，多位于中上肺野，其他肺野则少见。为局限性斑片状阴影，中央较浓密，周边较淡而模糊，当周边炎症吸收后则边缘略清晰；②淋巴管炎：从原发病灶向肺门走行的条索状阴影，不规则，此阴影仅一过性出现，一般不易见到；③肺门、纵隔淋巴结肿大：结核菌沿淋巴管引流至肺门和纵隔淋巴结，引起肺和纵隔淋巴结肿大。表现为肺门增大或纵隔边缘肿大淋巴结突向肺野。增大的淋巴结有时可压迫支气管，引起相应肺叶的不张（图7-2-3）。

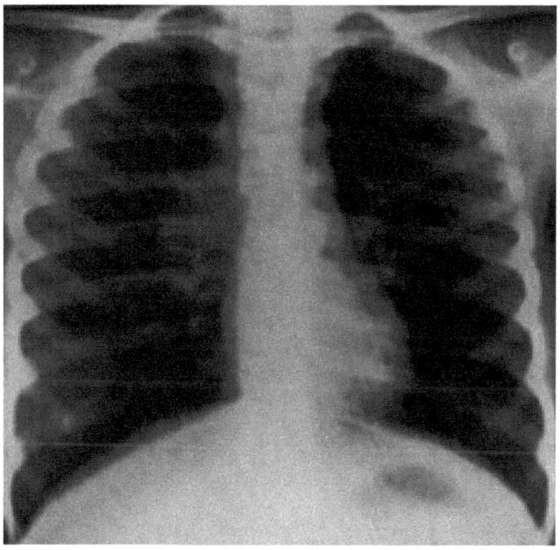

图7-2-3 原发性肺结核、肺门淋巴结核

原发病灶经治疗后易于吸收，少数原发病灶可以干酪样变．形成空洞。

但淋巴结炎常伴不同程度的干酪样坏死，愈合较慢，愈合后可残留钙化。当原发病灶吸收后，原发性肺结核则表现为胸内或纵隔内淋巴结结核。淋巴结内部干酪灶可破溃至血管和支气管产生血行或支气管播散。

(2) 血行播散型肺结核（Ⅱ型）：又称急性粟粒型肺结核、亚急性血行播散型肺结核、慢性血行播散型肺结核：表现两肺弥漫性粟粒状阴影。粟粒大小为1mm～2mm，边缘清晰。粟粒影像特点主要为三均匀，即分布均匀、大小均匀和密度均匀（图7-2-4）。病灶可融合，或增殖硬结和钙化，也可纤维化呈索条阴影，甚至部分病灶可形成空洞透亮区。

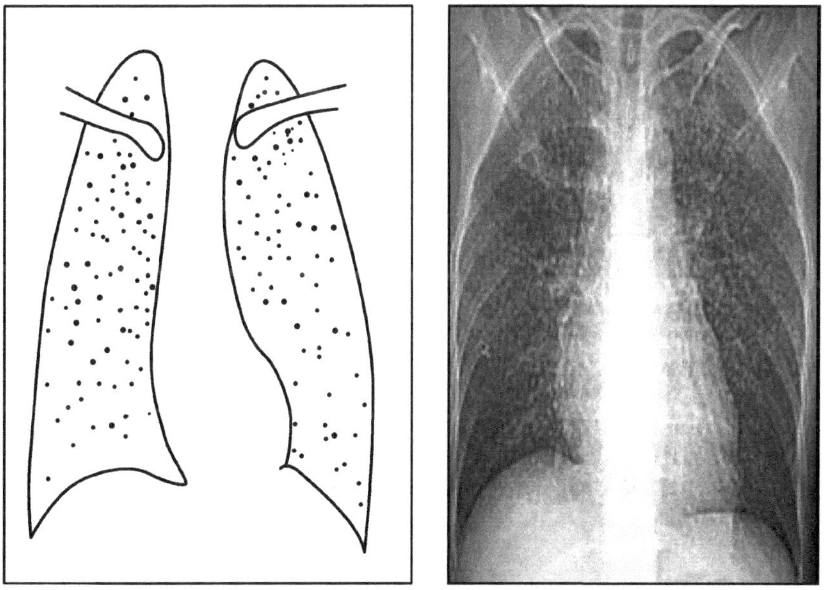

图7-2-4 血行播散型肺结核

(3) 浸润性肺结核（Ⅲ型）：多种多样，可以一种为主或多种征象混合并存，主要可见以下8种征象（图7-2-5）。

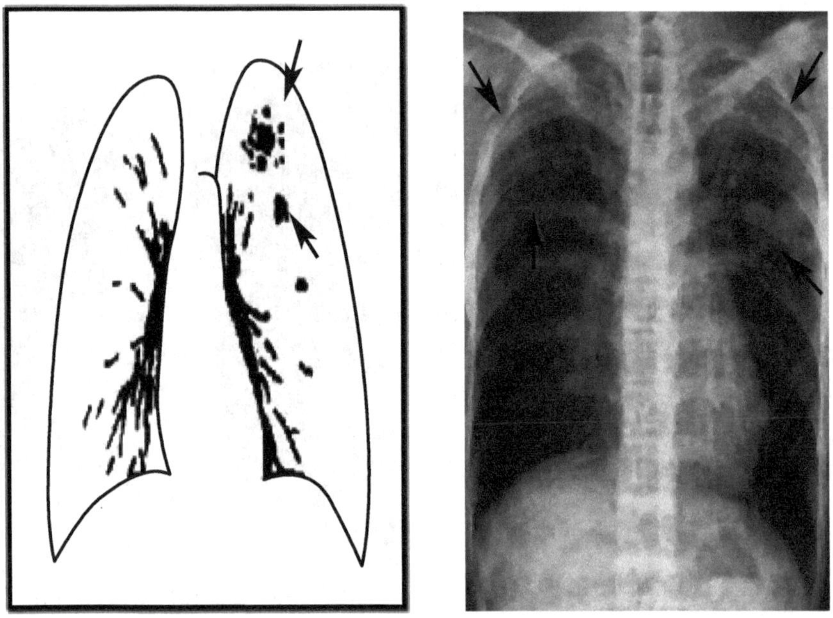

图7-2-5 浸润性肺结核

①局限性斑片阴影：见于两肺上叶尖段、后段和下叶背段，右侧多于左侧。②大叶性干酪性肺炎：为一个肺段或肺叶呈大片致密性实变，密度中心较高，边缘模糊。③增殖性病变：呈斑点状阴影，边缘较清晰，排列成"梅花瓣"或"树芽"状阴影，为结核病的典型表现。④结核球：圆形、椭圆形阴影，常见2cm～3cm，边缘清晰，轮廓光滑，偶有分叶，密度较高，内部常见斑点、层状或环状钙化。结核球周围常见散在的纤维增殖性病灶，称"卫星灶"。⑤结核性空洞：圆形或椭圆形病灶内，见透亮区。空洞壁薄，内壁一般较规则，有时可呈厚壁不规则空洞。常见一条或数条粗大条状阴影与空洞相连，表示引流大气管与空洞相通（图7-2-6）。⑥支气管播散病变：结核空洞干酪样物质经引流支气管排出，引起同侧或对侧的支气管播散。表现为沿支气管分布的斑片状阴影，呈腺泡排列，或相互融合成小叶阴影。⑦硬结钙化：增殖性病灶好转后可有钙盐沉着，病灶呈边缘锐利的高密度影，完全钙化者，呈骨样密度的斑片状或小块状阴影。致密阴影长期无变化，表现结核病痊愈。钙化也可产生在支气管壁或胸膜以及淋巴结内。⑧小叶间隔增厚：表现为索条及网状阴影。

(4) 慢性纤维空洞性肺结核（Ⅳ型）：①单侧或双侧肺上中部不规则透亮区。②空洞壁厚，壁周有大量纤维粘连，使洞壁固定而坚硬。③多支引流支气管与空洞相通，呈索条轨道状阴影。④空洞周围有大片渗出和干酪病变，也可见不同程度的钙化。⑤双肺上叶收缩，双肺门上抬，肺纹理紊乱，呈垂柳状。⑥双肺中下叶透度增加。⑦纵隔变窄，呈滴状心。⑧肋间隙增宽，双膈变平下降，呈桶状胸。⑨胸膜增厚及粘连。⑩常见支气管播散性结核病灶。

(5) 结核性胸膜炎（Ⅴ型）：可见不同程度的胸腔积液表现，慢性者可见胸膜广泛或局限性增厚表现，但有时为叶间、肺底积液或包裹性积液（图7-2-7）。

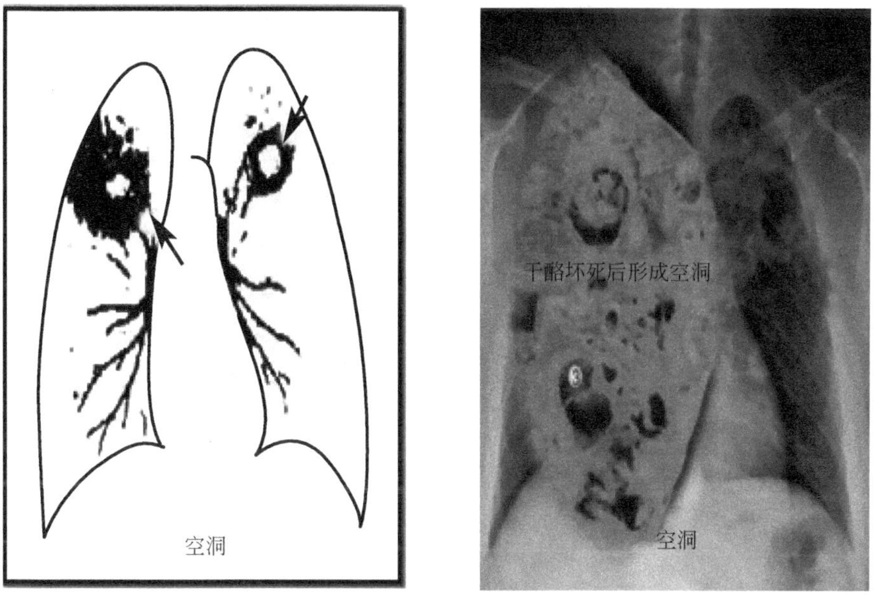

图 7-2-6 浸润性肺结核

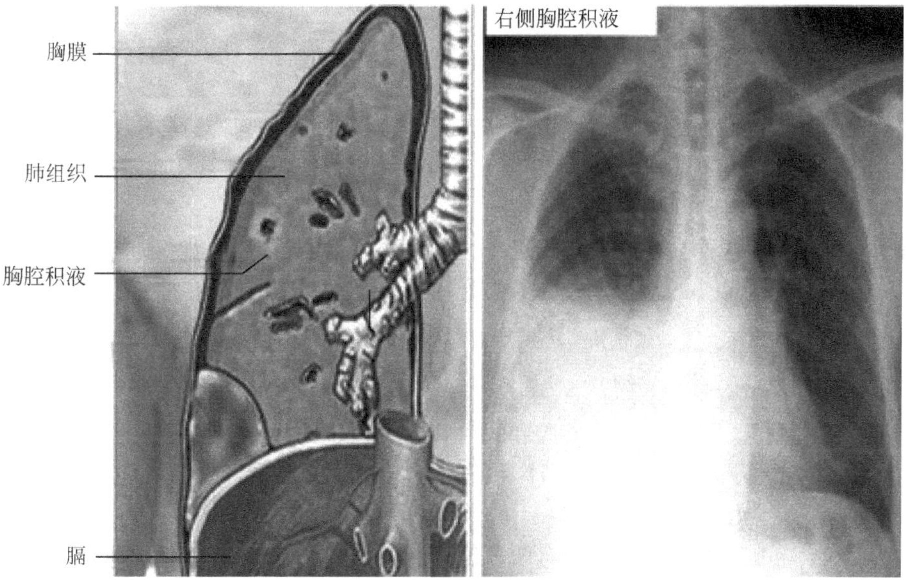

图 7-2-7 结核性胸膜炎

5. 原发性支气管肺癌 ①中央型肺癌：其病理类型按发生率高低依次为鳞癌、小细胞癌、腺癌和大细胞癌。X 线上，肺门影增深、增大和肺门区块影为其直接征象，同时常伴有间接征象，包括局限性肺气肿，阻塞性肺炎和肺不张等表现（图 7-2-8）。②周围型肺癌：病理类型最常见为腺癌，其次为鳞癌和腺鳞癌等。如发生于肺尖的癌，特称肺沟癌。其主要表现为肺内球形肿块。肿块常见不规则的分叶、短细的毛刺和不规则的厚壁空洞等，肿块内钙化很少见。③弥漫型肺癌：病理类型最常见为细支气管肺泡细胞癌。表现为两肺广泛分布的细小结节，较多为不对称分布。病变呈进行性发展，有融合倾向。

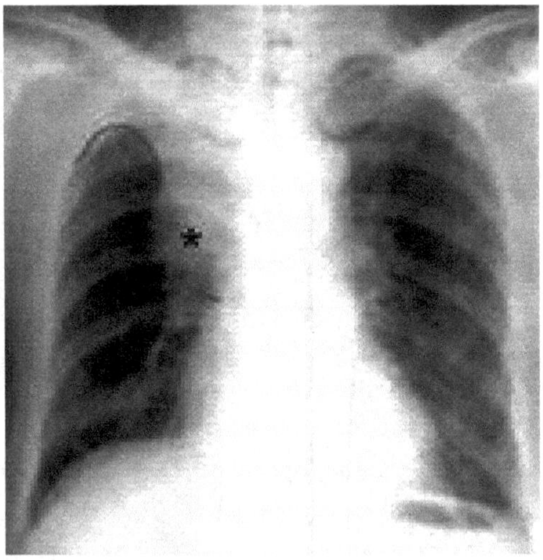

图 7-2-8　中央型肺癌

四、X 线在心脏检查上的应用概述

（一）X 线检查技术

包括胸部透视和常规心脏摄片。

1. 胸部透视　方法简便，可以多体位、动态观察。心脏和大血管及搏动情况，但影像清晰度差，无永久记录，接受 X 线剂量大等为其缺点，可不作为常规应用，只在特殊需要时作为补充手段。

2. 常规心脏摄片　投照要求在立位下进行，必须采取半卧位或卧位时，应考虑体位对影像表现的影响。靶片距离要求 2m。常规投照体位为后前位、左前斜位、右前斜位或（和）左侧位服钡。

（二）正常 X 线表现

1. 心脏的正常投影　心脏的四个心腔和大血管在 X 线上的投影，彼此重叠，平片上仅能显示各房室和大血管的轮廓，不能显示心内结构和分界。心表面有脏层和壁层心包膜覆盖，正常情况下心包缺乏对比，不会显影。

（1）后前位：心脏、大血管有左、右两个边缘。

（2）右前斜位：心前缘自上而下由主动脉弓及升主动脉、肺动脉、右室前壁和左室下端构成。心前缘与胸壁间有三角形透明区，称为心前间隙或胸骨后区。心后缘上段为左房，下段为右房，两者间无清楚分界。心后缘与脊柱之间称为心后间隙或心后区。食管通过心后间隙，钡剂充盈时显影。

（3）左前斜位：此位置投照时，室间隔与中心 X 线接近平行，心室大致分为左、右两半，右前方一半为右室，左后方一半为左室。心前缘上段为右房．下段为右室，房室间分界不清。心后缘上段由左房，下段由左室构成。在此斜位还可显示胸主动脉和主动脉窗。通过主动脉窗可见气管分叉，主支气管和肺动脉。左主支气管下方为左房影。

（4）左侧位：心前缘下段是右室前壁，上段则由右室漏斗部、肺动脉主干和升主动脉构成。前方与前胸壁之间形成三角形透亮区，称为胸骨后区。心后缘上中段由左房构成，下段由左室构成，与膈形成锐角，下腔静脉可在此显影。心后下缘、食管与膈之间的三角形间隙，为心后间隙。

2. 心脏大血管的形态　在后前位上，正常心脏大血管形态可分为横位心、斜位心和垂位心。

3. 心脏大血管大小　测量心胸比率是确定心脏有无增大最简单的方法。心胸比率是心影最大横径与胸廓最大横径之比。心影最大横径是心影左右缘最突一点至胸廓中线垂直距离之和。胸廓最大横径是在右膈顶平面两侧胸廓肋骨内缘间连线的长度。正常成人心胸比率<0.5。正常心脏大血管影像的形态和大小受年龄、呼吸、体位等诸多因素的影响。

（三）基本病变表现

1. 位置异常

（1）整体位置异常：心脏整体位置异常包括心脏移位和异位。结合心脏与内脏位置分析，可判断心脏异位类型，如内脏反位的右位心为镜面右位心，普通 X 线检查对心脏大血管的整体位置异常能提供确切的诊断。

（2）房室相对位置异常：普通 X 线片常不能提供确切的征象，而要靠超声、CT、MRI 或心血管造影进行诊断。

（3）房室连接关系异常：普通 X 线片不能诊断，必须依靠超声、CT、MRI 或心血管造影。

2. 形态和大小异常

（1）整体形态异常：由于心脏疾病各房室大小的改变并不一致，心脏失去正常形态，可分为二尖瓣型、主动脉型和普大型。

心脏增大包括心壁肥厚和心腔扩大，或两者并存。普通 X 线检查不能区分心壁肥厚和心腔扩大，故统称为增大。最简单的方法是测量心胸比率。临床上以 0.51 ~ 0.55 为轻度增大；0.56 ~ 0.60 为中度增大；0.60 以上为重度增大。

（2）内部结构异常：普通 X 线检查不能提供心脏大血管内部结构异常的直接征象，但对由于内部结构异常而导致的形态和大小改变可提供间接征象。最常用的手段是超声检查。

（四）心脏常见疾病 X 诊断

1. 风湿性心脏病

（1）二尖瓣狭窄：心影呈二尖瓣型，肺动脉段突出，左房及右室增大，伴有二尖瓣关闭不全时左室亦有增大。肺淤血时表现间质性肺水肿，肺静脉升高，同时有肺动脉压升高表现。有时二尖瓣区及左房入口出现钙化，肺野出现 1 ~ 2mm 大小颗粒状密度增高影，为含铁血黄素沉着的表现。二尖瓣关闭不全所致的反流，左室可轻度增大，肺静脉高压表现；中度以上反流时，左房、室明显增大。出现肺淤血、肺静脉高压表现，左房、室搏动增强（图 7-2-9）。

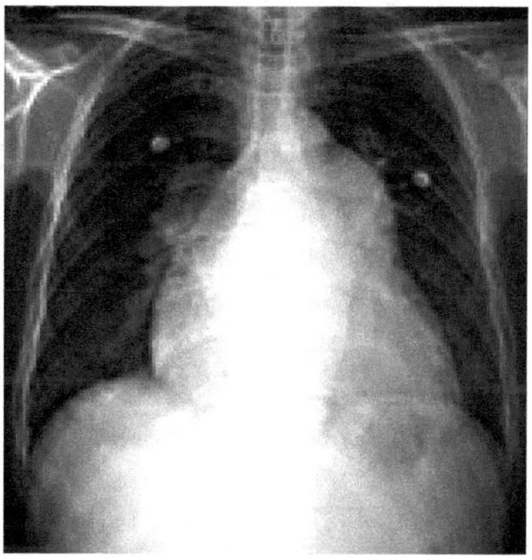

图 7-2-9　二尖瓣狭窄

（2）主动脉瓣狭窄：心影正常或主动脉型，左室不同程度增大，左房增大但较左室增大轻，多数患者升主动脉中段局限性扩张，上动脉瓣区可见钙化。升主动脉及左室搏动有不同程度增强。伴有不同程度肺静脉高压表现。

（3）主动脉瓣关闭不全：多数心影呈主动脉型，左房为中度以上增大，左室增大，升主动脉、主动脉弓普遍扩张。左中、主动脉搏动增强。左房增大及肺静脉压增高表现似主动脉瓣狭窄。联合瓣膜损伤时，心脏常高度增大，当瓣膜受累程度不同时，X 线常仅显示受累较重的瓣膜病变的征象。本症一般不需造影检查。

2. 冠状动脉粥样硬化性心脏病 大部分冠心病X线平片可完全正常，少数患者主要为心肌梗死，可有下列表现。①心影呈主动脉型或普大型。②心影不同程度增大，以左室增大为重。左心衰竭时伴有左房和右室增大伴肺淤血及肺水肿。透视心边缘区域性搏动减弱或消失，反向搏动。③部分患者急性心肌梗死后数天或一至数周内，出现心肌梗死后综合征，包括心包积液、胸腔积液及肺广泛肺叶渗出性改变（左下肺常见）。④心肌梗死并发症，形成室壁瘤者，左心缘局限性膨突，并局部室壁搏动减弱、消失，反向搏动。同有钙化及纵隔——心包粘连。室间隔穿孔者，表现为心腔增大、肺淤血、肺水肿及肺充血并存。乳头肌断裂或功能不全者表现为左房、室增大及肺淤血、肺水肿。

3. 原发性心肌病 多数有异常表现。①心影多呈“普大”型或“主动脉”型。②各房室均有增大，以左室增大最显著。③半数有肺淤血，间质性肺水肿，提示左心功能不全。④透视显示心脏搏动减弱，心缘左室段搏动减弱或两心缘搏动普遍减弱。

4. 房间隔缺损 房间隔缺损是最常见的先天性心脏病之一（图7-2-10）。肺血增多，表现为肺动脉段突出，肺门动脉扩张，外围分支增多增粗。心影增大，呈“二尖瓣”心脏，右房、室增大为其突出表现，尤其右房增大是房间隔缺损的重要征象。主动脉结多数偏小或正常。分流量较小时，除肺血增多，右房略大之外，可无其他异常X线表现。合并重度肺动脉高压时，肺动脉段和肺门动脉扩张更趋明显，而外周肺动脉分支则变细、扭曲；心影增大以心室增大为主。

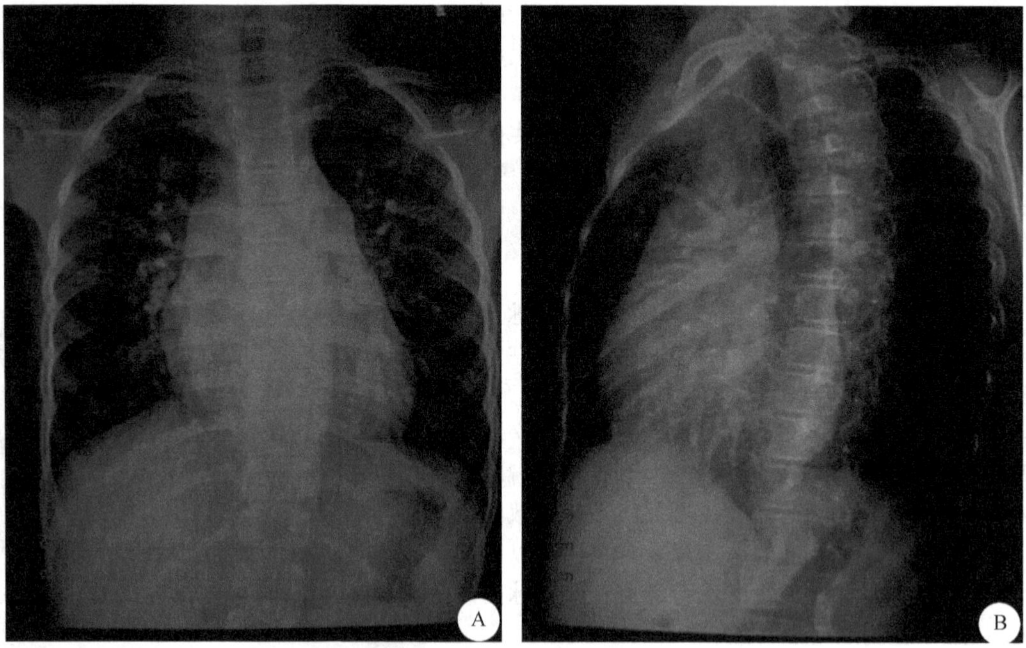

图7-2-10 房间隔缺损

5. Fallot四联症 是最常见的发绀型先天性心脏病，在先天性心脏病中居第4位。Fallot四联症的基本畸形包括：肺动脉、肺动脉瓣或（和）瓣下狭窄；室间隔缺损；主动脉骑跨；右室肥厚。

X线表现：典型的Fallot四联症由于右室肥厚扩大，心尖圆凸上翘，心腰部凹陷，致使心影呈或近似靴形。按心表面积和心胸比例测量，多数心脏不增大或只轻度增大。肺门阴影缩小，自肺门向肺内分布的血管纹理纤细、稀疏，表现为肺血减少。主动脉升弓部多有不同程度的增宽、凸出，其程度与肺门阴影缩小和肺动脉狭窄的程度呈平行关系（图 7-2-11）。

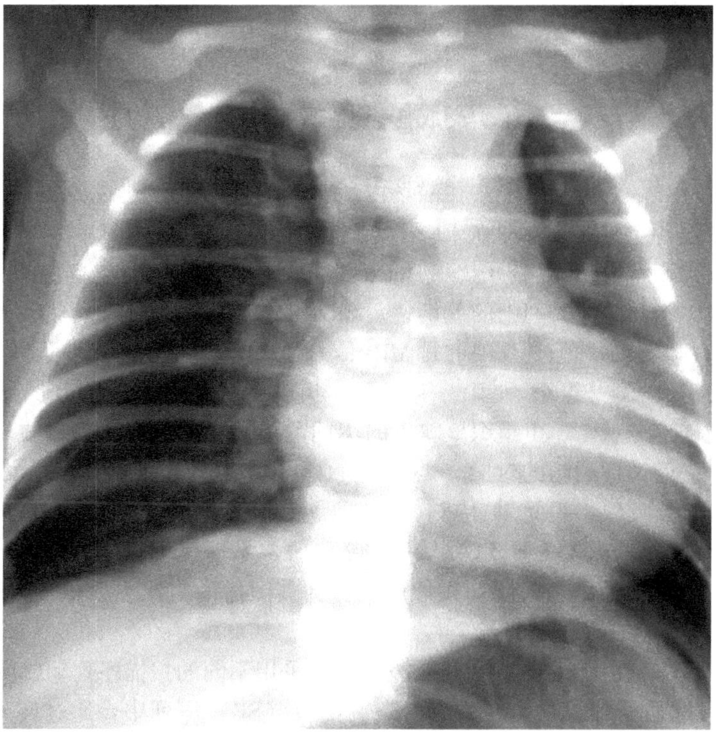

图 7-2-11　Fallot 四联症

五、X 线计算机体层成像（CT）概述

CT 是用 X 线束对人体层面进行扫描，取得信息，经计算机处理而获得的重建图像。CT 成像的基本原理、设备、检查技术和临床应用详见本章第三节。

CT 图像是由一定数目从黑到白不同灰度的像素按矩阵排列所构成的灰阶图像。这些像素反映的是相应体素的 X 线吸收系数。不同 CT 装置所得图像的像素大小及数目不同。大小可以是 1.0×1.0mm，0.5×0.5mm 不等；数目可以是 512×512 或 1024×1024 不等。像素越小，数目越多，构成的图像越细致，即空间分辨力高。

CT 图像是以不同的灰度来表示，反映器官和组织对 X 线的吸收程度。因此，与 X 线图像所示的黑白影像一样，黑影表示低吸收区，即低密度区，如肺部；白影表示高吸收区，即高密度区，如骨骼。但是 CT 与 X 线图像相比，有高的密度分辨力。因此，人体软组织的密度差别虽小，吸收系数多接近于水，也能形成对比而成像。这是 CT 的突出优点。所以，CT 可以更好地显示由软组织构成的器官，如脑、脊髓、纵隔、肺、肝、胆、胰以及盆部器官等，并在良好的解剖图像背景上显示出病变的影像。X 线图像可反映正常与病变组织的密度，如高密度和低密度，但没有量的概念。CT 图像不仅以不同灰度显示其密度的高低，还可用组织对 X 线的吸收系数说明其密度高低的程度，具有一个量的标准。实际工作中，不用吸收系数，而换算成 CT 值，用 CT 值说明密度，单位为 HU。水的 CT 值为 0HU，人体中密度最高的骨皮质吸收系数最高，CT 值为+1000HU，而空气密度最低，为-1000HU。人体中密度不同的各种组织的 CT 值则居于-1000 到+1000HU 的 2000 个分度之间。人体软组织的 CT 值多与水相近，但由于 CT 有高的密度分辨力，所以密度差别虽小，也可形成对比而显影。CT 图像是断层图像，常用的是横断面或称轴面。为了显示整个器官，需要多帧连续的断层图像。通过 CT 设备上图像重组程序的使用，可重组冠状面和矢状面的断层图像。

六、磁共振成像（MRI）概述

磁共振成像（MRI）是利用原子核在磁场内所产生的信号经重建成像的一种影像技术。MRI 成像的基本原理、设备、检查技术和临床应用详见本章第三节。

人体不同器官的正常组织与病理组织的 T1 值是相对固定的，而且它们之间有一定的差别，T2 值也是如此。这种组织间弛豫时间上的差别，是 MRI 成像诊断的基础。值得注意的是，MRI 的影像虽然也以不同的灰度显示，但其反映的是 MRI 信号强度的不同或弛豫时间 T1 与 T2 的长短，而不像 CT 图像，灰度反映的是组织密度。一般而言，组织信号强，图像所相应的部分就亮，组织信号弱，图像所相应的部分就暗，由组织反映出的不同的信号强度变化，就构成组织器官之间、正常组织和病理组织之间图像明暗的对比。

MRI 的图像若主要反映组织间 T1 特征参数时，为 T1 加权像，它反映的是组织间 T1 的差别，T1WI 有利于观察解剖结构。若主要反映组织间 T2 特征参数时，则为 T2 加权像，T2WI 对显示病变组织较好。还有一种称为质子密度加权像的图像，其图像的对比主要依赖于组织的质子密度，又简称质子加权像。

MRI 是多参数成像，因此，在 MRI 成像技术中，采用不同的扫描序列和成像参数，可获得 T1 加权像、T2 加权像和质子加权像。在经典的自旋回波（SE）序列中，通过调整重复时间（TR）和回波时间（TE），就可得到上述三种图像。一般短 TR、短 TE 可获得 T1 加权像；长 TR、长 TE 可获得 T2 加权像，长 TR、短 TE 可获得质子加权像。

（杨慧敏　高尚民）

第三节　核素诊断概论

核医学主要包括诊断核医学及治疗核医学。而诊断核医学的发展主要取决于核医学药物及核医学仪器的发展。

一、核医学及其发展

核医学是指利用放射性核素诊断、治疗疾病和进行医学研究的一门学科。临床核医学分为诊断、治疗两种。诊断又分为体内诊断法和体外诊断法（放射免疫测定）。体内诊断法又分为放射性核素显像诊断（影像核医学）及非显像诊断。1895 年伦琴发现 X 射线。1896 年 Henri Becquerel 发现铀盐的放射线，1898 年居里夫妇成功提取镨和镭。1932 年居里夫妇第一次用人工方法获得人工放射性同位素。60 年代前核素仅限于^{131}I、^{32}P、和^{198}Au 等极为有限的几种。放射性探测仪器也较少。因此投入临床使用的仅有甲状腺疾病和血液病的治疗。1945～1960 年，核反应堆投入生产，大量放射性核素生产出来。标记技术大大进步，成功制备了较为复杂的标记化合物。同时，1949 年γ闪烁功能仪和 1951 年第一台自动γ闪烁扫描仪制成，为利用各种核素及其标记化合物进行脏器显像和功能检测提供了条件。1961－1975 年，这一阶段最主要的进展是利用加速器和发生器生产出了更多和更符合临床要求的放射性核素，加上γ闪烁照相机问世并配以计算机广泛应用，使得人体各重要脏器几乎都能利用放射性核素进行显像，包括形态和功能显像。1975年成功研制第一台利用发射正电子的放射性核素进行脏器显像的仪器—正电子发射体层成像断层仪（PET），1979年研制成功单光子发射体层成像（SPECT），SPECT广泛应用临床，相对便宜，药物半衰期相对较长，随着SPECT的迅猛发展，放射性核素显像已成为现代四大医学影像之一（CT、MR、超声、核医学），是解决当今三大疾病（心、脑、肿瘤）的重要方法。在显像方面，微电子学与电子计算机的发展以及分子医学的发展，致使影像诊断设备不断改进，检查技术也不断创新，影像诊断已从单一的形态成像诊断发展为形态成像、功能成像和代谢成像并用的综合诊断。继CT与MRI之后，又有脑磁源图应用于临床。数字成像已由CT与MRI等扩展到X线成像，使传统的模拟X线成像也改成为数字成像。数字成像改变了图像的显示方式，图像解读也由只用照片观察过渡到兼用屏幕观察，到计算机辅助检测。影像诊断也试用计算机辅助诊断，以减轻图像过多、解读费时的压力。图像的保存、传输与利用，由于有了图像存档与传输系统而发生巨大变化，并使远程放射学成为现实，极大地方便了会诊工作。由于图像数字化、网络和PACS的应用，影像学科将逐步成为数字化或无胶片学科。

分子影像学也发展起来。由于相继实现了放射性元素及其许多化合物对葡萄糖、蛋白质、脂肪代谢进行显像，目前核医学进入到分子核医学时代。影像诊断学的发展还有很大潜力。介入放射学发展也很快，70年代兴起的介入在影像监视下对某些疾病进行治、疗的新技术，使一些用内科药物治疗或外科手术治疗难以进行或难以奏效的疾病得到有效的医治。介入放射学已成为同内科和外科并列的三大治疗体系之一。影像监视系统除用X线成像，如数字减影血管造影外，超声、CT与MRI也应用于临床。介入治疗的应用范围已扩大到人体各个器官。结构的多种疾病，疗效不断提高。在设备、器材与技术上都有很大改善。在临床应用与理论研究上也都有很大进步。

虽然各种成像技术的成像原理与方法不同，诊断价值与限度亦各异，但都是使人体内部结构和器官成像，借以了解人体解剖与生理功能状况及病理变化，以达到诊断的目的，都属于活体器官的视诊范畴，是特殊的诊断方法。

二、放射性核素及其衰变

核素是凡具有特定的质子数、中子数及核能态的一类原子。同位素是凡具有相同的质子数，但中子数不同的元素互称为同位素。同质异能素是核素的原子序数及中子数相同，但核能态不同的一类核素称为同质异能素。同质异能素是核素的原子序数及中子数相同，但核能态不同的一类核素称为同质异能素。

核素又分为稳定性核素和不稳定性核素。稳定性核素是指能够稳定存在，不会自发地发生核内结构和能级的变化。不稳定性核素则不能稳定存在，自发地发生核内结构和能级的变化，同时自发地发射一种或者几种射线而变成另一种核素，这一过程又称为核衰变。核衰变的速率、方式及释放的射线种类取决于原子核内部的特征，不受外周环境的影响。核衰变的方式有α衰变、β衰变、γ衰变、和电子俘获。

α衰变指的是放出α粒子的衰变。α粒子由两个质子和两个中子组成（氦核）。母体核素质量数少4，质子数少2。这种衰变方式发生于原子序数大于82的核素。α粒子速度慢、穿透力弱，用一张纸可以挡住，但α粒子电离能力强，对周围组织损伤重，故不适合用于显像，可以用于治疗。β衰变指的是原子核放射出电子的衰变。分为β正衰变和β负衰变。β正衰变是指衰变时放出正电子的衰变，也叫正电子衰变。发生在中子相对缺乏的元素。衰变时发射出一个正电子和一个中微子。γ衰变指的是核衰变时放出γ射线，这是核素由激发态向基态跃迁时，多余的能量以γ光子的形式射出，故子核的质子数和质量数均不变，仅是核素的能量状态发生改变。γ射线是一种电离辐射，不带电，具有穿透力强，电离能力弱的特点，广泛用于显像。电子俘获指的是与正电子衰变时核内结构的改变相似，发生在缺中子的原子核。一个质子俘获一个核外轨道电子转变成一个中子和放出一个中微子。

放射性活度指的是单位时间内发生衰变的原子核数目。简称活度。国际制单位为贝可（Bq），旧的单位制为居里（Ci）。一贝可表示一秒内发生一次衰变，一居里等于 3.7×1010 贝可。比放射性活度指的是单位质量或容积的放射性制剂中的放射性活度。

衰变规律指的是放射性核素原子核随时间而呈指数规律减少。物理半衰期表示原子核由于自身的衰变，放射性核素减少一半所需要的时间。是放射性核素的一个重要特征参数。物理半衰期越短表明放射性核素衰变越快。生物半衰期指的是放射性物质在体内单纯由于生物机体的代谢作用，放射性活度减少到原来一半所需的时间。有效半衰期指的是由生物代谢和核素本身衰变两者的共同作用而使放射性核素的活度减少到原来一半所需的时间。系列衰变及衰变平衡指的是有的放射性核素衰变后子体核素仍是放射性核素，再继续衰变，直到衰变到稳定原子为止。

三、核医学药物

放射性药物是指含有一个或者多个放射性原子用于诊断和治疗的药物。包括放射性核素本身及其标记的化合物。按物理半衰期长短分长半衰期、短半衰期、超短半衰期。按核素发射射线种类分单光子、正电子、β 粒子。按生产方式分裂变、堆照、加速器生产。按剂型分口服、胶囊、注射液、注射用悬浮液、气溶胶、气体。按用途分诊断、治疗。

诊断用放射性药物是用于得到体内器官和病变组织的影像或测定其功能，故也叫显像剂或者示踪剂。选择时应考虑的事项：选择合适的放射性核素，半衰期不能太短、太长；衰变方式为单纯发射 γ 射线；光子能量在 100～200KeV 范围。生物学特性在靶器官中积聚快，在血液中清除快，足够高的靶、非靶比值（T/NT）大于 3.0。治疗用放射性药物：多为发射 β 射线，对周围组织损伤小。选择要求与诊断用药略有不同。医用放射性核素的来源于核反应堆，这是主要方式。或者加速器生产或者放射性核素发生器。放射性药物要注意澄明度及颜色；放射性颗粒大小；PH 和离子强度；放射性核素纯度（指定的放射性核素的放射活度占药物中总放射性活度的百分数）应大于 99%；放射化学纯度（特定结构的放射性药物的放射性占总放射性的百分数）应大于 95%；化学纯度（特定化学结构的化合物的含量）与放射性无关。

放射性药物应该无菌、无热源、无毒性。正确使用总原则为实践的正当化原则（当使用放射性药物所能带来的利益超过付出的代价时，才可使用）；最优化分析（力求用最小的代价获取最大的利益）；个人剂量限值（个人所接受的剂量不能超过国家规定的相应限值）；儿童、孕妇及哺乳期妇女使用放射性药物的考虑：儿童对辐射较为敏感，能不用尽量不用，若必须用，用量应较成人少（1 岁以内为成人量的 20%～30%，1～3 岁 30%～60%，3～6 岁 40%～70%，6～15 岁 60%～90%）；孕妇：因为孕妇使用放射性药物后，对胎儿造成外照射，而且，放射性药物能穿过胎盘屏障进入胎儿体内造成内照射，因此，妊娠期禁止使用。

放射性药物要注意危害的防护。工作人员的防护需要外照射防护（屏蔽、距离、时间），内照射防护措施要注意个人防护，包括戴手套、口罩、禁止在高活性区饮食和吸烟，操作时注意事项。工作人员应做就业前的体检、就业后的定期体检和个人剂量监护、建立健康档案。环境和公众的防护主要是工作场所的选址远离人口稠密区和水源。放射性气体排放采取室内收集过滤。放射性液体排放、储存衰变放射性固体废物要集中储存 10 个半衰期后按一般废物处理。

四、核医学仪器

核医学仪器起源于扫描机时代，1951年，美国加州大学的Cassen用钙化钨晶体加准直器获得了人体第一张甲状腺扫描图，这是影像核医学的开始。扫描机现已被淘汰。1957年，H. Anger研制了γ照相机，影像核医学技术发生了革命性的变化。目前应用最多的是发射型计算机断层仪（ECT），分为单光子发射型计算机断层仪（SPECT）和正电子发射型计算机断层仪（PET）两种。SPECT与X线CT都是利用CT计算机技术构成图像，X线与γ射线都属于电磁辐射。不同的是X线CT从外部进入人体，探头在射线源的对侧，探测到的是射线透过人体后的衰减值；SPECT则是利用注入人体内的放射线核素发射出的γ射线构成图像，属于发射型。另外，X线CT反映的是组织间密度的差异；SPECT反映的是人体代谢功能摄取功能的差异，而且SPECT图像相对粗糙，空间分辨率差。

（一）X线检查

使X线透过人体被检查部位并在荧光屏上形成影像，称为透视。透视一般在暗室内进行，同时还可转动患者体位，作多方面观察，以显示病变及其特征，便于分析病变的性质，多用于胸部及胃肠检查。缺点是荧光影像较暗。细微病变（如粟粒型肺结核等）和密度、厚度较大的部位（如头颅、脊椎等）看不太清楚。X线透过人体被检查的部位并在胶片上形成影像，称为X线照相，胶片曝光后须经显影、定影、水洗及晾干（或烤干）等步骤，操作复杂，费用较贵。照片所见影像比透视清楚，适用于头颅、脊椎及腹部等部位检查。照片还可留作永久记录，便于分析对比、集体讨论和复查比较。但照片不能显示脏器活动状态。一张照片只反映一个体位（体位即照相位置）的X线征象，根据病情和部位，有时需要选定多个投照体位。X线管位于检查部位的后面，胶片位于其前面，X线由后向前投照，故称为后前位。反之，X线由前向后投照，则称为前后位。某些部位检查时（例如心脏、脊椎等），须作斜位检查。以胸部为例，使旋转成右肩前方贴近胶片，则称为右前斜位；反之，如左肩前方贴近胶片，则称为左前斜位。侧位投照亦然，依被检部位的某一侧贴近胶片命名，例如左侧位和右侧位等。

X线成像有一些特殊缩影。断层缩影是在暗箱装置内，用快速照相机把荧光屏上的影像摄成70mm或100mm的缩小照片。断层缩影又称分层照相或体层照相。是应用一种特殊装置专照某一体层的影像，使该层影像显示清楚，而不在此层的影像模糊不清，这就可以避免普通照片上各层影像彼此重叠混淆的缺点。断层照相常用于检查肺内包块、空洞及大支气管情况；此外，还可用于其他部位的检查。穿透力强，适用于软组织X线照相，尤其多用于乳腺疾病的诊断。

人体内有些器官与组织缺乏自然对比，须引入造影剂形成密度差异。常用造影剂有钡剂，使用医用硫酸钡，作钡餐与钡灌肠检查；或制成钡胶浆用于支气管造影检查。碘化油主要用于支气管造影、瘘管造影、脓腔造影及子宫输卵管造影。乳化之碘化油可用作肝癌之栓塞剂。碘苯酯不溶于水，黏稠度比碘油低，适用于脊髓造影及脑室造影。碘化钠是无机碘化物，为水剂，用于逆行肾盂造影、膀胱造影及手术后胆道造影。缺点为刺激性大，不宜多用。目前，几乎不用。有机碘化物中的碘番酸片剂，吡罗勃定胶囊，用作口服法胆囊造影，另一是50%胆影葡胺，用作静脉法胆管造影。有机碘通过肾脏排泄，用于各部位血管造影、心脏造影及静脉肾盂造影。

X线诊断学近年来，由于物理学、药理学、医学生物工程及电子工业的发展，促进X线诊断机硬件的改善，从而获得新的影像，促进诊断学的发展。以下介绍几种心血管造影方法。选择性心脏造影：通过左心或右心导管将高浓度有机碘溶液注入某心腔内，称为选择性心腔造影，由于心脏搏动快及血液稀释作用，这种造影必须配备高压快速注射和快速换片装置。近年来，由于使用大功率双向球管同时投照正侧位照片，并结合电视、录像及电影设备从而提高影像质量。选择性血管造影：采用顶端有不同弯度形状的特异导管，经皮穿刺（多穿刺股动脉），送入特定血管内，注射有机碘溶液（多用泛影葡胺），称为选择性血管造影，这种造影应用范围极其广泛，如冠状动脉造影、经颈动脉脑血管造影、椎动脉造影以及腹主动脉各分支之造影（含腹腔动脉、肠系膜上动脉、肠系膜下动脉、肾动脉等），还有其他血管等。各种造影对诊断脏器肿瘤及血管性病变（如栓塞、出血）皆有明显帮助，亦是开展介入放射学的基础。

数字减影血管造影（DSA）：强化血管造影的分辨率，显示细小血管，是促进医学影像学发展的手段之一。

1. 静脉数字减影血管造影（IVDSA） 极大地强化动脉内低浓度造影剂的影像，故静脉注射造影剂能使周身大部分动脉较好地显影。

2. 动脉数字减影血管造影 通过动脉插管将导管直接送至特定部位前的动脉，注射造影剂照相。经数字减影处理后，形成 IADSA 影像。其特点是能较清晰地显示动脉小分支；减少造影剂用量，比常规动脉造影少用 50% 造影剂；不需要将导管深入插至特定部位的动脉，例如在锁骨下动脉注射可显出椎动脉，在腹主动脉下部注射可显出肾动脉等等；另外，其数字信息可储存并适时显示，有利于介入放射学的检查。

（二）CT

CT 于 1972 年问世。CT 不同于普通 X 线成像，它是用 X 线束对人体层面进行扫描，取得信息，经计算机处理而获得的重建图像，是数字成像而不是模拟成像。它开创了数字成像的先河。CT 所显示的断层解剖图像，其密度分辨力明显优于 X 线图像，使 X 线成像不能显示的解剖结构及其病变得以显影，从而显著扩大了人体的检查范围，提高了病变检出率和诊断的准确率。CT 作为首先开发的数字成像大大促进了医学影像学的发展。继 CT 之后又开发出 MRI 与 ECT 等新的数字成像，改变了影像的成像技术。

CT 是用 X 线束从多个方向对人体检查部位具有一定厚度的层面进行扫描，由探测器而不用胶片接收透过该层面的 X 线，转变为可见光后，由光电转换器转变为电信号，再经模拟/数字转换器转为数字，输入计算机处理。图像处理时将选定层面分成若干个体积相同的立方体，称之为体素。扫描所得数据经计算而获得每个体素的 X 线衰减系数或称吸收系数，再排列成矩阵，即构成数字矩阵。数字矩阵中的每个数字经数字/模拟转换器转为由黑到白不等灰度的小方块，称之为像素，并按原有矩阵顺序排列，即构成 CT 图像。所以，CT 图像是由一定数目像素组成的灰阶图像，是数字图像，是重建的断层图像。每个体素 X 线吸收系数可通过不同的数学方法算出，不在此赘述。

CT 装置发展很快，性能不断提高。初始设计成功的 CT 装置，要一个层面一个层面地扫描，扫描时间长，一个层面的扫描时间在 4 分钟以上，像素大，空间分辨力低，图像质量差，而且只能行头部扫描。经不断改进，扫描时间缩短，图像质量改善，并可行全身扫描。但扫描方式仍是层面扫描。1989 年设计成功螺旋 CT 又发展为多层螺旋 CT，才由层面扫描改为连续扫描，CT 的性能有很大的提高。

目前临床应用的普通 CT，主要有以下三部分：①扫描部分，由 X 线管、探测器和扫描架组成，用于对检查部位进行扫描；②计算机系统，将扫描收集到的信息数据进行存储运算；③图像显示和存储系统，将计算机处理、重建的图像显示在显示器（影屏）上并用照相机将图像摄于照片上，数据也可存储于磁盘或光盘中。

扫描方式不同，有旋转式和固定式。X 线管采用 CT 专用 X 线管，热容量较大。探测器用高转换率的探测器，其数目少则几百个，多则上千个。目的是获得更多的信息量。计算机是 CT 的“心脏”，左右着 CT 的性能。计算机用多台微处理机，使 CT 可同时行多种功能运转，例如同时行图像重建、存储与照相等。

普通 CT 装置将逐步由 SCT 或 MSCT 装置所取代。螺旋 CT（SCT）是在旋转式扫描基础上，通过滑环技术与扫描床连续平直移动而实现的。滑环技术使得 X 线管的供电系统只经电刷和短的电缆而不再用普通 CT 装置的长电缆。这样就可使 X 线管连续旋转并进行连续扫描。在扫描期间，床沿纵轴连续平直移动。管球旋转和连续动床同时进行，使 X 线扫描的轨迹呈螺旋状，故得名螺旋扫描。扫描是连续的，没有扫描间隔时间，使整个扫描时间缩短。其特点是快速容积扫描，在短时间内，对身体的较长范围进行不间断的数据采集，为提高 CT 的成像功能、处理创造了良好的条件。

近年开发的多层螺旋 CT（MSCT），进一步提高了螺旋 CT 的性能。多层螺旋 CT 可以是 2 层，4 层，8 层，10 层乃至 16 层。设计上是使用锥形 X 线束和采用多排宽探测器。例如 16 层螺旋 CT 采用 24 排或 40 排的宽探测器。多层螺旋 CT 装置与一般螺旋 CT 相比，扫描时间更短，管球旋转 360°一般只用 0.5s，扫描层厚可更薄，一般可达 0.5mm，连续扫描的范围更长，可达 1.5m，连续扫描时间更长已超过 100s。改进螺旋 CT 装置的研究主要在探测器上，包括用超宽、多排探测器和平板探测器。SCT 给操作带来很多方便：检查时间缩短，增加了患者的流通量；容易完成难于合作或难于制动患者或运动器官的扫描；一次快速完成胸、腹部和盆部的检查；有利于运动器官的成像和动态观察；对比增强检查时，易于获得感兴趣器官或结构的图像表现特征。获得连续层面图像，可避免层面扫描中所致小病灶的漏查。

在图像显示方式上也带来变化，连续层面数据，经计算机后处理可获得高分辨力的三维立体图像，实行组织容积和切割显示技术、仿真内镜技术和 CT 血管造影等。还可行 CT 灌注成像。在临床应用上，多层螺旋 CT 可行低辐射剂量扫描，给肺癌与结肠癌的普查创造了有利条件；扫描时间的缩短，使之可用于检查心脏，包括冠状动脉，心室壁及瓣膜的显示，而且通过图像重组处理可以显示冠状动脉的软斑块。

MSCT 所得的 CT 血管造影使肢体末梢的细小血管显示更加清楚。CT 灌注成像已用于脑、心脏等器官病变毛细血管血流动力学的观察，通过血容量、血流量与平均通过时间等参数的测定，可评价急性脑缺血和急性心肌缺血以及判断肿瘤的良性与恶性等。SCT，特别是 MSCT 拓宽了检查与应用范围，改变了图像显示的方式，提高了工作效率，也提高了诊断水平。MSCT 的应用也带来一些诸如患者扫描区辐射量增加和图像数量过多，引起解读困难等问题。对此已引起关注，并加以解决。MSCT 每次检查将提供数百帧甚至更多的横断层图像，按常规办法进行解读和诊断，是极为费时和困难的。如果观察由计算机重组的图像，例如二维或三维的 CT 血管造影，则较为省时和容易。当前重组图像已可做到自动与实时。其次利用计算机辅助检测，对具体病例的大量图像先由计算机进行浏览，用 CAD 行诊断导向，则可简化解读与诊断的程序，省时、可靠。当前 CAD 在乳腺疾病及肺部疾病的应用上已取得较为成熟的经验。

电子束 CT 又称超速 CT（UFCT），其结构同普通 CT 或螺旋 CT 不同，不用 X 线管。UFCT 是用由电子枪发射电子束轰击四个环靶所产生的 X 线进行扫描。轰击一个环靶可得一帧图像，即单层扫描，依次轰击 4 个环靶，并由两个探测器环接收信号，可得 8 帧图像，即多层扫描。一个层面的扫描时间可短到 50ms，可行 CT 电影观察。与 SCT 一样可行容积扫描，不间断地采集扫描范围内的数据。可行平扫或造影扫描。单层扫描或多层扫描均可行容积扫描、血流检查和电影检查。多层扫描有其特殊的优越性。UFCT 对心脏大血管检查有独到之处。造影 CT 可显示心脏大血管的内部结构，对诊断先心病与获得性心脏病有重要价值。了解心脏的血流灌注及血流动力学情况，借以评价心脏功能。扫描时间短，有利于对小儿、老年和急症患者的检查。但价格昂贵，检查费用较高，有X线辐射，心脏造影需注射对比剂，又有MSCT及MRI的挑战，因而限制了它的广泛应用。

CT可应用于下述各系统疾病的诊断。中枢神经系统疾病的诊断CT价值较高，应用普遍。对颅内肿瘤、脓肿与肉芽肿、寄生虫病、外伤性血肿与脑损伤、缺血性脑梗死与脑出血以及椎管内肿瘤与椎间盘突出等病诊断效果好，诊断较为可靠。因此，除DSA仍用以诊断颅内动脉瘤、脑血管发育异常和脑血管闭塞以及了解脑瘤的供血动脉以外，其他如气脑、脑室造影等均已不用。螺旋CT，可获得比较精细和清晰的血管重组图像，即CTA，而且能做到三维实时显示，所以临床应用日趋广泛。

对头颈部疾病的诊断，CT也很有价值。例如，对眶内占位病变、早期鼻窦癌、中耳小胆脂瘤、听骨破坏与脱位、内耳骨迷路的轻微破坏、耳先天发育异常以及鼻咽癌的早期发现等。当病变明显，X线平片虽可确诊，但CT检查可观察病变的细节。至于听骨与内耳骨迷路则需要用CT观察。胸部疾病的CT诊断，已日益显示出它的优越性。对肺癌和纵隔肿瘤等的诊断，很有帮助。低辐射剂量扫描可用于肺癌的普查。肺间质和实质性病变也可以得到较好的显示。

CT对平片较难显示的病变，例如同心、大血管重叠病变的显示，更具有优越性。对胸膜、隔、胸壁病变，也可清楚显示。心及大血管CT诊断价值的大小取决于CT装置。需要使用多层螺旋CT或EBCT，而普通CT诊断价值不大。冠状动脉和心瓣膜的钙化和大血管壁的钙化，螺旋CT和EBCT检查可以很好显示。对于诊断冠心病有所帮助。心腔及大血管的显示，需要经血管注入对比剂，行心血管造影CT，并且要用螺旋CT或EBCT进行扫描。

心血管造影CT对先心病如心内、外分流和大血管狭窄以及瓣膜疾病的诊断有价值。多层螺旋CT，通过图像重组可显示冠状动脉的软斑块。CT灌注成像还可对急性心肌缺血进行观察。腹部及盆部疾病的CT检查，应用也日益广泛，主要用于肝、胆、胰、脾，腹膜腔及腹膜后间隙以及肾上腺及泌尿生殖系统疾病的诊断，尤其是肿瘤性、炎症性和外伤性病变等。胃肠病变向腔外侵犯以及邻近和远处转移等，CT检查也有价值。

当然，胃肠管腔内病变情况主要仍依赖于钡剂造影和内镜检查及病理活检。骨骼肌肉系统疾病，多可通过简便、经济的X线检查确诊，使用CT检查较少。但CT对显示骨变化如骨破坏与增生的细节较X线成像为优。

（三）MRI的临床应用

磁共振成像（MRI）是利用原子核在磁场内所产生的信号经重建成像的一种影像技术。早在1946年Block和Purcell就发现了物质的核磁共振现象并应用于化学分析上，而形成了核磁共振波谱学。1973年Lauterbur发表了MRI成像技术，使核磁共振应用于临床医学领域。为了准确反映其成像基础，避免与核素成像混淆，现已将核磁共振成像改称为磁共振成像。参与MRI的成像因素较多，决定MRI信号强度的参数至少有10个以上，只要有1个参数发生变化，就可在MRI信号上得到反映。因此，MRI具有极大的临床应用潜力。

所有含奇数质子的原子核均在其自旋过程中产生自旋磁动量，也称核磁矩，它具有方向性和力的效应，故以矢量来描述。核磁矩的大小是原子核的固有特性，它决定MRI信号的敏感性。氢的原子核最简单，只有单一的质子，故具有最强的磁矩，最易受外来磁场的影响，并且氢质于在人体内分布最广，含量最高，因此医用MRI均选用氢为靶原子核。人体内的每一个氢质子可被视作为一个小磁体，正常情况下，这些小磁体自旋轴的分布和排列是杂乱无章的，若此时将人体置入在一个强大磁场中，这些小磁体的自旋轴必须按磁场磁力线的方向重新排列。此时的磁矩有两种取向：大部分顺磁力线排列，它们的位能低，状态稳；小部分逆磁力线排列，其位能高。两者的差称为剩余自旋，由剩余自旋产生的磁化矢量称为净磁化矢量，亦称为平衡态宏观磁场化矢量

MO。在绝对温度不变的情况下，两种方向质子的比例取决于外加磁场强度。

在 MR 的坐标系中，顺主磁场方向为 Z 轴或称纵轴，垂直于主磁场方向的平面为 XY 平面或称水平面，平衡态宏观磁化矢量 M。此时绕 Z 轴以 Larmor 频率自旋，如果额外再对 MO 施加一个也以 Larmor 频率的射频脉冲，使之产生共振，此时 MO 就会偏离 Z 轴向 XY 平面进动，从而形成横向磁化矢量，其偏离 Z 轴的角度称为翻转角。翻转角的大小由射频脉冲的大小来决定，能使 M 翻转 90°至 XY 平面的脉冲称之为 90°脉冲。在外来射频脉冲的作用下 MO 除产生横向磁化矢量外，这些质子同向进动，相位趋向一致。当外来射频脉冲停止后，由 MO 产生的横向磁化矢量在晶格磁场（环境磁场）作用下，将由 XY 平面逐渐回复到 Z 轴，同时以射频信号的形式放出能量，其质子自旋的相位一致性亦逐渐消失，并恢复到原来的状态。这些被释放出的，并进行了三维空间编码的射频信号被体外线圈接收，经计算机处理后重建成图像。

磁共振成像设备包括 5 个系统：磁体系统、梯度系统、射频系统、计算机及数据处理系统以及辅助设备部分。磁体分常导型、永磁型和超导型三种，目前常用的有超导型磁体和永磁体。磁体性能的主要参数有磁场强度、磁场均匀性、磁场稳定性等。常导型的线圈用铜、铝线绕成，磁场强度可达 0. 15 ~ 0. 3T；永磁型的磁体由磁性物质制成的磁砖所组成，较重，磁场强度偏低，最高可达 0. 3T；超导型的线圈用银钛合金线绕成，医用 MR 设备所用的磁场强度一般为 0. 35 ~ 3. 0 T。梯度系统由梯度放大器及 X、Y、Z 三组梯度线圈组成。它的作用是修改主磁场，产生梯度磁场。其磁场强度虽只有主磁场的几百分之一，但梯度磁场为人体 MRI 信号提供了空间定位的三维编码的可能。由于对图像空间分辨力的要求越来越高，故对梯度磁场的要求也高，目前梯度系统提供的梯度场强已高达 60MT/M。射频系统用来发射射频脉冲，使磁化的氢质子吸收能量而产生共振。在弛豫过程中氢质子释放能量并发出 MRI 信号，后者被检测系统接收。射频系统主要由发射与接收两部分组成，其部件包括射频发射器、功率放大器、发射线圈、接收线圈以及噪声信号放大器等。MRI 设备中的计算机系统主要包括模/数转换器、阵列处理机及用户计算机等。其数据采集、处理和图像显示，除图像重建由傅里叶变换代替了反投影外，其他与 CT 设备非常相似。

MRI 成像技术有别于 CT 扫描，它不仅可行横断面，还可行冠状面、矢状面以及任意斜面的直接成像。同时还可获得多种类型的图像。MRI 的影像虽然也以不同的灰度显示，但其反映的是 MRI 信号强度，而 CT 图像不同的灰度反映的是组织密度。一般而言，组织信号强，图像所相应的部分就亮，组织信号弱，图像所相应的部分就暗，由组织反映出的不同的信号强度变化，就构成组织器官之间、正常组织和病理组织之间图像明暗的对比。

脑功能性磁共振成像（fMRI）可提供人脑部的功能信息，为 MRI 技术又开启了一个全新的研究领域，它包括扩散成像（DI）、灌注成像（PI）和脑活动功能成像，三种不同功能成像的生理基础不同。

当前 DI 主要用于脑缺血的检查的是扩散成像技术。是由于脑细胞及不同神经束的缺血改变，导致水分子的扩散运动受限，这种扩散受限可以通过扩散加权成像（DWI）显示出来。DWI 在对早期脑梗死的检查中有重要临床价值。脑组织在急性或超急性梗死期，首先出现细胞毒性水肿，使局部梗死区组织的自由水减少，表观扩散系数（ADC 值）显著下降，因而在 DWI 上表现为高信号区，DWI 技术可由快速梯度回波序列完成，但在 EPI 技术中表现得更为完善。

灌注成像技术通过引入顺磁性对比剂，通过静脉团注顺磁性对比剂显示脑组织局部信号的微小变化，而计算局部组织的血流灌注功能。PI 还可用于肝脏病变的早期诊断、肾功能灌注以及心脏的灌注分析等。

脑活动功能成像技术，利用脑活动区域局部血液中氧合血红蛋白与去氧血红蛋白比例的变化，反映出脑组织局部活动功能的成像技术。这一技术又称之为血氧水平依赖性 MR 成像。它是通过刺激周围神经，激活相应皮层中枢，使中枢区域的血流量增加，进而引起血氧浓度及磁化率的改变而获得的。

总之，在对中枢神经系统疾病的诊断中，除对颅骨骨折及颅内急性出血不敏感外，其他如对脑部肿瘤、颅内感染、脑血管病变、脑白质病变、脑发育畸形、脑退行性病变、脑室及蛛网膜下腔病变、脑挫伤、颅内亚急性血肿以及脊髓的肿瘤、感染、血管性病变及外伤的诊断中，均具较大的优势。MRI 可诊断超急性期脑梗死。MRI 多方位、大视野成像可清晰显示盆腔的解剖结构。尤其对女性盆腔疾病诊断有价值，对盆腔内血管及淋巴结的鉴别较容易，是盆腔肿瘤、炎症、子宫内膜异位症、转移癌等病变的最佳影像学检查手段。MRI 也是诊断前列腺癌、尤其是早期者的有效方法。MRI 对四肢骨骨髓炎、四肢软组织内肿瘤及血管畸形有较好的显示效果，可清晰显示软骨、关节囊、关节液及关节韧带，对关节软骨损伤、韧带损伤、关节积液等病变的诊断具有其他影像学检查所无法比拟的价值，在关节软骨的变性与坏死诊断中，早于其他影像学方法。

（汪　蕾）

思 考 题

1. 何为超声波检查？
2. 超声波检查的主要用途是什么？
3. 什么是核医学？
4. 试述正确使用放射性药物的原则。

第八章 其他诊疗技术简介

第一节 介入性诊疗技术简介

介入放射学（interventional radiology，IR）是在医学影像设备的引导下，以影像诊断学和临床诊断学为基础，利用穿刺针、导管、导丝及其他介入器材，对疾病进行诊疗或采集病理组织、细菌学、生理生化资料进行诊断的一门学科。

一、介入诊疗的发展简史

介入诊疗技术是20世纪70年代后期发展起来的一门新兴的边缘性学科。1928年Santos等完成第一例经皮直接穿刺主动脉造影，此后，各国医生学者不断进行医学实践，在1953年，瑞典医生Seldinger首创了经皮动脉穿刺、导丝引导插管动脉造影法，此种方法操作简单、损伤小，摒弃了以往手术需要切开血管缺点，大大提高了介入放射操作的安全性，奠定了当代介入放射学的操作基础，很快被广泛采用，后来的技术大多是在Seldinger穿刺插管技术的基础上发展而来。1967年，美国著名放射学家Margulis在美国放射学杂志AJR上最早提出“interventional diagnostic radiology-a new subspecialty”，但是介入放射学被学术界广泛认可是在1976年Wallace在《Cancer》杂志上以“Interventional Radiology”为题目，系统阐述了介入放射学的概念，此后的3~4年间，在多次的学术会议上和权威的媒体上崭露头角，才逐渐被人们公认。

我国对于介入放射学的研究和应用始于20世纪70年代后期，现已成为临床诊断和治疗的主要手段之一。在1984年开展了支气管动脉抗癌药物灌注治疗肺癌，1985年开展食管球囊扩张，1986年开展了肾动脉扩张等技术。随后，一些留学国外的医学工作者学成回国，我国的介入放射学事业逐步走向成熟和理性，1986年，中华放射学会召开首届介入放射学学术会议，90年代时，三级医院的评审也将介入放射学的开展与否作为三级甲等医院的重要评审条件。

我国介入放射学的早期工作，大多从肿瘤化疗栓塞术、经皮穿刺技术、管腔成形术开始的，尤其是1993年，国内报道了经颈静脉肝内门体静脉支架分流术，对介入放射学的发展起了重要的作用。后来，由于支架的再狭窄、治疗费用过高等问题，近年来使用也颇为谨慎，由于此项技术多从医疗实践中发展，而且基础研究和实验研究都比较少，近几十年，越来越多的学者正在逐步开展基础性的实验研究。

二、介入技术的主要器械设备

（一）导管

导管是介入放射学的主要器材，由于使用位置和用途不同，各种导管的长短、粗细、形状均不同。按照使用目的可以分为以下两大类：

1. 普通导管 含有特殊材料的塑料管，其前段渐细以便于插入血管，也可根据血管的解剖和临床需要制成不同的形状；尾部与注射针头尾端相同，以便于与注射器相连接。导管的规格常用F数（French No.）来表示，如7F或12F等，F数等于导管外周长的毫米数。

2. 特殊导管 其形状和构造相对比较复杂，所完成的医疗功能也是多种多样。特殊导管包括：球囊类导管、引导导管、同轴导管、微导管、可控方向导管、房间隔切开导管、血块捕捉导管、斑块悬磨导管、射频消融导管等等。

（二）导丝

导丝是介入诊疗的关键工具，导管只有在导丝的引导下，才能沿着导丝到达所选择的靶血管，进行造影和治疗。根据物理性质不同可以分为超滑导丝、超硬导丝、超长的交换导丝，根据用途不同可以有中空的溶栓导丝等。导丝的直径用英寸表示。

（三）导管鞘

导管鞘又称鞘管，用于引导导管、球囊导管或其他血管内器具顺利地进入血管。导管鞘由带有反流阀的外鞘和能够通过导丝的中空内芯组成，是为了避免导管出入组织或管壁时对局部造成的损伤而使用的一种器材。导管鞘的外套管的直径用 F 表示。在对特殊人群进行操作时，导管鞘的长度要达到拟操作目的血管的位置，防止动脉迂曲、钙化造成导管操作困难。鞘管分为普通鞘管、防漏鞘管、剥皮导管插入鞘和长鞘管四种。

（四）穿刺针

介入操作必须应用穿刺针才能建立通道，导丝才能导入各种导管进行下一步操作，或者直接建立通道，取病理组织、注入药物等。如何减少正常组织的损伤，是穿刺针研究及发展的关键。穿刺针一般由不锈钢制成，由锐利的针芯和外套管组成，可以进行血管性与非血管性介入操作。分为血管性介入穿刺针、房间隔穿刺针、非血管性介入穿刺针等。

（五）内支架

支架是用来支撑狭窄管腔以恢复管腔流通功能的，一般包括血管内支架和非血管内支架。前者主要在体内起到支撑作用，需要依靠导管放置于血管内，有些依靠自身的弹性张开，有些则需要球囊扩张来打开支架。近些年应用比较广泛的是药物洗脱支架，尽管支架植入后可以有效地防止血管弹性回缩，但由于支架也会刺激平滑肌细胞过度增生，仍然容易发生术后再狭窄，所以，在应用了药物涂层支架（如紫杉醇、依立替康、血管抑素等）后，可以把术后再狭窄率降至 9% 以下。

非血管内支架也称为内涵管，主要用于食道、呼吸道、胆道等非血管的部位，内腔直径小于血管内支架的内径，管腔内容易发生沉积物附着，容易出现再狭窄，但是，可以通过介入放射学技术或是内镜将其取出并重新放置，这是血管内支架无法比拟的优点。主要有自展式 Z 形内支架、热记忆式内支架、球囊扩张式内支架等（图 8-1-1 ~ 图 8-1-4）。

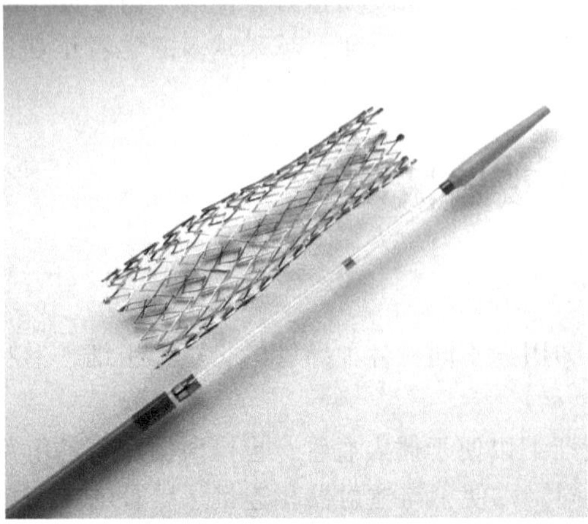

图 8-1-1 血管内锥形支架

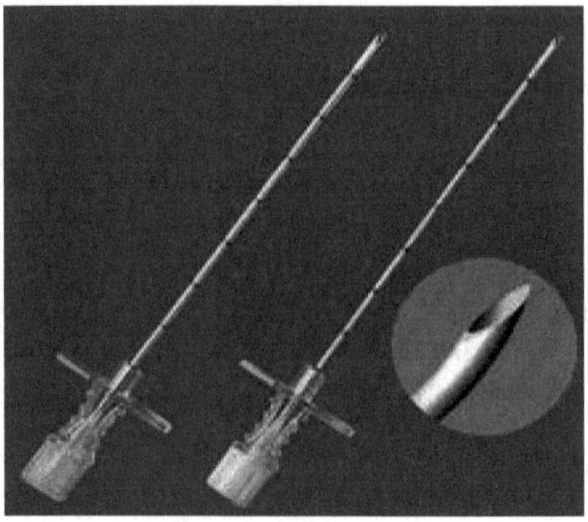

图 8-1-2 介入穿刺针

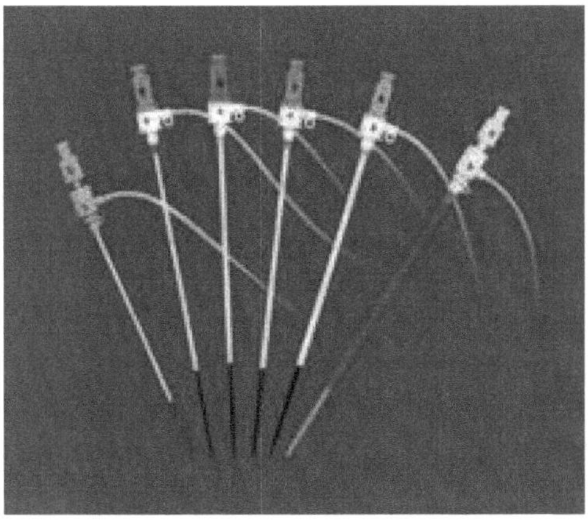

图 8-1-3 球囊扩张支架分解图

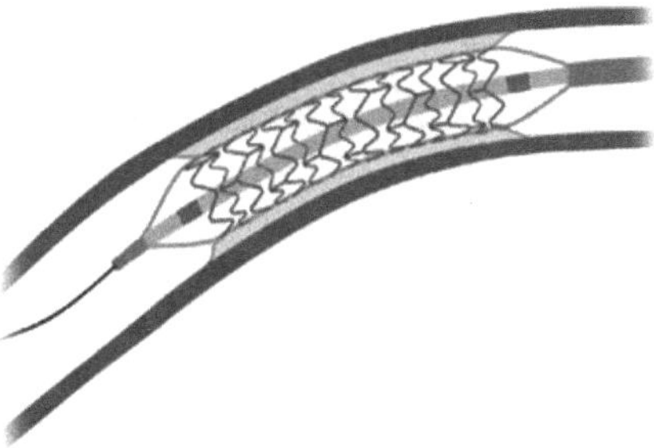

图 8-1-4 在血管内球囊扩张支架

（六）其他材料

连接管是延长导管或穿刺针的管道，比较柔软、透明，可以观察管腔内有无气泡，以利于有效排尽气体；接头的作用是封闭导管尾端、连接导管与注射器、避免插入同轴导管时渗血；过滤器是用于防止下肢静脉血栓脱落造成肺梗死的材料，此外，还有网篮、旋切导管等，都有其特殊的作用。

（七）影像监视设备（图 8-1-5）

1. X 线机 作为一种实时显像的检测仪器，它比传统的 X 线机增添了电视监视系统，能够增强影像效果，也可以做到不移动患者，就可以做到多轴位的透视和投照。

2. 数字减影血管造影（DSA） 是在间接 X 线透视基础上发展起来的，是利用电子计算机处理数字化的影像信息，消除骨骼和软组织影像的减影技术。不但能有选择地显示心血管、胃肠道、腔道及支气管等结构，还减少了对比剂的用量，使器官、组织及病变的血流动力学显示得更加清楚，是进行介入诊断和介入治疗中不可缺少的设备。

3. CT 显示的是断层影像，能够使病灶显示得更加清楚，在穿刺技术中得到广泛应用，但是由于费用较高，而且容易造成放射损伤，并不是临床首选。

4. MR 近些年出现了开放型 MR 和透视技术，能够实时监视，方便介入的操作。由于 MR 没有射线损伤，观察范围大，越来越被临床所认识，具有广泛的应用前景。

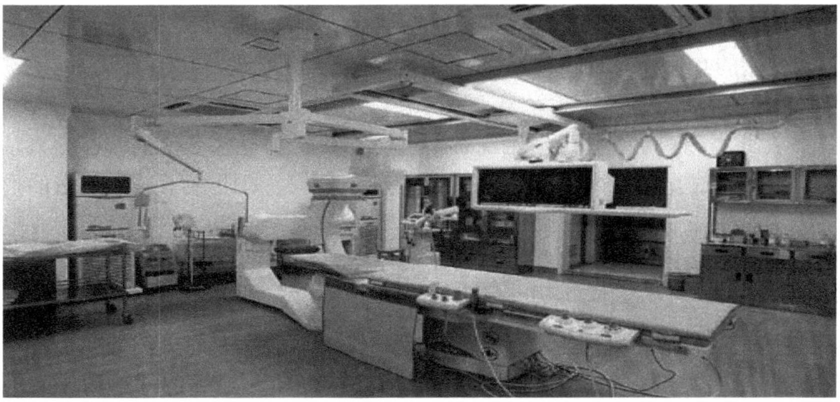

图 8-1-5 介入技术的基本设备装置

三、介入技术的主要药物

介入放射学是利用影像监视和一些特殊器材，用微创的方式进行局部治疗，不可避免地使用一些药物，主要包括针对血管的收缩与扩张药物、止血抗凝与溶栓药物和一些抗肿瘤药物等。

（一）血管收缩与扩张类药物

血管扩张类药物主要用于血管造影时增加被造影血管的血流量，使图像更加清晰的，主要分为以下几大类：

1. 罂粟碱（帕帕非林） 对血管、支气管、胃肠道、胆管等处的平滑肌有松弛的作用，既可以防治心脑血管的血栓形成，也可以缓解下肢痉挛和止痛。常用量为每次 30～60mg，24h 不超过 300 mg。

2. 前列腺素（PG） 是目前在血管造影中应用最广泛的扩张剂，也可以用于解除插管所致的血管痉挛。常用量为每次 2 mg，可以配合 1 mg 的碳酸氢钠溶液和 10 mg 生理盐水稀释，静点使用。

3. 妥拉唑林 直接作用于血管平滑肌，动脉扩张后血流量增加。常用量为每次 25 mg，口服、肌内注射或皮下注射均可。

血管收缩类药物主要用于减少或降低动脉血流速度，多用于小量消化道出血的造影、治疗等。主要分为以下几大类：

1. 肾上腺素 为最常见的血管收缩剂，针对肾脏的肾动脉、肾静脉造影。肾动脉造影主要用于肿瘤诊断，肿瘤的新生血管是单层的内皮细胞，注入肾上腺素后，对比剂流向无收缩反应的肿瘤血管，能够增强肿瘤染色效果。常用量每次 0.3 mg/次，不宜超过 1 mg。

2. 加压素 也称为抗利尿激素，可以作为诊断性药物进行血管造影，多用于腹腔动脉造影和肝动脉造影。加压素也是一种药物，可经肠系膜上动脉或腹腔动脉滴注，静脉滴注也可。这种药物存在明显的不良反应，如血压升高、心动过缓、尿量减少、心梗倾向及胃肠道平滑肌兴奋所引起的腹部绞痛等。常用量为 5 mg/次。

3. 血管紧张素 是效果很强的血管收缩剂，多作用在血管末梢，对血管主干影响不大。大剂量使用血管紧张素的副作用比较明显，表现为血压升高、心动过缓。常用量为 1 mg/次，缓慢滴注，不要突然中止用药。

（二）止血、抗凝与溶栓药物

1. 止血类药物 此类药物多用于防治各种出血，能够配合血管收缩类药物使用，也可以直接注入出血局部达到止血的目的。但是这类药物对毛细血管出血效果好，对于大血管出血只能起到辅助治疗作用。常用的止血药有维生素 K_3、维生素 K_1、氨甲苯酸（止血芳酸）、鱼精蛋白、酚磺乙胺（止血敏）、凝血酶等。

2. 抗凝药物 此类药物主要用于防治深部动静脉血栓、肺栓塞等疾病。在介入治疗中，还用于血管系统的球囊扩张或是血管内金属支架后的抗凝治疗，主要阻止了纤维蛋白的形成，也可以促进纤溶酶形成、加强纤维蛋白的溶解。常用的抗凝药物有：在体内外均能延缓或阻止血液凝固的肝素、阻碍维生素 K 利用的华法林、抑制血小板聚集的阿司匹林和氯吡格雷、抑制血小板聚集与释放的双嘧达莫等。

3. 溶栓药物 此类药物主要用于动脉血栓的介入放射学治疗和部分的静脉血栓治疗。常用的有尿激酶和链激酶。尿激酶是高效的血栓溶解剂，可直接促使无活性的纤溶酶原变为有活性的纤溶酶，从而水解纤维蛋白，因为来源于人体内的蛋白质，所以并发症最少，因为厂家生产的产品不同，用量上差别较大，根据实际情况去选择。链激酶也具有溶解血栓的作用，先与血浆纤溶酶原结合构成激活剂，进而再溶解血栓，机制比尿激酶复杂，临床多用于多种血栓栓塞性疾病，以急性广泛深静脉血栓形成、急性大面积肺栓塞等最为有效。

（三）抗肿瘤药物

抗肿瘤药物是在介入放射学中常用的一类药物，由于各时期的肿瘤细胞对药物的敏感不同，根据对细胞增殖周期不同时相的作用，可以分为细胞周期非特异性药物和细胞周期特异性药物。此种分类需要根据细胞增殖动力学来合理设计抗肿瘤药物的给药方案，才能提高临床疗效。还有一分类是根据药物来源：

1. 烷化剂　此类药物属于细胞毒类，都具有易与组织及细胞发生反应的功能基团，化学活性很强。这种药物虽然能对细胞的DNA、RNA、酶及蛋白质等变性或功能改变，从而抑制肿瘤细胞的增长和繁殖，但是，对人体的正常组织也有杀伤作用。常见的烷化剂有环磷酰胺（CTX）及异丙环磷酰胺，主要与DNA形成交叉联结等共价结合，破坏DNA的结构与功能，使肿瘤细胞死亡。常用量为200～400 mg，溶于50 ml生理盐水中动脉插管缓慢注入。

2. 抗代谢药　此类药物能够干扰细胞正常代谢过程，可抑制细胞增殖，导致细胞死亡，从而达到抗肿瘤的目的。抗代谢药物较有选择性地抑制体内繁殖最旺盛的细胞，包括骨髓、消化道黏膜、指甲、胎儿和恶性肿瘤，也可以用来治疗白血病。一般分为抗叶酸类、抗嘌呤类及抗嘧啶类。常用的抗代谢类药物为氟尿嘧啶（5-氟尿嘧啶），多用于抗消化道癌、肺癌、乳腺癌、宫颈癌、膀胱癌等。病种不同，使用的方法和剂量也不同。

3. 抗肿瘤抗生素　此类药物由微生物发酵作用产生，通过抑制细胞DNA的结合而发挥细胞毒作用。此类药物中的氨基葡萄糖能帮助药物进入心肌细胞，对心肌有毒性作用，使用的时候，对于有心血管系统疾病的患者来说，要慎重。常用的抗肿瘤抗生素有：丝裂霉素C（MMC），抗肿瘤病种较多，但是毒性较大；阿霉素（多柔比星，ADM），临床用来治疗急慢性白血病、恶性淋巴瘤、软组织肉瘤、恶性畸胎瘤、鼻咽癌等多种恶性肿瘤。虽然此类药物毒性略低，但是如果患者肝肾功能不良，可以使毒性增加。

4. 激素类　此类药物对机体功能起调节作用，改变激素水平的不平衡可以抑制肿瘤生长。临床上常用的抗肿瘤激素可以分为性激素和肾上腺皮质激素。性激素与其他抗肿瘤药物联合应用，可以提高治疗效果，对骨髓有一定的保护作用。肾上腺皮质激素对淋巴细胞有直接的溶解作用和抑制有丝分裂的作用，是细胞周期非特异性药物。可以用来治疗急性淋巴细胞白血病，还常用于减轻由于肿瘤侵犯重要生命器官所引起的炎症。

5. 免疫增强剂　此类药物的基本原理是调动机体自身的积极性，提高其对肿瘤的免疫力，靠自身的免疫系统杀灭或抑制肿瘤细胞的生长繁殖。肿瘤的免疫治疗主要分为主动免疫和被动免疫。主动免疫是利用抗原刺激，促进机体产生免疫反应。被动免疫是给机体人工输入抗血清、免疫细胞和免疫效应因子，以对抗肿瘤细胞。

四、介入技术的基础知识

（一）麻醉

在心内科血管介入治疗中，一般采用局部麻醉，常对股动脉或桡动脉穿刺，一般常用药物是利多卡因和丁哌卡因注射液。消化道及呼吸道支架置入术常采用咽部表面麻醉。只有对于不合作的小儿和有精神障碍或极度紧张的患者才进行基础麻醉。麻醉前4h禁食，全身麻醉者8h禁食，术前4h饮水。

（二）造影剂

造影剂主要选择含碘造影剂，在血管造影里属于理想的对比剂，一般可以分为离子型造影剂和非离子型造影剂。前者主要包括复方泛影葡胺和碘化油；后者主要包括甲泛葡胺、碘帕醇、碘海醇、优维显等。使用造影剂时应该考虑患者有无造影剂过敏，其次考虑造影剂的渗透压、离子电荷和化学毒性对人的影响，要尽可能地减少用量、降低造影剂浓度。一部分患者可能会对造影剂产生过敏的不良反应，表现为皮疹、血管性水肿、发热、呕吐，甚至呼吸困难。为了避免上述不良反应的发生，必须要在术前进行碘过敏试验、预防性用药、密切关注高危人群等。

还有一类造影剂为二氧化碳（CO_2）它是一种安全的阴性血管造影剂，它显影的机理是，CO_2被快速注入血管后，与血液形成界面，并不立即溶解，充盈了靶器官之后，血管内外的密度差可以被 DSA 显示出来。与含碘造影剂相比，CO_2对肝肾没有副作用，不会引起过敏能够溶解于血液并通过肺排出体外，适用于对碘过敏、甲亢、肾功不全、心力衰竭等患者群体，但是，只应用于腹部以下动脉、四肢静脉、下腔静脉和门静脉的造影，不能用于心、脑血管造影。

（三）介入常见并发症

1. 操作技术并发症 由于操作不当，穿刺部位会出现血肿、出血或渗血；血中的高凝状态导致的血栓形成或栓塞；导管、导丝在内膜中刺激引起的血管痉挛；由于穿刺失误，误引导管、导丝及鞘管进入内膜，导致血管内膜损伤，或可能导致心壁或血管壁损伤、穿孔、撕裂或形成假性动脉瘤，还可能发生导丝、导管打结或断裂。

2. 动脉内灌注化学药物的并发症 由于介入治疗要在动脉血管内注射化学药物，可能会发生骨髓抑制，或是刺激消化道黏膜，并引起肝功能的改变。对于心脏的影响也很大，可表现为窦性心动过速、ST 段压低、T 波低平，如果原有心脏病者，可以出现充血性心力衰竭。有些抗癌药物还容易引起肾脏毒性反应，还可能引起脱发、局部组织肿胀、溃疡和坏死。

3. 血管栓塞术的并发症 最严重的并发症就是过度栓塞，是指栓塞程度和范围过大，尤其是使用液态栓塞剂和过度使用颗粒栓塞剂，极容易造成正常组织的缺血和坏死、肝功能衰竭、胃肠或胆管穿孔等。还有比较常见的疼痛和发热等炎性反应、脓肿形成、外周神经损伤等。血管栓塞术还容易引起误栓，主要指非靶器官或血管的意外栓塞，这种并发症可以通过提高医生的操作水平来避免。

4. 血管球囊成形术的并发症 非常常见的会出现由于操作不当而出现的导丝、导管断裂，或是血管穿孔和内膜撕裂。球囊也可能由于加压时用力过猛而破裂，这就需要使用新球囊，如果发现球囊偏心性、葫芦状变形等，都应该更换新球囊。在进行髂动脉球囊血管成形术后，远端动脉血管可能会出现栓塞，有可能会出现小腿部缺血，必要时要进行外科治疗。还可能会出现动脉内膜损伤、夹层，表现为造影剂节段性滞留，消失延迟，血管腔变狭窄等，要立即停止操作。轻度的内膜损伤或夹层一般能够自行缓解，严重的重要脏器或肢体的供血动脉必须要在夹层部位植入支架以改善远端血流供应，必要时要进行外科血管旁路移植术。

5. 血管内支架植入术的并发症 支架植入术的并发症最常见的就是血管损伤，包括血管穿通和血管破裂。支架移位情况的发生多与选择支架的直径小于血管直径所致。如果支架植入术的操作时间过长、抗凝药物的剂量不够，有可能会造成支架内急性血栓形成或远端血管血栓栓塞。支架植入术的并发症还包括操作不规范所引起的感染、疼痛、发热等。

五、介入技术的应用范围

（一）头颈部疾病

适用于脑血管造影术、动脉内溶栓术、脑胶质瘤动脉灌注术、颅内动脉瘤栓塞术、脑动静脉畸形血管栓塞术、鼻腔内大出血血管内栓塞术等（图8-1-6、图8-1-7）。

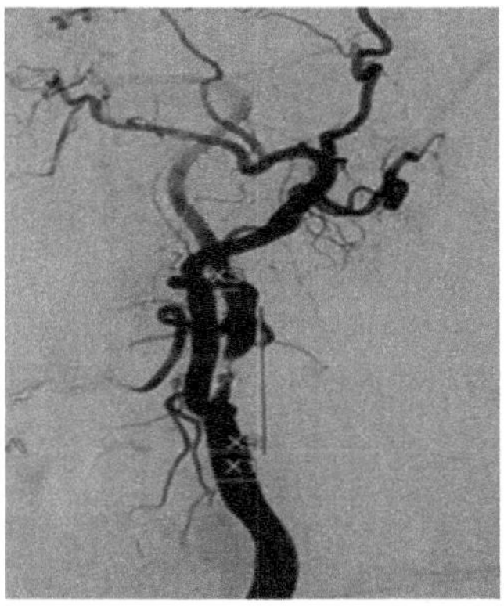

图8-1-6 颈动脉重度狭窄支架植入前

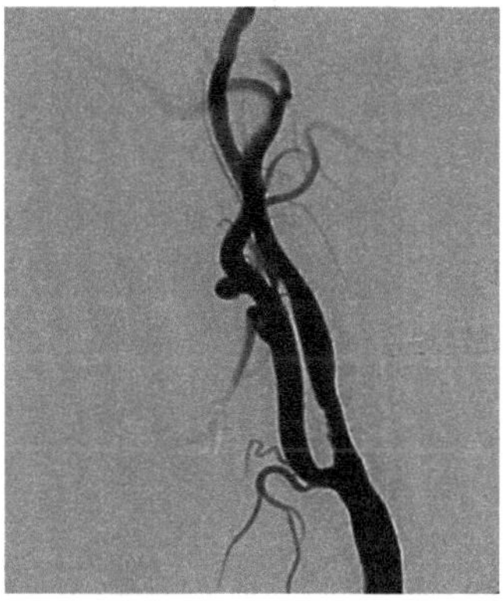

图8-1-7 颈动脉重度狭窄支架植入后

（二）胸部疾病

心脏导管检查及造影术、经皮穿刺心脏瓣膜球囊成形术、经导管房间隔（或室间隔）缺损关闭术、动脉导管未闭堵塞术、心脏电生理检查、临时起搏器应用及置入术、心内射频电流消融术、心内膜心肌活检术、经皮心包穿刺导管引流术、经皮腔内冠状动脉成形术、经皮冠状动脉腔内溶栓术等。

（三）腹部疾病

腹主动脉造影术、腹主动脉成形术、腹主动脉瘤内支架植入术、选择性腹腔动脉造影术、肝动脉导管置入术、经皮肝静脉穿刺造影术、经皮肝穿刺活检、经皮肝穿刺胆道活检及成形术、门静脉造影术、下腔静脉滤过器置入术、选择性肾动脉造影术、经皮肾穿刺活检及治疗等。

（四）盆腔疾病

选择性髂内动脉造影术、盆腔内大出血动脉栓塞术、子宫肌瘤的介入治疗、经皮前列腺病变穿刺活检及治疗、前列腺肥大尿道狭窄扩张术、经皮盆腔病变穿刺活检及治疗。

（五）脊柱及四肢疾病

脊髓血管畸形动脉造影及栓塞术、经皮穿刺腰椎间盘切吸术、经皮穿刺腰椎间盘激光减压术、选择性四肢动脉造影术、选择性四肢静脉造影术、股骨头无菌性坏死介入治疗、肢体动静脉瘘栓塞术、经皮骨穿刺活检及治疗等。

（六）肿瘤

选择性肿瘤供血动脉灌注化疗与栓塞共同治疗恶性肿瘤，如肝癌、肾癌、肺癌等；应用栓塞术治疗海绵状血管瘤，子宫肌瘤，骨肉瘤，鼻咽部纤维血管瘤等；利用放射性碘125粒子植入术治疗实体性肿瘤，如肝癌、肺癌、转移瘤等。

（七）非血管管腔成形

对于人体内非血管组织的中空管腔，如消化道、泌尿道、胆道、呼吸道、输卵管等发生狭窄、阻塞时，可以利用球囊导管和各种支架来扩张，使其畅通，也可以称为管腔成形术。包括以气管和支气管狭窄为代表的呼吸道成形术，具体有纵隔纤维化、结节病等造成的外压性气管支气管狭窄；气管软化和气管塌陷；肿瘤与肉芽组织造成的患者严重窒息。管腔成形术还包括各种原因导致的食管、胃、十二指肠的狭窄；良恶性因素造成胆管狭窄的成形术；针对输尿管和尿道狭窄的成形术；输卵管成形术等。

（八）经皮穿刺活检

应用特制穿刺针、切割针和自动活检枪，抽吸或取组织进行病理检查。包括：胸部活检术，可以进行肺活检、胸膜活检和纵隔活检；腹部活检术，可进行腹部实质脏器，如肝脏、脾脏、胰腺、肾脏、卵巢等部位的穿刺活检；骨活检术，用特殊的穿刺针对于骨的炎性病变、成骨性肿瘤、骨性病变浸润软组织等进行活检等。

（田　昕）

第二节　内镜检查简介

内镜，经人体的天然孔道，或者是经手术做的小切口进入人体内，是一种常用的医疗器械。图像质量的好坏直接标志着内窥镜技术的发展水平。自 1869 年德国医生 Kussmaul 制成硬式胃镜以来，胃镜检查经历了由硬式至可曲，由纤维至电子的发展历程。1957 年美国医生 Hirchowz 首先使用纤维胃镜之后，胃镜技术不断发展，其配备的各种辅助附件可以进行镜下止血、切除息肉、异物取出、支架放置、圈套结扎等内镜治疗，形成了新兴的治疗内镜领域。

1983 年美国人首先发明了电子内窥镜并应用于临床，被认为是内镜发展史上的一个里程碑。电子内镜图像分辨率明显提高。电子内镜不吸收光，因此较纤维内镜的颜色更为真实。与计算机及图文处理系统的有机结合，有利于资料的储存、图像的采集、分析与交流。目前已逐渐替代纤维内镜成为腔内疾病诊断和治疗的先进手段。

一、上消化道内镜检查

上消化道内镜检查包括食管、胃、十二指肠的检查，通常亦称胃镜检查。

（一）适应证

适应证比较广泛，一般说来，一切食管、胃、十二指肠疾病诊断不明者，均可进行此项检查。主要适应证如下：

（1）吞咽困难、胸骨后疼痛、烧灼、上腹部疼痛、不适、饱胀、食欲下降等上消化道症状，原因不明者。

（2）不明原因的上消化道出血。急性上消化道出血，早期检查不仅可获病因诊断，尚可同时进行镜下止血。

（3）X 线钡餐检查不能确诊或不能解释的上消化道病变，特别是黏膜病变和疑有肿瘤者。

（4）需要随访观察的病变，如溃疡病、萎缩性胃炎、术后胃、反流性食管炎、Barrett 食管等。

（5）药物治疗前后对比观察或手术后随访。

（6）需作内镜治疗的患者，如取出异物、镜下止血及食管静脉曲张的硬化剂注射与结扎、食管狭窄的扩张治疗、上消化道息肉摘除等。

（二）禁忌证

随着器械的改良和技术的进步，禁忌证较过去明显减少。下列情况属禁忌证：严重心肺疾患，如严重心律失常、心力衰竭、心肌梗死急性期、严重呼吸衰竭及支气管哮喘发作期等。轻症心肺功能不全酌情在监护条件下进行，以策安全。

（1）休克、昏迷等危重状态。

（2）神志不清、精神失常，不能合作者。

（3）食管、胃、十二指肠穿孔急性期。

（4）严重咽喉疾患、腐蚀性食管炎和胃炎、巨大食管憩室、主动脉瘤及严重颈胸段脊柱畸形者。

（5）急性传染性肝炎或胃肠道传染病一般暂缓检查；慢性乙、丙型肝炎或病原携带者、AIDS患者应具备特殊的消毒措施。

（三）方法

1. 检查前准备　①检查前禁食8h。有胃排空延缓者，须禁食更长时间；有幽门梗阻者，应洗胃后再检查。②阅读胃镜申请单，简要询问病史，作必要体检，了解检查的指征，有否危险性及禁忌证。做好解释工作，消除患者恐惧心理，以取得患者的合作。③麻醉：检查前5～10min，吞服含1%丁卡因胃镜胶（10ml）或2%利多卡因喷雾咽部2～3次，前者兼具麻醉及润滑作用，目前应用较多。④镇静剂：一般无需使用镇静剂。过分紧张者可用地西泮5～10mg肌内注射或静注。做镜下治疗时，为减少胃蠕动，可术前10min用山莨菪碱10mg或阿托品0.5mg。⑤口服去泡剂：可用二甲硅油去除十二指肠黏膜表面泡沫，使视野更加清晰。此项不作为必须要求。⑥检查胃镜及配件：注意光源、送水、送气阀及吸引装置，操纵部旋钮控制的角度等。检查胃镜的线路、电源开关及监视器屏幕影像。此外，内镜室应具有监护设施、氧气及急救用品。

2. 检查方法要点

（1）患者取左侧卧位，双腿屈曲，头垫低枕，使颈部松弛，松开领口及腰带，取下义齿。

（2）口边置弯盘，嘱患者咬紧牙垫，铺上消毒巾或毛巾。

（3）医生左手持胃镜操纵部，右手持胃镜先端约20cm处，直视下将胃镜经咬口插入口腔，缓缓沿舌背、咽后壁插入食管。嘱患者深呼吸，配合吞咽动作可减少恶心，有助于插管。注意动作轻柔，避免暴力。勿误入气管。

（4）胃镜先端通过齿状线缓缓插入贲门后，在胃底部略向左、向上可见胃体腔，推进至幽门前区时，俟机进入十二指肠球部，调整胃镜深度，即可见十二指肠降段及乳头部。由此退镜，逐段观察，配合注气及抽吸，可逐一检查十二指肠、胃窦、胃角、胃体、胃底及食管各段病变。注意各部位的大小、形态、黏膜皱襞、黏膜下血管、分泌物性状以及胃蠕动情况。特别应注意勿遗漏胃角上部、胃体垂直部及贲门下病变。

（5）对病变部位可摄像、染色、局部放大、活检、刷取细胞涂片及抽取胃液检查助诊。

（6）退出胃镜时尽量抽气防止腹胀。被检查者2h后进温凉流质或半流质饮食。

（四）并发症

1. 一般并发症　喉头痉挛、下颌关节脱臼、咽喉部损伤感染、腮腺肿大、食管贲门黏膜撕裂等。

2. 严重并发症

（1）心搏骤停、心肌梗死、心绞痛等：是由于插镜刺激迷走神经及低氧血症所致，一旦发生应立即停止检查，积极抢救。

（2）食管、胃肠穿孔：多由于操作粗暴，盲目插镜所致。如发生食管穿孔会即刻出现胸背上部剧烈疼痛及纵隔颈部皮下气肿。X线摄片可确诊，应急诊手术治疗。

（3）感染：操作时间过长有发生吸入性肺炎的可能，镜下治疗如硬化剂注射、激光、扩张等治疗可发生局部继发感染。可术后使用抗生素3天。为防止乙、丙型病毒性肝炎传播，要求患者在胃镜检查前检测乙、丙型肝炎病毒标志，对阳性者用专门胃镜检查，并对内镜进行包括水洗、酶洗、药洗在内的彻底消毒。

（4）低氧血症：多由于内镜压迫呼吸道引起通气障碍或因病人紧张憋气所致。停止检查后给予吸氧一般都能好转。

（五）常见上消化道疾病的内镜诊断

自纤维内镜使用以来，上消化道疾病诊断率明显提高。胃镜下常见的疾病有炎症、溃疡和肿瘤，其次还有息肉、食管胃底静脉曲张、食管贲门黏膜撕裂、憩室、异物、寄生虫等。

1. 慢性胃炎

（1）慢性浅表性胃炎：黏膜充血水肿、反光增强、斑片状发红；可有黏膜下出血及片状糜烂；或呈多发隆起，表面糜烂，周围有红晕。发炎黏膜表面有较多透明或黄白色分泌物附着，难以冲净。

（2）慢性萎缩性胃炎：黏膜苍白或花斑状（以白为主），黏膜萎缩变薄，皱襞变浅甚至消失，黏膜下血管透见。伴局灶增生和肠腺化生者表现为黏膜呈小结节状或粗糙颗粒状改变，表面缺少光泽，分泌物少。黏膜活检腺体萎缩有助于确诊。

（3）慢性肥厚性胃炎：黏膜肥厚、水肿，表现为皱襞粗大，似脑回状，充气后不能展开，颜色深红，似牛肉色。胃内分泌物增多，常伴糜烂，亦有结节状或铺路石样外观。

2. 溃疡 可位于食管、胃、十二指肠等部位，内镜下可分为活动期、愈合期和瘢痕期。

（1）活动期：可见圆形或椭圆形凹陷，直径多为0.5～1.5cm，底部覆以白苔、血痂或血凝块，周围黏膜充血、水肿，呈堤状隆起。

（2）愈合期：溃疡缩小、变浅、表面薄白苔，边缘光滑整齐，周边水肿消失，再生上皮明显呈红色栅状，溃疡边缘可见黏膜皱襞向中央集中。

（3）瘢痕期：溃疡消失，为再生上皮覆盖，再生上皮发红，呈栅状，向心性呈放射状排列。

3. 肿瘤 对于胃癌和食管癌，胃镜是最佳检查方法，尤对发现早期胃癌更为重要。

根据癌组织在胃壁的浸润深度，将胃癌分为进展期胃癌和早期胃癌两类。进展期胃癌分四型，即包曼Ⅰ型：肿块型或隆起型；包曼Ⅱ型：溃疡型；包曼Ⅲ型：浸润溃疡型；包曼Ⅳ型：弥漫浸润型。溃疡型癌主要发生在胃窦，一般较良性溃疡大而不规则，周边不整齐，底部不平，触之质硬，黏膜脆易出血。浸润型癌溃疡可有可无，而胃壁变得僵硬、增厚、扩张受限，缺乏蠕动，形成皮革胃，易被漏诊，应仔细观察，多取活检，行病理检查确诊。

二、下消化道内镜检查简介

下消化道内镜检查包括乙状结肠镜、结肠镜和小肠镜检查，以结肠镜应用广泛，可达回盲部甚至末端回肠，了解部分小肠和全结肠病变。

（一）适应证

（1）不明原因的便血、大便习惯改变，或有腹痛、腹块、消瘦、贫血等征象，怀疑有结、直肠及末端回肠病变者。

（2）钡剂灌肠或乙状结肠镜检查结肠有狭窄、溃疡、息肉、癌肿、憩室等病变，需进一步确诊者。

（3）转移性腺癌、CEA、CA199 等升高，需寻找原发病灶者。

（4）炎症性肠病的诊断与随诊。

（5）结肠癌术前确诊，术后随访，息肉摘除术后随访。

（6）行镜下止血、息肉切除、整复肠套叠、肠扭转、扩张肠狭窄及放置支架解除肠梗阻等治疗。

（二）禁忌证

（1）肛门、直肠严重狭窄。

（2）急性重度结肠炎，如急性细菌性痢疾、急性重度溃疡性结肠炎及憩室炎等。

（3）急性弥漫性腹膜炎、腹腔脏器穿孔、多次腹腔手术、腹内广泛粘连及大量腹水者。

（4）妊娠期妇女。

（5）严重心肺功能衰竭、精神失常及昏迷患者。

（三）方法

1. 检查前准备　肠道准备是检查成功的前提。

（1）检查前 1 日进流质饮食，当日晨禁食。

（2）肠道清洁有多种方法，可于检查前 3h 嘱病人饮主要含氯化钠的平衡电解质液 3000 ~ 4000ml，或主要含磷酸缓冲液的清肠液，饮水总量不足 1000ml，可达到同样清肠效果。也可用 20% 甘露醇 500ml 和 5% 葡萄糖生理盐水 1000ml 混合液于检查前 1 天傍晚口服，导致渗透性腹泻，但应注意甘露醇可在大肠内被细菌分解产生可燃气体“氢”，如行高频电凝术有引起爆炸的危险。

（3）阅读结肠镜申请单，简要询问病史，作必要体检，了解检查的指征，有否禁忌证，做好解释工作，说明检查的必要性及安全性，消除恐惧心理，争取主动配合。

（4）术前用药。可术前 5 ~ 10min 用阿托品 0. 5mg 肌内注射或山莨菪碱 10mg 肌内注射，以减少肠蠕动。对青光眼、前列腺肥大或近期发生尿潴留者禁用。对情绪紧张者可肌内注射地西泮 5 ~ 10mg、哌替啶 50mg，但使用上述药品可使痛阈增高，降低结肠穿孔反应信号，应特别警惕。

（5）检查室最好有监护设备及抢救药物，以备不时之需。

（6）检查结肠镜及配件如同胃镜前准备，以确保结肠镜性能及质量。

2. 检查方法要点

（1）国内多采用无 X 线透视下，双人操作检查，亦可单人操作。镜检难度较胃镜为大，需要术者与助手默契配合，共同完成。

（2）嘱患者穿上带空洞的检查裤，取左侧卧位，双腿屈曲。

（3）术者先做直肠指检，了解有无肿瘤、狭窄、痔疮、肛裂等。此后助手将肠镜先端涂上润滑剂（一般用硅油，不可用液状石蜡，可损坏肠镜前部橡胶外皮）后，嘱患者张口呼吸，放松肛门括约肌，以右手示指按压镜头，使镜头滑入肛门，此后按术者指令循腔进镜。

（4）遵照循腔进镜原则，少量注气，适当钩拉、去弯曲直、防袢、解袢等插镜原则，助手随时用沾有硅油的纱布润滑镜身，逐段缓慢插入肠镜。特别注意抽吸气体使肠管缩短，在脾曲、肝曲处适当钩拉、旋镜，并配合患者呼吸及体位进镜，以减少转弯处的角度，缩短检查距离。

（5）助手按检查要求以适当的手法按压腹部，以减少肠管弯曲及结襻，防止乙状结肠、横结肠结袢，对检查特别有帮助。

（6）到达回盲部的标志为内侧壁皱襞夹角处可见圆形、椭圆形漏斗状的阑尾开口，Y 字形（画盘状）的盲尖皱襞及鱼口样的回盲瓣。打开强光灯，部分患者在右下腹体表可见到集中的光团。在回盲瓣口尽可能调整结肠镜前端角度，候机插入或挤入回盲瓣，观察末端回肠 15～30cm 范围的肠腔与黏膜。

（7）退镜时，操纵上下左右旋钮，灵活旋转前端，环视肠壁，适量注气、抽气，逐段仔细观察，注意肠腔大小、肠壁及袋囊情况。对转弯部位或未见到结肠全周的肠段，调整角度钮及进镜深度，甚至适当更换体位，重复观察。

（8）对有价值的部位摄像、取活检及细胞学等检查助诊。

（9）做息肉切除及止血治疗者，应用抗生素数天，半流食和适当休息 3～4 天，以策安全。

（四）并发症

（1）肠穿孔：可发生剧烈腹痛、腹胀，有急性弥漫性腹膜炎体征，X 线腹部透视下可见膈下游离气体。一经确诊应立即手术治疗。

（2）肠出血：多由于插镜损伤、活检过度、电凝止血不足等引起，应予避免。

（3）肠系膜裂伤：罕见于操作粗暴，如有腹腔粘连时易造成肠系膜裂伤，少量出血可保守治疗，大量出血至血压下降时，应剖腹探查作相应处理。

（4）心脑血管意外：由于检查时过度牵拉刺激迷走神经引起反射性心律失常，甚至心搏骤停。高血压患者检查时情绪紧张可加重高血压，引起脑血管意外，应立即拔出镜子，进行抢救。

（5）气体爆炸：有报道口服 20% 甘露醇作肠道准备后，再作息肉电切时可引起肠道气体爆炸。故行息肉电切时应避免使用甘露醇，或先采用 6.7% 低浓度甘露醇（即 20% 甘露醇 500ml 加 5% 葡萄糖生理盐水 1000ml）作肠道准备，在息肉电切前反复注气，吸气 2～3 次，有助于降低肠道内可燃性气体浓度，避免发生爆炸。

（五）结肠疾病的内镜诊断

结肠疾病的基本病变是炎症、溃疡及肿瘤，与上消化道疾病有相似之处，掌握了上消化道内镜检查之后，对结肠疾病的辨认不难，结肠黏膜炎症由多种原因引起，形态改变必须结合病原学、病因学及临床表现才能做出诊断。溃疡性结肠炎患者镜下见黏膜广泛充血、水肿、糜烂或表浅溃疡，表面有脓苔和渗出物，形态多样，并伴炎性息肉形成。Crohn 病患者镜下见跳跃式分布的纵形或匍行性深溃疡，附近常有多发大小不等炎性息肉，周围黏膜正常或鹅卵石样增生，肠壁明显增厚，肠腔明显狭窄。结肠良性肿瘤以腺瘤、息肉多见，其大小、形态、有无蒂对判断类型及预后甚为重要。结肠恶性肿瘤主要是结肠癌，近年来有增多之势，好发于直肠、乙状结肠，大多呈隆起型，即息肉样癌，可有蒂、无蒂和亚蒂，表面发红，凹凸不平，多有糜烂或溃疡，结肠镜检查是诊断和随访结肠癌的主要手段。

三、纤维支气管镜检查简介

纤维支气管镜检查是呼吸系统疾病诊疗的重要方法之一。同时可在直视下作活检或刷检，亦可作支气管灌洗和支气管肺泡灌洗，行细胞学或液性成分检查，是支气管、肺和胸腔疾病诊断、治疗和抢救上的一项重要手段。

（一）适应证

（1）不明原因咯血，需明确出血部位和咯血原因者，或原因和病变部位明确，但内科治疗无效或反复大咯血而又不能行急诊手术需局部止血治疗者。

（2）X 线胸片示块影、肺不张、阻塞性肺炎，疑为肺癌者。

（3）X 线胸片阴性，但痰细胞学阳性的“隐性肺癌”者。

（4）性质不明的弥漫性病变、孤立性结节或肿块，需钳取或针吸肺组织作病理切片或细胞学检查者。

（5）原因不明的肺不张或胸腔积液者。

（6）原因不明的喉返神经麻痹和膈神经麻痹者。

（7）不明原因的干咳或局限性喘鸣者。

（8）吸收缓慢或反复发作性肺炎。

（9）需用双套管吸取或刷取肺深部细支气管的分泌物作病原学培养，以避免口腔污染。

（10）用于治疗：如取支气管异物、肺化脓症吸痰及局部用药、手术后痰液潴留吸痰、肺癌局部瘤体的放疗和化疗等。另外，对于呼吸道狭窄患者，可在纤支镜下行球囊扩张或放置镍钛记忆合金支架等介入治疗。

（二）禁忌证

（1）对麻醉药过敏者以及不能配合检查的受检者。

（2）有严重心肺功能不全、严重心律失常、频发心绞痛者。

（3）全身状况极度衰弱不能耐受检查者。

（4）凝血功能严重障碍以致无法控制的出血倾向者。

（5）主动脉瘤有破裂危险者。

（6）新近有上呼吸道感染或高热、哮喘发作、大咯血者需待症状控制后再考虑作纤维支气管镜检查。

（三）检查方法

1. 术前准备 术前向病人说明检查目的、意义、大致过程和配合的方法，以消除病人的顾虑，使检查顺利进行。受检者需有近期胸片，包括正侧位片、必要时有断层片或胸部 CT 片，以确定病变位置。有出血倾向者需作凝血时间和血小板计数等检查。对年老体弱、心肺功能不佳者作心电图和肺功能检查。术前受检者禁食 4h。术前半小时肌内注射阿托品 0.5mg 和地西泮 10mg。

2. 局部麻醉 常用 2% 利多卡因溶液，可在纤支镜镜管插入气管后滴入或经环甲膜穿刺注入。

3. 操作步骤 患者一般取平卧位，不能平卧者可取坐位。术者用左手或右手持纤维支气管镜的操纵部，拨动角度调节环和钮，持镜经鼻或口腔插入，找到会厌与声门，观察声门活动情况。当声门张开时，将镜快速送入气管，在直视下边向前推进边观察气管内腔，达到隆突后观察隆突形态。见到两侧主支气管开口后，先进入健侧再进入患侧，依据各支气管的位置，拨动操纵部调节钮，依次插入各段支气管，分别观察支气管黏膜是否光滑、色泽是否正常、有无充血水肿、渗出、出血、糜烂、溃疡、增生、结节与新生物以及间嵴是否增宽、管壁有无受压、管腔有无狭窄等。对直视下的可见病变，先活检，再用毛刷刷取涂片，或用 10ml 灭菌生理盐水注入病变部位进行支气管灌洗作细胞学或病原学检查。对某些肺部疾病尚需行支气管肺泡灌洗。

（四）临床应用

1. 协助疾病诊断

（1）肺癌的诊断：纤支镜检查可大大提高肺癌的确诊率，尤其是对于管内增殖型及管壁浸润型。此时可以通过钳检技术获取诊断，但在钳检时特别要注意第一次活检的钳夹，要求部位准确、钳夹肿瘤的基部，若表面附有坏死样物需反复吸引或钳出后再取肿瘤组织。为提高诊断阳性率可通过多种采样方法，如针吸、钳检、刷检和冲洗。

（2）肺不张的诊断：肺不张常见的原因包括肿瘤、炎症和结核以及某些特殊病因如血块、异物、外伤和术后等。而纤支镜的检查对于肺不张病因的鉴别有非常重要的意义。在临床工作中发现了不少胸部 CT 诊断为“肿瘤”而纤支镜镜下为异物（骨头）的病例。

（3）对胸片正常的咯血病人的诊断：通过纤支镜检查可明确有无肺癌、出血的部位，同时可以清除血块、局部止血。但是对于大咯血病人的纤支镜检查时机问题存在争议，多数人认为患者仍有少量咯血时进行纤支镜检的效果最好。

（4）肺部感染性病变的诊断：通过纤支镜冲洗液可行细菌、结核的培养，为肺部感染性疾病提供病原学诊断，尤其是不典型肺结核和支气管结核的诊断。

（5）弥漫性肺部间质性疾病的诊断：可通过经纤支镜肺活检或肺泡灌洗液来进行诊断。

（6）胸膜疾病的诊断：对于原因不明的胸腔积液诊断是临床难题。胸液细胞学检查和胸膜活检的结果常常不令人满意。以纤支镜代胸腔镜检查可提高诊断率，但对于伴有咯血或肺部病变者纤支镜的检查对诊断的价值优于胸膜活检。

2. 协助疾病的治疗

（1）用于呼吸衰竭的救治：在各种原因所致的呼吸衰竭时，可因分泌物黏稠阻塞呼吸道，此时可利用纤支镜通过气管插管的内径口或气管切开的气管套管口或直接插镜进行床边吸痰，常可取得良好效果。

（2）胸外伤及胸腹手术后并发症的治疗：由于胸外伤、胸腹手术后限制了患者的咳嗽动作，使血液或痰液滞留导致肺不张或肺部感染等并发症。通过纤支镜吸引可避免或减少并发症的发生。

（3）取异物：由于纤支镜取异物视野大、病人痛苦小已广泛应用于临床。但对于异物留置时间长，异物周围被肉芽组织包绕时取异物时需要慎重，因为此种情况特别易出血。

（4）肺部感染性疾病的治疗：对于有大量分泌物的肺脓肿、支气管扩张等，可通过纤支镜吸引分泌物以及局部给药治疗。

（5）用于大呼吸道狭窄的介入治疗。

（五）并发症

纤维支气管镜检查已经广泛应用于临床。据文献报道其一般并发症的发生率为 0.3%，较严重并发症的发生率为 0.1%，病死率为 0.04%。而且并发症的发生率与病例选择、操作者的技术水平有关。主要并发症有出血、气胸、发热、喉痉挛、麻醉药反应等，偶见心搏骤停。

1. 喉痉挛 本症多为麻醉药所致的严重并发症，亦可在给支气管哮喘或慢性阻塞性肺疾病患者插镜时发生。除了喉痉挛以外，还可出现抽搐、呼吸抑制，甚至心搏骤停。为防止该并发症的发生，于术前一定要详细询问药物过敏史以及基础疾病史。对有基础疾病者最好给予氧气吸入。

2. 低氧血症 一般认为插镜时约 80% 左右的病人 PaO_2 下降，其下降幅度在 10mmHg 左右，操作时间越长，下降幅度越大。低氧血症可诱发心律失常、心肌梗死，甚至心搏骤停。

3. 术中、术后出血 施行了组织活检者均有不同程度出血，亦有因细胞刷检后局部黏膜刷破出血或因插管中剧烈咳嗽而诱发出血。少量出血，可自行或经局部注入止血药后停止，大出血时除经纤维支气管镜及时负压吸引外，还需局部注入稀释的肾上腺素或稀释的凝血酶，不易经纤维支气管镜吸出时应及时换气管插管或金属硬质直管支气管镜吸引，并及时采取全身的止血药物治疗。

4. 气胸 本并发症主要是由肺活检引起。发生率为1% ~6%，也有少数发生在气管腔内直视下活检。据临床报道极少发生死亡，仅约50%的人需进行胸腔闭式引流处理。

5. 术后发热 本症发生率约6%左右。继发肺部细菌感染、菌血症，甚至术后出现致死性败血症也偶有发生。

四、其他内镜检查概要

内镜还包括胆道镜、膀胱镜、腹腔镜、胸腔镜、关节镜等，可以对胆道系统、泌尿系统、生殖系统、胸腹腔病变、关节内病变进行诊断治疗。

（一）胆道镜

胆道镜主要用于胆道系统中胆管的检查。医生通过切开的胆总管，将胆道镜从胆总管的切口放入胆道内，可以直接看清胆道内的病变，从胆道镜中还可以放入取石网、活组织钳、细胞刷和冲洗管等器械，对诊断和治疗许多胆道疾病有很大的帮助。其临床主要作用如下：

1. 确定胆管病变的部位和性质 通过胆道镜可以直接窥视胆总管、肝总管，甚至肝内胆管的管壁和管腔，帮助确定胆管有无炎症、肿瘤、管腔有无狭窄等。如发现胆管内有肿瘤或管腔狭窄，不能确定其性质时，可以用活组织钳夹取一小块组织作切片检查，或用细胞刷进行刷取，然后再作细胞检查。

2. 确定胆道内有无结石遗留 有的病人在手术后经过T管造影，发现胆管内还有结石残留，对这些病人有时可以先将T管拔除，立即把纤维胆道镜从T管的瘘管插到胆道内，然后再插入取石网将胆石取出，这样就可避免用再次手术的方法来取出胆石。

（二）膀胱镜

膀胱镜主要用于膀胱内的检查。医生通过尿道逆行插入膀胱，可以直接看清膀胱内的病变。通过附有电灼器、剪开器和活组织检查钳等，对膀胱内的病变进行治疗。其临床主要作用如下：

1. 诊断作用 通过检查窥镜可以观察到膀胱内情况；通过输尿管插管窥镜，可向输尿管插入细长的输尿管导管至肾盂，分别搜集尿液，进行常规检查和培养；静脉注入靛胭脂溶液，观察两侧输尿管的排蓝时间，可以分别估计两侧肾功能（正常注药后5~10分钟排蓝），经导管向肾盂或输尿管注入12.5%碘化钠造影剂，施行逆行肾盂造影术，可以了解肾、肾盂和输尿管的情况。

2. 治疗作用 如膀胱内有出血点或乳头状瘤，可通过膀胱镜用电灼器治疗；膀胱内结石可用碎石器粉碎后冲洗出来；膀胱内小异物和病变组织可用异物钳或活组织钳取出；输尿管口狭窄，可通过膀胱镜用剪开器剪开（或用扩张器进行扩张）。

（三）腹腔镜

腹腔镜是用于腹腔内检查和治疗的内窥镜。其实质上是一种纤维光源内窥镜，包括腹腔镜、能源系统、光源系统、灌流系统和成像系统。在完全无痛情况下应用于外科患者，可直接清楚地观察患者腹腔内情况，了解致病因素，同时对异常情况做手术治疗。其临床主要作用如下：

1. 诊断作用 原因不明的急、慢性腹痛的病因诊断；腹部损伤（血流动力学稳定）的探查；腹部恶性肿瘤的分期；肝脏疾病的活检和鉴别诊断；腹水的鉴别诊断。

2. 治疗作用 某些良性疾病以及早期肿瘤，如胆囊切除、阑尾切除、肝囊肿开窗、大肠肿瘤切除、食管裂孔疝修补胃折叠术、腹外疝修补、胃平滑肌瘤切除、消化道癌、胃肠穿孔修补、粘连性肠梗阻松解等。

（朱　敏）

思考题

1. 试述介入放射学的概念。
2. 介入常见并发症有哪些？
3. 介入技术可治疗哪些疾病？
4. 介入技术中，可能用到的药物有哪几大类？
5. 上消化道内镜检查的并发症有哪些？
6. 试述纤维支气管镜检查的适应证。

第九章 临床常用诊断技术应用

实验一 体格检查术

体格检查的过程是基本技能训练和临床经验积累的过程，也是与被检查者交流、沟通、建立良好医患关系的过程，其目的是收集患者有关健康的正确资料。许多疾病通过体格检查再结合病史、临床表现和实验室检查结果就可以做出临床诊断。

一、一般检查及生命征

一般检查属于体格检查的内容，为整个体格检查过程中的第一步。它以视诊观察为主要检查方法，配合应用触诊、听诊和嗅诊并借助于体温表、血压计、听诊器等进行检查。

一般检查的内容包括：性别、年龄、体温、呼吸、脉搏、血压、发育、营养与体形、面部表情、意识状态、体位姿势、步态、淋巴结和皮肤等。

（一）全身状态检查

1. 性别 见第三章第二节。

2. 年龄 见第三章第二节。

3. 生命征 是评价生命活动质量的征象，是体格检查时必须检查的指标之一，包括体温、脉搏、呼吸和血压。

（1）体温：临床上以口温、腋温、肛温表示。

1）口测法：测量前10分钟内禁饮热、开水和冰水。将消毒过的体温计温度标计甩至35℃以下，汞柱端置于舌下，紧闭口唇，用鼻呼吸，以免冷空气进入口腔影响口腔内温度，放置5分钟后取出并读数。口测法正常值为36.3～37.2℃。

2）肛测法：被检查者取侧卧位，将汞柱端涂以润滑剂的肛门体温计，徐徐插入肛门，达体温计1/2长度，放置5分钟后取出并读数。肛测法正常值为36.5～37.7℃，肛测法温度一般较口测法高0.2～0.5℃。

3）腋测法：将腋窝汗液擦干，并检查腋窝处有无保暖或降温物品。把体温计汞柱端放在一侧腋窝中央顶部，用上臂将其夹紧，放置10分钟后取出并读数。腋测法正常值为36.0～37.0℃，腋窝体温较口温约低0.2～0.4℃。腋测法简便、安全，不易发生交叉感染，是临床常用的体温测量法。

（2）脉搏：是由心脏节律性的收缩、舒张，主动脉内的压力一升一降，引起血管壁相应出现扩张与回缩而形成。通常检查者以3个手指（食指、中指、无名指）并拢，将其指腹平放于桡动脉近手腕处，以适当压力来触摸桡动脉搏动，应注意其脉率、节律、紧张度、强弱、动脉壁的弹性以及呼吸对它的影响等。也可以检查颞动脉、颈动脉、肱动脉等。

脉率可因年龄、性别、活动、精神状态等不同而有所波动，正常成人脉率在安静状态下为60～100次/分，平均72次/分。儿童较快，约90次/分，婴幼儿可达130次/分。老年人较慢，55～60次/分。女性较男性快，夜间睡眠时较慢，餐后、活动及情绪激动时脉率增快。

水冲脉检查：是指脉搏骤起骤落，犹如潮水涨落，故名水冲脉。是由于周围血管扩张或存在分流、反流所致。前者常见于甲状腺功能亢进、严重贫血、脚气病等，后者常见于主动脉瓣关闭不全、先天性心脏病动脉导管未闭、动静脉瘘等。检查者握紧患者手腕掌面，将其前臂高举过头部，可明显感知桡动脉犹如水冲的急促而有力的脉搏冲击。

（3）呼吸：静息状态下，健康人进行着有节律的呼吸运动，成人呼吸频率为 12～20 次/分，呼吸与脉搏之比为1∶4。新生儿较快，达44 次/分，随着年龄的增长而渐减慢。应注意呼吸类型、频率、深度、节律以及有无其他异常等现象。

（4）血压：动脉血压简称血压，是重要的生命征。血压测量有两种方法即直接测量法和间接测量法。直接测量法是用特制的导管经穿刺进入主动脉，导管末端经换能器外接床旁监护仪，自动显示血压。仅适用于危重病人及大手术患者。间接测量法为广泛应用的袖带加压法。常用的有弹簧式、汞柱式和电子血压计，以汞柱式最为常用。间接测量法常采用上臂肱动脉部位测取血压值。

检测前被检查者在安静环境下休息 5～10 分钟，检测前 30 分钟内禁止吸烟和饮用咖啡并排空膀胱。检查者将血压计汞柱开关打开，汞柱凸面水平应在零位。

被检查者可取仰卧位或坐位，右上肢裸露、伸开并外展 45°。肘部和血压计应与右心房同一水平（坐位时应平第 4 肋软骨；仰卧位时平腋中线）。

将血压计袖带缚于上臂，袖带气囊正对肘窝，袖带松紧以能放进一个手指为宜，袖带下缘应距肘窝横纹 2～3cm。检查者于肘窝处触及肱动脉搏动后将听诊器膜体件置于肘窝肱动脉搏动处，轻压听诊器体件（体件不应塞于袖带与上臂之间）。向袖带气囊充气，并同时听诊肱动脉搏动音，观察汞柱上升高度。待肱动脉搏动音消失再升高汞柱 20～30mmHg（1 mmHg≈0. 133KPa），然后开始缓慢放气（2～4mmHg/s 为宜），心率慢下降速度应慢。同时检查者应平注视汞柱凸面水平。当获取舒张压读数后快速放气到零。

当听到第一次肱动脉搏动声响时的数值为收缩压（第一期），随着汞柱下降，搏动声音逐渐加强（第二期），继而出现吹风样杂音（第三期），然后声音突然变小而低沉（第四期），最终声音消失（第五期）。声音消失时汞柱所示数值为舒张压（少数声音不消失者，可采用变音值为舒张压）。用同样的方法测血压两次，取两次读数的平均值记录。血压检测完毕，将气囊排气，卷好袖带并平整地放入血压计中。使玻璃管中汞柱完全进入水银槽后。关闭汞柱开关和血压计。

正常成人血压参考值根据［中国高血压防治指南（2010 年修订版）］对于血压水平的分类标准是：正常血压为收缩压<120mmHg 和舒张压<80mmHg；正常血压的高值是收缩压 120～139mmHg，舒张压 80～89mmHg。在清醒、安静和未服降压药的条件下采用标准测量方法，至少 3 次非同日血压值达到或收缩压≥140mmHg 和（或）舒张压≥90mmHg 则为高血压；血压<90/60mmHg 为低血压；收缩压与舒张压之差称为脉压，正常约为 30～40mmHg，正常人右上肢血压较左上肢高，可相差 5～10mmHg；下肢血压较上肢高。可相差 20～40mmHg。

4. 发育与体形 体形是身体各部发育的外在表现，成人的体形可分为瘦长型、均称型和矮胖型。见第三章第二节。

5. 营养状态 见第三章第二节。通常分为良好、中等、不良三个等级。

6. 意识状态 检查意识状态，可通过与患者交谈了解其思维、反应、记忆力、情感活动、计算、定向力、注意力等方面的情况。对较为严重者，应做痛觉试验、瞳孔对光反射、角膜反射、腱反射等，以了解患者有无意识障碍及程度。

7. 面容与表情 健康人面容润泽，表情自如，神态安怡。当患病时常出现痛苦、忧虑、疲惫的面容与表情，某些疾病可出现特征性面容与表情。见第三章第二节。

8. 体位 常见的体位有自主体位、被动体位、强迫体位。见第三章第二节。

9. 步态 指走动时的频率、姿态，正常人的步态受年龄、训练等影响而不同，某些疾病可导致步态发生改变，并具有一定的特征性，如蹒跚步态、剪刀步态、醉酒步态等。

（二）皮肤检查

皮肤本身的疾病很多，有些疾病在病程中可伴有多种皮肤病变，一般通过视诊配合触诊观察，需注意：皮肤颜色、弹性、光泽、是否存在瘢痕、有无皮疹、出血点结节及其他改变。

（三）淋巴结检查

淋巴结分布于全身，一般体格检查只能检查全身各部的表浅淋巴结，正常情况下不易触及，亦无压痛，检查时按一定顺序进行，以免遗漏，依次为：耳前、耳后、乳突区、枕骨下区、颌下、颈部、锁骨上下、腋窝、腹股沟、腘窝等。

注意事项：

（1）体温测量口测法温度虽较可靠，但对婴幼儿及神志不清者不能使用。肛测法温度一般较口测法高0.3～0.5℃，多用于小儿、神志不清及某些特殊情况者。腋测法检测安全、方便，不易发生交叉感染，应用较多。

（2）检查脉搏时除注意脉率快慢外，还应观察脉率与心率是否一致。某些心律失常如心房颤动或频发期前收缩时，由于部分心缩的搏出量低，不足以引起周围动脉搏动，故脉率可少于心率，称为脉搏短绌。若脉搏不规则，应延长触诊时间。在某些情况下应注意两侧桡动脉搏动情况的对照检查。

（3）呼吸易受主观因素的影响，呼吸频率一般要求测量1分钟，至少30秒，时间过短误差会变大。

（4）重复测量血压时应将气袖完全放气2～3分钟后再测或放气后嘱被检者高举上臂以减轻静脉充血。测量完血压之后，将血压计倾斜45°，当水银完全进入相应的容器中看不到时，将血压计的阀门关闭，以免水银泄漏。

二、头颈部检查

头颈部及其器官是人体最重要的外形特征之一。检查内容包括头发和头皮、头颅的视诊、颜面及其器官、咽部、颈部血管、甲状腺等。

（一）头发和头皮

检查头发需注意颜色、疏密度、脱发的类型与特点，检查头皮需分开头发观察其颜色、头皮屑、痈疖、头癣、血肿、疤痕等。

（二）头颅检查

检查者应注意头颅的大小、外形及运动情况，并用双手仔细触摸头颅的每一个部位，了解其外形，有无压痛和异常隆起。头颅的大小以头围来衡量，测量时以软尺自眉间绕到颅后通过枕骨粗隆。

头围在发育阶段的变化为：新生儿约34cm，出生后的前半年增加8cm，后半年增加3cm，第二年增加2cm，第三、四年内约增加1.5cm，4～10岁共增加约1.5cm，到18岁可达53cm或以上，以后几乎不再变化。矢状缝和其他颅缝大多在生后6个月内骨化，骨化过早会影响颅脑的发育。

（三）颜面及其器官

1. 眼　见第三章第三节。

（1）检查瞳孔：应注意瞳孔的形状、大小、位置。双侧是否等圆、等大。

1）直接对光反射：通常用手电筒直接照射瞳孔并观察其动态反应。正常人，当眼受到光线刺激后瞳孔立即缩小，移开光源后瞳孔迅速复原。

2）间接对光反射是指光线照射一眼时，另一眼瞳孔立即缩小，移开光线，瞳孔扩大：检查间接光反射时，应以一手挡住光线以免对检查眼受照射而形成直接对光反射。瞳孔对光反射迟钝或消失，见于昏迷患者。

（2）眼球运动检查：检查者置目标物（棉签或手指尖），于受检查者眼前30～40cm，嘱被检查者头部不动，眼球随目标物方向移动，一般按左、左上、左下，右、右上、右下6个方向的顺序进行，观察眼球是否出现一系列有规律的快速往返运动。

双侧眼球发生一系列确有规律的快速往返运动，称为眼球震颤。运动的速度起始时缓慢，称为慢相；复原时迅速，称为快相。检查方法是，嘱患者眼球随医师手指所示方向（水平和垂直）运动数次，观察是否出现震颤。自发的眼球震颤见于耳源性眩晕、小脑疾患等。

（3）视力检测：通常用国际标准视力表进行，常用远距离视力表。被检查者距视力表5m远，两眼分别检查。一般先检查右眼，用干净的卡片或遮眼板盖于左眼前，但勿使眼球受压。嘱受检者从上至下指出“E”字形视标开口的方向，记录所能看清的最小一行视力读数，即为该眼的远视力。能看清“1.0”行视标者为正常视力。

能看清“1.0”行视标者为正常视力。如在5m处不能辨认“0.1”行视标者，应让患者逐步走近视力表，直至认出“0.1”行视标为止，并以实测距离（m）除以正常人能看清该行视标的距离（5m）记录其视力。如在3m处看清，则记录视力为0.06。在1m处不能辨认“0.1”行视标者，则改为“数手指”。手指移近眼前到5cm仍数不清，则改为用手指在患者眼前左右摆动，如能看到，记录为手动/距离（HM /cm）。不能看到眼前手动者，到暗室中用手电筒照被检眼，如能准确地看到时光亮，记录为光感（LP），不能者，记录为无光感。确定有光感后，还需分别检查视网膜各个部位的“光定位”。

（4）色觉检查：要在适宜的光线下进行，让受检者在50cm距离处读出色盲表上的数字或图像，如5～10秒内不能读出表上的彩色数字或图像，则可按色盲表的说明判断为某种色盲或色弱。色觉障碍的患者不适于从事交通运输、服兵役、警察、美术、印染、医疗、化验等工作，因而色觉检查已被列为体格检查的常规项目之一。

（5）泪囊：请患者向上看，检查者用双手拇指轻压患者双眼内眦下方，即骨性眶缘下内侧，挤压泪囊，同时观察有无分泌物或泪液自上、下泪点溢出。若有黏液脓性分泌物流出，应考虑慢性泪囊炎。

（6）结膜：翻转上睑结膜要领为：用食指和拇指捏住上睑中外1/3交界处的边缘，嘱被检查者向下看，此时轻轻向前下方牵拉，然后示指向下压迫睑板上缘，并与拇指配合将睑缘向上捻转即可将眼睑翻开。

2. 耳　检查有无耳郭畸形、痛风结节、红肿等，外耳道有无红肿、溢液及牵拉痛，乳突有无压痛，听力是否正常。

3. 鼻　观察鼻梁是否塌陷，鼻中隔有无偏曲、穿孔，鼻腔分泌物，各鼻窦（额窦、筛窦、上颌窦）是否压痛。

4. 口咽部　被检查者坐于椅上，观察口唇有无苍白、发绀、水肿、疱疹，黏膜有无溃疡、出血、黏膜疹等：牙齿有无龋齿、残根、缺齿和义齿：牙龈是否水肿、溢脓及有无铅线；观察舌的颜色、舌体大小、活动度；检查咽喉部，头略后仰，口张大并发“啊”音，此时检查者用压舌板在舌的前2/3与后1/3交界处迅速下压，此时软腭上抬，即可见软腭、腭垂、软腭弓、扁桃体、咽后壁等。注意观察咽部有无充血、有无黄白色的分泌物、了解扁桃体肿大程度（不超过咽腭弓者为Ⅰ度；超过咽腭弓者Ⅱ度；达到或超过咽后壁中线者为Ⅲ度）、咽后壁有无淋巴滤泡增生等。

5. 颈部（颈部血管、甲状腺和气管）

（1）颈部血管：取30°～45°的半卧位时观察静脉充盈度，安静状态下观察颈部动、静脉搏动，听诊血管有无杂音。

（2）甲状腺：观察甲状腺的大小和对称性。嘱被检查者做吞咽动作，可见甲状腺随吞咽动作而向上移动，如不易辨认时，嘱被检查者两手放于枕后，头向后仰，再进行观察即较明显。

触诊包括甲状腺峡部和甲状腺侧叶的检查。前面触诊：一手拇指施压于一侧甲状软骨，将气管推向对侧。另一手食、中指在对侧胸锁乳突肌后缘向前推挤甲状腺侧叶，拇指在胸锁乳突肌前缘触诊，配合吞咽动作，重复检查，可触及被推挤的甲状腺。用同样方法检查另一叶甲状腺。后面触诊：类似前面触诊。一手食、中指施压于一叶甲状软骨，将气管推向对侧，另一手拇指在对侧胸锁乳突肌后缘向前推挤甲状腺，食、中指在其前缘触诊甲状腺。再配合吞咽动作，重复检查。用同样方法检查另一侧甲状腺。

（3）气管：被检查者取舒适坐位或仰卧位，使颈部处于自然正中位置，检查者将食指与环指分别置于两侧胸锁关节上，然后将中指置于气管之上，观察中指是否在食指与环指中间，或以中指置于气管与两侧胸锁乳突肌之间的间隙，根据两侧间隙是否等宽来判断气管有无偏移。正常人气管位于颈前正中部。

注意事项：

（1）头皮的检查需分开头发观察头皮颜色、头皮屑。有无头癣、疖痈、外伤、血肿及瘢痕等。

（2）头颅的视诊应注意大小、外形变化和有无异常活动。

（3）视力检查中如在5m处不能辨认0.1行视标者，应让被检查者逐步走近视力表直至认出0.1视标为止，并以实测距离（m）除以正常人能看清该行视标的距离（5m）记录其视力。如在3m处看清，则记录视力为0.06。在lm处不能辨认0.1行视标者，则改为“数手指”，需要接受进一步的检查。

（4）间接对光反射检查时，应以一手挡住光线，以防光线照射到要检查之眼而形成直接对光反射。

（5）一般检查未见扁桃体增大时可用压舌板刺激咽部，引起恶心反射，如看到扁桃体突出为包埋式扁桃体。

（6）动脉和静脉都会发生搏动，而且部位相近，故应鉴别。一般静脉搏动柔和，范围弥散，触诊时无搏动感；动脉搏动比较强劲为膨胀性，搏动感明显。

三、胸部检查

胸部指颈部以下和腹部以上的区域。胸部检查的内容很多，包括胸廓外形、胸壁、乳房、胸壁血管、纵隔、支气管、肺、胸膜、心脏和淋巴结等。

（一）胸壁检查

主要由视诊和触诊来完成，受检者取坐位，面对亮光，检查背部时，受检者上身稍前倾，两手抱肘。检查胸壁时除了注意营养状态、皮肤颜色和肿胀及淋巴结等情况外，还需注意观察胸壁静脉有无充盈、曲张、血流方向、皮疹及蛛蛛痣、皮下气肿、胸壁压痛、肋间隙有无狭窄或饱满。

（二）胸廓

被检查者取坐位或立位，裸露全部胸廓，平静呼吸。检查者从前、后、左、右观察胸廓形态，必要时可配合触诊。正常胸廓两侧大致对称，呈椭圆形，前后径：左右径约为1∶1.5。常见异常胸廓有扁平胸、桶状胸、佝偻病胸（佝偻病串珠、漏斗胸、鸡胸）、脊柱畸形所致胸廓畸形等。

（三）乳房

被检查者通常坐位或仰卧位。仰卧位时，应置一小枕头于受检测的肩胛骨下，并嘱受检者将手臂置于枕后，有助于乳房平均分布于胸前。检查者应将食指、中指和无名指并拢，用指腹进行触诊。受检者若取坐位，应双臂下垂，必要时双手高举或双手叉腰。

触诊先由健侧乳房开始，后检查患侧。触诊由外上象限开始，左侧按顺时针方向，右侧按逆时针方向，由浅入深进行触诊，直至四个象限检查完毕。然后触诊乳头乳晕处。最后检查有压痛或肿块处，先轻触诊，然后深触诊检查。触诊乳房时必须注意下列物理征象：硬度和弹性、压痛、包块。

（四）肺和胸膜

肺和胸膜的检查包括视诊、触诊、叩诊和听诊四个部分。取仰卧位或坐位，充分暴露胸部。见第三章第四节。

1. 视诊 主要包括呼吸频率、呼吸时相、呼吸节律和呼吸运动，观察呼吸运动是否均衡、节律是否规整。

正常人呼吸频率12～20次/分，与脉搏之比约为1 ∶ 4，节律均匀整齐。>24次/分为呼吸过快，<12次/分为呼吸过缓。呼吸运动节律异常有潮式呼吸、间停呼吸、Kussmaul呼吸、叹息样呼吸。呼吸时相的变化有吸气相延长、呼气相延长。

2. 触诊 触诊皮肤温度、湿度、压痛及肿块并检查胸廓扩张度、语音震颤及胸膜摩擦感。

胸廓扩张度：测量受检者在平静呼吸时及深呼吸时两侧胸廓动度是否对称。双拇指分别沿两侧肋缘指向剑突，拇指尖在正中线两侧对称部位，指间留一块松弛的皮褶，指间距约2cm，手掌和其余伸展的手指置于前侧胸壁。观察被检者在平静呼吸时及深呼吸时两侧胸廓动度是否对称一致。

语音震颤：被检查者取坐位，检查者将双手掌置于被检查者胸部对称位置，嘱被检者以同样强度“Yi”长音，并双手交换，检查上、中、下三个部位，比较两侧相应部位语音震颤的异同，注意有无增强或减弱。

胸膜摩擦感：被检者取仰卧位，嘱其反复作深慢呼吸运动，检查者用手掌轻贴被检查者胸壁，并感觉有无两层胸膜相互摩擦的感觉。

3. 叩诊 包括对比叩诊、肺界叩诊及肺下界移动度检查。

（1）对比叩诊：主要检查有无异常叩诊音。被检者取坐位或卧位，放松肌肉，两臂下垂，呼吸均匀。从第二肋间开始，左右对比，上下对比，从上到下由外向内，从前胸到侧胸，最后为背部，逐个肋间叩诊。检查者以左手中指为板指，平贴肋间隙，并与肋骨平行。但在叩肩胛间区时，板指可与脊柱平行。正常肺野叩诊呈清音，若出现混音、实音、过清音或鼓音则为异常叩诊。

（2）肺界的叩诊：被检查者取坐位，叩肺上界时自斜方肌前缘中央部开始叩诊，此音为清音，逐渐向外侧叩诊，当变为浊音时，用笔作一记号。然后转向内侧叩诊，直到清音变为浊音为止。肺下界通常在右锁骨中线第6肋间、左右腋中线第8肋间和左右肩胛线下角线第10肋间上叩诊肺下界。

（3）肺底移动度：相当于深呼吸时横膈移动范围。先叩出平静呼吸时肺下界，然后嘱被检者深吸气后屏住气，自上而向下叩诊，由清音转为浊音处作一标记。恢复平静呼吸后再嘱其作深呼气后屏气，再由上而下叩至浊音作标记。两标记之间的距离即肺下界移动度，正常为6～8cm。

4. 听诊 包括呼吸音、啰音、语音共振及胸膜摩擦音。听诊时，被检查者取坐位、半卧位或卧位。被检查者作均匀而平静的呼吸，微张口，必要时做深长吸气、深呼气、屏气或咳嗽。听诊顺序一般由肺尖开始，自上而下，由前胸到侧胸（由腋窝向下），最后检查背部，对称部位进行对比。听诊的部位：前胸部为锁骨上窝，锁骨中线上、中、下部，腋前线上、下部和腋中线上、下部左右两侧，共16个听诊部位。背部听诊为腋后线上、下部，肩胛区上、下部，肩胛间区内外部。左右两侧共12个部位。根据需要在某一部位可多听几个点。肺部听诊一般用膜型胸件听诊，置于胸壁肋间隙，适当加压，以贴紧胸壁。锁骨上窝宜用钟型胸件。正常呼吸音有肺泡呼吸音、支气管肺泡呼吸音、支气管呼吸音。异常呼吸音有病理性支气管呼吸音和支气管肺泡呼吸音及呼吸音减弱，啰音有干性啰音和湿性啰音。

注意事项

（1）注意避免交叉感染。

（2）检查时光线适当，环境安静温暖。

（3）被检查部位充分暴露。

（4）检查乳房后应观察腋窝和锁骨上窝有无红肿、包块、溃疡、瘘管和瘢痕。

（5）肺部听诊，每处至少听1~2个呼吸周期。听诊时要注意呼吸音和附加音的部位、响度、音调、性质以及与呼吸时相的关系。

（五）心脏检查

检查环境宜安静，对于听诊尤为重要。而且应具备适当光线，最好来自被检查者的左侧，便于视诊；被检者取卧位，检查者站在其右侧。听诊器应具备钟型和膜型两种体件：钟型适于听取低音调的声音，如二尖瓣狭窄时的舒张期隆隆样杂音；膜型体件能滤过部分低音调声音，而适于听高音调的声音，如主动脉瓣关闭不全时的舒张期叹气样杂音。心脏体格检查时应全神贯注，按视、触、叩、听顺序，以规范的检查手法，进行系统、全面、细致的检查；认真作好记录，以便全面分析（见第三章第五节）。

1. 心脏视诊 包括心前区隆起与凹陷、心尖搏动、心前区异常搏动。被检者一般取仰卧位，上身稍抬高，充分暴露胸部，光线最好来源于左侧。检查者在其右侧。

（1）心前区隆起：检查者在被检查者右侧，视线与被检查者胸廓同高，观察心前区有无隆起及异常搏动。

（2）心尖搏动：正常心尖搏动在左第5肋间锁骨中线内0.5~1.0cm，范围约2.0~2.5cm，有时受肋骨遮挡或因肥胖通过视诊不能发现，应结合心脏触诊检查。

（3）观察心前区其他部位有无异常搏动。

2. 心脏触诊 检查者先用右手掌感觉心脏搏动的位置，逐渐以手掌尺侧小鱼际或食指、中指并拢，以其指腹对心尖搏动进行触诊。触诊心前区震颤、心包摩擦感时用小鱼际，触诊时手掌感觉的细小振动，一旦发现说明心脏存在器质性病变。心包摩擦感触诊部位在心前区胸骨左缘第4肋间触诊。

3. 心脏叩诊 可以确定心脏的大小、形状及在胸腔内的位置。

（1）叩诊方法：以左手中指为叩诊板指，平置于心前区拟叩诊的部位。被检查者取坐位时，板指与肋间垂直或与心缘平行，当被检查者平卧时，板指与肋间平行。

（2）心脏叩诊顺序：先叩左界，后右界，由下而上，由外向内。左侧在心尖搏动外2~3cm处开始叩诊，逐个肋间向上，直至第2肋间；右界叩诊，先叩出肝上界，然后于其上一肋间由外向内，逐一肋间向上叩诊，直至第2肋间。

（3）叩出正常心浊音界并在胸廓体表量出心浊音界：自左侧心尖搏动外2~3cm处开始叩诊，由外向内闻及由清变浊时作出标记，并测量其与胸骨中线垂直距离，再逐一肋间向上叩诊直至第二肋间，将其标记点画成连线；右侧从肝上界上一肋间开始，向上叩至第2肋间，将心浊音界标记点画成连线。

4. 心脏听诊 包括心脏瓣膜区听诊、听诊顺序、听诊内容（心率、心律、心音、心音改变、心脏杂音、心包摩擦音）。见第三章第五节。

（1）心脏瓣膜各听诊区和听诊顺序：从二尖瓣区（心尖区）开始，依次肺动脉区（胸骨左缘第2肋间）、主动脉区（胸骨右缘第2肋间）、主动脉第二听诊区（胸骨左缘第3肋间）、三尖瓣区（胸骨左缘第4、5肋间）。

（2）正常心音：健康人心脏可以听到两个性质不同的声音交替出现，称之为第一心音和第二心音。

（3）心脏杂音：如听到杂音应注意杂音的部位、时相、性质、强度、传导方向及杂音与体位和呼吸的关系。

5. 外周血管检查（周围血管征） 当脉压显著增加时可出现周围血管征，包括水冲脉、枪击音、毛细血管搏动征。

注意事项：

（1）视诊的内容包括心前区隆起与凹陷、心尖搏动及心前区异常搏动。观察心前区隆起和心尖搏动时还需蹲下，两眼与胸廓平齐，双眼视线与心前区呈切线方向。

（2）触诊用手掌在心底部和胸骨左缘第3、4肋间触诊，注意有无震颤及心包摩擦感。必要时用手掌尺侧（小鱼际）确定震颤的具体位置，判定收缩期还是舒张期。注意触诊时按压在胸壁上的力量不宜过大，因用力按压可降低手掌触觉感受器的敏感度，以致触不到震颤或心包摩擦感。

（3）发现震颤时，应注意其部位及出现时间。可以利用心尖搏动或颈动脉搏动来确定震颤发生的时间，紧随心尖搏动出现或与颈动脉搏动同时出现的为收缩期震颤。如仍难于判断时，可同时听诊，根据震颤与心音的关系加以确定。然后按震颤部位和时间的不同，对其临床意义作出判断。

（4）心包摩擦感其感觉与胸膜摩擦感相似。但触诊部位不同，胸膜摩擦感在胸廓两侧呼吸动度最大的部位最清楚；而且不同于胸膜摩擦感，心包摩擦感不因呼吸停止而消失。

（5）听诊是心脏检查的重要内容，常可获得极其重要的资料，作为诊断的依据。心脏听诊需要反复实践，细心体验，才能逐步掌握这项较难的临床基本功。心脏听诊时，被检查者可采取坐位或仰卧位，必要时可使被检查者改变体位，或嘱被检查者屏住呼吸，有助于听清和辨别心音或杂音。听诊时环境应安静，检查者的思想要高度集中，仔细而认真地按规范的方法听诊。

（6）心脏听诊的第一步要学会正确区分第一心音和第二心音，这样才能正确判断收缩期和舒张期，确定额外心音或杂音出现时期以及与第一、第二心音间的时间关系。因此，辨别第一心音和第二心音具有重要的临床意义。

四、腹部检查

腹部的范围上起横膈，下至骨盆，前面及侧面为腹壁，后面为脊柱及腰肌。触诊是腹部检查的主要方法，对腹部体征的认知和疾病的诊断有重要作用。详见第三章第六节。

（一）腹部视诊

被检查者平仰卧，双腿屈曲，充分暴露全腹，放松腹肌，主要观察腹部外形、膨隆、凹陷、腹壁静脉、呼吸运动、胃肠型和蠕动波。

1. 腹部的体表标志 肋弓下缘、腹上角、腹中线、腹直肌外缘，髂前上棘、腹股沟韧带、脊肋角。

2. 腹部分区 包括四区法、九区法和七区法。四区分法通过脐画一水平线与一垂直线（即腹中线）将腹部分为四区，即右上腹、右下腹、左上腹和左下腹。九区分法由两条水平线和两条垂直线将腹部分为井字形的九区，上部的水平线为两侧肋弓下缘连线，下部的水平线为两侧髂前上棘连线，两条垂直线通过左右髂前上棘至前正中线连线的中点，四线相交将腹部分为左右季肋部、左右腰部、左右髂窝部及上腹部、脐部和下腹部九个区域。七区法是根据九分区法的两条水平线将腹部分为上中下区，上下腹部再由腹正中线分为左右上腹部和左右下腹部，中腹部现按九分区法的两条垂直线分为左右中腹部和中腹部。

（二）腹部触诊

1. 腹壁紧张度 被检者取低枕平卧位，双腿屈曲稍分开，放松腹肌，双手自然放于身体两侧，做深而均匀的腹式呼吸。检查者立于被检查者的右侧，前臂应在腹部表面同一水平，以全手掌放于腹壁上，使被检查者适应片刻，并感受腹壁紧张程度，然后以轻柔动作开始触诊；从左下腹开始，逆时针方向进行触诊，注意被检查者面部表情，原则上先触诊未诉疼痛部位。

2. 压痛 正常腹部触压时没有疼痛感，注意麦氏（McBumey）点压痛（脐与右髂前上棘连线中外1/3交界处）和Murphy征（检查者左手掌平放于患者右肋下部，拇指指腹放在腹直肌外缘和肋弓交界处并勾压于右肋弓下，余四指与肋骨垂直交叉，嘱被检查者缓慢深吸气，发炎的胆囊碰到拇指，可引起疼痛为胆囊触痛，如因剧烈疼痛而致吸气终止为Murphy征阳性。）

3. 反跳痛 腹部触诊出现压痛时，手指于原处稍停一会，使压痛趋于稳定，然后迅速将手抬起，如被检者感觉腹痛骤然加重并伴表情痛苦或呻吟，为反跳痛。注意有无腹膜炎三联征（压痛、反跳痛和肌紧张）。

4. 腹部异常包块触诊 触及异常包块时应注意：位置、大小、形态、质地、压痛、移动度、与腹壁的关系

5. 液波震颤 被检查者平卧，双腿屈曲，放松腹壁，检查者以一手掌面贴于被检查者一侧腹壁，另一手四指并拢稍屈曲，用指端叩击对侧腹壁或指端冲击腹壁；为防止腹壁本身的震动传至对侧，可让另一人手掌尺侧缘压于脐部腹中线上。

6. 振水音 常见于正常人于餐后或饮多量液体时。

7. 肝脏触诊 常用单手触诊，检查者将右手四指并拢，掌指关节伸直，与肋缘大致平行地放在被检查者右上腹部或脐右侧，估计肝下缘的下方；随被检查者呼气时，手指压向腹深部，再次吸气时，手指向前上迎触下移的肝缘；如此反复进行中手指不能离开腹壁并逐渐向肝缘滑动，直到触及肝缘或肋缘为止。触到肝脏要注意其大小、质地、表面情况、压痛、边缘及搏动等。

双手触诊法检查者右手位置同单手法，而用左手托住被检查者右腰部拇指张开置于肋部，触诊时左手向上推，使肝下缘紧贴前腹壁下移，并限制右下胸扩张，以增加膈下移的幅度，这样吸气时下移的肝脏就更易碰到右手指，可提高触诊的效果。

8. 脾脏触诊 正常情况下脾不能触及，检查者左手绕过腹前方，手掌置于左腰部第7～10肋处，试将其脾从后向前托起右手掌平放于上腹部，与肋弓大致成垂直方向；配合呼吸，以手指弯曲的力量下压腹壁，直至触及脾缘；当平卧位触诊不到脾脏时，嘱被检查者取右侧卧位，右下肢伸直，左下肢屈曲，此时用双手触诊法。

9. 胆囊触诊 正常人不能触及。

（三）腹部叩诊

常用间接叩诊方法。

1. 全腹部叩诊 腹部叩诊以鼓音为主。

2. 肝脏叩诊 自上至下沿右锁骨中线、右腋中线和右肩胛线叩诊，叩诊呈浊音的肋间为肝上

界，自下至上沿右锁骨中线及正中线叩诊至出现浊音或肋下缘为肝下界。

3. 脾脏叩诊 正常脾脏位于左腋中线9～11肋间范围内，长度4～7cm。

4. 移动性浊音 被检查者仰卧，自脐部开始，向左侧腹部叩诊，出现浊音时，叩诊板指手不离开腹壁，嘱被检查者右侧卧，再叩诊，呈鼓音，当叩诊向腹下侧时，叩音又为浊音。再嘱被检查者左侧卧，同样方法叩击，这种因体位不同而出现的浊音区变动现象称移动性浊音。

5. 肾区（脊肋角）叩击痛 被检查者采取坐位或侧卧位，检查者用左手掌平放在被检查者脊肋角处，右手握拳用轻到中等的力量叩击左手背，正常无叩击痛。

6. 胆囊区叩击法 被检者平卧，检查者立于其右侧，左手掌平放于胆囊区，紧贴皮肤，右手握空心拳，以其尺侧叩击左手背部（力量适中），观察有否疼痛感。

7. 膀胱叩诊 判断膀胱的膨胀程度，在耻骨联合上方由上而下进行叩诊。

（四）腹部听诊

1. 肠鸣音 在脐周听诊，正常为4～5次/每分钟，正确判断肠鸣音是否活跃、亢进、减弱或消失。

2. 腹部血管杂音（动脉性和静脉性） 动脉性杂音听诊部位：常在腹中部或腹部一侧；静脉性杂音听诊部位：常在脐周或上腹部；

注意事项：

（1）检查者应站立于被检查者右侧，面对被检查者，前臂应与腹部表面在同一水平，检查者手要温暖，指甲剪短，以全手掌放于腹壁上部。

（2）检查时动作轻柔，原则上是先触诊未诉病痛的部位，逐渐移向病痛部位，以免造成被检查者感受的错觉。边触诊边观察被检查者的反应与表情，对精神紧张或有痛苦者给以安慰和解释。亦可边触诊边与被检查者交谈，转移其注意力而减少腹肌紧张，以保证顺利完成检查。

（3）肝脏触诊时以食指的外侧接触肝脏，不要把腹直肌和肾脏误为肝脏，手指上抬速度要慢于吸气速度。

（4）脾脏位置较浅，手法要轻，用力过大可能把脾脏推入腹腔深部，或影响脾脏随呼吸下降，导致漏检。

五、肛门和直肠检查

肛门和直肠检查常用视诊和触诊，辅以内镜检查。虽然检查方法简便，但常能发现很多重要的临床体征（见第三章第七节）。根据检查的目的不同，被检者可采用左侧卧位、膝胸位、蹲位、截石位。

（一）视诊

检查时要注意观察有无肛门闭锁、肛裂、痔、肛瘘、肛门外伤及感染、直肠脱垂等。

（二）触诊

对肛门或直肠的触诊又称为肛门指诊或直肠指诊，检查时被检者取肘膝位或侧卧位，检查者戴手套，涂以润滑剂。轻柔地插入肛门、直肠内。检查括约肌的紧张度、肛管、直肠内壁，了解黏膜是否光滑，有无肿块及搏动感。

注意事项：

（1）临床上平时对肛门与直肠的检查不够重视，所以常有漏诊和误诊发生，应引起临床医师的重视。

（2）直肠指诊后指套带有黏液、血液或脓液时应涂片作镜检或细菌学检查，必要时进行内镜检查。

六、脊柱及四肢检查

（一）脊柱

检查生理弯曲是否存在，有无压痛、叩击痛、有无异常弯曲、运动功能是否受限（见第三章第七节）。

1. 脊柱弯曲度　正常人直立时，脊柱从侧面观察有四个生理弯曲（即颈段稍向前凸，胸段稍向后凸，腰椎明显向前凸，骶椎明显向后凸）。被检者取坐位或立位，充分暴露躯体，从侧面、后面观察脊柱的四个生理弯曲是否存在，有无侧弯、前凸、后凸。

2. 脊柱活动度　让被检者做前屈、后伸、侧弯、旋转活动，观察脊柱的活动情况，有无变形及是否存在椎骨疼痛。

3. 脊柱压痛与叩击痛　被检者取端坐位，躯体稍向前倾，以右拇指自上而下逐个按压脊柱棘突和椎旁肌肉，正常者均无压痛。用叩诊锤直接叩击各椎体的棘突，以检查胸椎及腰椎有无叩击痛。

（二）四肢与关节检查

常运用视诊与触诊的方法，并相互配合，以观察四肢及关节形态、肢体位置、软组织的状态、活动度及运动情况等（见第三章第七节）。

注意事项：

（1）脊柱病变主要表现为疼痛、形态异常及活动度受限，检查时主要运用视诊、触诊和叩诊的方法了解脊柱弯曲度、有无畸形，活动范围、有无压痛及叩击痛。

（2）正常人四肢及关节左右对称，形态正常，无肿胀与压痛，活动自如。检查时要注意观察有无形态异常，关节有无僵硬、变形或畸形，下肢有无水肿及静脉曲张。

七、神经系统检查

在检查时，应让被检者了解检查的目的与方法，以取得充分合作。检查时被检者宜闭目，以避免主观或暗示作用。同时应注意被检者的意识状态和精神状态的整体检查。

（一）神经反射

1. 浅反射　刺激皮肤或黏膜引起的反应，健康人存在，为生理反射，包括角膜反射、腹壁反射、提睾反射。

2. 深反射　刺激骨膜、肌腱引起的反应。包括桡骨骨膜反射、肱二头肌反射、肱三头肌反射、跟腱（踝反射）反射、膝反射，见第三章第七节。

（二）病理反射

临床常用的测试方法有 Babinski 征，见第三章第七节。

（三）脑膜刺激征

常见的脑膜刺激征有：颈项强直、Kernig 征、Brudzinski 征，详见第三章第七节。

（四）Lasegue 征

被检查者仰卧，双下肢伸直。检查者将被检者伸直的下肢在髋关节处屈曲，又称直腿高举试验。

注意事项：

（1）深反射检查时，被检者要合作，肢体放松。检查者叩击力度要均等，要注意两侧对比。

（2）1 岁半以内的婴幼儿由于锥体束尚未发育完善，可以出现上述病理反射现象。不是病理现象。

（3）脑膜刺激征除见于颅内疾患外，当患有颈椎病、颈椎关节炎、颈椎结核、骨折、脱位、肌肉损伤等也可以出现颈项强直。

（4）肥胖、老年及经产妇由于腹壁过于松弛也会出现腹壁反射减弱或消失，应予以注意。

实验二　眼底检查术

眼底检查是通过瞳孔检查玻璃体、视网膜、脉络膜、视神经疾病的重要方法。因为视神经、视网膜是脑的延续部分，视网膜动、静脉是全身唯一在活体上可以直接观察到的血管。眼底检查不仅是诊断眼内疾病及观察治疗效果的重要手段，而且许多全身性疾病如高血压、糖尿病、肾脏病、妊娠高血压综合征、结节病、某些血液病、中枢神经系统疾病等均会发生眼底改变。甚至会成为病人就诊的主要原因，故眼有“机体的橱窗”之称，因此检查眼底可提供临床重要的诊断资料。

一、检眼镜的构造及使用方法

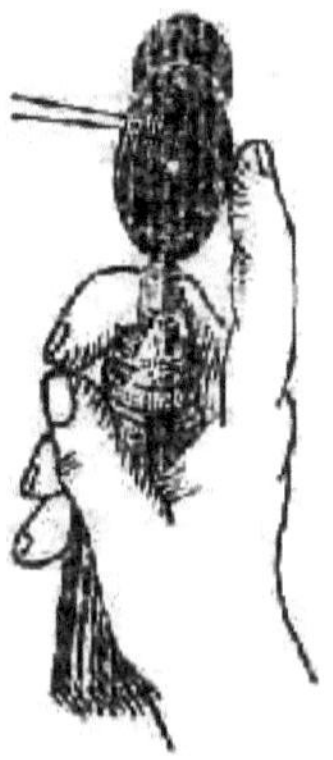

图 9-2-1　持检眼镜的方法

检查眼底须用检眼镜，检眼镜有间接及直接两种，目前多用直接检眼镜检查，实用、方便，且可看到放大约 16 倍的眼底正像。

检查眼底用检眼镜在暗室内进行。持镜方法（图 9-2-1）。检眼镜下方手柄中装有电源，前端为接有凸透镜及三棱镜的光学装置，三棱镜将凸透镜聚焦的光线折射入被检查者眼内，以观察眼底的图像。三棱镜上端有一观察孔，其下有一可转动镜盘。镜盘上装有 1 ~ 25 屈光度的凸透镜（以黑色“+”标示）和凹透镜（以红色“+”标示）。用以矫正检查者和患者的屈光度，以清晰地显示眼底。

二、适　应　证

眼科疾病如眼睛玻璃体、视网膜、脉络膜和视神经疾病的诊断，全身系统性疾病在眼部的改变如高血压、糖尿病、肾脏病、妊娠子痫等，健康体检者。

三、禁 忌 证

屈光间质明显浑浊者，瞳孔明显缩小者，急性结膜炎时不宜检查。

四、操作步骤

（1）检查宜在暗室中进行，患者多取坐位，检查者坐位或立位均可。检查右眼时，检查者位于患者的右侧，用右手持镜，右眼观察；检查左眼时，则位于患者左侧，左手持镜，用左眼观察。

（2）正式检查眼底前，先用彻照法检查眼的屈光间质是否混浊。用手指将检眼镜盘拨到+8～+10（黑色）屈光度处，距受检眼10～20cm，将检眼镜光线射入受检眼的瞳孔，正常时呈橘红色反光。如角膜、房水、晶体或玻璃体混浊，则在橘红反光中见有黑影。此时令病人转动眼球，如黑影与眼球的转动方向一致，则混浊位于晶体前方；如方向相反，则混浊位于玻璃体；位置不动，则混浊在晶体。

（3）检查眼底：嘱患者向正前方直视，将镜盘拨回到“0”，同时将检眼镜移近到受检眼前约2cm处观察眼底。如检查者与患者都是正视眼，便可看到眼底的正像，看不清时，可拨动镜盘至看清为止。检查时先查视神经乳头，再按视网膜动静脉分支，分别检查各象限，最后检查黄斑部。检查视神经乳头时，光线自颞侧约15°处射入瞳孔（图9-2-2）；检查黄斑时，嘱病人注视检眼镜光源；检查眼底周边部时，嘱病人向上、下、左、右各方向注视、转动眼球，或将检眼镜角度变动。

（4）观察视神经乳头的形状、大小、色泽，边缘是否清晰，有无充血、水肿、出血或生理凹陷扩大加深等。观察视网膜动、静脉，注意血管的粗细、行径、管壁反光、分支角度及动、静脉交叉处有无压迫或拱桥现象，正常动脉与静脉管径之比为2∶3。观察黄斑部，注意其大小、中心凹反射是否存在，有无水肿、出血渗出及色素紊乱等。观察视网膜，注意有无水肿、渗出、出血、剥离及新生血管等。

（5）眼底检查记录：为说明和记录眼底病变的部位及其大小范围，通常以视神经乳头，视网膜中央动、静脉行径，黄斑部为标志，表明病变部与这些标志的位置距离和方向关系。距离和范围大小一般以视神经乳头直径PD（1PD=1.5mm）为标准计算。记录病变隆起或凹陷程度，是以看清病变区周围视网膜面与看清病变隆起最高处或凹陷最低处的屈光度（D）差来计算，每差3个屈光度等于1mm。

（6）正常眼底（图9-2-3）：

1）视盘：正常视盘位于眼底后极偏鼻侧3～4mm，直径1.5mm略呈椭圆形、淡红色，但颞侧颜色稍淡。边界清楚，上、下方因视神经纤维拥挤，稍呈模糊状。颞侧边缘常有黑色弧，为视网膜色素上皮过度伸入形成，视盘中央呈漏斗形凹陷，色泽稍淡，称为生理凹陷。此凹陷的大小、深浅不一，但不会到达视盘边缘。有时在凹陷内可见暗灰色小点，为透明的巩膜筛板孔。凹陷与视盘垂直直径之比称为杯盘比（C/D）。

2）视网膜血管：视网膜中央动脉和静脉穿过视盘，分出颞上、鼻上、颞下、鼻下四主支，再分出许多小支，分布于整个视网膜，动脉与静脉多同名伴行。动脉呈鲜红色，静脉呈暗红色，动脉与静脉管径之比为2∶3。有时在视盘附近可见中央静脉搏动，属生理现象。

3）黄斑部：位于眼球后极视盘颞侧缘的2～2.5PD（视盘直径）处，略偏下方，大小约一个视盘或稍大，无血管，颜色暗红，其中心有一针尖大的反光点称中心凹光反射。

4）视网膜：视网膜呈均匀的深橘红色，正常时透明，所以眼底的颜色是由脉络膜毛细血管透过色素上皮层而形成的。当有脉络膜血管透见时，则形成豹纹状眼底。

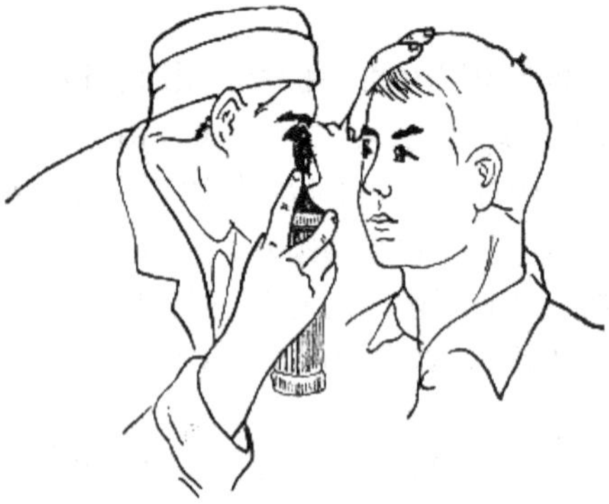

图 9-2-2　眼底检查法

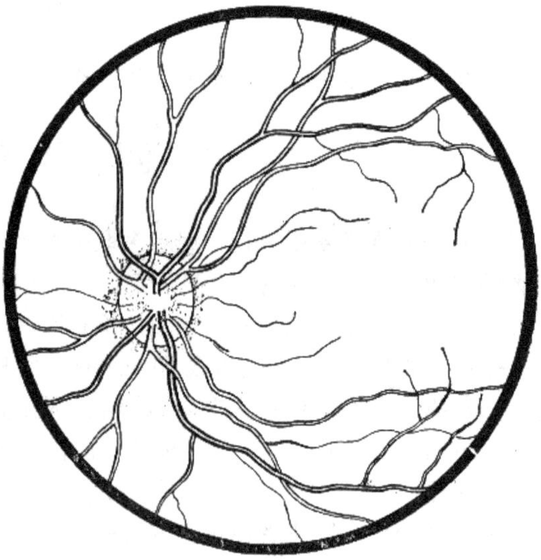

图 9-2-3　正常眼底（左眼）

五、注意事项

（1）检查眼底时虽经拨动任何一个镜盘，仍不能看清眼底，也说明眼的屈光间质有混浊，需进一步作裂隙灯检查。

（2）对小儿或瞳孔过小不易窥入时，常须散瞳观察，散瞳前必须排除青光眼。颅脑外伤及昏迷者则不宜散瞳，以免影响病情。

（3）儿童及青壮年最好半年做一次眼底检查，而老年人以及“三高”人群三个月就需要检查一次。老年人在检测眼底前，最好先做眼压测试，因全面细致地检查眼底，有时需散瞳，而眼压高、有青光眼倾向的老年人是不能散瞳的。

（文学明）

实验三　胸膜腔穿刺术

胸膜腔穿刺术（thoracentesis）常用于检查胸腔积液的性质，抽液减压或通过穿刺胸膜腔内给药。

一、检查方法

（1）嘱患者取坐位面向椅背，两前臂置于椅背上，前额伏于前臂上。不能起床者可取半坐卧位，患侧前臂上举抱于枕部。

（2）穿刺选在胸部叩诊实音最明显部位进行，一般常取肩胛线或腋后线第 7～8 肋间；有时也选腋中线第 6～7 肋间或腋前线第 5 肋间为穿刺点。包裹性积液可结合 X 线或超声波检查研究。穿刺点可用蘸甲紫的棉签在皮肤上作标记。

（3）常规消毒皮肤，戴无菌手套，覆盖消毒洞巾。

（4）用2%利多卡因在下一肋骨上缘的穿刺点自皮至胸膜壁层进行局部浸润麻醉。

（5）术者以左手食指与中指固定穿刺部位的皮肤，右手将穿刺针的二通活栓转到与胸腔关闭处，再将穿刺针在麻醉处缓缓刺入，当针锋抵抗感突然消失时，转动三通活栓使其与胸腔相通，进行抽液。助手用止血钳协助固定穿刺针，以防针刺入过深损伤肺组织。注射器抽满后，转动三通活栓使其与外界相通，排出液体。如用较粗的长针头代替胸腔穿刺针时，应先将针座后的胶皮管用血管钳夹住，然后进行穿刺，进入胸腔后再接上注射器，松开止血钳，抽吸胸腔内积液，抽满后再次用血管钳夹闭胶管，尔后取下注射器，将液体注入弯盘中，以便计量或送检。根据需要抽液完毕后可注入药物。

（6）抽液结束拔出穿刺针，覆盖无菌纱布，稍用力压迫穿刺部位片刻，用胶布固定后嘱患者静卧。

二、注意事项

（1）操作前应向患者说明穿刺目的，消除顾虑；对精神紧张者，可于术前半小时给地西泮10mg，或可待因0.03g以镇静止痛。

（2）操作中应密切观察患者的反应，如有头晕、面色苍白、出汗、心悸、胸部压迫感或剧痛、昏厥等胸膜过敏反应；或出现连续性咳嗽、气短、咯泡沫痰等现象时，立即停止抽液，并皮下注射0.1%肾上腺素0.3～0.5ml，或进行其他对症处理。

（3）一次抽液不可过多、过快，诊断性抽液50～100ml即可；减压抽液，首次不超过600ml，以后每次不超过1000ml；如为脓胸，每次尽量抽净。疑为化脓性感染时，助手用无菌试管留取标本，行涂片革兰氏染色镜检、细菌培养及药敏试验。检查瘤细胞，至少需100ml，并应立即送检，以免细胞自溶。

（4）严格无菌操作，操作中要防止空气进入胸腔，始终保持胸腔负压。

（5）应避免在第9肋间以下穿刺，以免穿透膈损伤腹腔脏器。

6恶性胸腔积液，可在胸腔内注入抗肿瘤药或硬化剂诱发化学性胸膜炎，促使脏层与壁层胸膜粘连，闭合胸腔。

（张艳超）

实验四　腹腔穿刺术

腹腔穿刺术（abdominocentesis）是指对有腹腔积液的患者，为了诊断和治疗疾病进行腹腔穿刺，抽取积液的操作过程。

一、检查方法

（1）术前须排尿以防穿刺损伤膀胱。

（2）嘱患者坐在靠背椅上，衰弱者可取其他适当体位如半卧位、平卧位或侧卧位。

（3）选择适宜的穿刺点

1）左下腹脐与髂前上棘连线中、外1/3交点，此处不易损伤腹壁动脉。

2）脐与耻骨联合连线中点上方1.0cm、偏左或偏右1.5cm处，此处无重要器官且易愈合。

3）侧卧位，在脐水平线与腋前线或腋中线相交处，此处常用于诊断性穿刺。

4）少量积液，尤其有包裹性分隔时，须在B超指导下定位穿刺。

（4）常规消毒，戴无菌手套，盖消毒洞巾，自皮肤至腹膜壁层以2%利多卡因做局部麻醉。

（5）术者左手固定穿刺部皮肤，右手持针经麻醉处垂直刺入腹壁，待针锋抵抗感突然消失时，示针尖已穿过腹膜壁层，即可抽取腹水，并留样送检。诊断性穿刺，可直接用20ml或50ml空注射器及适当针头进行。大量放液时，可用8号或9号针头，并于针座接一橡皮管，助手用消毒血管钳固定针头，并夹持胶管，以输液夹子调整速度。将腹水引入容器中计量并送检。

（6）放液后拔出穿刺针，覆盖消毒纱布，以手指压迫数分钟，再用胶布固定。大量放液后，须束以多头腹带，以防腹压骤降，内脏血管扩张引起血压下降或休克。

二、注意事项

（1）术中应密切观察患者，如有头晕、心悸、恶心、气短、脉搏增快及面色苍白等，应立即停止操作，并做适当处理。

（2）放液不宜过快、过多，肝硬化患者一次放液一般不超过3000ml，过多放液可诱发肝性脑病和电解质紊乱；但在维持大量输入白蛋白基础上，也可大量放液。

（3）放腹水时若流出不畅，可将穿刺针稍移动或稍变换体位。

（4）术后嘱患者平卧，并使穿刺孔位于上方以免腹水继续漏出；对腹水量较多者，为防止漏出，在穿刺时即应注意勿使自皮到腹膜壁层的针眼位于一条直线上；方法是当针尖通过皮肤到达皮下后，即在另一手协助下，稍向周围移动一下穿刺针头，而后再向腹腔刺入。如仍有漏出，可用蝶形胶布或火棉胶粘贴。

（5）放液前、后均应测量腹围、脉搏、血压，检查腹部体征，以观察病情变化。

（张艳超）

实验五　导　尿　术

导尿术是将导尿管经尿道插入膀胱，使尿液排出的一种方法。是医疗护理操作中常用的方法之一，是各科医师必须掌握的临床技能。

一、适应证

（1）尿潴留导尿减压。

（2）神经系统疾病、烧伤及危重病人抢救留尿作细菌培养、包括普通培养和膀胱灭菌尿培养。

（3）泌尿系统手术后及急性肾衰准确记录尿量。

（4）膀胱病变，膀胱颈狭窄时用以测定残余尿量以及膀胱容量和膀胱压力。

（5）了解少尿或无尿原因并可疑尿路梗阻。

（6）膀胱病变诊断不明时，注入造影剂、膀胱冲洗、探测尿道有无狭窄。

（7）盆腔器官术前准备等。

二、操作步骤

1. 清洁外阴　用屏风围起患者，嘱患者仰卧，两腿屈膝外展，臀下垫清洁油布或塑料布。先用肥皂液清洗外阴，男性患者翻开包皮清洗。

2. 消毒尿道口　用黏膜消毒液棉球，女性由内向外、自上而下消毒外阴，每个棉球只用一次，然后外阴部盖无菌孔巾。男性则用消毒液自尿道口向外消毒阴茎前部然后用无菌巾裹住阴茎，露出尿道口。

3. 插入导尿管　术者戴无菌手套站于患者右侧，男性导尿时，左手用纱布包裹阴茎，以左手拇、食二指挟持阴茎，用黏膜消毒剂自尿道口向外旋转擦拭消毒数次，将男性阴茎提起使其与腹壁成钝角（图 9-5-1），将包皮向后推露出尿道口，右手将涂有无菌润滑油的导尿管慢慢插入尿道，导尿管外端用止血钳夹闭，将其开口置于消毒弯盘中。男性约进入 15 ~ 20cm。女性则分开小阴唇露出尿道口，再次用 0.1% 苯扎氯铵或 0.1% 氯己定溶液棉球，自上而下消毒尿道口与小阴唇（图 9-5-2），从尿道口插入 6 ~ 8cm，松开止血钳，尿液即可流出，见尿后再进入 2cm 左右。需作细菌培养或作尿液镜检者，留取中段尿于无菌试管中送检。其余则可送常规、生化或其他检查。

4. 拔出尿管　术后将导尿管夹闭后徐徐拔出，以免尿管内尿液流出污染衣物。如需保留导尿，则以胶布固定尿管以防脱出。外端以止血钳或输液调节器夹闭，管口以无菌纱布包好，以防尿液逸出或污染；或接上留尿无菌塑料袋，挂于床旁。

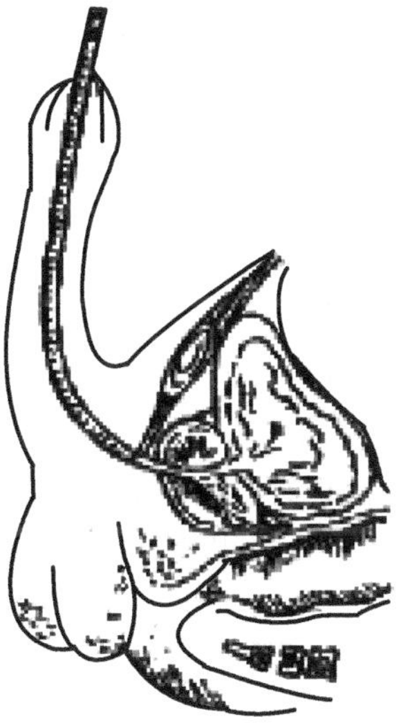

图 9-5-1　男性导尿

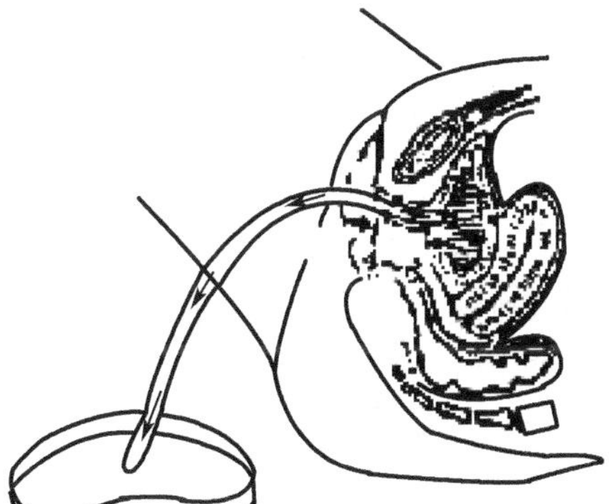

图 9-5-2　女性导尿

三、注意事项

（1）严格无菌操作，预防尿路感染。

（2）选择导尿管的粗细要适宜，对疑有尿道狭窄或小儿尿管宜细。

（3）插入尿管动作要缓慢轻柔，以免损伤尿道黏膜，若插入时有阻挡感可更换方向再插，见有尿液流出时，再进入 2 cm 左右，勿过深或过浅，忌反复抽动尿管。

（4）膀胱过度充盈者，排尿宜缓，以防膀胱压力骤减导致晕厥或出血。

(5) 测定残余尿量时，嘱患者先自行排尿，后再导尿，一般残余尿量为5~10ml，如超过100ml，是有尿潴留，应留置导尿管。

(6) 留置导尿管时，应经常检查导尿管固定情况，有无脱落，必要时用生理盐水或无菌药液每日冲洗膀胱一次，5~7日更换导尿管一次，再次插入尿管前应间隔数小时，让尿道充分松弛后插入尿管。留置导尿管采用前端带充气套囊的Curity乳胶导尿管，成人一般用14号导管，插入后经侧管注气4~5ml固定。此尿管耐腐蚀，组织相容性好，刺激性小，可留置1个月左右。

(7) 长时间留置导尿管者，拔管前三天应定期钳夹尿管，每2h放尿液一次，以利于拔管后膀胱功能的恢复。

(文学明)

实验六 静脉注射术

一、简 介

静脉注射是一种医疗方法，利用大气压和液体静压原理将无菌电解质、血液、药液、营养液等液体物质直接注射到静脉中。静脉注射可分短暂性与连续性，短暂性的静脉注射多以针筒直接注入静脉；连续性的静脉注射则以静脉滴注实施，为将留置针插入静脉后固定，然后接上可更换或补充的瓶装或袋装医疗液体。如果短暂性静脉注射的液体多于50ml的话也会使用点滴的方式注入。

二、目的及优点

小静脉注射在临床上应用广泛。容易将药物达到疗效浓度，并可持续维持疗效所需的恒定浓度。有利于让药物直接进入血液循环，相比肌内注射更迅速发挥作用；有利于快速提高药物浓度；有利于静脉营养品的输注，可以直接输入胶质液等补充营养，供给热量；大量和快速补充身体所丧失的液体或血液，用于增加循环血量，补充血容量不足，改善微循环，维持血压以及纠正水、电解质紊乱及维持酸碱平衡；采取血液，供临床血液生化检验；当不宜采用其他方法（如无法口服）以及对肌肉、皮下组织有刺激的药物可以经此途径给药。

三、分 类

按照注射的部位与输液的不同，可分为外周小静脉输液、主干静脉输液以及中心静脉输液等。

四、操 作

（一）位于皮下的非主干静脉

1. 外周小静脉输液 临床应用最多的是手背静脉网、足背静脉弓及小儿的头皮静脉等小静脉注射术为最常用。小静脉是指位于皮下的非主干静脉，体表极易暴露如手、足背静脉弓（或网），指、趾背静脉，小儿额、枕、颞部浅静脉，亦即临床所称“头皮”静脉。

备物：输液器、无菌持物钳、皮肤消毒液、棉签、弯盘、开瓶器、无菌纱布罐、止血带、胶布、瓶套、止血钳、药液、输液卡、巡回卡，必要时备夹板、绷带、输液架和垫枕等。常见输液器与袋装、瓶装药液。

操作方法：查对药液，取盛有无菌溶液的密封瓶，擦净瓶外灰尘，认真核对瓶签上的药名、剂量、浓度和有效期，检查瓶盖有无松动，瓶身有无裂缝，以及溶液有无沉淀、浑浊或变色。核对无误后，去掉铝盖中心部分，消毒瓶口，套瓶套。检查输液器有效期及包装，合格后打开，关闭调节器，将输液管及排气管针头同时插入瓶塞（袋装输液不用插排气管）。将输液瓶倒挂于输液架上，排气：倒置莫菲氏滴管，打开调节器，挤压滴管上部，使液体自然流入滴管中，达1/2～2/3时,迅速转正滴管，同时上提滴管下端输液管，再慢慢放下，使液面缓慢下降，直至排尽导管和针头内的空气，关闭调节器。协助病人取舒适体位，选择静脉（必要时垫小枕），扎止血带，常规消毒皮肤，嘱病人握拳。再次排气及核对，取下护针帽，行静脉穿刺，见回血后，将针头再平行送入少许。固定针柄，松开止血带，嘱病人松拳，放开调节器，待液体滴入通畅，病人无不适后，用胶布固定（或用敷料固定）针头，必要时用夹板固定肢体。调节滴速，一般成人40～60滴/分，儿童20～40滴/分。取出止血带，协助病人取舒适体位，再次查对。记录输液名称、时间、量、滴速等。输液过程中加强巡视，密切观察病人的输液反应以及输液局部情况，及时处理输液故障，如输液器中出现少量空气，关闭输液调节器，用手指轻弹输液器，或用手指连续缠绕等方法清除空气。如需更换输液，先除去第二瓶瓶盖中心部分，常规消毒瓶塞后，拔出输液管及排气管插入第二瓶内，通畅后离开。输液毕，轻轻撕去胶布，用棉签或小纱布轻压穿刺上方，快速拔针，按压片刻直至无出血。安置病人，清理用物，输液器必须做毁形处理，毁形后再浸泡消毒。

注意事项：严格无菌操作及查对制度。要求动作精细，躯干浅静脉肿胀不易发现，应加强巡视，注意局部皮肤有无红肿、毛孔扩张等现象。对于小儿、昏迷或不合作病人，可采用夹板固定，加强巡视。

此外，临床上对于短期内需要反复穿刺输液的病人常常采用静脉留置输液。有利于并可保护静脉，减少反复穿刺，减轻病人痛苦，同时可减少护理工作量。备物同“静脉输液”，但是需要另备静脉留置针，必要时备三通管、延长管等。操作方法同“静脉输液”检查核对药液、输液器，排尽空气，协助病人取舒适卧位，选择穿刺部位，扎止血带，常规消毒，嘱病人握拳。取出静脉留置针，去除针套，旋松外套管。绷紧皮肤，固定静脉，右手持留置针，呈20°角进针，见回血后，顺静脉方向再将穿刺针推进0.5～1cm。固定针芯，将外套管送入静脉。松止血带，嘱病人松拳。带肝素帽的留置针可直接抽出针芯。套管针需用力按压穿刺点前方血管，同时抽出针芯，并迅速连接备好输液接头。置管处覆盖纱布，用胶布固定。常规消毒静脉帽，将已经备好的输液针头插入静脉帽内，胶布固定，打开调节器，调节滴速。输液完毕，拔出输液器针头进行封管：常规消毒肝素帽，用注射器推注封闭液，边推边退出。再次输液时，常规消毒肝素帽，先推5～10ml无菌生理盐水，再将输液针头插入肝素帽内输液。注意事项同“静脉输液”，另需选择合适的血管，妥善固定，防止滑脱。

2. 静脉输液泵的使用　有利于定量、定时注入液体或药物，加大输液的安全性和准确性；有效地减少了护理人员的劳动强度。

备物：输液泵、静脉输液用物。

操作方法：核对药液、输液器，排尽空气（同“静脉输液检查”）。接通输液泵电源，将输液器安装到输液泵上，连接点滴侦察器于莫菲滴管上。根据医嘱及病情调节输液泵上的参数。撕四条胶布，选择合适的静脉，扎止血带，常规消毒皮肤，嘱病人握拳，穿刺，成功后嘱病人松拳，松止血带，按启动键，滴注顺利，用胶布固定。协助病人取合适体位，查对，记录，加强巡视。

液体输完，关机，除去胶布，用无菌干棉签按压穿刺点，迅速拔出针头，分离头皮针，放入弯盘，安置病人。取下输液管及液体瓶，切断电源。

注意事项：滴管内液面不能过高或过低，输液过程中滴管液体避免晃动。启动输液泵时一定要设定好输液速度，并打开所有输液器调节器。保证输液侦察器在位，无污染。及时处理各种报警。因输液泵未设液体外渗报警，要密切观察注射部位。

3. 输血 通过输血或成分输血，改善循环、纠正贫血、止血、增强机体免疫力、减轻组织渗出和水肿等。

备物：同“静脉输液”，只是将输液器换为输血器（滴管内有滤网、8～9号静脉穿刺针），另备生理盐水、血制品。

操作方法：用输血器按输液法输入少量生理盐水。两人核对无误后，打开贮血袋封口，或常规消毒开口处塑料管，将输血器针头从盐水瓶上拔下，插入塑料管内，缓缓将输血袋倒挂于输液架上。再次核对，调节滴速，开始不超过20滴/分，观察15分钟后，如无不良反应，根据病情调节滴速。输入两袋以上的血液时，两袋间须输入少量生理盐水。输血完毕，再继续滴入生理盐水，直至输血器内的血全部输入体内再拔针。

注意事项：输血前须两人核对无误方可输，包括检查库血质量。输血时，血液内不得加入其他药物，以防血液凝结或溶解。输血过程中，密切观察病人面部及全身反应，如输血反应严重应立即停输并留样送检，及时处理输血反应及并发症。

4. 特殊部位的小静脉注射 临床应用最多的是手背静脉网、足背静脉弓及小儿的头皮静脉等小静脉注射术。以头皮静脉注射为例，此方法在婴幼儿中常用。需要准备无菌小号头皮输液针头、备皮盘（头皮注射用）、压舌板、绷带、纱布1块（必要时用），余物同静脉注射术。

常选用头皮静脉（颞浅静脉、耳后静脉、枕静脉、额静脉），总之，凡是可进行穿刺的小静脉，必要时都可选用。若血管视触不清，可先行热敷，轻轻敲击血管远端，使血管扩张充盈后再穿刺。头皮血管穿刺时，右手持针沿静脉向心方向平行刺入皮下，沿血管走向刺入静脉，指（趾）静脉不易充盈，应扎紧止血带，避开指（趾）关节处，进针时左手拇指拉紧止血管远端皮肤，快速进针皮下，再沿血管走向刺入静脉。手背静脉、躯干浅静脉因活动度大，穿刺时须左手食指与拇指分开绷紧血管两端的皮肤，其中食指应按压在血管的近端上以便血管充盈，右手持针沿血管走向平行刺入血管。细小静脉穿刺不易有回血，应边进针边用空针轻轻回抽。穿刺时要熟悉解剖部位，不要随意乱穿。充分固定穿刺针，可根据情况选择压舌板、棉签棒，以胶布或绷带固定，固定不宜太紧，穿刺后盖上纱布，防止衣被摩擦。

5. 临床上常见问题以及处理方法 静脉注射常用的静脉有肘窝的贵要静脉、正中静脉、头静脉或手背、足背、踝部等处浅静脉。静脉注射应选择粗直，弹性好，不易滑动，避免关节和静脉瓣，易于固定的静脉。对组织有强烈刺激的药物，应另备有等渗盐水的注射器（三通接头也可）和尼龙针。注射时先做穿刺，并注入少量的生理盐水，证实针头确在血管内，再取下注射器（或打开三通接头将药液注入），换另一有药液的注射器进行注射，注射完毕后再推入少许生理盐水，以免药液漏至组织外引起组织坏死。刺激性强的药物一旦漏出血管外，应立即处理。一般用生理盐水配成0.25%的普鲁卡因进行局部封闭。如果是碱性药液外漏，可加入适量维生素C，同时封闭。

（二）位于皮下的主干静脉

1. 颈静脉穿刺 颈内静脉穿刺插管术是一种较为安全，简便的方法。对抢救危重病人，加压输液、输血，采取血液标本，解决使用周围静脉有困难者，尤其是恶性肿瘤病人，解决使用周围静脉有困难，需要长期持续输液，反复输注化疗药物，血管不易刺入者，及静脉内高营养疗法有其重要的实用价值。

具体操作步骤：平卧，头低20°～30°或肩枕过伸位。头转向对侧（一般多取右侧穿刺）。找出胸锁乳突肌的锁骨头、胸骨头和锁骨三者所形成的三角区，该区的顶部即为穿刺点。如解剖部位不明显，可于平卧后将头抬起，以显露胸锁乳突肌的轮廓。或取锁骨上3cm与正中线旁开3cm的交叉点为穿刺点。皮肤常规消毒，铺无菌洞巾，以1%利多卡因或1%普鲁卡因局部浸润麻醉，并以此针头作试探性穿刺，由穿刺点刺入，使其与矢状面平行，与冠状面呈30°，向下向后及稍向外进针，指向胸锁关节的下后方，边进针边抽吸，见有明显回血，即表明已进入颈内静脉。穿刺尾端接10ml注射器，针头斜面朝上，按试穿方向穿刺。置管方法与锁骨下静脉穿刺法相同。

2. 股静脉穿刺　股静脉穿刺术适用于外周浅静脉穿刺困难，但需采血标本或需静脉输液用药的患者；髂静脉、肾静脉、腰静脉、肝静脉、腔静脉、肺动脉、右心腔、头臂静脉、甲状腺静脉等部位或脏器的造影及介入治疗、心导管检查术，临床上最常用于婴幼儿静脉采血。

具体操作步骤：病人取仰卧位，膝关节微屈，臀部稍垫高，髋关节伸直并稍外展外旋。穿经层次需穿经皮肤、浅筋膜、阔筋膜、股鞘达股静脉。在腹股沟韧带中点稍下方摸到搏动的股动脉，其内侧即为股静脉，以左手固定好股静脉后，穿刺针垂直刺入或与皮肤角度呈30°～40°刺入。要注意刺入的方向和深度，以免穿入股动脉或穿透股静脉。要边穿刺边回抽活塞，如无回血，可慢慢回退针头，稍改变进针方向及深度。穿刺点不可过低，以免穿透大隐静脉根部。常规股静脉穿刺法：穿刺针刺入后，应缓慢退针以待静脉血流出，穿刺成功后，可见暗红色血液缓慢滴出。负压穿刺法：静脉穿刺针接注射器，保持负压状态进针，穿入股静脉后可见血液流出，固定穿刺针，送入导丝即可。

（汪　蕾）

参 考 文 献

波拉·斯蒂曼．1995. 临床诊断学教程（中英对照）．北京：北京医科大学中国协和医科大学联合出版社

陈灏珠．2006. 实用内科学．第12版．北京：人民卫生出版社

陈文彬．2008. 诊断学．第7版．北京：人民卫生出版社

迟玉香，张展．2011. 诊断学基础．西安：第四军医大学出版社

洪秀华，刘运德．2010. 临床微生物学检验．第2版．北京：中国医药科技出版社

邝贺龄．2006. 内科疾病鉴别诊断学．第5版．北京：人民卫生出版社

柳俊，王莺．2005. 明明白白心电图．第2版．广州：广东科技出版社

陆再英，钟南山．2008. 内科学．第7版．北京：人民卫生出版社

欧阳钦．2010. 临床诊断学．第2版．北京：人民卫生出版社

宋怡，全如碱．2006. 体检诊断．天津：天津科学技术出版社

孙颖立，戴万亨．2006. 诊断学基础．上海：上海科学技术出版社

孙自勤，刘晓峰．2005. 肠道病学．济南：山东科学技术出版社

唐维新．2003. 病历书写规范．南京：东南大学出版社

万学红，卢雪峰．2013. 诊断学．第8版．北京：人民卫生出版社

王桂芸，冯容芬，欧嘉美，等．1999. 身体检查与评估．北京：科学技术文献出版社

王鸿利．2005. 实验诊断学．北京：人民卫生出版社

王建中．2004. 实验诊断学．北京：北京大学医学出版社

王笑云，张馥敏．2005. 诊断学．北京：科学出版社

熊立凡，刘成玉．2007. 临床检验基础．第4版．北京：人民卫生出版社

医疗机构病历管理规定．2002. 卫生部和国家中医药管理局部务会通过文件

张燕燕．2012. 现代临床医学概论．第2版．北京：科学出版社

张燕燕．2013. 现代基础医学概论．第2版．北京：科学出版社

张育．1991. 临床体征诊断学．北京：人民卫生出版社

张之南，李蓉生．2000. 红细胞疾病基础与临床．北京：科学出版社

Barbara Bates. 2000. 贝氏身体检查指南．第6版．苏纯闺编译．天津：天津科学技术出版社

Betty A Forbes, Daniel F Sahm, Inc, Alice S Weissfeld. 2007. Bailey & Scott's Diagnostic Microbiology. 12th ed. Illinois: Mosby

Galen S. Wagner. 2010. Marriott 实用心电图学．第11版．谢双伦，王景峰主译．北京：科学出版社

附　临床检验参考值

一、血液检验

（一）血液一般检验

红细胞（RBC）　男性（4.0～5.5）$\times10^{12}$/L

　　女性（3.5～5.0）$\times10^{12}$/L

　　新生儿（6.0～7.0）$\times10^{12}$/L

血红蛋白（Hb）　男性（120～160）g/L

　　女性（110～150）g/L

　　新生儿（170～200）g/L

血细胞比容（Hct）　微量法　男性（0.467±0.039）L/L

　　女性（0.421±0.054）L/L

　　温氏法　男性（0.40～0.50）L/L［（40～50）容积%］，平均0.45L/L

　　女性（0.37～0.48）L/L［（37～48）容积%］，平均0.40L/L

白细胞（WBC）　成人（4.0～10.0）$\times10^9$/L

　　新生儿（15.0～20.0）$\times10^9$/L

　　6个月至2岁（11.0～12.0）$\times10^9$/L

白细胞分类计数

　百分率　中性杆状核粒细胞0.01～0.05（1%～5%）

　　中性分叶核粒细胞0.50～0.70（50%～70%）

　　嗜酸粒细胞0.005～0.05（0.5%～5%）

　　嗜碱粒细胞0～0.01（0%～1%）

　　淋巴细胞0.20～0.40（20%～40%）

　　单核细胞0.03～0.08（3%～8%）

　绝对值　中性杆状核粒细胞（0.04～0.5）$\times10^9$/L

　　中性分叶核粒细胞（2.0～7.0）$\times10^9$/L

　　嗜酸粒细胞（0.02～0.5）$\times10^9$/L

　　嗜碱粒细胞（0～0.1）$\times10^9$/L

　　淋巴细胞（0.8～4.0）$\times10^9$/L

　　单核细胞（0.12～0.8）$\times10^9$/L

　点彩红细胞　百分率<0.000 1（0.01%）

　　绝对值<300/10^6红细胞

　　嗜多色性红细胞<0.01（1%）

（二）红细胞的其他检验

网织红细胞（Rtc）　成人　百分数0.005～0.015（0.5%～1.5%）

　　绝对值（24～84）$\times10^9$/L

　　新生儿　百分数0.02～0.06（2%～6%）

网织红细胞生成指数（RPI） 2
红细胞沉降率（ESR） Westergren 法 男性 0～15mm/1 小时末
女性 0～20mm/1 小时末
红细胞平均直径 6～9μm（平均 7.2μm）
红细胞厚度 边缘部 2μm，中央部 1μm
平均红细胞容积（MCV） 手工法 82～92fl
血细胞分析仪法 80～100fl
平均红细胞血红蛋白（MCH） 手工法 27～31pg
血细胞分析仪法 27～34pg
平均红细胞血红蛋白浓度（MCHC） 320～360g/L（32%～36%）
红细胞体积分布宽度（RDW） 11.5%～14.5%
红细胞半衰期（$T_{1/2}$） 25～32 天
红细胞内游离原卟啉（FEP） 荧光光度法<2.34μmol/L
血浆游离血红蛋白 <0.05g/L（1～5mg/dl）
血清结合珠蛋白 0.7～1.5g/L（70～150mg/dl）
血浆高铁血红素清蛋白 电泳法 阴性
红细胞渗透脆性试验 开始溶血 4.2～4.6g/L（0.42%～0.46%）Nacl 溶液
完全溶血 2.8～3.4g/L（0.28%～0.34%）Nacl 溶液
自身溶血试验 溶血度<3.5%
酸溶血试验（Ham 试验） 阴性
蔗糖水溶血试验 阴性
抗人球蛋白试验（Coombs 试验） 直接与间接均为阴性
冷热溶血试验（Donath-Landsteiner 试验） 阴性
变性珠蛋白（Heinz） 小体生成试验<0.30（30%）
高铁血红蛋白还原试验 还原率>0.75（75%）
氰化物-抗坏血酸盐试验 阴性
红细胞 G-6PD 活性测定 Zinkham 法（WHO 推荐）（12.1±2.09）U/gHb（37°C）
Glock 与 Melean 法（ICSH 推荐）（8.34±1.59）U/gHb（37°C）
血红蛋白 F 测定（碱性变性试验） 2 岁后至成人<2%
血红蛋白 F 酸洗脱法测定 成人 <0.01（1%）
新生儿 0.55～0.85（55%～85%）
2 岁后幼儿 <0.02（2%）
血红蛋白 A_2测定 成人 0.015～0.03（1.5%～3%）
血红蛋白 H 包涵体生成试验 <0.01（1%）
异丙醇沉淀试验 阴性
硫化血红蛋白定性试验 阴性
硫氧血红蛋白 不吸烟者（0～0.23）g/L（0～2.3mg/dl）
吸烟者（0.21～0.042）g/L（2.1～4.2mg/dl）
一氧化碳血红蛋白 定性 阴性
定量 不吸烟者<0.02（2%）
吸烟者<0.10（10%）
红细胞镰变试验 阴性

（三）血栓与止血的检验

毛细血管抵抗力（脆性）试验（CRT） Rumpel-Leede 法

5cm 直径圆圈内新出血点数 男性<5 个
女性<10 个
儿童 <10 个

出血时间（BT） Duke 法 1 ~ 3min，超过 4min 为异常
Ivy 法 2 ~ 6min，超过 7min 为异常

血管性血友病因子抗原（vWF：Ag） 免疫火箭电泳法 94.1% ±32.5%

血浆 6-酮-前列腺素 $F_{1a\alpha}$（6-Keto-$PGF_{1\alpha}$） 酶联法（17.9±7.2）ng/L

血浆血栓调节蛋白抗原（TM：Ag） RIA 法 20 ~ 35μg/L

血浆内皮素$_{-1}$（ET_{-1}） ELISA 法<5ng/L

血小板计数 （100 ~ 300）$\times10^9$/L

血小板平均容积（MPV） 7 ~ 11fl

血小板分布宽度（PDW） 15% ~ 17%

血小板相关免疫球蛋白 ELISA 法 PAIgG 0 ~ 78.8ng/10^7 血小板
PAIgM 0 ~ 7.0ng/10^7 血小板
PAIgA 0 ~ 2.0ng/10^7 血小板

血小板黏附试验（PAdT） 血小板黏附率 62.5% ±8.61%（45.34% ~ 79.78%）

血小板聚集试验（PAgT） 最大聚集率 比浊法 ADP（1.0mmol/L）62.7% ±16.1%
ADP（0.5mmol/L）37.4% ±14.3%
肾上腺素（0.4mg/L）67.8% ±17.8%
胶原（3mg/L）71.7% ±19.3%
花生四烯酸（20mg/L）69% ±13%
瑞斯托霉素（1.5g/L）87.5% ±11.4%

血浆血小板球蛋白（β-TG）ELISA 法 （16.4±9.8）μhg/L

血浆血小板第四因子（PF4）ELISA 法 （3.2±2.3）μg/L

血浆血小板 P-选择素 （1.61±0.72）$\times10^{10}$分子数/ml

血小板第 3 因子有效性（PF3aT）复钙时间 Ⅰ组较Ⅱ组延长<5s

血块收缩试验（CRT） 血块收缩率（65.8±11.0）%

血浆血栓烷 B_2（TX-B_2） ELISA 法（76.3±48.1）ng/L

凝血时间（CT） 普通试管法 6 ~ 12min
硅管法 15 ~ 32min

活化部分凝血时间（APTT） 32 ~ 43s（超过对照值 10s 为延长）

血浆凝血酶原时间（PT） 11 ~ 13s（超过对照值 3s 为延长）

凝血酶原比值（受检血浆 PT/正常血浆 PT） 1.0±0.05

血浆纤维蛋白原（Fg） 2 ~ 4g/L

简易凝血酶生成试验（STGT）最短凝固时间 <15s（10 ~ 14s）

血浆因子Ⅷ促凝活性（FⅧ：C） 103% ±25.7%

血浆因子Ⅸ促凝活性（FⅨ：C） 98.1% ±30.4%

血浆因子Ⅺ促凝活性（FⅪ：C） 100% ±18.4%

血浆因子Ⅻ促凝活性（FⅫ：C） 92.4% ±20.7%

血浆因子Ⅱ促凝活性（FⅡ：C） 97.7% ±16.7%

血浆因子Ⅴ促凝活性（FⅤ：C） 102.4% ±30.9%

血浆因子Ⅶ促凝活性（FⅦ：C） 103% ±17.3%

血浆因子Ⅹ促凝活性（FⅩ：C） 103% ±19.0%

血浆因子Ⅷ定性试验 24 小时内纤维蛋白凝块不溶解

血浆因子Ⅷ亚基抗原 FⅧα：Ag 100.4% ±12.9%

FⅧβ：Ag 98.8%±12.5%

血浆凝血酶片段1+2（F1+2） （0.67±0.19）nmol/L

血浆纤维蛋白肽A（FPA） 不吸烟男性（1.83±0.61）μg/L

不吸烟女性（2.22±1.04）μg/L

可溶性纤维蛋白单体复合物（SFMC） 胶乳凝集法 阴性

ELISA法（48.5±15.6）mg/L

RIA法（50.5±26.1）mg/L

组织因子（TF） 双抗体夹心法 30～220ng/L

血浆抗凝血酶Ⅲ活性（AT-Ⅲα：A） 108.5%±5.3%

血浆抗凝血酶Ⅲ抗原（AT-Ⅲβ：Ag） 免疫火箭电泳法 （0.29±0.06）g/L

血浆蛋白C抗原（PC：Ag） 免疫火箭电泳法 102.5%±20.1%

血浆游离蛋白S（FPS） 凝固法 100.9%±29.1%

血浆组织因子途径抑制物（TFPT） ELISA法 （97.5±26.6）μg/L

血浆凝固酶-抗凝血酶复合物（TAT） （1.45±0.4）μg/L

血浆肝素定量 0U/ml

狼疮抗凝物质 Lupo试验Ⅱ 31～44s

Lupo试验 30～38s

Lupo试验/Lucor试验比值1.0～1.2

优球蛋白溶解时间（ELT） 加钙法 129.8±41.1min

加酶法 157.5±59.1min

血浆组织型纤溶酶原激活物活性（t-PA：A） 0.3～0.6u/ml

血浆纤溶酶原活性（PLG：A） 75%～140%

血浆纤溶酶原激活抑制物$_{-1}$活性（PAI$_{-1}$：A） 0.1～1.0抑制单位/ml

血浆α_2-纤溶酶原抑制物活性（α_2-PI：A） 0.8～1.2抑制单位/ml

血浆硫酸鱼精蛋白复凝固实验（3P试验） 阴性

血浆凝血酶原时间（TT） 16～18s（超过对照值3s为延长）

血浆纤溶酶-抗纤溶酶复合物（PAP或PIC） <0.8mg/L

血浆纤维蛋白（原）降解产物（FDP） 胶乳凝集法<5mg/L

血浆*D*-二聚体（DD） 胶乳凝集法 阴性

ELISA法 <200μg/L

血浆纤维蛋白肽$B\beta_{1\sim42}$ 0.74～2.24nmol/L

血浆纤维蛋白肽$B\beta_{15\sim42}$ 1.56±1.20nmol/L

全血比黏度（ηb） 男性 3.43～5.07

女性 3.01～4.29

血浆比黏度（ηp） 1.46～1.82

血清比黏度（ηs） 1.38～1.66

全血还原比黏度 5.9～8.9

红细胞变形性 红细胞滤过指数 0.29±0.10

红细胞电泳时间 自身血浆电泳时间 （16.5±0.85）s

（四）血液生化检验

血清总蛋白（TP） 60～80g/L

双缩脲法 新生儿 46～70g/L

7个月～1周岁 51～73g/L

1～2周岁 56～75g/L

>3周岁 62～76g/L

血清清蛋白（A） 40～55g/L
　溴甲酚绿法新生儿 28～44g/L
　　　　　<14 岁 38～54g/L
　　　　　>60 岁 34～48g/L
血清球蛋白（G） 20～30g/L
清蛋白/球蛋白比值（A/G）1.5～2.5∶1
血清蛋白电泳 醋酸纤维膜法 清蛋白 0.62～0.71（62%～71%）
　　　　　　　　　　　　球蛋白α_1 0.03～0.04（3%～4%）
　　　　　　　　　　　　球蛋白α_2 0.06～0.10（6%～10%）
　　　　　　　　　　　　球蛋白β 0.07～0.11（7%～11%）
　　　　　　　　　　　　球蛋白γ 0.09～0.18（9%～18%）
血清前清蛋白 1 岁 100mg/L
　　　　　　1～3 岁 168～281mg/L
　　　　　　成人 280～360mg/L
血糖（空腹） 全血（Folon-吴法）4.4～6.7mmol/L（80～120mg/dl）
　　　　　　血清或血浆（邻甲苯胺法）3.9～6.4mmol/L（70～110mg/dl）
口服葡萄糖耐量试验（OGTT） 空腹血糖 <6.72mmol/L
　　　　　　　　　　　　服糖后 0.5～1 小时 升至高峰 7.84～8.96mmol/L
　　　　　　　　　　　　服糖后 2 小时 血糖恢复至空腹水平
　　　　　　　　　　　　　尿糖均为阴性
血清胰岛素（空腹） 10～20mU/L（10～20μU/ml）
胰岛素（μU/ml）/血糖（mg/dl） 比值<0.3
血清胰岛素 C 肽（空腹） 265～1324pmol/L
胰岛素 C 肽释放试验 服糖后 1 小时 胰岛素及 C 肽均上升至高峰
　　　　　　　　　服糖后 3 小时 两者均下降至空腹水平
糖化血红蛋白（GHb）（按 GHb 占血红蛋白的百分比计算）
　电泳法 5.6%～7.5%
　微柱法 4.1%～6.8%
　比色法 （1.41±0.11）nnmol/mg Hb
血酮体 定位 阴性
　　　定量（以丙酮计）0.34～0.68mmol/L
血浆乳酸 0.44～1.78mmol/L
血清总脂 成人 4～7g/L
　　　　儿童 3～6g/L
血清游离脂肪酸 0.2～0.6mmol/L
血清总胆固醇 成人 2.86～5.98mmol/L
　　　　　　儿童 3.12～5.2mmol/L
血清游离胆固醇 1.3～2.08mmol/L
胆固醇酯 2.34～3.38mmol/L
胆固醇酯/游离胆固醇比值 3∶1
血清阻色性脂蛋白 X（LP-X） 阴性
血清甘油三酯（TG） 0.56～1.7mmol/L
血清磷脂 1.4～2.7mmol/L
脂蛋白（LP）电泳 乳糜微粒（CM）阴性
高密度脂蛋白（HDL） 0.30～0.40（30%～40%）

低密度脂蛋白（LDL） 0.50～0.60（50%～60%）
极低密度脂蛋白（VLDL） 0.13～0.25（13%～25%）
α-脂蛋白 男性 （517±106）mg/L
女性 （547±125）mg/L
高密度脂蛋白胆固醇（HDL-C） 沉淀法 0.94～2.0mmol/L（老年人偏高）
低密度脂蛋白胆固醇（LDL-C） 沉淀法 2.07～3.12mmol/L（老年人偏高）
脂蛋白（a）（$LP_{(a)}$） ELISA 法 <300mg/L
载脂蛋白 A_1（Apo-A_1） ELISA 法 男性 （1.42±0.17）g/L
女性 （1.45±0.14）g/L
载脂蛋白 B（Apo-B） ELISA 法 男性 （1.01±0.21）g/L
女性 （1.07±0.23）g/L
载脂蛋白 A/B 1.0～2.0
血清钾 3.5～5.1mmol/L
血清钠 135～147mmol/L
血清氯 （以氯化钠计） 95～105mmol/L
血清钙 总钙（比色法） 2.25～2.58mmol/L
离子钙（离子选择电极法） 1.10～1.34mmol/L
血清无机磷 成人 0.97～1.61mmol/L
儿童 1.29～1.94mmol/L
血清镁 成人 0.8～1.2mmol/L
儿童 0.56～0.76mmol/L
血清锌 7.65～22.95μmol/L
血清铜 11.0～22.0μmol/L
血清锰 728μmol/L
血清铁 亚铁嗪显色法 男性 11～30μmol/L
女性 9～27μmol/L
血清铁蛋白（SF） ELISA 法或 RIA 法 男性 15～200μg/L
女性 12～150μg/L
血清总铁结合力（TIBC） 男性 50～77μmol/L
女性 54～77μmol/L
未饱和铁结合力 25.2～50.4μmol/L
转铁蛋白（Tf） 免疫比浊法 28.6～51.9μmol/L
转铁蛋白饱和度（Ts） 0.33～0.35μmol/L
血清肌钙蛋白 T（cTnT） ELISA 法 0.02～0.13μg/L
血清肌红蛋白（Mb） ELISA 法 50～80μg/L
RIA 法 6～85μg/L
血清铜蓝蛋白 免疫扩散法 成人 150～600mg/L
儿童 300～650mg/L
血清甲胎蛋白（AFP） 定性 阴性
定量 成人 <25μg/L（25ng/ml）
小儿（3 周～6 个月） <39μg/L（39ng/ml）
碱性胎儿蛋白 7.4～115μg/L（平均 47.6μg/L）
异常凝血酶原 <20μg/L
$β_2$-微球蛋白（$β_2$-M） 0.8～2.4mg/L，平均 1.5mg/L
血氨谷氨酸脱氢酶法 11～35μmol/L

血清总胆红素（STB） 成人 3.4～17.1μmol/L
新生儿 0～1 天 34～103μmol/L
1～2 天 103～171μmol/L
3～5 天 68～137μmol/L

结合胆红素 0～6.8μmol/L

非结合胆红素 1.7～10.2μmol/L

胆汁酸（BA） 总胆汁酸（酶法）0～10μmol/L
胆酸（气-液相色谱法）0.08～0.91μmol/L
鹅脱氧胆酸（同上）0～1.61μmol/L
甘氨胆酸（同上）0.05～1.0μmol/L
脱氧胆酸（同上）0.23～0.89μmol/L

尿素氮 成人 3.2～7.1mmol/L
儿童 1.8～6.5 mmol/L

肌酐 全血 88.4～176μmol/L
血清或血浆 男性 53～106μmol/L
女性 44～97μmol/L

尿酸 磷钨酸盐法 男性 268～488μmol/L
女性 178～387μmol/L
尿酸酶法 男性 208～428μmol/L
女性 155～357μmol/L
儿童 119～327μmol/L

丙氨酸氨基转移酶（ALT） 连续监测法 10～40U/L
比色法 5～25U

天门冬酸氨基转移酶（AST） 连续监测法 10～40U/L
比色法 8～28U

ALT/AST 比值 ≤1

天门冬酸氨基转移酶同工酶 <5U

血清碱性磷酸酶（ALP） 连续监测法 成人 <40～110U/L
儿童 <250U/L

碱性磷酸酶同工酶（ALPiso）
成人 ALP_1 阴性
ALP_2 0.90（90%）
ALP_3 少量
ALP_4 阴性，妊娠期增多，占 0.40～0.65（40%～65%）
ALP_5 B 型或 O 型血型者微量
ALP_6 阴性
儿童 ALP_3 >0.60（60%）
ALP_2 少量
其余 阴性

γ-谷氨酰转移酶（GGT 或 γ-GT） 连续监测法 <50U/L

血清酸性磷酸酶（ACP） 化学法 0.9～1.9U/L

乳酸脱氢酶（LD 或 LDH） 连续监测法 104～245U/L
速率法 95～200U/L

乳酸脱氢酶同工酶（LDiso）
圆盘电泳法 LD_1 （0.327±0.046）（32.7%±4.6%）

LD$_2$ （0.451±0.035 3）（45.1% ~3.53%）
LD$_3$ （0.185±0.029 6）（18.5% ±2.96%）
LD$_4$ （0.029±0.008 9）（2.9% ±0.89%）
LD$_5$ （0.008 5±0.005 5）（0.85% ±0.55%）

醋酸膜电泳法 LD$_1$ 0.24 ~0.34（24% ~34%）
LD$_2$ 0.35 ~0.44（35% ~44%）
LD$_3$ 0.19 ~0.27（19% ~27%）
LD$_4$ 0 ~0.05（0% ~5%）
LD$_5$ 0 ~0.02（0% ~2%）

单胺氧化酶（MAO） 伊藤法 成人<30U
中野法 23 ~49U

脯氨酰羟化酶（PH） （39.5±11.87）μg/L

5′-核苷酸酶 27 ~283mmol/L

肌酸激酶（CK） 酶偶联法 37℃ 男性 38 ~174U/L
女性 26 ~140U/L
30℃ 男性 15 ~105U/L
女性 10 ~80U/L
肌酸显色法 男性 15 ~163U/L
女性 3 ~135U/L
连续监测法 男性 38 ~174U/L
女性 26 ~140U/L

肌酸激酶同工酶（Ckiso） CK-MB <0.05（5%）
CK-MM 0.94 ~0.96（94% ~96%）
CK-BB 阴性或微量

肌酸激酶异型（CK-MB） CK-MB$_1$ <0.71U/L
CK-MB$_2$ <1.01U/L
MB$_1$/MB$_2$比值 <1.4

醛缩酶 3 ~8U（平均 5.4U）

血清淀粉酶（AMS） Somogyi 法 总活性 800 ~1800U/L
酶偶联法 20 ~115U/L

血清脂肪酶（APS） 比色法 0 ~79
浊度法 0 ~160
滴度法 <1500U/L

胆碱脂酶（ChE）
全血胆碱脂酶（AChE） 比色法 80 000 ~120 000U/L
连续监测法 为血清 ChE 的 1.5 ~2.5 倍
血清胆碱脂酶（SchE） 比色法 30 000 ~80 000U/L
连续监测法 620 ~1370U/L

胆碱脂酶活性 0.80 ~1.00（80% ~100%）

超氧化物歧化酶（SOD）比色法 555 ~633μg/g Hb

血清Ⅲ型前胶原氨基末端肽（P ~ⅢP） 100ng/L

靛氰绿滞留率（ICGR） 15min 滞留率 0 ~10%

（五）血清学与免疫学检测

免疫球蛋白

IgG 单向免疫扩散法 7.6～16.6g/L

IgA 单向免疫扩散法 血清型 0.71～3.35g/L

分泌型（SIgA） 唾液 314mg/ml

泪液 30～80mg/ml

初乳 5060.5mg/ml

IgM 单向免疫扩散法 0.48～2.12g/L

IgD ELISA 法 0.6～1.2mg/L

IgE ELISA 法 0.1～0.9mg/L

血清 M 蛋白 阴性

总补体活性（CH50） 试管法 50 100U/ml

补体旁路途径溶血活性（AP-H50） 试管法 （21.7±5.4）U/ml

补体 C1q ELISA 法 180～190mg/L

补体 C3 单向免疫扩散法 （1.14±0.27）g/L

补体 C4 单向免疫扩散法 （0.55±0.11）g/L

补体 C3 裂解物（C3SP） C3C<94mg/L

补体旁路 B 因子（BF） 单向免疫扩散法 0.1～0.4g/L

T 细胞花结形成试验（E-RFT）

T 细胞总花结形成细胞（EtRFC） （0.644±0.067）（64.4%±6.7%）

活化 T 细胞花结形成试验（EaRFT） （0.236±0.035）（23.6%±3.5%）

稳定 T 细胞花结形成细胞（EsRFT） （0.033±0.026）（3.3%±2.6%）

T 细胞转化试验（LTT） 形态学法 转化率 （0.601±0.076）（60.1%±7.6%）

^{3}H-TdR 掺入法 刺激指数（SI）<2

T 细胞分化抗原

CD3 免疫荧光法 63.1%±10.8%

流式细胞术 61%～85%

CD4（T_H） 免疫荧光法 42.8%±9.5%

流式细胞术 28%～58%

CD8（T_S） 免疫荧光法 19.6%±5.9%

流式细胞术 19%～48%

CD4/CD8 0.9～2.1/1

B 细胞膜表面免疫球蛋白（SmIg）

免疫荧光法 SmIg 阳性细胞 21%

SmIgM 阳性细胞 8.9%（7%～13%）

SmIgA 阳性细胞 2.2%（1%～4%）

SmIgD 阳性细胞 6.2%（5%～8%）

SmIgE 阳性细胞 0.9%（1%～1.5%）

SmIgG 阳性细胞 7.1%（4%～13%）

红细胞-抗体-补体花结形成试验（EA-RFT）

B 细胞 EA 花结形成试验（EA-RFC） 8%～12%

B 细胞 EA-补体花结形成试验（EAC-RFC） 8%～12%

B 细胞鼠红细胞花结形成试验（M-RCT） （8.5±2.8）%

B 细胞分化抗原 CD19 流式细胞术 （11.74±3.37）%

自然杀伤细胞活性（NK）

^{51}Cr 释放法　自然释放率<10% ~15%
自然杀伤率 47.6% ~76.8%
^{51}Cr 利用率 6.5% ~47.8%
酶释放法　细胞毒指数 27.5% ~52.5%
流式细胞术　13.8% ±5.9%
抗体依赖性细胞介导细胞毒（ADCC）
^{51}Cr 释放法　<10% 为阴性，10% ~20% 可疑阳性，可疑阳性，≥20% 为阳性
溶血空斑法　<5.6% 阳性
白细胞介素 2 活性（IL-2）^{3}H-TdR 掺入法 5 ~15kU/L
白细胞介素 2 受体（IL-2R）　ELISA 法 <200U/ml
肿瘤坏死因子（TNF）　ELISA 法　（4.3±2.8）μg/l
干扰素（IFN）ELISA 法　1 ~4kU/L
类风湿因子（RF）　ELISA 法　1 ~4kU/L
C 反应蛋白（CRP）　免疫比浊法　阴性
单向免疫扩散法<8mg/L
抗核抗体（ANA）　免疫荧光法　阴性
血清滴度>1∶40 为阳性
抗双链脱氧核糖核酸抗体（抗 ds-DNA）　阴性
抗可提取性核抗原（ENA）　抗体谱
抗核糖核蛋白抗体（抗 RNP）　阴性
抗酸性核蛋白抗体（抗 Smith，S_m）　阴性
抗干燥综合征-A 抗体（抗 SS-A）　阴性
抗干燥综合征-B 抗体（抗 SS-B）　阴性
抗系统性硬化症抗体（抗 Scl-70）　C 阴性
抗线粒体抗体（AMA）　阴性
抗平滑肌抗体（ASMA）　阴性
抗甲状腺球蛋白抗体（抗 TG）　间接血凝法滴度≤1∶32
ELISA 法，放射免疫分析法（RIA）　阴性
抗甲状腺微粒体抗体（抗 TM）　间接血凝法，ELISA，PIA 法均阴性
抗乙酰胆碱受体抗体（AchRA）　ELISA 法或 RIA 法　阴性或≤0.3nmol/L
循环免疫复合物（CIC）　聚乙二醇（PEG）沉淀法　低于正常对照值+2SD 或 A 值≤ 0.12
微量抗补体法　阴性
C1q 结合法　低于正常对照组+2SD 或 A 值<0.12
冷球蛋白（CG）　阴性或<80mg/L
甲型肝炎病毒抗原（HAVAg）　ELISA 法　HAVIgM　阳性
HAVIgA　阴性
HAVIgG　部分老年人可见阳性
乙型肝炎病毒表面抗原（HBsAg）　ELISA 法，RIA 法　阴性
反向间接血凝法　阴性（滴度<1∶8）
乙型肝炎病毒表面抗体（HBsAb）　ELISA 法，RIA 法 阴性
乙型肝炎病毒 e 抗原（HBeAg）　ELISA 法，RIA 法 阴性
乙型肝炎病毒 e 抗体（HBeAb）　ELISA 法，RIA 法 阴性
乙型肝炎病毒核心抗原（HBcAg）　ELISA 法，RIA 法 阴性
乙型肝炎病毒核心抗体（抗 HBc）

抗 HBc 总抗体　ELISA 法，RIA 法 阴性
抗 HbcIgM　ELISA 法，RIA 法 阴性
抗 HbcIgG　ELISA 法，RIA 法 阴性
乙型肝炎病毒表面抗原蛋白前 S_2（Pre- S_2）　阴性
乙型肝炎病毒表面抗原蛋白前 S_2 抗体（抗 Pre- S_2）　阴性
乙型肝炎病毒 DNA（HBV-DNA）　斑点杂交实验　阴性
聚合酶链反应　阴性
丙型肝炎病毒 RNA（HCV-RNA）　斑点杂交实验　阴性
RT-PCR 法　阴性
丙型肝炎病毒抗体 IgM（抗 HCV IgM）　ELISA 法，RIA 法　阴性
丙型肝炎病毒抗体 IgG（抗 HCV IgG）　ELISA 法，RIA 法　阴性
丁型肝炎病毒抗原（HDV Ag）　IFA，RIA，ELISA 法均阴性
丁型肝炎病毒抗体（抗 HDV）　IFA，RIA，ELISA 法均阴性
丁型肝炎病毒 RNA（HDV-RNA）　RT-PCR 法　阴性
戊型肝炎病毒抗体（抗 HEV IgG 和抗 HEV IgM）　RIA，ELISA 法均阴性
庚型肝炎病毒抗体（抗 HGV）RIA，ELISA 法　阴性
抗链球菌溶血素　“O”（ASO）滴度低于 1：400
Widal 反应　直接凝集法　“O”低于 1：80
“H”低于　1：160
“A”低于　1：80
“B”低于　1：80
“C”低于　1：80
伤寒沙门菌抗体 IgM 酶联免疫试验　阴性或滴度低于 1：20
伤寒沙门菌可溶性抗原　乳胶凝集法　阴性
斑疹伤寒血清反应（Weil-Felix 反应）　阴性或低于 1：40
流行性脑脊髓膜炎免疫测定　抗体，抗原测定均为阴性
布氏杆菌凝集试验　阴性或滴度低于 1：25
结核分枝杆菌抗体（TB-Ab）　胶体金法或 ELISA 法　阴性
结核分枝杆菌 DNA　PCR 法　阴性
幽门螺旋杆菌抗体（Hp-Ab）　金标免疫斑点法　阴性
出血热病毒抗体 IgM　ELISA 法　阴性
流行性乙型脑炎病毒抗体 IgM　ELISA 法　阴性
人巨细胞病毒（HCMV）抗体　IgM　和 IgG　IFA 法或 ELISA 法阴性；MCMV-DNA 阴性
柯萨奇病毒（Cox）抗体 IgM 和 IgG　IFA 法或 ELISA 法阴性；Cox-RNA 阴性
轮状病毒抗体和 RNA　阴性
嗜异性凝集试验　红细胞凝集法　阴性或凝集效价低于 1：8
弓形虫抗体和 DNA　阴性
日本血吸虫抗体　环卵沉淀法　阴性
ELISA 法　IgE　0 ~ 5U/L，IgG，IgM 阴性
囊虫抗体（CSA）　ELISA 法　血清低于 1：64，脑脊液低于 1：8
间接血凝法　血清低于 1：128，脑脊液低于 1：8
疟原虫抗体和抗原　IFA 法和 ELISA 法测定抗体　阴性
免疫印迹法测定抗原　阴性
沙眼衣原体（CT）抗体 IgM 和 IgG　IFA 法　CT-IgM　效价≤1：32
CT-IgG　效价≤1：512

梅毒螺旋体抗体
　定性试验（非特异性抗体）　快速血浆反应素试验（RPR）　阴性
　　　　　　　　　　　　　　不加热血浆反应素试验（SRU）　阴性
　　　　　　　　　　　　　　美国性病研究实验室试验（VDRL）　阴性
　确诊试验（特异性抗体）　梅毒螺旋体血凝试验（TPTA）　阴性
　　　　　　　　　　　　　荧光螺旋体抗体吸收实验（FTA-ABS）　阴性
人获得性免疫缺陷病毒抗体（抗 HIV）
　筛选实验　ELISA 法和快速蛋白印迹法　阴性
　确诊试验　（测 HIV-RNA）蛋白印迹法和 RT-PCR 法　阴性
钩端螺旋体抗体　补体结合实验和 ELISA 法　阴性（滴度<1：10）
　　　　　　　　间接血凝试验　阴性（滴度<1：60）
　　　　　　　　凝集溶解实验　阴性（滴度<1：400）
甲种胎儿球蛋白（AFP，αFP）　对流免疫电泳法　阴性
　　　　　　　　　　　　　　RIA 或 ELISA 法　<20μg/l
癌胚抗原（CEA）　ELISA 法和 RIA 法　15Ug/l
癌抗原 125（CA125）　男性及 50 岁以上女性<2.5 万 U/l（RIA 法或 ELISA 法）
　　　　　　　　　　20～40 岁女性<4.0 万 U/l（RIA 法）
组织多肽抗原（TPA）　RIA 法　<130U/l
癌抗原 15-3（CA15-3）　RIA 法，化学发光免疫分析法（CLIA）<2.5 万 U/l
前列腺特异抗原（PSA）　RIA 法，CLIA 法　≤4.0μg/l
鳞状上皮癌抗原（SCC）　RIA 法，CLIA 法　≤1.5μg/l
癌抗原-50（CA-50）　固相放射免疫分析（IRMA）法，CLIA 法　0～2.0 万 U/l
癌抗原 72-4（CA72-4）　ELISA 法　<6.7Ug/l
糖链抗原 19-9（CA19-9）　IRMA 法，ELISA 法　上限　2.6 万 U/l
癌抗原 242（CA242）ELISA 法　<20kU/l
前列腺酸性磷酸梅（PAP）　RIA 法，CLIA 法　≤　2.0μg/l
神经元特异性烯醇化酶（NSE）　RIA 法，ELISA 法　≤12.5μg/l
异常凝血酶原（APT）　<20μg/l
α-*L*-岩藻糖苷酶（AFU）　ELISA 法　234～414μmol/l

二、骨髓检验

有核细胞计数（40～180）$\times 10^9$/L
增生程度　增生活跃（即成熟红细胞与有核细胞之比约为 20：1）
粒/红（G/E）　（2.76±0.87）：1
粒系细胞总数　约占　0.50～0.60（50%～60%）
粒系细胞分类　原粒细胞　0～0.001 8（0%～1.8%）
　　　　　　　早幼粒细胞　0.004～0.039（0.4%～3.9%）
　　　　　　　中性中幼粒细胞　0.022～0.122（2.2%～12.2%）
　　　　　　　中性晚幼粒细胞　0.035～0.132（3.5%～13.2%）
　　　　　　　中性杆状核粒细胞　0.164～0.321（16.4%～32.1%）
　　　　　　　中性分叶核粒细胞　0.042～0.212（4.2%～21.2%）
　　　　　　　嗜酸中幼粒细胞　0～0.014（0%～1.4%）
　　　　　　　嗜酸晚幼粒细胞　0～0.018（0%～1.8%）
　　　　　　　嗜酸杆状核粒细胞　0.002～0.039（0.2%～3.9%）

嗜酸分叶核粒细胞 0～0.42（0%～4.2%）
嗜碱中幼粒细胞 0～0.002（0%～0.2%）
嗜碱晚幼粒细胞 0～0.003（0%～0.3%）
嗜碱杆状核粒细胞 0～0.004（0%～0.4%）
嗜碱分叶核粒细胞 0～0.002（0%～0.2%）

红系细胞总数 约占0.15～0.25（15%～25%）

红系细胞分类 原红细胞 0～0.019（0%～1.9%）
早幼红细胞 0.002～0.026（0.2%～2.6%）
中幼红细胞 0.026～0.107（2.6%～10.7%）
晚幼红细胞 0.052～0.175（5.2%～17.5%）

淋巴细胞分类 原淋巴细胞 0～0.004（0%～0.4%）
幼淋巴细胞 0～0.021（0%～2.1%）
淋巴细胞 0.107～0.431（10.7%～43.1%）

单核细胞分类 原单核细胞 0～0.003（0%～0.3%）
幼单核细胞 0～0.006（0%～0.6%）
单核细胞 0～0.062（0%～6.2%）

浆细胞分类 原浆细胞 0～0.001（0%～0.1%）
幼浆细胞 0～0.007（0%～0.7%）
浆细胞 0～0.021（0%～2.1%）

巨核细胞 0～0.003（0%～0.3%）

巨核细胞分类 原巨核细胞 0～0.05（0%～0.5%）
幼巨核细胞 0～0.10（0%～10%）
颗粒型巨核细胞 0.10～0.50（10%～50%）
产血小板型巨核细胞 0.20～0.70（20%～70%）
裸核 0～0.30（0%～30%）
变性巨核细胞 0.02（2%）

网状细胞 0～0.01（0%～1%）

内皮细胞 0～0.004（0%～0.4%）

组织嗜碱细胞 0～0.005（0%～0.5%）

组织嗜酸细胞 0～0.002（0%～0.2%）

吞噬细胞 0～0.004（0%～0.4%）

脂肪细胞 0～0.001（0%～0.1%）

分类不明细胞 0～0.001（0%～0.1%）

过氧化物酶（POX）染色 粒系（除原粒）细胞 强阳性
单核系细胞 弱阳性或阴性
淋巴系细胞 阴性

苏丹黑B（SB）染色 结果与POX染色大致相同

中性粒细胞碱性磷酸酶（NSP）染色 阳性率 0.1～0.4（10%～40%）
积分值 40～80（分）

酸性磷酸酶（ACP）染色 T淋巴细胞，多毛细胞，Gaucher细胞 阳性
B淋巴细胞，单核细胞，组织细胞，巨核细胞 阴性

氯化醋酸AS-D萘酚酯酶（AS-D NCE）染色，（特异性酯酶SE）
中性粒细胞 强阳性
单核及淋巴系细胞 阴性

α-醋酸萘酚酯酶（α-NAE） 染色（非特异性酯酶，NSE）

粒系细胞阴性或弱阳性（不被氟化钠抑制）
单核系细胞阳性（可被氟化钠抑制）
糖原染色（PAS 反应） 原粒细胞阴性，早幼粒至分叶核粒细胞阳性
单核细胞弱阳性
淋巴细胞阴性，少数弱阳性
巨核细胞 阳性
铁染色（普鲁士蓝反应） 细胞外铁 1+ ~2+
细胞内铁（铁粒幼细胞）20% ~90% （平均 65%）

三、排泄物、分泌液及体液检验

（一）尿液检查

尿量 1000 ~2000ml/24h
外观 透明，淡黄色
酸碱反应 弱酸性，pH 约 6.5
比重 1.015 ~1.025
蛋白质 定性 阴性
定量 20 ~130ml/24h（平均 40ml/24h）
Tamm-Horsfall 蛋白（THP）29.8 ~43.9mg/24h
葡萄糖 定性 阴性
定量 0.56 ~5.0mmol/24h（100 ~900mg/24h）
酮体 定性 阴性
定量 （以丙酮计）0.34 ~0.85mmol/24h（20 ~50mg/24h）
尿胆原 定性 阴性或弱阳性（尿稀释 20 倍为阴性）
定量 0.84 ~4.2μmol/24h
尿胆素定性试验 阴性
胆红素 定性 阴性
定量 ≤2mg/l
紫胆原 定性 阴性
定量 0 ~4.4μmol/24h
尿卟啉 0 ~36nmol/24h
尿潜血试验 阴性
尿含铁血黄素试验（Rous 试验）阴性
Bence-Jones 蛋白 阴性
β_2微球蛋白 <0.2mg/L（370μg/24h）
α_2微球蛋白 0 ~15mg/L
肌红蛋白定量 <4mg/L
乳糜尿试验 阴性
总氮 <857mmol/L
肌酐 男性 7 ~18mmol/24h
女性 5.3 ~16 mmol/24h
尿素氮 357 ~535 mmol/24h
尿酸 2.4 ~5.9 mmol/24h
肌酸 男性 0 ~304 μmol/24h
女性 0 ~456μmol/24h

氯化物　170～255mmol/24h

钠　130～260mmol/24h

钾　51～102mmol/24h

钙　2.5～7.5mmol/24h

磷　22～48mmol/24h

铅　<0.48μmol/24h

汞　<250nmol/24h

镁　2.1～8.2mmol/24h

铁　<179μmol/24h

铜　0.24～0.48μmol/24h

锌　2.3～0.48μmol/24h

尿 *N*-乙酰-β-*D* 氨基葡萄糖酐酶（NAG）<18.5U/L

尿淀粉酶　Somogyi 法<1000U

溶菌酶　0～2mg/L

纤维蛋白降解产物　<0.25mg/L

黏蛋白　100～150mg/24h

免疫球蛋白　阴性

补体 C3　阴性

尿清蛋白排泄率（UAE）5～30mg/24h

尿沉渣检查　白细胞　<5 个/HP
红细胞　<3 个/HP（0～偶见）
扁平或大圆上皮细胞少许/HP
透明管型偶见/HP

12 小时尿沉渣计数　红细胞　<50 万
白细胞　<100 万
透明管型　<5000 个

1 小时细胞排泄率　红细胞　男性　<3 万/h
女性　<4 万/h
白细胞　男性　<7 万/h
女性　<14 万/h

中段尿细菌培养计数　<10^6菌落/L（10^3菌落/ml）

（二）粪便检验

量　100～300g/24h

颜色　黄褐色

胆红素　阴性

粪胆原定量　75～350mg/100g　粪（68～473μmol/24h）

粪胆素　阳性

蛋白质定量　极少

粪便脂肪测定（平衡试验）<6g/24h

潜血试验　阴性

细胞　上皮细胞或白细胞　无或偶/HP

余物残渣　少量植物细胞，淀粉颗粒及肌纤维等

（三）胃液检验

胃液分泌总量　1.5～2.5L/24h（含盐酸 160mEq/L）

比重　1.003～1.006

pH　1.3～1.8

空腹胃液量　0.01～0.10L（平均 0.05L）

胃液性状　清晰无色，轻度酸味，含少量黏液

　　五肽胃泌素试验　基础胃液量　0.01～0.10L

　　基础泌酸量（BAO）　3.9±1.98mmol/h，很少超过 5mmol/h

　　最大泌酸量（MAO）　3～23mol/h

　　高峰泌酸量（PAO）　20.26±8.77mmol/h

　　BAO/MAO　0.2

乳酸测定　定性试验　阴性

潜血试验　阴性

细胞　白细胞与上皮细胞少许

细菌　阴性

（四）十二指肠引流液检验

量与颜色　十二指肠液（D 液）10～20ml，无色，灰色或黄色

　　A 胆液　10～20ml，橙黄色

　　B 胆液　30～60ml，深褐色

　　C 胆液　量不定，随引流时间而异，金黄色或淡黄色

透明度　透明或加碱性液体后透明

黏稠度　B 胆液黏稠，A，C 胆液略黏稠，D 液较稀薄

比重　A 胆液　1.009～1.013

　　B 胆液　1.026～1.032

　　C 胆液　1.007～1.010

pH　D 液　7.6

　　A 胆液　7.0

　　B 胆液　6.8

　　C 胆液　7.4

淀粉酶（43～326）$\times 10^4$　Somogyi　单位/全标本

胰蛋白酶　0.35～1.60（35%～160%）

促胰酶素-促胰液素试验（P-S 试验）

胰液流出量　70～230ml/h

最高碳酸氢盐浓度　70～125mmol/h

淀粉酶排出量　880～7400　Somogyi 单位/kg 体重

（五）脑脊液检验

性状　无色，清晰透明

压力（侧卧）0.686～1.76kPa（70～80mmH_2O）

蛋白　定性（Pandy）试验　阴性

　　定量　儿童（腰椎穿刺）0.20～0.40g/L

　　　　成人（腰椎穿刺）0.20～0.45g/L

　　　　小脑延髓池穿刺　0.10～0.25g/L

　　　　脑室穿刺　0.05～0.15g/L

清蛋白　0.1～0.3g/L

蛋白电泳 前清蛋白 0.02~0.07（2%~7%）
清蛋白 0.56~0.76（56%~76%）
α_1球蛋白 0.02~0.07（2%~7%）
α_2球蛋白 0.04~0.12（4%~12%）
β球蛋白 0.08~0.18（8%~18%）
γ球蛋白 0.03~0.12（3%~12%）

葡萄糖 成人 2.5~4.5mmol/L
儿童 2.8~4.5mmol/L

氯化物（以氯化钠计）120~130mmol/L

免疫球蛋白 IgG 0.01~0.04g/L
IgA 0.001~0.006g/L
IgM 阴性

胆红素 阴性

色氨酸试验 阴性

乳酸脱氢酶（LD） 3~40U/L

肌酸激酶（CK） 同工酶 CK_1 0~8U/L
比色法 （0.94±0.25）U/L

溶菌酶（LZM） 阴性或微量

天门冬酸氨基转移酶（AST） 5~20U/L

细胞数 成人（0~8）$\times10^6$/L
儿童（0~15）$\times10^6$/L

细胞分类 淋巴细胞占0.70（70%），单核细胞占0.30（30%）

（六）精液检验

量 一次排精液量 3.0~5.0ml

色 灰白色或乳白色，久未排精液者可淡黄色

黏稠度 呈胶冻状，30分钟后完全液化呈半透明状

pH 7.2~8.6（平均7.8）

比重 1.033

精子数 （60~150）$\times10^9$/L（0.6亿~1.5亿/ml）

一次排精子总数 4亿~6亿

活动精子（30~60分钟内）0.80~0.90（80%~90%）

精子形态 畸形精子<0.10~0.15（10%~15%）

白细胞 <5个/HP

（七）前列腺液检验

性状 淡乳白色，半透明，稀薄液状

pH 6.3~6.5

卵磷脂小体 多量或布满视野

上皮细胞 少量

红细胞 <5个/HP

白细胞 <10个/HP

淀粉样体 老年人易见到，约为白细胞的10倍

细菌 阴性

四、肾功能实验

菊粉清除率（Cin）2.0～2.3ml×s^{-1}/1.73m^2（120～140ml/min）

内生肌酐清除率（Ccr）1.3～2.0ml×s^{-1}/1.73m^2（80～120ml/min）（以1.73m^{2}标准体表面积校正）

肾小球滤过率（GFR）总GFR　（100±20ml）/min

昼夜尿比重试验（Mosenthal浓缩和稀释功能实验）

　　24小时尿总量1000～2000ml

　　夜尿量<750ml

　　昼尿量/夜尿量比值　3～4∶1

　　尿最高比重>1.020

　　最高比重与最低比重之差>0.009

尿渗量（尿渗透压）测定

　　禁饮后尿渗量　600～1000mOsm/kgH_2O（平均800mOsm/kgH_2O）

血浆渗量（Posm）275～305mOsm/kgH_2O（平均300mOsm/kgH_2O）

尿渗量与血浆渗量比值　3.0～4.5∶1

渗透溶质清除率（空腹）　0.33～0.5ml/s（2～3ml/min）

肾小管葡萄糖最大重吸收量（TmG）　成人平均340±18.2mg/min

　　男性　300～450mg/min

　　女性　250～350mg/min

对氨马尿酸最大排泄量（Tm_{PAH}）60～90mg/min［（80.9±11.3）mg/min·1.73m^2］

尿酸化功能实验　尿HCO_3^-<30mmol/L

　　可滴定酸>10mmol/L

　　NH_4^+　>20mmol/L

有效肾血浆流量（EREF）600～800ml/min

肾全血流量（RBF）1200～1400ml/min

肾小管酸中毒试验　氯化铵负荷（酸负荷）试验　尿pH<5.3

　　碳酸氢离子重吸收排泄（碱负荷）试验　HCO_3^-排泄率≤　1%

五、内分泌激素检测

血甲状素（T_4）放免法　65～155nmol/L

血游离甲状腺素（FT_4）放免法　10～30pmol/L

血三碘甲状腺原氨酸（T_3）放免法　1.6～3.0nmol/L

血游离三碘甲状腺原氨酸（FT_3）放免法　4～10pmol/L

血反T_3（rT_3）放免法　0.2～0.8nmol/L

血清甲状腺结合球蛋白（TBG）放免法　15～34mg/L

　　^{125}I-T_3摄取试验（^{125}I-T_3RUR）25%～35%

甲状腺摄^{131}I率　3h　0.057～0.245（5.7%～24.5%）

　　24h　0.151～0.471（15.1%～47.1%）

基础代谢率（BNR）-0.10～+0.10（-10%～+10%）

血甲状旁腺激素（PTH）　免疫化学发光法　1～10pmol/L

　　放免法　氨基端（活性端）230～630ng/L

　　羧基端（无活性端）430～1860ng/L

血降钙素（CT） 放免法 男性 0～14ng/L

女性 0～28ng/L

尿17-羟皮质激素（17-OHCS，17-OH） 男性 13.8～41.4μmol/24h

女性 11.0～27.6μmol/24h

尿17-酮皮质激素（17-KS） 男性 34.7～69.4μmol/24h

女性 17.5～52.5μmol/24h

血皮质醇 放免法 上午8时 140～630nmol/L

下午4时 80～410nmol/L

晚上8时 小于上午8时的50%

尿游离皮质醇 放免法 30～276nmol/24h

血醛固酮（Ald）放免法 普通饮食（上午6时） 卧位（238±104）pmol/L

立位（418±245）omol/L

低钠饮食 卧位 （646.6±333.4）pmol/L

立位 （945.6±491）pmol/L

尿醛固酮 普通饮食 （21.36±7.2）nmol/24h

尿儿茶酚胺（CA）微柱法 71.0～229.5nmol/24h

尿香草扁桃酸（VMA）比色法 5～45μnmol/24h

血游离儿茶酚胺 多巴胺 <888pmol/L

去甲肾上腺素615～3240pmol/L

肾上腺素 <480pmol/L

血浆睾酮（T）放免法 男性 青春后期 100～200ng/L

成人 3000～10 000ng/L

女性 青春后期 100～200ng/L

成人200～800ng/L

绝经后 80～350ng/L

血浆雌二醇（E_2） 放免法 男性 50～200pmol/L

女性 卵泡期 94～433pmol/L

黄体期 499～1580pmol/L

排卵期 704～2200pmol/L

绝经期 40～100pmol/L

血浆孕酮 放免法 非孕妇女 卵泡期（早）0.7±0.1μg/L

卵泡期（晚）0.4±0.1μg/L

排卵期 1.6±0.2μg/L

黄体期（早） 11.6±1.5μg/L

黄体期（晚） 5.7±1.1μg/L

血促甲状腺激素（TSH） 放免法 2～10mu/L

血促肾上腺皮质激素（ACTH） 放免法 上午8时 25～100mg/L

下午6时 10～80ng/L

血生长激素（GH） 放免法 男性成人 <2.0μg/L

女性成人 <10.0μg/L

儿童 <20μg/L

血抗利尿激素（ADH） 放免法 1～10μU/ml（平均4μU/ml）

尿抗利尿激素 放免法 11～30μU/24h（平均28.9μU/24h）

六、肺功能检查

潮气量（TC） 500ml（成人）
深吸气量（IC） 男性 2600ml
女性 1900ml
补呼气容积（ERV） 男性 910ml
女性 560ml
肺活量（VC） 男性 3470ml
女性 2440ml
功能残气量（FRC） 男性 （2270±809）ml
女性 （1858±552）ml
残气容积（RV） 男性 （1380±631）ml
女性 （1301±486）ml
静息通气量（VE） 男性 （6663±200）ml/min
女性 （4217±160）ml/min
最大通气量（MVV） 男性 （104±2.71）L/min
女性 （82.5±2.17）L/min
肺泡通气量（VA） 4L/min
肺血流量 5L/min
通气/血流（V/Q） 比值 0.8
无效腔气/潮气容积（VD/VT） 0.3～0.4
弥散功能（CO吸入法） 198.5～276.9ml（kPa×min）[26.47～36.92ml/（mmHg×min）]
呼吸道阻力 1～3cmH_2O×L_S^{-1}
动脉血氧分压（PaO_2） 12.6～13.3kPa（95～100mmHg）
动脉血二氧化碳分压（$PaCO_2$） 4.7～6.0kPa（35～45mmHg）
混合静脉血氧分压（$\overline{Pv}O_2$） 4.7～6.0kPa（35～45mmHg）
动脉血与混合静脉血氧分压差 8.0kPa（60mmHg）
肺泡-动脉血氧分压差（成人） <2.0kPa（15mmHg）
动脉血氧饱和度（SaO_2） 0.95～0.98（95%～98%）
静脉血氧饱和度 0.64～0.88（64%～88%）
动脉血氧含量（CaO_2） 8.55～9.45mmol/L（19～21ml/dl）
静脉血含氧量 4.5～7.2mmol/L（10～16ml/dl）
血液酸碱度（pH） 7.35～7.45（平均7.40）
血液氢离子浓度 35～45mmol/L（平均24mmol/L）
碳酸氢盐（标准或实际） 22～72mmol/L（平均24mmol/L）
动脉血浆二氧化碳含量（T-CO_2） 25.2mmol/L（25.2vol/%）
二氧化碳结合力（CO_2-CP） 22～31mmol/L（50～70vol/%）
全血缓冲碱（BB） 45～55mmol/L（平均50mmol/L）
碱剩余（BE） 成人 ±2.3mmol/L
儿童 －4～+2mmol/L

（孙玉洁）